国家卫生健康委员会"十三五"规划教材

全国高等中医药教育教材

供中西医临床医学、中医学等专业用

急救医学

第2版

主　编　方邦江

主　审　晁恩祥　于学忠

副主编　方晓磊　吕文亮　张忠德　高培阳　路晓光

人民卫生出版社

·北　京·

图书在版编目（CIP）数据

急救医学/方邦江主编. —2版. —北京：人民
卫生出版社，2020.12（2024.8重印）
ISBN 978-7-117-29328-0

Ⅰ. ①急… Ⅱ. ①方… Ⅲ. ①急救－医学院校－教材
Ⅳ. ①R459.7

中国版本图书馆 CIP 数据核字（2020）第 260407 号

人卫智网	**www.ipmph.com**	医学教育、学术、考试、健康， 购书智慧智能综合服务平台
人卫官网	**www.pmph.com**	人卫官方资讯发布平台

急 救 医 学
Jijiu Yixue
第 2 版

主　　编：方邦江
出版发行：人民卫生出版社（中继线 010-59780011）
地　　址：北京市朝阳区潘家园南里 19 号
邮　　编：100021
E - mail：pmph @ pmph.com
购书热线：010-59787592　010-59787584　010-65264830
印　　刷：三河市国英印务有限公司
经　　销：新华书店
开　　本：787×1092　1/16　印张：30
字　　数：691 千字
版　　次：2012 年 8 月第 1 版　　2020 年 12 月第 2 版
印　　次：2024 年 8 月第 4 次印刷
标准书号：ISBN 978-7-117-29328-0
定　　价：80.00 元

打击盗版举报电话：010-59787491　E-mail：WQ @ pmph.com
质量问题联系电话：010-59787234　E-mail：zhiliang @ pmph.com

编 委

（以姓氏笔画为序）

马骏麒（新疆医科大学附属中医医院）
王　岗（西安交通大学第二附属医院）
王海荣（上海交通大学医学院附属新华医院）
文爱珍（湖南中医药大学第一附属医院）
方邦江（上海中医药大学附属龙华医院）
方晓磊（北京中医药大学东方医院）
孔　立（山东中医药大学附属医院）
邓扬嘉（重庆市中医院）
卢健棋（广西中医药大学第一附属医院）
叶　勇（云南中医药大学第一附属医院）
白　雪（西南医科大学附属中医医院）
宁文龙（齐齐哈尔市第一医院）
吕文亮（湖北中医药大学）
朱　峰（同济大学附属东方医院）
乔之龙（山西中医药大学附属医院）
刘祖发（中国中医科学院望京医院）
刘福生（北京中医药大学东方医院）
齐文升（中国中医科学院广安门医院）
闫国良（上海中医药大学附属市中医医院）
闫咏梅（陕西中医药大学附属医院）
芮庆林（南京中医药大学附属医院）
严　军（陆军军医大学大坪医院）
苏　和（内蒙古自治区中医医院）
李　兰（贵州中医药大学第一附属医院）
李　芳（广州中医药大学第二附属医院）
李桂伟（天津中医药大学第一附属医院）
李海林（浙江省立同德医院）
李雪苓（安徽中医药大学第一附属医院）
杨志旭（中国中医科学院西苑医院）
吴　坚（南京中医药大学南通附属医院）
吴　英（云南中医药大学第一附属医院）

冷建春（成都中医药大学附属医院）
宋振举（复旦大学附属中山医院）
宋恩峰（武汉大学人民医院）
宋景春（南昌大学附属长城医院）
张忠德（广州中医药大学第二附属医院）
张德宏（甘肃中医药大学第一附属医院）
陈　杨（贵州中医药大学第一附属医院）
陈　萍（河南中医药大学第一附属医院）
陈海铭（辽宁中医药大学附属医院）
项　琼（武汉大学人民医院）
胡仕祥（河南中医药大学第二附属医院）
姜　虹（上海交通大学医学院附属第九人民医院）
宫　晔（复旦大学附属华山医院）
姚卫海（首都医科大学附属北京中医医院）
高培阳（成都中医药大学附属医院）
黄　烨（中国中医科学院西苑医院）
黄小民（浙江中医药大学附属第一医院）
黄庭荣（湖北中医药大学附属黄石医院）
梅建强（河北中医学院附属医院）
崔应麟（河南中医药大学第二附属医院）
梁腾霄（北京中医药大学东直门医院）
曹　敏（上海中医药大学附属龙华医院）
葛　明（山东中医药大学第二附属医院）
韩正贵（三亚市中医院）
覃小兰（广州中医药大学第二附属医院）
谢毅强（海南医学院第一附属医院）
雷　鸣（上海中医药大学附属第七人民医院）
路晓光（大连大学附属中山医院）
廖为民（江西中医药大学附属医院）
潘曙明（上海交通大学医学院附属新华医院）

秘　书　曹　敏（兼）　刘福生（兼）

《急救医学》网络增值服务编委会

主　编　方邦江

主　审　晁恩祥　于学忠

副主编　方晓磊　吕文亮　张忠德　高培阳　路晓光

编　委（以姓氏笔画为序）

马骏麒（新疆医科大学附属中医医院）

王　岗（西安交通大学第二附属医院）

王海荣（上海交通大学医学院附属新华医院）

文爱珍（湖南中医药大学第一附属医院）

方邦江（上海中医药大学附属龙华医院）

方晓磊（北京中医药大学东方医院）

孔　立（山东中医药大学附属医院）

邓扬嘉（重庆市中医院）

卢健棋（广西中医药大学第一附属医院）

叶　勇（云南中医药大学第一附属医院）

白　雪（西南医科大学附属中医医院）

宁文龙（齐齐哈尔市第一医院）

吕文亮（湖北中医药大学）

朱　峰（同济大学附属东方医院）

乔之龙（山西中医药大学附属医院）

刘祖发（中国中医科学院望京医院）

刘福生（北京中医药大学东方医院）

齐文升（中国中医科学院广安门医院）

闫国良（上海中医药大学附属市中医医院）

闫咏梅（陕西中医药大学附属医院）

芮庆林（南京中医药大学附属医院）

严　军（陆军军医大学大坪医院）

苏　和（内蒙古自治区中医医院）

李　兰（贵州中医药大学第一附属医院）

李　芳（广州中医药大学第二附属医院）

李桂伟（天津中医药大学第一附属医院）

李海林（浙江省立同德医院）

李雪苓（安徽中医药大学第一附属医院）

修 订 说 明

为了更好地贯彻落实《国家中长期教育改革和发展规划纲要(2010—2020年)》《医药卫生中长期人才发展规划(2011—2020年)》《中医药发展战略规划纲要(2016—2030年)》和《国务院办公厅关于深化高等学校创新创业教育改革的实施意见》精神,做好新一轮全国高等中医药教育教材建设工作,人民卫生出版社在教育部、国家卫生健康委员会、国家中医药管理局的领导下,在上一轮教材建设的基础上,组织和规划了全国高等中医药教育本科国家卫生健康委员会"十三五"规划教材的编写和修订工作。

为做好新一轮教材的出版工作,人民卫生出版社在教育部高等学校中医学类专业教学指导委员会和第二届全国高等中医药教育教材建设指导委员会的大力支持下,先后成立了第三届全国高等中医药教育教材建设指导委员会、首届全国高等中医药教育数字教材建设指导委员会和相应的教材评审委员会,以指导和组织教材的遴选、评审和修订工作,确保教材编写质量。

根据"十三五"期间高等中医药教育教学改革和高等中医药人才培养目标,在上述工作的基础上,人民卫生出版社规划、确定了中医学、针灸推拿学、中药学、中西医临床医学、护理学、康复治疗学6个专业139种国家卫生健康委员会"十三五"规划教材。教材主编、副主编和编委的遴选按照公开、公平、公正的原则,在全国近50所高等院校4 000余位专家和学者申报的基础上,近3 000位申报者经教材建设指导委员会、教材评审委员会审定批准,聘任为主审、主编、副主编、编委。

本套教材的主要特色如下:

1. **定位准确,面向实际** 教材的深度和广度符合各专业教学大纲的要求和特定学制、特定对象、特定层次的培养目标,紧扣教学活动和知识结构,以解决目前各院校教材使用中的突出问题为出发点和落脚点,对人才培养体系、课程体系、教材体系进行充分调研和论证,使之更加符合教改实际、适应中医药人才培养要求和市场需求。

2. **夯实基础,整体优化** 以培养高素质、复合型、创新型中医药人才为宗旨,以体现中医药基本理论、基本知识、基本思维、基本技能为指导,对课程体系进行充分调研和认真分析,以科学严谨的治学态度,对教材体系进行科学设计、整体优化,教材编写综合考虑学科的分化、交叉,既要充分体现不同学科自身特点,又注意各学科之间有机衔接;确保理论体系完善,知识点结合完备,内容精练、完整,概念准确,切合教学实际。

3. **注重衔接,详略得当** 严格界定本科教材与职业教育教材、研究生教材、毕业后教育教材的知识范畴,认真总结、详细讨论现阶段中医药本科各课程的知识和理论框架,使其在教材中得以凸显,既要相互联系,又要在编写思路、框架设计、内容取舍等方面有一定的区分度。

4. **注重传承,突出特色** 本套教材是培养复合型、创新型中医药人才的重要工具,是中医药文明传承的重要载体，而传统的中医药文化是国家软实力的重要体现。因此，教材既要反映原汁原味的中医药知识，培养学生的中医思维，又要使学生中西医学融会贯通，既要传承经典，又要创新发挥，体现本版教材"重传承、厚基础、强人文、宽应用"的特点。

5. **纸质数字，融合发展**　教材编写充分体现与时代融合、与现代科技融合、与现代医学融合的特色和理念，适度增加新进展、新技术、新方法，充分培养学生的探索精神、创新精神；同时，将移动互联、网络增值、慕课、翻转课堂等新的教学理念和教学技术、学习方式融入教材建设之中，开发多媒体教材、数字教材等新媒体形式教材。

6. **创新形式，提高效用**　教材仍将传承上版模块化编写的设计思路，同时图文并茂、版式精美；内容方面注重提高效用，将大量应用问题导入、案例教学、探究教学等教材编写理念，以提高学生的学习兴趣和学习效果。

7. **突出实用，注重技能**　增设技能教材、实验实训内容及相关栏目，适当增加实践教学学时数，增强学生综合运用所学知识的能力和动手能力，体现医学生早临床、多临床、反复临床的特点，使教师好教、学生好学、临床好用。

8. **立足精品，树立标准**　始终坚持中国特色的教材建设的机制和模式；编委会精心编写，出版社精心审校，全程全员坚持质量控制体系，把打造精品教材作为崇高的历史使命，严把各个环节质量关，力保教材的精品属性，通过教材建设推动和深化高等中医药教育教学改革，力争打造国内外高等中医药教育标准化教材。

9. **三点兼顾，有机结合**　以基本知识点作为主体内容，适度增加新进展、新技术、新方法，并与劳动部门颁发的职业资格证书或技能鉴定标准和国家医师资格考试有效衔接，使知识点、创新点、执业点三点结合；紧密联系临床和科研实际情况，避免理论与实践脱节、教学与临床脱节。

本轮教材的修订编写，教育部、国家卫生健康委员会、国家中医药管理局有关领导和教育部高等学校中医学类专业教学指导委员会、中药学类专业教学指导委员会等相关专家给予了大力支持和指导，得到了全国各医药卫生院校和部分医院、科研机构领导、专家和教师的积极支持和参与，在此，对有关单位和个人表示衷心的感谢！希望各院校在教学使用中以及在探索课程体系、课程标准和教材建设与改革的进程中，及时提出宝贵意见或建议，以便不断修订和完善，为下一轮教材的修订工作奠定坚实的基础。

人民卫生出版社有限公司

2019 年 1 月

全国高等中医药教育本科
国家卫生健康委员会"十三五"规划教材
教材目录

中医学等专业

序号	教材名称	主编	
1	中国传统文化（第2版）	臧守虎	
2	大学语文（第3版）	李亚军	赵鸿君
3	中国医学史（第2版）	梁永宣	
4	中国古代哲学（第2版）	崔瑞兰	
5	中医文化学	张其成	
6	医古文（第3版）	王兴伊	傅海燕
7	中医学导论（第2版）	石作荣	
8	中医各家学说（第2版）	刘桂荣	
9	*中医基础理论（第3版）	高思华	王　健
10	中医诊断学（第3版）	陈家旭	邹小娟
11	中药学（第3版）	唐德才	吴庆光
12	方剂学（第3版）	谢　鸣	
13	*内经讲义（第3版）	贺　娟	苏　颖
14	*伤寒论讲义（第3版）	李赛美	李宇航
15	金匮要略讲义（第3版）	张　琦	林昌松
16	温病学（第3版）	谷晓红	冯全生
17	*针灸学（第3版）	赵吉平	李　瑛
18	*推拿学（第3版）	刘明军	孙武权
19	中医临床经典概要（第2版）	周春祥	蒋　健
20	*中医内科学（第3版）	薛博瑜	吴　伟
21	*中医外科学（第3版）	何清湖	秦国政
22	*中医妇科学（第3版）	罗颂平	刘燕峰
23	*中医儿科学（第3版）	韩新民	熊　磊
24	*中医眼科学（第2版）	段俊国	
25	中医骨伤科学（第2版）	詹红生	何　伟
26	中医耳鼻咽喉科学（第2版）	阮　岩	
27	中医急重症学（第2版）	刘清泉	
28	中医养生康复学（第2版）	章文春	郭海英
29	中医英语	吴　青	
30	医学统计学（第2版）	史周华	
31	医学生物学（第2版）	高碧珍	
32	生物化学（第3版）	郑晓珂	
33	医用化学（第2版）	杨怀霞	

34	正常人体解剖学（第2版）	申国明	
35	生理学（第3版）	郭 健	杜 联
36	神经生理学（第2版）	赵铁建	郭 健
37	病理学（第2版）	马跃荣	苏 宁
38	组织学与胚胎学（第3版）	刘黎青	
39	免疫学基础与病原生物学（第2版）	罗 晶	郝 钰
40	药理学（第3版）	廖端芳	周玖瑶
41	医学伦理学（第2版）	刘东梅	
42	医学心理学（第2版）	孔军辉	
43	诊断学基础（第2版）	成战鹰	王肖龙
44	影像学（第2版）	王芳军	
45	循证医学（第2版）	刘建平	
46	西医内科学（第2版）	钟 森	倪 伟
47	西医外科学（第2版）	王 广	
48	医患沟通学（第2版）	余小萍	
49	历代名医医案选读	胡方林	李成文
50	医学文献检索（第2版）	高巧林	章新友
51	科技论文写作（第2版）	李成文	
52	中医药科研思路与方法（第2版）	胡鸿毅	

中药学、中药资源与开发、中药制药等专业

序号	教材名称	主编姓名	
53	高等数学（第2版）	杨 洁	
54	解剖生理学（第2版）	邵水金	朱大诚
55	中医学基础（第2版）	何建成	
56	无机化学（第2版）	刘幸平	吴巧凤
57	分析化学（第2版）	张 梅	
58	仪器分析（第2版）	尹 华	王新宏
59	物理化学（第2版）	张小华	张师愚
60	有机化学（第2版）	赵 骏	康 威
61	医药数理统计（第2版）	李秀昌	
62	中药文献检索（第2版）	章新友	
63	医药拉丁语（第2版）	李 峰	巢建国
64	*药用植物学（第2版）	熊耀康	严铸云
65	中药药理学（第2版）	陆 茵	马越鸣
66	中药化学（第2版）	石任兵	邱 峰
67	中药药剂学（第2版）	李范珠	李永吉
68	中药炮制学（第2版）	吴 皓	李 飞
69	中药鉴定学（第2版）	王喜军	
70	中药分析学（第2版）	贡济宇	张 丽
71	制药工程（第2版）	王 沛	
72	医药国际贸易实务	徐爱军	
73	药事管理与法规（第2版）	谢 明	田 侃
74	中成药学（第2版）	杜守颖	崔 瑛
75	中药商品学（第3版）	张贵君	
76	临床中药学（第2版）	王 建	张 冰
77	临床中药学理论与实践	张 冰	

78	药品市场营销学(第2版)	汤少梁
79	中西药物配伍与合理应用	王 伟 朱全刚
80	中药资源学	裴 瑾
81	保健食品研究与开发	张 艺 贡济宇
82	波谱解析(第2版)	冯卫生

针灸推拿学等专业

序号	教材名称	主编姓名
83	*针灸医籍选读(第2版)	高希言
84	经络腧穴学(第2版)	许能贵 胡 玲
85	神经病学(第2版)	孙忠人 杨文明
86	实验针灸学(第2版)	余曙光 徐 斌
87	推拿手法学(第3版)	王之虹
88	*刺法灸法学(第2版)	方剑乔 吴焕淦
89	推拿功法学(第2版)	吕 明 顾一煌
90	针灸治疗学(第2版)	杜元灏 董 勤
91	*推拿治疗学(第3版)	宋柏林 于天源
92	小儿推拿学(第2版)	廖品东
93	针刀刀法手法学	郭长青
94	针刀医学	张天民

中西医临床医学等专业

序号	教材名称	主编姓名
95	预防医学(第2版)	王泓午 魏高文
96	急救医学(第2版)	方邦江
97	中西医结合临床医学导论(第2版)	战丽彬 洪铭范
98	中西医全科医学导论(第2版)	郝微微 郭 栋
99	中西医结合内科学(第2版)	郭 姣
100	中西医结合外科学(第2版)	谭志健
101	中西医结合妇产科学(第2版)	连 方 吴效科
102	中西医结合儿科学(第2版)	肖 臻 常 克
103	中西医结合传染病学(第2版)	黄象安 高月求
104	健康管理(第2版)	张晓天
105	社区康复(第2版)	朱天民

护理学等专业

序号	教材名称	主编姓名
106	正常人体学(第2版)	孙红梅 包怡敏
107	医用化学与生物化学(第2版)	柯尊记
108	疾病学基础(第2版)	王 易
109	护理学导论(第2版)	杨巧菊
110	护理学基础(第2版)	马小琴
111	健康评估(第2版)	张雅丽
112	护理人文修养与沟通技术(第2版)	张翠娣
113	护理心理学(第2版)	李丽萍
114	中医护理学基础	孙秋华 陈莉军

115	中医临床护理学	胡 慧	
116	内科护理学（第2版）	沈翠珍	高 静
117	外科护理学（第2版）	彭晓玲	
118	妇产科护理学（第2版）	单伟颖	
119	儿科护理学（第2版）	段红梅	
120	*急救护理学（第2版）	许 虹	
121	传染病护理学（第2版）	陈 璇	
122	精神科护理学（第2版）	余雨枫	
123	护理管理学（第2版）	胡艳宁	
124	社区护理学（第2版）	张先庚	
125	康复护理学（第2版）	陈锦秀	
126	老年护理学	徐桂华	
127	护理综合技能	陈 燕	

康复治疗学等专业

序号	教材名称	主编姓名	
128	局部解剖学（第2版）	张跃明	武煜明
129	运动医学（第2版）	王拥军	潘华山
130	神经定位诊断学（第2版）	张云云	
131	中国传统康复技能（第2版）	李 丽	章文春
132	康复医学概论（第2版）	陈立典	
133	康复评定学（第2版）	王 艳	
134	物理治疗学（第2版）	张 宏	姜贵云
135	作业治疗学（第2版）	胡 军	
136	言语治疗学（第2版）	万 萍	
137	临床康复学（第2版）	张安仁	冯晓东
138	康复疗法学（第2版）	陈红霞	
139	康复工程学（第2版）	刘夕东	

中医养生学等专业

序号	教材名称	主编姓名	
140	中医养生学导论	陈涤平	周时高
141	养生名著选读	田思胜	
142	中医体质养生学	倪 诚	
143	中医情志养生学	陈四清	侯江红
144	中医四时养生学	龚婕宁	
145	中医药膳食养学	史丽萍	何富乐
146	中医养生方法学	郑 亮	金荣疆
147	中医养生适宜技术	程 凯	杨佃会

注：①本套教材均配网络增值服务；②教材名称左上角标有 * 号者为"十二五"普通高等教育本科国家级规划教材。

第三届全国高等中医药教育教材
建设指导委员会名单

13

全国高等中医药教育本科
中西医临床医学专业教材评审委员会名单

前　言

　　根据全国高等中医药教育国家卫生健康委员会"十三五"规划教材编写工作原则和意见，《急救医学》教材由全国 40 余所中医、西医院校急救专业长期从事医、教、研一线工作的专家参与编写，编委会经过认真讨论，科学整合课程体系及编写体例，紧扣教学与临床实际，精选教材内容进行编写。全书力求充分体现教材的思想性、科学性、先进性、启发性及适用性，反映急救医学的基础理论、基本知识和基本技能。

　　全书分为二十三章，绪论部分包括了急救医学的概念、建设标准、临床思维、人文关怀等，第二章至第十五章讲述了院前急救、各科急症，强调以急症为主导，以症状鉴别为主线，围绕急症的高危性和诊治误区，采用降阶梯思维方法，构建急救诊疗思路，重点突出中西医结合综合急救应急措施。从第十六章起，介绍了急性中毒、理化因素伤害、创伤急症、儿科急症、妇科急症、急诊危重症监护与床旁监测技术、危重病的临床常用评价体系及急救诊疗技术等内容。教材编写紧密联系急救医学教学目的，突出急救医学特点，从急诊症状入手，确立必备的急救知识，体现先进的、具有创新价值的、能拓展学生思路的、教学相长的内容。其中"危险性评估"借鉴以问题为导向的教学思路，引导学生通过汲取知识自己解决问题，逐步建立急救临床诊治思路。同时，教材取消了按病分类的西医分型及中医辨证分型治疗，打破了中西医界限，将适合"急症"救治的中西医诊断、监护和治疗等手段融合在一起，引入急救实例，力求在"中西医互补综合中求救"，在"中西医互补综合中求效"，让学生明确如何以急救诊治思路指导分析处理急症；哪些急症救治具有中医药优势，切入点何在；哪些急症需要中西医结合救治，以达到学以致用的教学目的。

　　作为全国首部融视频、多媒体等于一体的数字化国家高等中医药教育《急救医学》规划教材，本教材将丰富和促进中西医结合急救医学的教学改革和学科发展，具有里程碑式的意义。同时本书编写形式尚属首次，并且随着急诊医学、重症医学学科的迅速发展，难免有诸多不足，尚祈指正，同时恳请各院校在使用本教材的过程中，对本教材提出宝贵意见，以便日后加以修正和提高。

　　本教材的编写得到了各参编院校领导的大力支持，编写专家团结协作、共同努力，如期完成编写任务。教材由国医大师晁恩祥教授和中国医师协会急诊分会会长、北京协和医院急诊科主任于学忠教授担任主审，成都中医药大学张晓云教授、河南中医药大学胡仕祥教授、上海中医药大学孙丽华副教授、上海中医药大学陈振翼博士等专家学者参与了教材的编写、校对、整理工作，对保证教材质量发挥了重要作用，在此一并致谢！

编者

2020 年 5 月

目　　录

第一章

急救医学概述

学习目的

通过本章的学习，了解急救医学的概念、范畴、治疗原则、专业特点、发展概况与急诊科、重症监护病房的建设要求及标准；了解中西医结合急救学科特点及优势；掌握急救医学的临床思维；明确急诊病情评估的方法及评分系统；熟悉急救医学沟通技巧和人文关怀。

学习要点

急救医学的治疗原则和专业特点、中西医结合急救学科特点、急救医学的临床思维、急诊病情评估的方法及评分系统、急救医学沟通技巧和人文关怀。

第一节 急救医学的概念与范畴

一、急救医学的概念

急救医学（emergency medicine）是一门研究急危重症、创伤、中毒等紧急救治方法和技术的学科。急救医学综合临床各科的方法和技术，为抢救生命、改善危重病况和预防致命并发症时所采取的紧急医疗救护措施。作为一门综合性、交叉性的学科，急救医学的重点是遵循"生命第一、时效为先"的原则，先救命，后治病，给予机体连续的生命支持。所以，急救医学不是处理伤病的全过程，而是处理伤病过程中关键的急救阶段。其救治的范围贯穿在院前急救、院内急诊、急危重病监护过程中的心跳呼吸骤停、各种原因引起的休克、急性创伤、多个器官功能衰竭、急性中毒等的救治。经过长期的临床实践，急救医学形成了独特的专业特点，即：①病情危重复杂；②时间短暂紧迫；③救治简捷有效；④跨学科、多脏器。

二、急救医学的范畴

随着现代医学对创伤、急危重病和其他急性伤害早期发生机制及其对临床预后影响认识的不断深入，急诊医疗服务体系（emergency medical service system，EMSS）日益完备，形成了院前急救、医院急诊、危重病监护三位一体的救治模式。院前急救是指到达医院前急救人员对急症或创伤患者实施现场或途中的医疗救治。医院急诊主要是由专业急救人员、医护人员应用急救器材和药品所实施的一系列复苏措施。危重病监护以复苏后的生命支持救治为主,在严重伤病发生后的"黄金时间"内给予恰当的救治,减少死亡和伤残。

当今社会,各种各样的突发事件频发,人们在日常生活中对急救医学的要求越来越高,急救医学涵盖的内容越来越广,承载的任务和责任也越来越重。心、肺、脑的复苏,各种突发疾病,危及生命的危重病症,交通事故所致的创伤,意外事件中的致伤、中毒,以及各种自然灾害和战争所致的人员伤害,都属于急救医学的救治范畴。

（一）院前急救

院前急救也称初步急救(first aid),包括现场急救和途中急救。现场的最初目击者(first responder)首先对患者进行病情的甄别,必要时实施初步急救,如徒手心肺复苏、清除呼吸道异物等,然后通过呼叫、联络向急救中心(站)呼救,在进行不间断现场急救的同时等待急救医护人员到达。院前医疗急救包括急救医疗技师所进行的现场急救和途中救护,是由经过专业训练的人员进行的医疗活动,其目的是维持患者的主要生命体征并尽可能快速、平稳地将患者送往医院急诊室。

（二）复苏学

复苏学(resuscitation medicine)是针对心跳呼吸骤停的抢救。复苏学可大致分为三个阶段:①基础生命支持(BLS):包括心脏复苏(C)、气道控制(A)、人工给氧与呼吸(B);②进一步生命支持(ALS):其目的是恢复自主循环,包括复苏药物与液体使用(D)、心电图诊断与治疗心律失常(E)、电除颤(F);③延长生命支持(PLS):主要为脑复苏。具体来说主要研究如何积极防治"再灌注损伤",血流动力学管理和亚低温脑保护策略等。

（三）危重病医学

危重病医学(critical care medicine)作为急诊医学的重要组成部分,其定义是受过专门培训的医护人员,在配备有先进监护设备和急救设备的重症监护病房(intensive care unit,ICU)中对继发于多种严重疾病或创伤的复杂并发症(如急性器官损害)进行全面监护及治疗。

（四）灾害医学

灾害是突然发生的,在造成生态环境的破坏的同时,也使大批人员受到伤害。医学必须面对灾害,如何有效、迅速地组织抢救,减少人员伤亡,防止急性传染病的发生和流行,即研究人群受灾后的医疗急救以及灾害预防等有关的医学,叫灾害医学(disaster medicine)。灾害医学涉及所有临床医学及预防医学,急救医务工作者无疑比其他医学专业更关注社会突发公共卫生事件。

（五）创伤医学

创伤在青壮年人(小于44岁)死亡原因中居于首位。严重创伤救治的原则是早期处理,先"救"后"查"。创伤学(traumatology)的研究范围除了对创伤本身如何治疗和康复外,也越来越多地倾向于如何预防创伤的发生。

（六）毒理学和急性中毒

研究和诊治各类急性中毒是急救医学的重要内容。如何诊断、治疗和预防急性中毒(acute poisoning)是这门学科的重要内容,其往往涉及职业病学、毒理学、法医学等多学科内容,是一门新兴的发展迅速的临床学科。

笔记

（七）急救医疗管理学

如何组织急救网络，建立有效的现代化急救呼救和通讯系统，研究和配备各种救护伤病员的抢救设备和交通工具，规范化培训急救专业人员等都是急救医疗管理学的内容。

（孔 立）

第二节 急诊科、重症监护病房建设要求及标准

一、急诊科建设要求及标准

（一）急诊科布局设置

按照原卫生部颁布的《急诊科建设与管理指南》和国家中医药管理局颁布的《中医医院急诊科建设与管理指南（试行）》相关要求进行，设医疗区和支持区。医疗区包括分诊处、就诊室、治疗室、处置室、抢救室和观察室。三级综合医院和有条件的二级综合医院应当设急诊手术室和急诊重症监护室。支持区包括挂号、各类辅助检查部门、药房、收费等部门。急诊药房应当储备足够数量用于急救治疗的中药针剂，并保证24小时提供中药饮片或中药配方颗粒服务；中医综合处置室应配备针灸器材（如针灸针、艾条、刮痧板、火罐）等有助于提高中医诊疗水平的设施设备。急诊科功能区域完整是完成急诊临床、教学和科研工作的基础。

（二）床位要求

一般情况下，床位数根据医院等级和实际收治患者的需要决定，急诊床位使用率在65%～75%，既能充分利用床位，又能应对大规模突发事件。急诊抢救床位一般要求有2～3张，保证有足够的抢救空间。"抢救床位比"是指急诊科抢救室和EICU的床位总数与年接诊患者的比例，"急诊科床位比"是指急诊科床位总数与全院床位数的比例，分别反映了急诊科患者危重程度和接诊能力以及急诊科在医院医疗工作中所占的比重。

（三）人员队伍

急诊科根据每日就诊人次、病种，以及急诊科医疗和教学功能等配备医护人员，医护人员接受过专门训练，掌握急诊医学的基本理论、基础知识和基本操作技能，具备独立工作能力。有固定的急诊医师，且不少于在岗医师的75%，医师人才梯队结构合理，原则上急诊医师应当具有3年以上临床工作经验，熟练掌握心肺复苏、气管插管、深静脉穿刺、动脉穿刺、心电复律、呼吸机、血液净化及创伤急救等基本技能，而且定期接受急救技能的再培训。

二、重症监护病房建设要求及标准

（一）重症监护病房布局设置

ICU的建筑和空间布置应遵循三个原则：人体工程学、技术可及性以及防控院内感染。一般由配置多张病床的大病房与配置一张床的单间病房组成，大病房内每张病床占用面积不少于15m²，单间病房占用面积不少于20m²，两者的比例为1：4至1：8。护士站多数设在护理单元的中央，或面向病床呈一面型或双面型，设敞开式柜台。附属用房布局兼顾工作便利及避免交叉感染。

（二）重症监护病房的床位

按照医院等级和实际收治患者的情况而定，通常以医院病床总数的2%～8%为宜。从医疗运作角度考虑，每个ICU管理单元以8～12张床位为宜，床位使用率维持在65%～75%，这样既可以保证床位的充分利用，又能在病源高峰期保持一定的收治能力。二级以上医院原则上设急诊重症监护室（EICU），床位不少于4～6张。

（三）人员队伍

充足的人员配备和良好的人员素质是ICU工作顺利进行的重要因素。强调所谓的"仪器和人配套"。医师方面，ICU医师必须接受严格的危重症监护医学训练，系统地学习有关的理论和操作技术，并通过大量的临床实践获得实际经验，深入掌握生理学、病理生理学并具有一定的医学工程基础。ICU医师不但要全面负责ICU的业务工作，而且要与其他专科医师以及负责患者转出后治疗的普通病房医师进行密切的合作，以确保患者的总体治疗效果。护理方面，ICU护士要有高度的人道主义精神、责任心和组织纪律性，除熟练掌握各种临床监测、抢救技能外，还特别需要学习临床生理学及病理生理学等理论知识，并将其用于指导护理实践。有条件可以配备呼吸治疗师等岗位人员。

（孔 立）

第三节 中西医结合急救学科特点及优势

急救医学以应对突发性疾病、创伤及突发公共卫生事件，迅速评估和做出临床决策，挽救患者生命并阻止疾病进一步恶化为目的，在公共卫生和临床医学领域发挥重要桥梁作用。随着中西医结合在治疗危急重症方面取得丰硕成果，中西医结合急救事业正逐步走向成熟，中西医结合在我国急救医学中发挥着越来越重要的作用，并逐步得到社会各界的认可和提倡。与其他学科相比，中西医结合急救学科有以下几个特点及优势：

1. 多学科交叉 中西医结合急救医学是一门跨科系和多学科交叉的专业学科，涵盖组织科学、管理科学、西医学以及中医学的内、外、妇、儿等各专科。

2. 和而不同，求同存异 在急救医学领域，中医学和西医学两者虽然理论有别，但都具有时间的紧迫性、救治的复杂性等特点，都是以紧急救治为目的，两者异中有同。所以合理看待两者之异，在不同中寻求共同点，在矛盾中寻求统一，注重互补，是两者有机结合的基石。

3. 取长补短，相互为用 长期以来，西医学在急救医学体系中占据着主导地位，其发展突飞猛进，救护体系亦日趋完善；而中医学有关急救内容的实践亦源远流长，诸多医学古籍中不乏现代急救医学的雏形。中西医结合急救医学既发扬了中医特色，又注重临床疗效，取两者之长，补两者之短，探索最佳诊疗方案，这样中西医急救医学既保持了中医学的生命力，又有了存在的价值和意义。

4. 辨病与辨证相结合 病证结合的诊疗模式是中西医结合的最佳切入点。病证结合理论作为中西医两种医学体系有机结合的模型，符合继承、创新的原则，以其科学性、可操作性强等优点得到广大中医、中西医结合工作者的普遍认可。

5. 急救思路的拓展 与西药比较，传统中药无论是品种还是数量都不能满足急救的需要，已不适合时代发展，新的中药复方注射剂充分运用了现代科学技术，开创了新的急救思路，克服了传统中药给药途径限制、起效迟、作用慢、生物利用度低等缺点，为救治危重症提供了更多更好的治疗手段。

在新的历史条件下，我们应在做好继承的基础上，深入挖掘、整理中西医学科的精华，进一步丰富、完善中西医急救医学的理论体系，逐步实现中西医学融会贯通、相互渗透。世界急救医学泰斗、心肺复苏和复苏医学创始人 Peter Safar 教授曾说过："世界正以极大的期望注视着中国，以便了解这个生机勃勃和组织了良好社会体系的人口最多的国家将如何发展现代急救和复苏医学，并将其与传统的医学相结合"。

（李 兰）

第四节 急救医学的临床思维

急诊科医师最感困难的是如何在众多急诊患者中识别出危及生命的因素，保障患者安全，减少漏诊和误诊，避免医疗纠纷的发生。面对急诊混乱的环境、病情轻重不一的患者，要在有限的时间内，依靠有限的信息，诊断出潜在的危重症患者，不仅需要急诊科医师具有丰富的人文素养、应对复杂情况的技能和良好的心理素质，更需要科学的临床思维。依据主诉、发病时间、生命体征以及简要的辅助检查结果进行整体性、个体化分析，准确筛选出高危患者。对不能明确诊断的患者，优先评估其严重程度和危险因素，分层救治，而非急于确诊，这是急诊有别于其他专业的临床思维和决策原则。急救医学的临床思维大致有如下几个特点：

一、"重症优先"的分层救治理念

对来诊患者进行分层救治都是非常重要的，通过分层救治可以合理分配有限的医疗救护资源，以便更好更快地救治急危重患者。目前，多数专家认为依据生命体征情况，将急诊患者病情分为濒死、危重、紧急、半紧急四个层级（表1-1），按轻重缓急实施救治，危重患者紧急处置，按优先原则进入"绿色通道"，"重症优先"是分层救治原则的核心。因此，快速而准确地评估病情，及时发现潜在危险的病患，积极开展抢救，是急诊医生的基本功。

表1-1 急诊患者病情分级表

种类	定义	分诊
Ⅰ类（濒死）	生命体征不稳定，必须立刻进行抢救：呼吸、心搏骤停，有气管插管或需要紧急气管插管，休克，昏迷（GCS<9），惊厥，多发伤，明确的心肌梗死	进入抢救区域
Ⅱ类（危重）	生命体征不稳定，有潜在生命危险状态：不明原因胸痛伴气促，给予硝酸甘油不缓解，呼吸窘迫，非慢性阻塞性肺疾病（COPD）患者SaO_2<90%，活动性出血	监护生命体征，优先就诊（<10分钟）
Ⅲ类（紧急）	生命体征稳定，有状态变坏，有潜在风险如哮喘发作，但血压、脉搏稳定，剧烈腹痛	安排急诊流水优先诊治（<30分钟）
Ⅳ类（半紧急）	生命体征稳定，有急诊情况但病情稳定，如扭伤但不伴有骨折	安排急诊流水顺序就诊，护士每30分钟评估病情，除非病情变化，否则继续候诊

笔记

二、"假定高危"的"降阶梯"诊断思路

急诊科时间紧、患者多，患者的诊断往往不明确，此时要假设患者是众多可能原因中最糟的状况，遵从由重症到轻症即"降阶梯"思路，从而保证患者的最大获益。在评估判断疾病时，首先从潜在致命性问题着手，而不是按发病概率次序进行排查。急诊科医生要做好病情评估和诊断，主诉、病史和体征是基础。

虽然在急危重症抢救时，因时间紧迫常常得不到完整信息，但仍要尽可能全面收集临床资料。在倾听患者主诉时一定要专注，问诊要围绕患者感觉最痛苦的症状和时间进行，争取在最短的时间内获取最多的可靠信息。对于一些特殊情况，如急性中毒，因有可能系自杀，有故意隐瞒病史的倾向，再加上没有目击者，证据不足或缺乏，对此要"疑病从有""疑病从重"，否则有可能延误最佳救治时机。由于创伤机制复杂，难以进行评估，而且由于某些部位的疼痛影响其他部位创伤的临床表现及体征，也可能造成创伤定位的困难。对于这些患者，要详细询问创伤过程，有助于提供创伤的线索，推测可能的创伤机制。

年轻患者机体较强的代偿能力可能掩盖其病情的严重程度，直至病情发展到非常危重的状态才会有所表现。因此，这类患者如果出现明显的生理指标异常，通常意味着病情已非常危重。

生命体征是最能反映疾病发展动态的根本指标。密切观察体温、呼吸、脉搏、血压、意识，准确获取信息，动态分析变化，结合病理生理知识，常能为临床提供病情的发展趋势和救治的着力点。生命体征在正常范围内，通常表明患者没有生命危险，但必须要结合临床症状，具体情况具体分析。

有些看似普通的症状体征，对特殊人群来讲可能是致命的，如体温38.5℃，对既往健康的年轻人或许影响不大，但老年或免疫功能抑制的患者炎症反应并不明显，可能掩盖病情，另外这些患者的生理储备功能非常有限，故对此类患者来说，这样的体温便属于危险征象。因此，对老年人、婴幼儿、孕产妇等特殊人群要给予高度重视。

患者的病情是发展变化的，要严密观察，动态评估。需要反复进行体格检查，以了解患者对治疗的反应，并及时发现新出现的体征。如外伤患者，早期血压可能在正常范围内，这是机体代偿的结果，如不重视或未及时复查，被其"正常"的假象所蒙蔽，则患者有发生休克致死的可能。对一时无法确诊的患者，不要轻易任其离开，要在抢救室或是留观室进行观察，以最大限度保障患者安全。

正确判读临床辅助检查结果，对疾病的诊断帮助很大。但不要过度依赖辅助检查，更不能为等待检查结果而延误救治。必须重视危急值，危急值通常指检验结果高度异常，这时患者可能已处于生命危险的边缘，临床医生如不及时处理就可能危及患者生命，故危急值也称为紧急值或警告值。一旦出现危急值，要分析原因，立即处理，观察效果，及时复查并做好记录。

急诊科医生还要了解和掌握常见危重症评分。国内外专家学者一直在探讨能尽快识别出"有生命危险"或"无生命危险"的方法，为此设计了很多评分标准、预测指标供临床使用。例如急性生理与慢性健康评分（APACHE）评分、序贯器官衰竭评估（SOFA）评分等，但这些评分要么太繁琐，要么不全面，不能满足急诊临床的需要。目前在急诊科常用早期预警评分（EWS）和改良的早期预警评分（MEWS），该评分系统

是对患者心率、收缩压、呼吸频率、体温和意识等生命体征进行评估，并对危险的预期值进行定量评分，简单易行，可以识别潜在的危急重患者（表1-2）。

　　了解和掌握常见危重症评分，可以给临床工作者和管理者一个较为客观的、可遵循的病情评估标准，也为制订临床制度规范提供依据。

表 1-2　改良早期预警评分（MEWS）

项目	评分						
	3	2	1	0	1	2	3
HR（次/min）	—	≤40	41～50	50～100	101～110	111～130	>130
SBP（mmHg）	≤70	71～80	81～100	101～199		≥200	
RR（次/min）	—	<9	—	9～14	15～20	21～29	≥30
T（℃）	—	<35.0	—	35.0～38.4	—	≥38.5	
意识	—	—	—	清楚	对声音有反应	对疼痛有反应	无反应

注：总分＝以上6个项目得分之和

三、"ABCD"的诊查规范

　　"ABCD"分别是"airway""breath""circulation"和"disability"的英文首字母。当医师接诊患者，尤其同时接诊大批或多个患者时，首先评价患者的"ABCD"；如"ABCD"任何一项不稳定，都要列为优先处理的对象，确保患者呼吸道通畅，立即吸氧并建立静脉通路。

（一）气道

　　通过视、听和触诊发现气道梗阻的证据。视诊时要同时注意有无心动过速、呼吸频率、大汗、辅助呼吸肌参与呼吸动作、胸腹矛盾呼吸运动及三凹征等。听诊时需要注意有无喘鸣音。但一些极为严重的病例，反而可能听不到喘鸣音，呼吸音也极低。动脉血氧饱和度 SaO_2 被认为是第六大生命体征，但即使氧饱和度正常，也不能排除气道的问题。高碳酸血症及其导致的意识恶化说明代偿机制已经耗竭。心动过缓提示即将出现心跳呼吸骤停。

（二）呼吸

　　在生命指征中，呼吸常不被重视，然而呼吸异常是最敏感的生命指征。呼吸异常包括呼吸频率、用力及节律异常。在急诊发绀或不易感知，呼吸频率的变化则经常是医生最先发现的异常。无论患者是否出现呼吸功能衰竭，呼吸过快都代表病情危重。对呼吸窘迫严重程度的评估常常需要依据其代偿反应的表现。如果患者呼吸困难却无氧合障碍，则应排除非呼吸因素，如代谢性酸中毒或全身性感染。呼吸频率减慢常提示即将发生呼吸骤停。

（三）循环

　　评估循环状态，不仅应重视血压，还要关注组织灌注状态。受代偿机制影响，低血压往往是心血管功能异常的晚期表现。组织灌注不足的表现包括：意识状态恶化、皮肤花斑湿冷、毛细血管再充盈差、少尿及代谢性酸中毒。临床如发现上述情况，即使没有血压下降，也说明患者病情危重。通过触诊脉搏和观察外周灌注情况，以及测定颈静脉压，可初步判断休克种类。

笔记

7

（四）意识状态

意识状态的显著恶化往往提示代偿机制耗竭或严重神经系统疾病。无论是何种情况，均提示患者病情严重，需要立即进行支持性治疗。此时应经常检查患者的瞳孔反应。

四、"救命—治病"的救治决策

"急则治其标，缓则治其本"是中医重要的治疗决策原则，同样非常适合于救治急危重症。在急诊科，救治措施应遵循"首先生命支持，其次保护器官，第三恢复功能"的思路。采用一切手段，尽量在短时间内将危及生命的情况控制住。

保证患者的气道、呼吸与循环稳定，针对最严重的病理生理紊乱如休克、器官功能衰竭等进行治疗，为下一步专科诊疗提供机会，是急诊医生的职责。

对于"时间依赖"病情，如急性心肌梗死、急性脑梗死、脓毒症、急性创伤等，干预越早患者的致死率、致残率越低。因此急诊科医生应该争分夺秒开始救治。一方面，不论是诊断还是治疗措施都要选择最快捷、最有效、最简便的手段；另一方面，要通过优化就诊流程，减少诊疗过程中的等待和耽搁，建立"绿色通道"来提高救治工作效率。

在处理急危重症时，尤其是对于特殊人群如老年人、孕妇、有多种基础病的患者、因肿瘤正在进行化疗的患者等，即使诱因很小，症状不明显，也应给与高度重视。否则病情可能会急转直下，出现意外。在诊断不明确或没有把握时，应采取中性治疗，待诊断明确后再进行确定性治疗。要观察治疗反应，通过动态观察患者的症状、体征、各种生理参数，评估诊断和治疗的正确性，以便进一步深入检查，及时调整治疗方案。

（姚卫海）

第五节　急救医学病情评估的方法

病情评估是指通过询问病史、体格检查、临床实验室检查、医技部门辅助检查等途径，对患者的心理、生理、病情严重程度、全身状况支持能力等做出综合评估，用于指导对患者的诊疗活动；并通过对患者评估全面把握患者基本的现状和诊疗服务的需求，为制订适宜患者的诊疗方案提供依据。尤其在急救医学中，对患者急危重症的识别与评估直接影响到患者的早期处置以及预后。在急诊救治的紧急情况下，通常需要坚持"优先分拣"的理念，对一个患者来说是优先处理危及生命的情况，对群体患者来说是优先抢救有危及生命状况的患者。

（一）紧急评估、紧急处理

紧急评估是急诊处理的第一步，即判断是否有危及生命的情况，包括有无气道梗阻、呼吸心跳停止、神志丧失、快速大出血。采用"ABBCS方法"快速评估，利用5～20秒快速判断患者有无危及生命的最紧急情况：

1. 气道是否通畅（airway）。

2. 是否有呼吸（breathing）。

3. 是否有体表可见的大量出血（blood）。

4．是否有脉搏（circulation）。

5．神志是否清醒（sensation）。

气道阻塞（误吸和窒息是最常见原因）、心跳呼吸骤停、快速大量出血是危重患者死亡的常见原因，必须特别重视。

（二）次紧急评估

次紧急评估是判断是否有严重或者其他紧急的情况，包含了解病史、体格检查以及对所有生命体征进行再次评估。必要时在适当的时机进行关键性的X线片、实验室检查、超声、CT、诊断性腹腔灌洗术，或其他特殊检查。

快速进行较为全面、系统的病史了解和体格检查。为节约有限时间，通常可以采用"CRASHPLAN"的顺序进行有目的、快速的体格检查，目的是发现是否有严重或者其他紧急的情况。即优先检查危险大、概率高的位置和项目，对紧急情况下快速评估是有益的。具体包括：C（cardiac 心脏），R（respiratory 呼吸），A（abdomen 腹部），S（spine 脊柱），H（head，头颅），P（pelvis 骨盆），L（limbs 四肢），A（arteries 动脉），N（nerves 神经）。

本阶段还需要进行必要和主要的诊断性治疗试验和辅助检查，但是严重急症和危重症抢救状态并非一定需要获得准确的诊断。

（三）评分系统

目前适用于急诊的评估标准很多，体现在急诊患者的分诊、风险和预后评估等环节。在对急危重患者的救治中，评分系统可以给临床提供量化、公平的指标。目前常用的评分系统又分为特异性评分系统及非特异性评分系统，其中特异性评分系统包括格拉斯哥昏迷评分（GCS 评分）、Ranson 评分、心力衰竭评分等；非特异性评分系统包括广泛使用的急性生理及慢性健康（acute physiology and chronic health evaluation，APACHE）系列评分、针对脓毒症患者的序贯器官衰竭评估（sequential organ failure assessment，SOFA）、快速序贯器官衰竭评估（quick sequential organ failure assessment，qSOFA）评分等，在急诊中广泛使用。除此之外，一些急诊特色如中毒、多发伤的患者也有专门的评分系统，如百草枯中毒采用的中毒严重度评分，创伤患者采用的创伤评分、修订创伤评分等。这些评分系统都是临床经验、临床研究总结的成果，随着新的研究不断涌现，评分系统也会相应完善。

（李　兰）

第六节　急救医学沟通技巧和人文关怀

一、急救医学沟通技巧

急诊患者往往起病突然、病情复杂，具有急、危、重、变化快的特点，家属求治心情急迫，期待值高。而急诊环境又是公共区域，就诊环境容易受到干扰，医护与患者的交流多数非常简短，且时常会受到干扰而中断。在这种状况下，医护人员若没有进行良好的沟通，则很容易引起纠纷。因此，运用适当的沟通技巧，不仅有助于建立良好的医患关系，而且能够不断提高急诊工作的服务质量。

1．行为性技巧　医生行为对于医患沟通十分有必要，包括倾听、同情和积极关注等方面。正确的倾听是开展有效沟通、建立良好医患关系的基础，倾听不仅是指用耳，而且要用心，积极对患者及家属做出回应。同情在医疗中的重要作用体现在两方面，一方面医生能设身处地地理解患者，站在患者角度看待问题，另一方面患者会感觉到自己得到了尊重、关心、理解，从而愿意配合医生的诊疗，有利于建立良好的医患关系。积极关注是指医生对患者的言语和行为予以关注，同时对自身的疏忽或失误不应逃避，应积极承担责任，及时向患方致歉，取得患方谅解。此外，适当的肢体语言也很重要，温和专注的目光、严肃认真的表情、轻柔迅速的动作，都能让患方感受到医方的专业，增加患方的信心与信任。

2. 态度性技巧　尊重的态度是建立相互依赖的医患关系的基础。对患者的尊重意味着要接纳一个和自己价值观不同、生活方式不同、性格不同的人，医生都应一视同仁。热情的态度是在尊重的态度上更进一步的表现。医生热情的态度会让患者感受到自己受到友好的对待，有利于建立良好的医患关系。重视家属反映的任何情况，不轻易否定。家属往往对患者病情观察得更长、更细，能注意到一些易被忽视的问题。若家属来反映病情，要积极做出行动，看过之后应给患者进行一定的解释。

3. 言语性技巧　言语的沟通可以治病，这早已见诸医学典籍。《灵枢·师传》中指出："人之情，莫不恶死而乐生，告之以其败，语之以其善，导之以其所便，开之以其所苦，虽有无道之人，恶有不听者乎？"有了态度性技巧和行为性技巧的铺垫，医务人员在与患者交谈时就有了很好的开始，善于运用语言沟通，避免对患者造成言语性伤害，要善于运用美好语言，让患者感觉与医生谈话是一件非常自然、舒服的事情。另外，一些患者会提及和目前问题无关的话题，应当避免在这些问题上纠缠，适当提醒或引导患者集中关注当前的主要问题，使医患的步调一致。

二、急救医学人文关怀

1. 急诊医学是与人类生命息息相关的一门学科，急诊科是医院的一个精神文明窗口，急诊医生是一个极其重要的角色。当代医学模式已从生物医学转变为生物 - 心理 - 社会模式，人文关怀是指对人的生存状况的关注，对人的尊严与符合人性的生活条件的肯定和对人类解放与自由的追求。急诊医生每天面对的是急危重症患者，更应突出"人本思想"，体现"人文关怀"。实行人文的服务模式　与急救中心做好患者就诊前的联系，开放绿色通道，做好患者就诊前的各种准备，包括人员、药物、仪器、相关科室的安排等，从而可以更快更准地治疗患者，缩短抢救时间。

2. 创造人文的就诊环境　定时开窗通风，保持室内空气清新。提供纸杯、杂志，给予舒适的卧位建议。为无家属的患者挂号、取药、交费、准备饮食，最大程度地方便患者，以减轻对医院气氛的恐惧感。

3. 强调人文的心理疏导　急诊患者是一类特殊的群体，特别是老年人，表面上倔强，但内心脆弱，需要更多的关心。作为急诊科的医生应该运用自己所特有的亲和力去感染患者，多一句贴心的话语，多一个关爱的动作，多一个鼓励的眼神，可以拉近距离，增进理解，让患者感受到医疗过程充满了人性的温暖。

4. 突出人文的隐私保护　全心全意为患者着想，注重细节上的照顾与体贴。当患者做检查或治疗时，如需暴露，应以屏风遮挡或请异性回避，保护患者的隐私。

5. 彰显人文的临终关怀　急诊科部分患者病情危、急、重，变化迅速，死亡率高。

临终关怀包括两方面。一方面要帮助患者有尊严地死去,多用肯定的语气、坚定的眼神告诉患者医护人员正在竭尽全力地抢救,同时,娴熟的技能、敏锐的观察、适时的抚触都能帮助临终患者缓解痛苦和压力,从而真正平和地逝去。另一方面,要关怀、安抚患者家属,临终者的家属比患者更难接受死亡的事实,适当陪伴,礼貌地倾听,综合运用社会学、伦理学、护理学知识抚慰家属,使其将悲伤释放出来,尽量缩短悲伤过程,使其认识到死亡就是生命的一部分,共同努力料理后事,从而使患者"善终",使亲属欣慰。

总体而言,急诊科是一个高风险、高难度的窗口科室,应全面提高医护人员的综合能力,包括知识水平、临床操作水平,加强医患沟通能力,建立良好的医患关系,促进中西医结合急救医学理论和实践不断发展,不断理论联系实践,做好每一次医患沟通工作,减少医患纠纷矛盾,使急诊医疗质量和医疗安全得到进一步保障,让患者得到身心兼治,早日康复。

(李雪苓)

学习小结

1. 学习内容

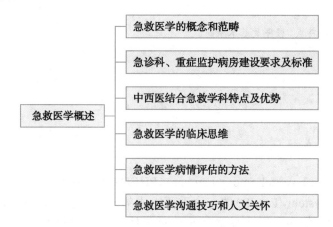

急救医学概述
- 急救医学的概念和范畴
- 急诊科、重症监护病房建设要求及标准
- 中西医结合急救学科特点及优势
- 急救医学的临床思维
- 急救医学病情评估的方法
- 急救医学沟通技巧和人文关怀

2. 学习方法

通过对概述的学习,了解急救医学的概念、范畴和急诊科、重症监护病房建设要求及标准,了解中西医结合急救学科特点及优势,掌握急救医学的临床思维,明确急诊病情评估的方法及评分系统,熟悉急救医学沟通技巧和人文关怀,从而对中西医结合急救医学的整体架构形成初步认识。

复习思考题

1. 在病因、病机方面,中医学对急症有何认识?
2. 试述你对中西医结合急救医学的认识。
3. 简述急救医学的临床思维特点。
4. 简述急救医学沟通技巧。

第二章

院 前 急 救

第一节 概 述

一、院前急救的概念

　　院前急救（pre-hospital emergency care，PHEC）是急诊医疗服务体系（emergency medical service system，EMSS）的一个重要组成部分，也是其首要环节。它特指在医院之外的环境中（伤病员送达医院之前），对各种危及生命的急症、创伤、中毒、突发事件等伤病者进行的现场救护、转运途中监护等综合处置。快速、合理、准确的院前急救能够在很大程度上提高伤病员的救治生存率、降低伤残率。

二、院前急救的发展

　　国外的院前急救发展始于 19 世纪初期。法国于 1936 年建立了以医师为主的全国性服务急救医疗系统（service aide medical urgent，SAMU）；英国 1974 年在全国成立了 53 个急救站，统一实行"999"急救专用电话，要求救护车 3 分钟内出动，7 分钟内到达事发地；美国在 20 世纪 70 年代建立了急救优先分级调度系统（medical priority dispatch system，MPDS）；目前，德国拥有世界上最先进的院前急救网络，设有急救医生救护车 - 急救站系统和急救医生出勤车 - 集合系统。

　　在我国，院前急救始于 20 世纪 50 年代初，1950—1955 年北京与上海等几个大城市设立了单纯的急救站；1986 年国内"120"急救电话专号正式开通；1980—1987 年全国城市院前医疗服务体系（EMSS）初步建立；2014 年我国全面实行《院前医疗急救管

笔记

12

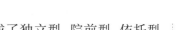

理办法》。目前我国根据各地的实际情况和发展差异,形成了独立型、院前型、依托型和指挥型等多种院前急救专业机构的不同运作模式。

三、院前急救的特点

明确院前急救的特点对于组织急救工作、提高急救效率具有重要意义。

1. 社会性、随机性强 院前急救活动涉及社会的各个方面,是在医院之外的社会场地展开紧急救护。因此可以说院前急救早已经跨出了纯粹的医学领域。同时,院前急救涉及各类突发事件,伤病员的呼救、灾害事故等发生的时间与地点皆不固定,随机性强。

2. 紧迫性高 院前急救不仅病情急、时间紧,而且伤病员及其家属的心理亦急。现场急救时,必须充分体现"时间就是生命",紧急处理,不容迟缓。因此,要求医护人员要有责任心、紧迫感。保持急救车辆与器械完好,时刻待命,准备出诊。

3. 流动性大 院前急救的地点,可分散在社区的区域内或区域外的各个角落;伤病员的转送流向,也可是区域内或区域外的各相关综合性医院。院前急救的交通工具,也都离不开救护车、直升机等流动性装备。

4. 环境条件差 现场急救的环境大多较医院内差。人员嘈杂,围观者多,干扰性大。有些救治环境甚至在野外场地、在酷暑严寒、在交通不便等复杂情形下。因此,要求院前急救人员具备扎实的功底、娴熟的技能和坚强的意志。

5. 病种复杂多变 各种突发事件所造成的紧急呼救的伤病员可涉及临床各科,病情变化多样、复杂。对于慢性病急性发作者,其病种也各不相同。而且大多是未经筛选的急症和危重症者。因此,要求院前急救人员能够在较短的时间内做出初步的评估、判断和紧急处理。

6. 以救命处置为主 院前急救因无充足的时间和良好的医疗检查条件做鉴别诊断等,要明确病因做治疗很困难,也不现实。因此院前急救的重点是以救命为首要,防止伤势、病情恶化,促进功能恢复。

7. 体力消耗大 院前急救的现场复杂多样,急救人员可能涉及爬楼、爬坡,也可能需要背药箱、抬病员等,还要习惯在转运路途中救护车上的颠簸等,对医护人员的体力消耗较大,需有较强的体魄。

四、院前急救的程序

院前急救措施集中体现在维持生命体征、防止再损伤、减轻患者痛苦、安全转送四个方面,其基本程序为:接受呼救→发出指令→奔赴现场→现场急救→安全转运→送达医院。在转运过程中应保证 3 个不间断原则,即监护不间断、处置不间断、抢救不间断。

五、院前急救与院内急诊的关系

院前急救和院内急诊是紧密相扣、无缝对接的。院前急救与院内急诊都是急诊医疗服务体系(EMSS)的组成部分,只是所处的救治环节不同。但不能将院前急救简单地理解为"是将院内急诊的专业技术直接运用到院外去"。院前急救具有一整套自身的管理体系、专业技术、处置要求等。

笔记

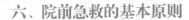

六、院前急救的基本原则

1. 确保现场安全 当急救人员到达现场后，首先须观察周围环境。只有在确保现场安全、确保自己安全的前提下，才能为伤病员提供现场救治。

2. 先重伤后轻伤 当遇到事发现场有大量伤病员时，应先抢救危重者，后处置较轻者。

3. 复苏止血优先 如果有心跳呼吸骤停的受伤者，应先对其进行快速心肺复苏，直至心跳、呼吸恢复，再行处置受伤部位及伤情；如果创伤者同时伴有大出血，则应先行止血再行处置创伤。

4. 科学有效管理急救现场 当出现大批量伤员时，应迅速进行现场的区域划分，建立安全有效的快速抢救通道，展开现场管理、信息报送、检伤分类、紧急处置、及时转运等分工合作、统筹协调的急救现场科学管理。

（谢毅强）

第二节 院前急救的主要任务

一、院前急救主要任务及工作范围

1. 负责对"呼救"患者的院前急救 一般情况下，呼救救护车的患者可分为三大类型。

（1）短时间内有生命危险的危重或急救患者：对这类患者必须现场抢救，目的在于挽救患者的生命或维持基础生命。如急性心肌梗死、急性呼吸道阻塞、急性中毒、严重创伤、出血等患者，占呼救患者的10%～15%，需要就地做心肺复苏的患者低于5%。

（2）病情紧急但短时间内无生命危险的急诊患者：现场急救处理的目的在于稳定病情，减少患者在运送过程中的痛苦和并发症。如骨折、急腹症、高热、哮喘等，大约占60%～70%。

（3）慢性患者：目的是需要救护车提供转运服务，而不需要现场急救，占10%～15%。

2. 灾害时对伤者的院前急救 灾害包括自然灾害和人为灾害。对伤者的急救除应做到平时急救的要求外，还需要现场的其他救灾系统如消防、公安、交通等部门密切配合，并注意救护者的自身安全。当有大批伤员时，需要加强伤员的分类和现场救护，合理分流和运送。

3. 特殊任务救护值班 指当地大型集会、重要会议、国际比赛等救护值班。

4. 急救知识的宣传和普及教育 急救知识的宣传和普及可提高院前急救医疗服务的成功率。普及公民的急救知识，增强公民的急救意识，增强应急能力是全社会的共同责任。平时可通过广播、电视、报刊等对公民普及急救知识，开展现场救护及复苏知识的教育。

二、院前急救的重要性

1. 争取抢救时间 急诊患者一般有一定的抢救时间，在患者发生突发疾病时，一般 4 分钟之内进行抢救效果最好，其次是 30 分钟之内进行抢救，而一般从患者拨打急救电话到送入医院急诊，很难控制在 30 分钟之内，特别是当遇到交通阻塞时，患者的病情很可能会被耽误。此时采取院前急救的形式对患者的病情进行控制，可以为入院抢救争取更多的时间，一旦超过了时间，即便是医院有再好的抢救设备也无法让患者起死回生。

2．缓解病情　院前急救可以适当地缓解患者病情，例如遇上受伤的患者就可以先对其进行简单的止血和包扎，缓解患者痛苦，防止失血过多带来的病情进一步加重以及伤口感染等情况。在灾难现场，不能及时送达医院的情况下，院前急救不仅可以稳定患者的病情，还可以对患者起到一定的安慰作用，对受灾者的情绪也有一定的缓解，防止现场发生混乱。

三、院前急救的急救流程

1．现场急救　遵循 CAB 复苏程序：抢救 C（cardiac massage）是叩击胸部和胸外心脏挤压法；抢救 A（airway）是保持呼吸道通畅，必要时果断采用气管插管或器官切开方法；抢救 B（breathing）是采用口对口人工呼吸。

2．搬运　经过初步现场处理后，必须把伤患者及时转送到合适的医院进行进一步急救处理。在这个转送过程中，搬运做得及时、正确可减少伤患者痛苦，还可以防止造成新的损伤而招致残疾或死亡。搬运方法有多种，可因地、因时、因人制宜选择合适的方法。最常用的方法有担架搬运法、徒手搬运法等。对颈、腰椎骨折患者必须 3 人以上同时搬运，分别托住头颈、胸腰、臀部腿脚，切忌只有一人搬腿的双人搬运。

3．监护运送　要把单纯的患者运载工具改造成为抢救危重患者的"流动医院""活动急救站"，成为医务人员院前抢救的场所，即"浓缩急诊室"。

四、院前急救的基本原则是先救命、后治病

1．阻断环境危害　立即使伤员脱离危险区域，以阻断危险环境对伤员的进一步损害。

2．先救命后救伤　先复苏后固定，先止血后包扎，先重后轻，先救后送，先进行生命体征的紧急维护，而后进行不危及生命的伤病处理。

3．争分夺秒、就地取材　院前急救是在缺医少药的情况下进行的，常无齐备的抢救器材、药品及运输工具，因此要机动灵活地在伤员周围寻找替代品，就地取材获得抢救所需的一些物品，否则就会丧失抢救的最佳时期，给伤员造成严重的不良后果。

4．急救与呼救并重。

5．妥善保留标本　离断的肢体或器官要妥善保存，如断肢、断指、牙齿等。

6．搬运与医护的一致性　院前急救，尤其是伤员的运输途中，医护和搬运双方应在任务一致、协调步调一致、完成任务指标一致的情况下进行工作，以减少死亡率，实现安全运输。

7．加强途中监护、详细记录　在转运伤员过程中，要严密观察患者生命体征变化，持续进行抢救性护理工作，如吸氧、输液、注射药物及其他必要的护理措施，并对生命体征和护理措施做详细记录。

笔记

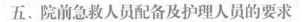

五、院前急救人员配备及护理人员的要求

院前急救人员的配备应适应机构功能与任务的要求。注重精简高效、结构合理，满足急救需求而略有节余，符合动态管理与发展、定轨和定性相结合的编制原则。普通型救护车一般由 1 名医生、1 名护士、1 名驾驶员组成。危险监护车至少由 1 名专科急症医生，1~2 名护士及 1 名驾驶员组成。对院前急救中心护理人员的具体要求：护士应是护理专科学校毕业，经过 2 年左右临床各科轮转学习，并取得执业资格。必须身体健康，责任心强，服务态度好。掌握院前急救中患者常见急症的病因、病理、症状和体征，能熟练配合医生完成现场救治工作。掌握一般和高级生命体征急救的基本理论和技术操作。掌握救护车内所有设备的使用技术，如除颤仪、监护仪、呼吸机、吸痰器、心电图机等。在抢救中，必须服从命令，技术精湛，随时满足患者的需求。

六、建立院前急救反馈机制，发现问题及时改进

为提高服务质量，建立了多种反馈机制。通过表格填写、面对面的交流或随访等形式对服务对象进行了解，及时发现院前急救存在的问题，以便及时改正。通过反馈机制，了解患者对急救服务全过程的满意度，包括反应速度、抢救水平、服务态度、部门衔接等。针对出现的问题，积极查找原因，对存在问题的当班小组进行反馈，提高服务意识，加强沟通与交流，提升专业素质，使患者满意度不断提高。

（谢毅强）

第三节　现场急救技术

现场急救指在事故发生后，伤病员由受伤地点转往医院进行系统治疗之前的这段时间内所有的医学急救行为。现场急救的目的是抢救及稳定伤病员的生命，减轻伤病员痛苦，减少并发症及后遗症的发生。

中医关于现场急救技术方面的记载可追溯至东汉时期张仲景的《金匮要略》、东晋医药学家葛洪《肘后备急方》，以及北周姚僧垣《集验方》等医著记载的现代心肺复苏术的原型。外科方面《外科正宗》《五十二病方》《肘后备急方》《仙授理伤续断秘方》分别描述了止血、伤口初步包扎、夹板固定等技术。

现代现场急救技术中，常用的基本技术包括现场评估和呼救、验伤分类、心肺复苏术、止血、包扎、固定和搬运等。

一、现场评估和呼救

一旦出现伤病情况，应及时向周围人呼叫，请求援助，并尽可能地采取自救措施。

1. 现场及病情评估　发生意外事故时，首先应观察现场环境，排查危险，在确保伤者和救援人员安全的前提下开展救治。其次是病情评估，病情的评估首先识别患者有无反应。如果有反应、有呼吸，则要明确病情，求救，给予合适的体位（例如恢复体位）；如果无反应，则要开放气道；无呼吸，则要人工呼吸，给予复苏体位，识别有无循环体征，必要时给予心肺复苏术。

2. 急救呼救　包括两个内容，一是呼叫周围的人给予帮助，协助抢救患者；二是

向专业院前急救单位进行呼救。呼救应注意提供伤病员的主要病情，讲清伤病员所在详细地点(有醒目的标志或到醒目标志地点引导救护车出入)、伤病员电话或呼救者电话(保持通畅)、现场周围情况。

二、现场检伤分类

检伤分类就是要尽快把重伤员从一批伤亡人群中筛查出来，争取在救援的黄金时间内给予救治，从而避免重伤员因得不到及时救治而死于现场。而轻伤员由于身体重要部位和脏器未受损伤，没有生命危险，可以在现场轮候，等待稍后的延期医疗处理。

1. 按照国际公认的标准，灾害现场的检伤分类分为四个等级，即轻伤、中度伤、重伤与死亡，统一使用不同颜色的伤情识别卡加标识。

(1)红色标识：表示伤病情十分严重，随时可致生命危险，为急需进行抢救者，也称"第一优先"(立即治疗 /T1)。如呼吸心搏骤停、气道阻塞、中毒窒息、活动性大出血、严重多发性创伤、重度休克、昏迷、神志不清、开放性胸腔创伤、开放性腹腔创伤、腹部或骨盆压伤、颈椎受伤、令远端脉搏消失的骨折、股骨骨折、50% 皮肤Ⅱ°或Ⅲ°烧伤。

(2)黄色标识：伤病情严重，应尽早得到抢救，也称"第二优先"(延后治疗 /T2)。如各种创伤，复杂、多处的骨折，急性中毒，中度烧烫伤，颈椎以下的脊柱受创，中度失血或失血量少于 1 000ml，头部严重受创但仍然清醒，背部受伤，服用药物过量但情况尚稳定等。

(3)绿色标识：伤患者神志清醒，身体受到外伤但不严重，疾病发作已有所缓解等。可容稍后处理，等待转送，也称"第三优先"(期待治疗 /T3)。如不造成休克的软组织创伤，<20% 皮肤的 <Ⅱ°烧伤，不涉及外生殖器、不造成远端脉搏消失的肌肉或骨骼损伤、轻微出血。

(4)黑色标识：确认已经死亡或无法救治的创伤(T4)。有明确死亡特征存在(呼吸停止、颈动脉搏动消失、心音不可及、心电图显示无心电活动)。

2. 院前检伤分类的方法　初级分类法。

(1)命令所有可以行走的伤病人员站到一边→给予黄色标识或绿色标识。

(2)对原地不动的患者再行检伤分类，命令有意识的伤患人员示意，确认无其他生命体征障碍→给予黄色标识。

(3)对剩余的伤病员生命体征进行鉴定，有生命体征存在→红色标识。

(4)无生命体征存在→黑色标识。

三、心肺复苏术

心肺复苏(cardiopulmonary resuscitation，CPR)，是指采用徒手和辅助设备来维持心脏骤停者人工循环和人工呼吸的最基本救命技术，包括胸外按压、畅通气道、人工呼吸、电除颤等措施(内容详见第三章第一节心脏骤停与复苏)。在此基础上诞生一种新型心肺复苏术——腹部提压心肺复苏术，腹部提压心肺复苏是指利用一种负压装置吸附于腹部并进行有节律的提拉和按压进行心肺复苏，适用于胸廓畸形、胸部外伤、血气胸、呼吸肌麻痹等无法行胸外按压的心跳呼吸骤停患者。

四、止血

出血是现场急救最常见的,及时有效的止血能减少死亡、挽救生命。本部分主要介绍创伤出血的止血方法。

1. 指压法 在创伤现场暂不具备医疗物品时,紧急情况下的临时止血方式。

(1)直接压迫止血法:紧急状态下用手(最好有保护措施)持续不断地压在伤口的出血部位上,达到止血目的。

(2)间接压迫止血法:指压动脉止血法。适用于头部和四肢的动脉出血,用手指压在出血位置的近心端,把动脉压迫闭合在骨面上,使血管闭塞,阻断血流,达到迅速和临时止血的目的。

2. 加压包扎止血法 适用于头颈、躯干、四肢等体表血管受伤时的出血。可用无菌纱布或洁净敷料覆盖伤口,再用绷带加压包扎,力量以能止血而远端肢体仍有血液循环为度。

3. 填塞止血法 适用于颈部、臀部等部位较大、深而难以加压包扎的伤口,以及不能采用指压止血法或止血带止血法的出血部位、实质性脏器的广泛渗血等。用无菌的棉垫、纱布等,紧紧填塞在伤口内,再用绷带或三角巾等进行加压包扎,松紧以达到止血目的为宜。

4. 止血带止血法 适用于四肢较大动脉如腘动脉、肱动脉损伤引起的大出血。止血带使用部位:上肢大出血应扎在上臂上 1/3,下肢大出血应扎在股骨中下 1/3 交界处;止血带不宜直接结扎在皮肤上,应先在伤口部位用纱布、毛巾或伤者衣服垫好,然后以左手拇指、食指、中指拿止血带头端,另一手扭紧止血带绕肢体 2 圈,将止血带末端放入左手食指、中指间拉回固定;止血带松紧度以刚达到远端动脉搏动消失、阻断动脉出血为度;扎止血带后必须做出显著标志,注明和计算时间,每隔 45~60 分钟放松止血带一次,每次放松时间为 1~2 分钟。

五、包扎

包扎是外伤现场急救处理的重要措施之一,包扎的目的是保护伤口、减少污染、协助止血、固定骨折、减少疼痛。

1. 包扎的材料 绷带、三角巾,就地取材的材料如毛巾、撕成条的床单等。

2. 包扎的方法 包扎前应先清洁伤口,清水洗净伤口周围皮肤脏物、泥土等,酌情取出大而易取的异物。包扎时要做到快、准、轻、牢。

(1)绷带包扎法:①环形包扎法:最常用的绷带包扎法,多用于手腕部或肢体粗细相等的部位。方法:第一圈环绕稍做斜状,第二圈、第三圈做环形,并将第一圈斜出的一角压于环形圈内,最后用胶带将尾固定,或将带尾剪开成两头打结。②螺旋包扎法:适用于上下肢粗细差不多的外伤。方法:先按环形法缠绕数圈固定,然后上缠每圈盖住前圈的 1/3 或 2/3,成螺旋形。③"8"字包扎法:适用于屈曲的关节。方法:一圈向上,再一圈向下,每圈在正面和前一周相交叉,并压盖前一圈的 1/2。④回返包扎法:适用于没有顶端的部位。方法:环形包扎 2 周,右手将绷带向上反折与环形包扎垂直,先覆盖残端中央,再交替覆盖左右两边,左手固定住反折部分,每周覆盖上周 1/3~1/2,再将绷带反折环形包扎 2 周固定。

（2）三角巾包扎法：①头面部伤包扎法：将三角巾底边向上反折约 3cm，将其正中部放于伤员的前额，与眉平齐，顶角拉向头后，三角巾的两底角经两耳上方，拉到枕后交叉，再绕到前额，打结固定，将顶端上翻塞入。②眼部包扎法：将三角巾折叠成四指宽的带状，将其斜放于眼部，将下侧较长的一端经枕后绕到额前压住上侧较短的一端后，再环绕头部到健侧颞部，与翻下的另一段打结。

（3）肩、胸、背部伤包扎法：①燕尾巾包扎单肩：将三角巾折叠成燕尾状，大角在上，小角在下，把燕尾巾夹角向颈，横放在伤侧肩上大角在后，小角在前，燕尾底边包绕上臂部打结，大角经背部小角经胸部拉到对侧腋下打结。②三角巾包扎胸部：将三角巾底边横放在胸部，高度约在肘窝上 3cm，顶角越过伤侧肩，垂向背部，三角巾的中部盖在胸部的伤处，两端拉向背部打结，顶角也和该角一起打结。

（4）腹、臀部伤包扎法：三角巾顶角朝下，底边横放于脐部，拉紧底角至腰部打结，顶角经会阴拉至臀上方，同底角余头打结。

（5）四肢伤包扎法：①三角巾包扎上肢：将三角巾一底角打结后套在伤侧手上，结之余头留长些备用，另一底角沿手臂后侧拉到对侧肩上，顶角包裹伤肢，前臂屈至胸前，拉紧两底角打结。②三角巾包扎手部：手指对着三角巾的顶角，将手平放于三角巾中央，底边位于腕部，将顶角提起放于手背上，拉两底角在手背部交叉，再绕回腕部，与掌侧或背侧打结。③三角巾包扎小腿和足部：将脚放在三角巾近一底边的一侧，提起较长一侧的巾腰包裹小腿打结，在用另一边底角包足，绕脚腕打结与踝关节处。

3．包扎的要求及注意事项

（1）包扎的动作要轻、快、准、牢，避免碰撞伤口，以免增加伤员的疼痛、出血和感染。

（2）对充分暴露的伤口，尽可能先用无菌敷料覆盖伤口，再进行包扎。

（3）不要在伤口上打结，以免压迫伤口而增加痛苦。

（4）包扎不可过紧或过松，以免滑脱或压迫神经与血管，影响远端血液循环。四肢包扎时，要露出指（趾）末端，以便观察肢端血液循环。

六、固定

对骨折部位尽早进行临时固定，可以有效制动、止痛，防止伤情加重，保护伤口，防止感染，防止休克，便于运送。

固定原则：注意伤员全身情况，对外露的骨折端暂不应送回伤口，对畸形的伤部也不必复位，固定要牢靠，松紧要适度。

固定目的：限制受伤部位的活动度，避免再伤，便于转运，减轻在搬运与运送中增加伤者的痛苦。

1．固定材料　夹板、敷料、颈托等。

2．固定方法

（1）夹板固定法：用扎带或绷带把木板、竹板、硬纸或塑料制成的夹板固定在骨折肢体上，多用于上下肢骨折。现代夹板已经产业化生产，并且研发出多种新兴材料夹板，如充气夹板、塑形夹板、高分子夹板等。夹板的规格、长度视骨折部位的不同，分不超关节和超关节夹板两种；夹板两端和边缘要呈圆角钝边；夹板宽度可按肢体形状分为大致相等的四块或两宽两窄的四块，包扎时夹板间留有 0.5～1cm 的空隙。固定时根据骨折的具体情况,选好适当的夹板、压垫、绷带等材料;清洁患肢,压垫要准确地放在适当位置上,捆绑束带时用力要均匀,其松紧度应使束带在夹板上可以不费力地上下推移 1cm 为宜;抬高患肢,密切观察患肢血运,如发现肢端严重肿胀、青紫、麻木、剧痛等,应及时处理。

(2)自体固定法:用绷带或三角巾将健肢和伤肢捆绑在一起,适用于下肢骨折。应注意将伤肢拉直,并在两下肢之间骨突处放上棉垫或海绵,以防局部压伤。

(3)颈托固定法:适用于颈椎骨折、脱位;颈椎间盘突出症等。伤者呈仰卧位,颈"正中位",即头部仰至嘴角和耳垂的连线与地面垂直,鼻尖与肚脐呈一直线;急救人员用手指度量受伤者由下颌骨角下方到锁骨的距离,然后选择适合受伤者的颈托;将颈托小心地穿入后颈,慢慢地将下颌垫小圆点与受伤者的下颌吻合;小心绑紧颈托,注意避免移动受伤者的头颈和脊椎。使用颈托时颈部的松紧要合适,以佩戴颈托后颈部的旋转与肩部同步转动为宜。

七、搬运

使伤员及时、迅速、安全地搬离事故现场,避免伤情加重,并迅速送往医院进一步救治。搬运目的是及时抢救治疗、及早离开现场、防止再次受伤。

1. 徒手搬运方法

(1)扶行法:一名或两名救护人员托住伤病员的腋下,也可由伤病员一手搭在救护人员的肩上,救护人员一手拉住,另一手扶伤病员的腰部,然后和伤病员一起缓慢移步。适用于清醒、没有骨折者。

(2)背负法:救护人员先蹲下,然后将伤病员上肢拉到自己胸前,使伤病员前胸紧贴自己后背,再用双手托住伤病员的大腿中部,使其大腿向前弯曲,救护人员站立后上身略向前倾行走。适用于老幼、体轻、清醒的伤者。

(3)拖行法:将伤病员的一侧上肢搭在自己的肩上,然后一手抱住伤病员的腰,另一手抱起大腿,手掌托其臀部,伤病员的躯干绕在搬运者颈背部,上肢垂于搬运者胸前,搬运者一手压其上肢,另一手托其臀部。

(4)轿杠式:两个救护人员站立于伤病员的两侧,然后两人弯腰,各用一手伸入伤病员大腿下方相互十字交叉紧握,另一手彼此交替支持伤病员背部;或者救护人员右手紧握自己的左手手腕,左手紧握另一救护人员的右手手腕,形成"口"字型搬运。适用于意识不清伤者。

(5)双人拉车式:一个救护人员站在伤病员的头侧,两手从伤病员腋下抬起,将其头部抱在自己胸前,另一救护员面向前方蹲在伤病员两腿中间,同时夹住伤病员的两腿,两人步调一致慢慢将伤病员抬起。

2. 担架搬运方法

(1)四轮担架:可从现场平稳地推至救护车、救生艇、飞机舱或在医院内转接伤员。

(2)铲式担架:适用于脊柱损伤等不宜随意翻动、搬运的危重伤员。

(3)帆布折叠式担架:适用于一般伤员的搬运,不宜转运脊柱损伤的伤员。

(4)楼梯担架:适用高层建筑上下楼梯转移患者。

(5)吊篮担架:适用于空中或海上救援。

3. 床单、被褥搬运方法　适用于有狭窄楼梯道路,担架或其他搬运工具难以搬

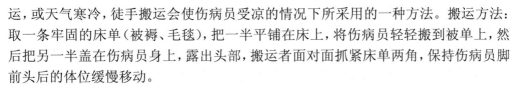

运，或天气寒冷，徒手搬运会使伤病员受凉的情况下所采用的一种方法。搬运方法：取一条牢固的床单（被褥、毛毯），把一半平铺在床上，将伤病员轻轻搬到被单上，然后把另一半盖在伤病员身上，露出头部，搬运者面对面抓紧床单两角，保持伤病员脚前头后的体位缓慢移动。

4．椅子搬运方法　适用于楼梯比较窄和陡直时，可以用固定的竹木椅搬运。伤病员取坐位，并用宽带将其固定在椅背上，两位救护人员一人抓住椅背，另一人抓握椅脚，搬运时向椅背方向倾斜45°，缓慢地移动脚步。

5．不同部位损伤搬运方法

（1）脊柱损伤患者：搬运时顺应伤员脊柱轴线，使脊柱固定或减少弯曲，滚身移到硬担架上，取仰卧位。或者2～3人协调一致，平起平放，慎勿弯曲，禁用搂抱或一人抬头、一人抬足的方法。

（2）颈椎损伤患者：上颈托以防止颈椎继发损伤，如果没有颈托，要有专人托扶头部，沿纵轴向上略加牵引，使头、颈、躯干一同滚动，严禁随便强行搬动头部，在背部垫上软枕，使颈部略向后伸展，头部固定装置固定头部，或头两侧各垫软枕或折好的衣物。

（3）胸椎、腰椎损伤患者：胸腰部应垫软枕或折好的衣物以防止移位，避免继发损伤。

（4）昏迷、颅脑损伤患者：应足朝前、头朝后放置。

（谢毅强）

第四节　转运的监护与救治

院前转运是院前急救中一个重要组成部分，是在患者发病之初或受伤现场进行初步有效处理后，用配有急救器材的运输工具（救护车、直升机、轮船等）把患者护送到医院急诊科前途中的急救。院前转运对挽救患者生命、阻止疾病和伤情的恶化、减少伤残、使患者得到及时有效的处理极为重要，为医院进一步的救治奠定基础。

外科方面，对于骨折正确的现场急救和安全转运是减少患者痛苦、防止再损伤或污染的重要措施，其中最重要的是妥善固定。肢体骨折时，用夹板固定最好，其次可用木棍、木板代替，如无替代物，上肢骨折可绑在胸部，下肢骨折同对侧健肢绑在一起，亦可起到暂时固定的作用。小夹板做骨折外固定是我国骨伤科的独创方法，是利用具有一定弹性的柳木板、竹板或塑料板制成长宽合适的小夹板，在适当的位置加固定垫，绑在骨折部肢体的外面，外扎横带，来固定骨折。这也是传统医学对于院前患者转运的贡献之一。

一、转运前对患者快速准确的评估

转运前对患者综合情况的评估是转运安全的基础，在现场迅速、仔细地以"CRASHPLAN"的程序进行检伤（C：cardiac 心脏；R：respiratory 呼吸；A：abdomen 腹部；S：spine 脊柱；H：head 头颅；P：pelvis 骨盆；L：limbs 四肢；A：arteries 动脉；N：nerves 神经）。判断伤员有无威胁生命的征象，根据病情进行必要的现场处理。急救现场评估病情时，首先对危及患者生命的首要问题及时快速做出评估，如患者的神志是否清楚、气道是否通畅、有无自主呼吸，对脉搏和血压等进行评估后迅速进行处理，心跳停止者立即清理呼吸道、行心肺复苏、建立静脉通路、吸氧等，先抢救生命，待抢救初步成功后，在病情许可的情况下再进行全身性评估，如肢体的活动、有无骨折及其性质等，并给予简单有效的包扎固定，尽量缩短现场急救时间，迅速转运。同时了解病情、伤情的病因及发病时间、出血量多少等，以便给转运途中的连续抢救和监护提供信息，稳定病情，安全转运。

二、加强途中急救监护

患者转运全过程应严密监测心电图、血氧饱和度、无创血压及呼吸频率，尤其是对呼吸循环中枢、神经系统的监测，密切观察患者病情变化，随时采取措施维持患者生命体征平稳，并尽可能降低转运过程对患者原有监测治疗的影响。机械通气患者需要记录气管插管深度，监测呼吸频率、潮气量、气道压力、吸呼比、氧气供应情况等，根据患者病情需要，随时改变呼吸机通气模式和参数，必要时可高浓度给氧，使$SPO_2 \geq 90\%$。对于脑出血或脑外伤患者，密切观察患者的神志、瞳孔及生命体征变化，如发生脑疝立即采取甘露醇脱水等抢救措施。途中护士需注意输氧管、输液管、导尿管、胃管、负压吸引管等各种管道是否通畅。转运过程中患者的情况及医疗行为需全程记录。

三、转运前及途中与患者及其家属做好沟通

交代转运途中可能出现的情况及意外，使患者有安全感。对于病情危重的患者，应向家属交代途中可能死亡的情况，并在急救病历上签字。猝死者应立即就地进行心肺复苏，如果抢救无效死亡，征求家属意见并签字后方可放弃转运，应保留心电图等检查，并详细记录死者当时情况，包括抢救时间、所用药品等。

四、与相关科室和主管领导沟通协调

危重患者需要专科医生协助抢救的，在转送患者前电话通知相关科室做好准备。重大事故和突发事件应提前通知相关领导。若转运途中遇到特殊情况，应立即向中心汇报，不得擅自中断、改变任务。若遇伤病员及其家属有特殊要求，只要病情允许，可按"尊重患者意愿"原则将伤员送往其指定医院进行救治，但需要患者或其家属在院前急救病历"病情告知"栏中签字确认，同时，出诊医务人员应与接收医院医务人员做好相关病情手续交接工作。

五、院前转运队伍的专业化培训

参与转运的医护人员需熟练掌握各类急救和搬运技术，如心肺复苏、气管插管、人工呼吸、静脉留置管道，不同患者的搬运技术，不同病种的转运卧位等，还要熟练掌握呼吸机、除颤仪、体外按压器、吸痰器、碳氧检测仪等急救设备的操作、调试、参数的选择等，为抢救转运急危重患者打下了良好的基础，赢得时间，使患者在急救现场及时得到正确有效的初步急救。

六、做好院前院内的交接工作

在抵达医院之前，应电话通知所送往医院的医护人员，简要交代病情，嘱其做好接诊准备。将患者运送到目的地后，与接收的医护人员共同安置患者，包括卧位、固

定管道、吸氧等，谈后进行详细的床边交接，包括病历的交接，转运前后和途中的病情、生命体征、用药情况、特殊治疗措施、患者的心理状态等，接收的医护人员了解交接内容无误后，进行接班记录，最后由双方医护人员签名，即完成交接流程。

（谢毅强）

第五节　突发公共卫生事件的中西医紧急处理

突发公共卫生事件（public health emergency）是指突然发生，造成或者可能造成社会公众健康严重损害的重大传染病疫情、群体性不明原因疾病、重大食物和职业中毒以及其他严重影响公众健康的事件。按其性质、严重程度、可控性和影响范围等因素分成 4 级，特别重大为Ⅰ级、重大为Ⅱ级、较大为Ⅲ级和一般为Ⅳ级，依次采用红色、橙色、黄色、蓝色加以表示。

一、突发公共卫生事件的特点

（一）突发性，难预测

事件多为突然发生，发生紧急，事先没有预兆，不易预测，甚至难以预测，以致难以做出能完全避免此事件发生的应对措施。

（二）伤员多，病情重

患者数量多，病情严重，具有较高的死亡率。疾病直接影响到相当人数的群体，传播速度快，给社会造成严重危害，影响全体公民，并对整个社会的正常生活构成威胁。

二、突发公共事件的预警

预警（warning）分为狭义和广义两类。狭义的"预警"是指预先发出警报，即在事情发生之前发出警报。广义的"预警"是指预测和报警，即在发生或进行之前先行推测或测定，并根据推测或测定的结果进行预先警报。

（一）预警特点和分类

突发公共卫生事件预警是以现实为前提，阻止、控制和消除为目的。预警类别：参照经济监测预警法，根据预测结果对比阈值确定警情，无警用"绿色"、轻警用"蓝色"、中警用"黄色"、重警用"橙色"、特警用"红色"表示。

（二）预警原则

突发公共卫生事件是客观存在的现象，预警应该按疾病预防学体系规范及要求，通过对某一公共卫生事件从"起点"到"终点"的详细观察与分析，来反映事件形成因素与各种内、外因的复杂关联以及发展趋势。

三、突发公共事件的报告

突发公共卫生事件情况紧急，必须及时向上级领导汇报。在 2006 年颁布的《国家突发公共卫生事件应急预案》中明确要求，任何单位和个人都有权向国务院卫生行政部门和地方各级人民政府及其有关部门报告突发公共卫生事件及其隐患，也有权向上级政府部门举报不履行或者不按照规定履行突发公共卫生事件应急处理职责的部门、单位及个人。

县级以上各级人民政府卫生行政部门指定的突发公共卫生事件监测机构、各级各类医疗卫生机构、卫生行政部门、县级以上地方人民政府和检验检疫机构、食品药品监督管理机构、环境保护监测机构、教育机构等有关单位为突发公共卫生事件的责任报告单位。执行职务的各级各类医疗卫生机构的医疗卫生人员、个体开业医生为突发公共卫生事件的责任报告人。突发公共卫生事件责任报告单位要按照有关规定及时、准确地报告突发公共卫生事件及其处置情况。

四、突发公共卫生事件的应急反应

突发卫生公共事件一旦发生，将会造成极其恶劣的影响，需要各部门积极配合，上至各级人民政府快速做出有效应答，下至各个医疗机构组织快速配合响应。医疗机构、疾病预防控制机构、非突发公共卫生事件发生地区都应根据 2006 年国务院颁布的《国家突发公共卫生事件应急预案》的规定做出相应、及时、正确的应急反应。

五、现场处理原则

突发公共卫生事件情况紧急，应立即使受害者脱离现场，送往有条件的专科医院，必要时立即隔离。采取措施最大限度地减少危险因素的扩散，对疑似受害者以及其他有关高危人群，启动相应的医学观察程序，尽快查明事故原因。

六、中医药在突发公共卫生事件中的应用

中医药在突发公共卫生事件中能充分发挥简便、有效的作用，中医采用辨证施治、辨病与辨证相结合的方法能够对突发大规模疾病进行快速治疗，且中药的煎煮不受场地限制，适合对大规模的人群进行治疗和预防。

（路晓光）

第六节　灾难的紧急医学救援

凡是能对社会经济、人类的健康和生命产生破坏或损害的各种自然灾难现象或人为灾难事故都叫作灾难（disaster），如台风、洪水、海啸等。如对社会和人群并未产生损害，则只认为是一种突发的自然现象。灾难的破坏程度常超出本地区所能承受的救援能力，需要外来协助，甚至需要国际援助。国际灾难医学专家给灾难的定义为"超出受灾地区现有资源承受能力的人类生态环境的破坏"。世界卫生组织对"灾难"的定义为任何能引起设施破坏、经济严重损失、人员伤亡、人的健康状况及社会卫生服务条件恶化的事件，当其破坏力超过了所发生地区所能承受的程度而不得不向该地区以外的地区求援时，就可以认为是灾难。

灾难根据发生原因不同可分为自然灾难和人为灾难两类。自然灾难包括气象性灾难（飓风、寒潮、热浪、干旱、洪涝、森林大火等）、地质性灾难（地震、火山爆发、滑坡、土地沙化、雪崩、海啸等）和生物性灾难（虫灾、传染病流行等）。人为灾难包括工矿事故、交通事故、战争和社会动乱等。灾难根据发生方式的不同，可分为突发性灾难和渐变性（潜在性）灾难；根据发生的先后关系可分为原生灾难、次生灾难和衍生灾难。灾难的严重性不仅取决于灾难本身的性质和程度，更决定于对社会的实际破坏作用。

一、灾难致伤的特点

（一）伤情严重，需要紧急救治

经验表明，灾后 3 小时内得到救治的重伤员存活率为 90%，6 小时后救治的存活率仅为 50%。所以对灾难的医疗救援必须体现尽快、确切有效的观念。

（二）伤病人员多，伤情程度不一

灾难时常同时出现大批伤员，必须在短时间内完成伤情判定（有生命危险、重伤但稳定、需要治疗、死亡、非伤害撤退），实行分级救治（立即、尽快、稍迟），紧急疏散灾区内重伤员。灾难的医疗救援主要涉及生命体征的急救与支持，如保持气道通畅或人工呼吸；对休克或心搏骤停者设法维持循环，包括实施现场心肺复苏；对创伤出血给予止血、包扎、抗休克措施；骨折的固定；严重烧伤、多发创伤、挤压伤的应急处理等。

（三）救治要点有别

不同的灾难具有不同的伤害特点和规律，对医疗系统及灾难预防准备的要求也各不相同。例如，地震引起的伤害以多发伤、挤压伤等外科创伤为主；洪水则以溺水、胃肠道传染病等内科疾病为主；火灾则以体表和呼吸道烧伤、缺氧、中毒、休克、感染等为主。

（四）需要后续治疗

灾难经历早期救治后仍需灾区卫生防疫、灾后心理干预等工作。大灾之后，水电设施遭到破坏，水源被污染；粪便、污物得不到及时清理；人畜死亡后，尸体尚未被完全处理，以致腐烂发臭、蚊蝇滋生，此时胃肠道等传染病极易暴发。因此要积极开展有效的卫生防疫工作，确保饮水供应、加强粪便管理、深埋尸体、消灭蚊蝇，根据疫情需要服药或选择性接种等措施。

二、灾难救治的基本原则和程序

概括来说，灾难的救治宜遵循"先救命，后救伤；先救重，后救轻"的原则，采用标准的现场或医疗机构患者组织和管理方法，处理的标准化有助于现场急救人员（EMSS、急诊医师、人民警察、武装警察、消防员、志愿者）的协调统一。

（一）灾难急救需要统一领导，成立指挥中心

灾难事故指挥中心是医疗急救指挥调度和协调各方面工作的机构。现场指挥中心必须随时将现场急救情况向上级指挥中心汇报，听从上级的安排和指导。指挥中心应掌握灾难事故现场附近医院的技术力量、床位和设备情况，合理分配伤病员，使相关医院做好大批量伤病员的接收和救治准备。还需要消防、工程、军队、卫生、公安、交通、通讯等多部门联合行动。

（二）急救安全保证

必须考虑到现场的各种安全问题，必须保障救护人员与已获救人员的安全，否则会造成更多的危害。

（三）急救支持

因灾难性质、灾情严重程度等不同而有很大差别。对于需要急救医疗的突发事件，由一家医院或多个医疗单位联合组成医疗队或临时医院，人员组成要少而精，有各相关专科，如外科医师、麻醉医师、手术室护士等。还要配备负责通讯、交通、伙

食、住宿、供电、供水和其他物资供应等方面的后勤人员。救灾物资、药品器材是医疗救援工作的物质基础，平时就要做好必要的药材储备，拟定医疗队、手术队、防疫队的药材装备标准，制成各种制式医疗箱备用。救灾首批进入灾区的医疗救援人员根据实际需要携带一定数量的药材，包括止痛剂、止血剂、中枢兴奋剂、升压药、降压药、强心药、利尿及脱水药、抗心律失常药、血管扩张药、镇静剂、解毒药、止喘药、局部麻醉药、抗生素类药、激素类药、生理盐水、葡萄糖注射液及电解质液等；仪器设备包括麻醉机、呼吸机、吸引器、心脏起搏、除颤装置、心电监护仪、检验用品以及各种无菌备用的基本手术器械和消毒、照明设备等。对救援人员的服装、手套、头盔、鞋具、照明与通讯联络设施以及生活用水、食物等也要作为必需物资保障供给。

（四）分诊和治疗

救护队进入现场后应立即对所有伤员进行检伤分类，依据病情严重程度和存活的可能性对患者进行排序，可采用标签法、分类法、颜色标记法、符号法等。依据伤病情进行轻、中、重、死亡分级，以绿、黄、红、黑颜色卡片置于伤员显要位置，便于有序抢救和治疗。病情危重，一时不能转运的伤员，可在现场临时搭建的急救帐篷和手术台紧急救治，病情稳定后立即转送医院进一步治疗。对重点伤员以及诊断未明确者，应反复观察。

（五）疏散和转送

灾难事故现场伤病员多，环境差，检伤分类后的伤员，经现场急救后应尽快转送。搬运和转送伤病员时，注意受伤的部位不被挤压；将伤病员搬上担架后，应妥善固定；转送途中应带足抢救药品；转送途中必须有医务人员进行严密监护，一旦病情变化，立即进行车上急救。

三、中医在灾难救治中的应用

地震、泥石流等灾害可导致大量多发骨折伤员，采取中医手法复位、小夹板固定、中药内服外敷、针灸、熏蒸、理疗等传统医学方法可有效地促进伤员的康复。各种灾害发生后伤员常合并消化系统等疾病，中医采用辨证施治、辨病与辨证相结合、专病专方、内病外治及针灸等非药物疗法起到较好的治疗作用，此外中药服用方便，适合对大规模的人群进行治疗和预防，尤其适用于灾区。

（路晓光）

学习小结

1. 学习内容

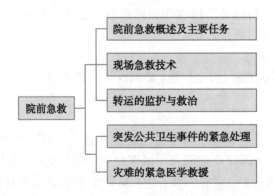

2. 学习方法

了解院前急救的概述和主要任务,掌握常用现场急救技术操作。明确转运的监护和救治;明确突发公共卫生事件和灾害医学的特点和救治原则,为急救医学工作的顺利开展提供基础。

复习思考题

1. 简述院前急救的特点。

2. 简述院前急救的程序。

3. 简述院前急救的基本原则。

4. 院前急救的主要任务是什么?

5. 请简要回答创伤出血的止血方法及适应证。

6. 请论述不同担架搬运方法的适应证及优缺点。

7. 转运前对患者综合情况评估及检伤的"CRASHPLAN"分别代表什么?

8. 转运前及途中与患者及家属沟通时,应注意哪些方面的沟通?

9. 患者抵达医院后,应与院内大夫交接哪些方面的内容?

10. 突发公共卫生事件的特点有哪些?

11. 试述灾难救治的基本原则和程序。

第三章

危急重症

📖 学习目的

通过本章节的学习，掌握心肺复苏的原理和方法；明确休克发生的病理机制，休克的类型及急救原则；明确急性呼吸衰竭发生的病因和发病机制、诊断要点及急救处理原则；明确脓毒症、脓毒症休克及多脏器功能衰竭的定义、病理生理机制、诊断标准和治疗原则，中医的病因病机、辨证分型和治疗方法，为提高临床急危重症救治能力奠定基础。

学习要点

心脏骤停的概念、诊断与识别、基础生命支持、高级生命支持、复苏后器官支持；休克的定义、分类、诊断及急诊处理原则；急性呼吸衰竭的定义、分类、诊断及急诊处理原则。掌握脓毒症和多脏器功能衰竭的定义、病理生理机制、诊断及处理原则。

第一节 心脏骤停与复苏

心脏骤停（cardiac arrest，CA）是指各种原因引起的心脏突然停止搏动，丧失泵血功能，导致全身各组织严重缺血、缺氧，若不及时处理，会造成脑及全身各器官、组织的不可逆性损害而导致死亡，是临床上最危急的情况。心脏性猝死（sudden cardiac death，SCD）定义是：在急性症状发生1小时内，以意识骤然丧失为特征，由心脏原因导致的自然死亡。心脏性猝死可发生在一个相对稳定的心脏病（或尚未发现有心脏病）患者身上，且死亡的时间和方式是不可预期的。特点是在"自然的""骤然发生""快速"和"不可预期的"。

心脏骤停与心脏性猝死常被混淆为同义词，这是不对的，应将两者区分。因为死亡是所有生物学功能不可逆转的停止，猝死是不能死而复生的。而心脏骤停并不代表死亡，通过紧急的治疗干预有逆转的可能，甚至不遗留后遗症。当患者突发心脏病症状，导致心搏、呼吸停止，此时如果及时进行心肺复苏使患者复苏过来，可以称为心脏骤停；如果心肺复苏没有成功，即可称为心脏性猝死。

心脏骤停属中医学"卒死"范畴，是指各种内外因素导致心、肺、脑等重要脏器受损，阴阳之气突然离绝，气机不能复返的危象。卒死之名始见于《灵枢·五色》曰："人不病卒死，何以知之？黄帝曰：大气入于脏腑者，不病而卒死矣。"晋代葛洪《肘后备

笔记

28

急方•卒死论》言："卒死……皆天地及人身自然阴阳之气,忽有乖离否中隔,上下不通,偏竭所致。"关于"卒死"的急救方法,东汉名医张仲景在《金匮要略•杂疗方》之"救自缢死方"中记载有最早的心肺复苏方法:"徐徐抱解,不得截绳,上下安被卧之。一人以脚踏其两肩,手少挽其发,常弦弦勿纵之,一人以手按据胸上,数动之,一人摩捋臂胫屈伸之。若已僵,但渐渐强屈之,并按其腹。如此一炊顷,气从口出,呼吸眼开,而犹引按莫置……"晋代葛洪《肘后备急方》载:"塞两鼻孔,以芦管内其口中至咽,令人嘘之",这些都相当于现代心肺复苏术的雏形。

一、病因病理

(一)中医病因病机

1. 邪实气闭　瘀浊内闭心脉,或气逆血冲致心神大乱或伏遏不行,开合之枢机骤停;脑髓突被痰瘀、邪毒所闭,脑气与脏真之气不相顺接,枢机闭塞;气道为异物梗阻,肺气内闭而衰绝等。均导致心气骤损、肺气耗散,脏腑气机阻隔,升降之机闭塞,伏而不行,气息不用,神机化灭而发生猝死。

2. 真气耗散　久病或重病之体,正虚于内,精气衰竭,或遇外邪,邪虚相搏,阴竭于内,阳隔于外,阴阳二气壅闭骤竭而卒死;或情志暴乱,气机厥逆,枢机开合之机骤停,卒使五脏气绝,心脑气散而发猝死。

(二)西医病因病理

1. 病因　见表3-1。

表3-1　心脏骤停的常见病因

分类	病因	常见疾病
原发于心脏的心脏骤停		冠状动脉疾病
		各种心肌炎和心肌病
		心室肥厚
		电生理异常
继发于心脏以外器官的心脏骤停	严重呼吸功能抑制	窒息及严重低氧血症
	胸部损伤	胸廓外伤
		气管、支气管损伤
		肺损伤
	中枢神经系统抑制	严重脑干损伤
		大面积脑出血和栓塞,脑水肿、脑疝
	严重电解质紊乱	
	大失血和严重休克	
	中毒	
	其他	

2. 常见的诱发因素　精神紧张、情绪激动、过度劳累、睡眠不足、酗酒、吸烟、过度饱食、环境温度变化剧烈、心脏以外器官的严重疾患(胆绞痛、肾绞痛、重症胰腺炎、大手术)等。

3. 心脏骤停的病理生理机制　正常体温时,心肌和肾小管细胞的不可逆缺血损伤阈值约为 30 分钟,肝细胞 1~2 小时,肺由于氧可以从肺泡弥散到肺循环血液中,能维持较长的时间,脑最脆弱,大脑 4~6 分钟、小脑 10~15 分钟、延髓 20~25 分钟、交感神经节 60 分钟左右。因此应尽早实施抢救,提高存活率。每延后 1 分钟开始心肺复苏,死亡率增加 3%。

心脏骤停,循环停止,组织灌注下降,细胞缺氧,葡萄糖供应受限,ATP 合成严重受影响。如组织灌注未及时恢复,则 ATP 迅速耗竭,合成与分解代谢完全停顿,蛋白质和细胞膜变性,线粒体和胞核破裂,溶酶体大量破坏,细胞发生不可逆坏死。缺血缺氧超过组织细胞最大耐受时间后加大灌注,会促使细胞的磷脂分解加速,胞膜降解更严重,内生消除自由基的活力降低,加快细胞凋亡,即发生"缺血再灌注损伤"。心搏停止后,钙离子、花生四烯酸、自由基等均严重影响组织细胞的功能,促其死亡。

心肺复苏时,如果操作不准确则达不到组织细胞生存的最低限,即 25% 的正常血流,这样的结果是对于组织细胞更加有害。因此,无效的操作不但没有给组织细胞带来氧和能量,反而将毒性物质经血流输送到组织细胞,加重了细胞的损害。组织灌流量仅能在正常的 10% 以下时,称为"涓细血流",涓细血流对脑功能的损害程度远远大于无血流。这就要求急救者在心肺复苏时,操作一定要规范标准,否则会得不偿失。

二、临床资料

(一)病史症状要点

1. 病史特点　多有如下危险因素:

(1)高血压、糖尿病、高血脂、超重、吸烟等。

(2)冠状动脉疾病或者已有心肌缺血事件、不明原因的心率或节律异常。

(3)频发短阵心动过速、不明原因的眩晕。

2. 症状特点

(1)先兆:40%~50% 的患者在发病前 30 分钟有疲乏无力、心悸气短及精神改变等非特异性症状。此时若做动态心电图检查,可能会发现各种类型的心律失常、心肌缺血及 ST-T 改变。但大多数患者没有先兆症状,常突然起病,突然心脏骤停而死。

(2)神经系统:突然意识丧失,有时伴有癫痫样抽搐,表现为牙关紧闭,四肢强直或阵挛,临床称为心源性脑病,即阿-斯综合征。瞳孔散大、对光反射迟钝、消失,角膜反射、膝腱反射等各种生理反射消失。

(3)循环系统:面色苍白或发绀,心跳及大血管搏动消失,以颈动脉和股动脉搏动消失最有意义且易察觉。

(4)呼吸系统:呼吸停止或即将停止,表现为点头样或叹息样呼吸,口鼻无气息,胸廓无明显的起伏动作,肺部呼吸音消失。

(二)查体要点

(1)神志丧失,常伴有抽搐。

(2)大动脉搏动消失(颈动脉、股动脉)。

(3)呼吸停止,大小便失禁。提示心脏骤停已 40~60 秒。

(4)瞳孔散大,提示心脏骤停已 45 秒。

(5)瞳孔固定,提示心脏骤停已 1~2 分钟。

(6)皮肤苍白或发绀。

笔记

（三）理化检查要点

心脏骤停的辅助检查主要靠心电图来实现，心脏骤停的心电图表现有三种。

1. 心室颤动或扑动　心室呈不规则蠕动而无排血功能。①心室颤动（简称室颤）：P-QRS-T 波群消失，代之以形状不同、大小不一、极不均匀的颤动波，频率为 150～500 次 /min。②心室扑动：表现为连续出现宽大而均匀的正弦曲线状波形，P-QRS-T 波群相连无法辨别，频率在 200 次 /min 左右。常见于急性心肌梗死、急性心肌缺血、重症心肌炎、多源性室性期前收缩、室性心动过速、奎尼丁及氯喹影响、触电早期、洋地黄及异丙肾上腺素等药物中毒。

2. 心室静止　心脏完全处于静止状态。P-QRS-T 波群消失，基线稳定成一直线，或完全无心室活动，仅有心房波。常见于高血钾、缓慢的室性自主心律、高度或完全性房室传导阻滞、室律过慢的病态窦房结综合征。

3. 心电 - 机械分离　心电图显示有心电活动（心室复合波），但无机械收缩以及排血功能。心电图示宽大畸形、频率缓慢的完整的 QRS 波。常见于广泛的心肌损害、心脏破裂、心脏压塞、大失血等。

三、诊断思路

（一）危险性评估

1. 及时评估导致心脏骤停的病因和诱因　急性血栓性事件与 20%～40% 的心脏骤停有关联。急性心力衰竭、左室肥厚、扩张性心肌病、Q-T 间期延长、严重电解质紊乱、重症病毒性心肌炎、Brugada 综合征等也是引起心脏骤停的常见原因。另有约 25% 的心脏骤停存在非心脏原因，如巨大肺栓塞、肾衰竭、恶性肿瘤、呼吸道梗阻、低体温、淹溺、电击或雷击、创伤、猝死型脑卒中等。

2. 及时发现心脏骤停前的临床表现　突然意识丧失或昏迷，瞳孔对光反射迟钝，角膜反射、膝腱反射等各种生理减弱；面色苍白，口唇、四肢末梢发绀，皮肤湿冷，大汗；心音低钝，脉搏摸不到，血压突然下降或测不出；点头样或叹息样呼吸，胸廓无明显的起伏动作，肺部呼吸音减弱。

3. 及时识别心脏骤停的心电图表现　目前专家一致认为，心室颤动性心脏骤停复苏后存活的最重要的预测因素之一是心脏骤停是否被目击。流行病学资料表明，急性心肌梗死患者，约有 5% 会发生心室颤动。临床确诊的冠心病患者如出现频发室性期前收缩、多源室性期前收缩、成对或 3 个以上的室性期前收缩（短阵室性心动过速）均属心脏骤停高危因素。

4. 及时、动态评估心脏骤停自主循环（ROSC）恢复的患者　首先需要收集病史、潜在的状况和近期的身体状况。患者病史的收集主要来源于患者的朋友、家人、目击者和院前急救人员。从病史和物理检查来评估患者心脏骤停前的身体状况。常规的复苏后检查包括血全分析、电解质、葡萄糖、心肌酶及坏死标志物、动脉血气分析、血乳酸和胸部 X 线检查、心电图等。进一步检查包括超声心动图、心脏导管造影、CT 检查。

（二）诊断流程

1. 立即识别心脏骤停　如果单个急救者发现一个无反应成年人（即对刺激无反应）或目击一个成年人突然倒地，在确定周围环境安全后，急救者应首先通过拍打患者的双肩和呼叫患者以判断患者意识状态，然后检查患者有无呼吸或仅是喘息（呼吸不正常），并检查脉搏。

2. 识别后施救者应立即启动 EMSS。如果可行，拿取自动体外除颤仪（automatic external defibrillator，AED），并从胸外按压开始进行 CPR。如果 AED 不在附近，施救者应该直接进行 CPR。如果有其他施救者，第一位施救者应该指挥他们启动急救反应系统和拿取 AED，同时第一位施救者应立即开始 CPR。

3. 当取来 AED 时，如果可能使用电极贴，不要中断胸外按压，打开 AED"开"关。AED 将分析心律，指示施救者进行电击或继续 CPR。

4. 如果得不到 AED，继续 CPR 不要中断，直到有更多有经验的施救者接手。

（三）鉴别诊断

（1）心脏停搏：慢性病患者死亡时，心脏停止搏动，称为"心脏停搏"，应归于"生物死亡"，与心脏骤停有本质上的区别，无法挽救。

（2）心脏骤停可引起突然意识丧失，应与昏厥、癫痫、脑血管疾病、大出血、肺栓塞等疾病鉴别。

（四）西医诊断

心脏性猝死的临床过程可分为四个时期：前驱期、发病期、心脏骤停期、生物学死亡。

1. 前驱期　一般患者在心脏骤停前数天、数周甚至数月出现前驱症状，如气短、胸闷、心前区疼痛、极度疲乏无力、头晕、晕厥等，其中心前区疼痛和晕厥常见，但以上症状缺乏特异性。

2. 发病期　通常表现为持续而严重的心绞痛、呼吸困难、突然发生的心动过速、头晕及黑蒙等。此类症状发生至心脏骤停通常不超过 1 小时。此期经动态心电图证实的心律失常有严重的缓慢型心律失常、室性期前收缩的恶化升级、持续或非持续室性心动过速。

3. 心脏骤停期　指呼吸心跳突然停止。

（1）心脏骤停的指征：①清醒患者神志突然丧失，呼之不应；②大动脉搏动消失（颈动脉、股动脉）；③心音消失，血压测不到；④呼吸在挣扎一两次后随即停止；⑤瞳孔散大或固定；⑥大小便失禁；⑦皮肤苍白或发绀。其中①和②最重要，凭此即可确诊为心脏骤停。

（2）心脏骤停的心电图表现：心室颤动或扑动、心 - 电机械分离、心室静止，其心室颤动最多见。

（3）心搏骤停后 4～6 分钟脑组织开始发生不可逆损害，大量实践证明：4 分钟内进行复苏者，可能有 50% 被救活；4～6 分钟内进行复苏者，10% 被救活；超过 6 分钟存活率仅 4%；超过 10 分钟存活率几乎为 0。因此，心肺复苏应力争在心脏骤停后 4 分钟内的黄金时间进行。

此期尚未进入生物学死亡期，如给予及时的救治，有复苏的可能。

4. 生物学死亡期　心脏骤停如不立即进行抢救，一般数分钟即可进入生物学死亡期，为不可逆的细胞死亡。

四、治疗

（一）急救处理与原则

1. 西医急救处理　心脏骤停一旦发生，立即进行心肺复苏。切勿慌乱地反复测血压、听心音，或请会诊、开放静脉通道、寻找仪器记录心电图，这样势必浪费宝贵的时间从而丧失复苏成功的机会。在急诊监护病房内，一旦发现患者血氧饱和度急骤下降或心率快速减慢，常预示心脏骤停的发生，必须立即准备行 CPR。

2. 中医急救处理原则与方法　中医救治心脏骤停必须明确诊断。一旦确诊心脏骤停，应立即行心肺复苏。待自主循环恢复后，根据心脏骤停发生的病因、证候特征进行治疗。如对于血脱、液脱导致心脏骤停者，可予独参汤灌服，或静脉注射参麦注射液或参附注射液。高热、中毒、脓毒性休克等所致心脏骤停患者，可予安宫牛黄丸、紫雪丹或至宝丹灌服，或采用醒脑静注射液、痰热清注射液或血必净注射液静脉注射。

（二）西医治疗

《2015 年 AHA 心肺复苏指南》建议对生存链进行划分，把在院内和院外出现心脏骤停的患者区分开来，确认患者获得救治的不同途径（图 3-1）。

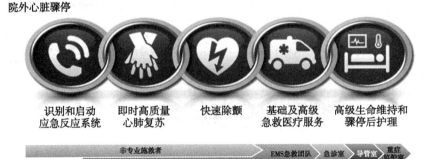

图 3-1　AHA 成人生存链（引自《2015 AHA 心肺复苏指南》）

不论骤停在何处发生，所有心脏骤停后患者的治疗护理都会汇集到院内，一般在重症监护室提供心脏骤停后的救治。而在汇集到院内之前，这两种情况所需要的架构和流程两大元素大不相同。

院外急救强调充分利用社会媒体呼叫施救者，手机等现代化电子设备能够在院外心脏骤停的急救中发挥重要作用。院外心脏骤停的患者依赖于他们的社区获得帮助。非专业人员必须识别出心脏骤停，进行呼救，开始心肺复苏并给予除颤（即公共场所除颤，PAD）。直到接受过紧急医疗服务（EMSS）培训的专业团队接手后，将患者转移到急诊室和／或心导管室。患者最终会被转移到重症监护病房接受后续诊治。

院内急救强调以团队形式进行心肺复苏，包括早期预警系统、快速反应小组和紧急医疗团队系统。院内心脏骤停的患者依赖于专门的监控系统（例如快速反应或早期预警系统）来预防心脏骤停。如果发生心脏骤停，患者依赖于医疗机构各个部门和服务间的顺畅沟通，以及由专业医疗人员，包括医生、护士、呼吸治疗师等组成的多学科团队。

1. 成人基础生命支持　基础生命支持（basic life support，BLS）是挽救心脏骤停患者生命的最基本措施。成人 BLS 基本内容包括识别突发心脏骤停情况、启动急救反应系统、早期实施高质量的 CPR 以及对有指征者快速实施电除颤（图 3-2）。

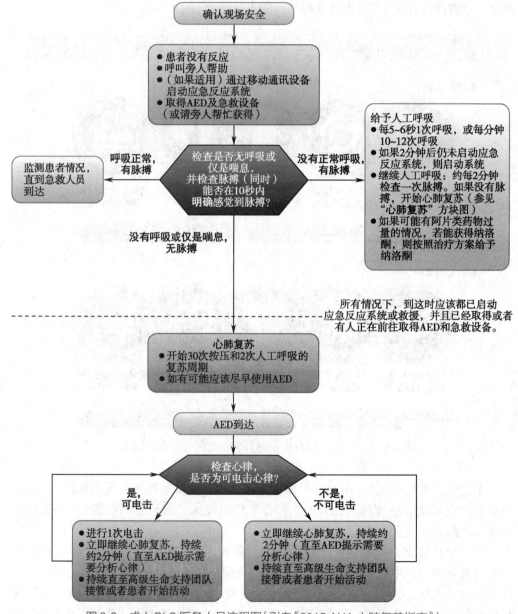

图 3-2　成人 BLS 医务人员流程图（引自《2015 AHA 心肺复苏指南》）

（1）评估、判断患者意识、呼吸及脉搏

1）确认现场环境对施救者和患者均安全的。

2）拍打患者的双肩和呼叫患者以检查患者有无反应。

3）暴露胸腹部，观察患者胸廓起伏及感知口鼻气息了解呼吸有无或仅是濒死喘息（即呼吸不正常）。

4）触摸颈动脉搏动：颈动脉位于气管与颈部胸锁乳突肌之间的沟内。一手食指和中指并拢，置于患者气管正中部位，男性可先触及喉结然后向一旁滑移 2～3cm，至胸锁乳突肌内侧缘凹陷处。如 10 秒内未明确触摸到脉搏，应立即开始心肺复苏并使用 AED。呼吸与脉搏检查应在 10 秒内同时进行完成。

（2）启动医疗急救系统

1）单人急救：首先拨打急救电话启动应急反应系统，如果可以，立即取得 AED 并使用，然后立即开始 CPR，如果附近没有 AED，立即开始 CPR。

2）两人以上急救：一人立即开始 CPR，另一人拨打急救电话启动应急反应系统并取得 AED。

（3）循环支持（circulation，C）：对于任何无反应、无呼吸或无正常呼吸（如仅为喘息）、无脉搏的成人患者，应立即启动应急反应系统并开始胸外按压。

1）体位：将患者仰卧位放置在坚固的平面上，双上肢放置于身体两侧，以便于实施 CPR。当怀疑患者有头颈部创伤时，应保持轴线翻身，避免不必要的搬动以免加重损伤或造成瘫痪。注意解开患者衣领、领带以及拉链。如果已有人工气道（如气管插管）但无法放置为仰卧位的患者（如脊柱手术中），则应努力在俯卧位进行 CPR。对无反应但已有呼吸和有效循环体征的患者，应采取恢复体位，患者取侧卧位，前臂位于躯干的前面，以维持患者气道开放，减少气道梗阻和误吸的危险。

2）部位：操作者位于患者一侧，以一手掌根部置于患者胸骨中下 1/3 交界处（或剑突上两横指宽距离），手掌与胸骨纵轴平行以免按压肋骨，另一手掌压在该手背上。

3）姿势：操作者上半身前倾，肘关节伸直，以髋关节为支点，垂直向下用力，借助上半身的重力进行按压。

4）深度：成人 5～6cm，儿童、婴儿至少为胸廓前后径的 1/3，儿童约 5cm，婴儿约 4cm。每次压下后应让胸廓完全回弹，施救者必须避免按压间隙倚靠在患者胸上。

5）频率：100～120 次 /min。施救者应尽量减少按压中断时间和次数，尽可能增加每分钟胸外按压次数，胸外按压在整体心肺复苏中所占比例至少为 60%。

（4）开放气道（airway，A）：开放气道是 CPR 的重要措施。舌根后坠和异物阻塞是造成气道阻塞最常见原因。开放气道应先去除气道内异物，如无颈部创伤，清除口腔中的异物和呕吐物时，可一手按压开下颌，另一手用食指将固体异物钩出，或用指套或手指缠纱布清除口腔中的液体分泌物。意识丧失的患者由于颈部、下颌及舌肌无力，致使舌根后坠；有自主呼吸的患者，因吸气产生的负压产生"阀门效应"，将舌吸附到咽后壁，导致气道阻塞。此时将头后仰并上抬下颌，可使舌离开咽喉部，即可打开气道。

1）仰头抬颏法：为完成仰头动作，应把一只手放在患者前额，用手掌把额头用力向后推，使头部向后仰，另一只手的手指放在下颌骨处，向上抬颏，使牙关紧闭，下颌向上抬动，勿用力压迫下颌部软组织，否则有可能造成气道梗阻，避免用拇指抬下颌）。

35

2）托颌法：把手放置在患者头部两侧，肘部支撑在患者躺的平面上，握紧下颌角，用力向上托下颌，如患者紧闭双唇，可用拇指把口唇分开。如果需要进行口对口呼吸，则将下颌持续上托，用面颊贴紧患者的鼻孔。

（5）人工呼吸（breathing，B）：急救者如果不能在 10 秒内确认有无自主呼吸，应予 2 次人工呼吸。无论以何种方式进行人工呼吸均应持续吹气 1 秒以上，以保证进入足量的气体（潮气量 500～600ml）并明显抬高胸廓，但应避免迅速而过度通气。没有高级气道的按压，通气比为 30∶2，即每胸外按压 30 次后，予 2 次人工呼吸。如果已有高级气道，则以 100～120 次 /min 的频率持续胸外按压，每 6 秒给予 1 次呼吸。

1）口对口人工呼吸操作要点：①术者用一手托起被抢救者下颌，另一只手的拇、食指捏住被抢救者鼻孔；②术者先吸气，然后用口唇严密包盖被抢救者口部，用适当的力量向被抢救者口腔内吹气；③每次应持续吹气 1 秒以上，潮气量 500ml 为宜，吹气过程中余光要观察到胸廓明显隆起；④吹气结束后，术者迅速将口唇移开，同时放松被抢救者被捏紧的鼻孔，以利被动吐气。

2）口对鼻人工呼吸操作要点：①术者吸气后，以口唇盖住被抢救者鼻孔；②向鼻孔内吹气，同时用手将被抢救者颏部上推，使上下唇闭拢；③吹气结束后，移开口唇，并放开上推的颏部。本法适用于口周外伤或张口困难等情况。

3）球囊面罩通气操作要点：①体位：被抢救者仰卧，头后仰体位，抢救者位于患者头顶端。② EC 手法固定面罩：C 法——左手拇指和食指将面罩紧扣于患者口鼻部，固定面罩，保持面罩密闭无漏气；E 法——中指，无名指和小指放在患者下颌角处，向前上托起下颌，保持气道通畅。③右手挤压 1L 球囊的 1/2～2/3，每次应持续吹气 1 秒以上，吹气过程中要观察到胸廓明显隆起。

（6）电击除颤（defibrillation，D）：早期除颤对于心脏骤停者的抢救至关重要。早期除颤（1 分钟内）成功率达 97%，除颤成功随时间延误而降低。当施救者可以立即取得 AED 时，对于有目击的成人心脏骤停患者，应尽快使用；若成人在未受监控的情况下发生心脏骤停，或不能立刻取得 AED 时，应该在他人前往获取以及准备 AED 的时候开始心肺复苏，而且视患者情况，应在设备可供使用后尽快尝试进行除颤。

（7）重新评价：5 个按压 - 通气周期（约 2 分钟）后，再次检查和评价，如仍无循环体征，立即重新进行 CPR。

（8）BLS 效果的判断：从五个方面判断，即瞳孔、面色、神志、呼吸和脉搏。若瞳孔缩小有对光反射，面色转红，神志渐清，有脉搏和自主呼吸，表明 CPR 有效。

（9）起搏治疗：对心脏骤停患者不推荐使用起搏治疗。

2. 高级生命支持　高级生命支持（advanced life support，ALS）是在 BLS 基础上，为使自主循环恢复和 / 或呼吸、循环功能维持或稳定，进一步采取救治措施。

（1）通气与氧供

1）通气：CPR 期间的通气目的在于保持足够的氧合，并使二氧化碳得以充分排出体外。在施救过程中，急救者应避免引起过度通气，尽早建立人工气道，如气管插管、食管气管插管或者喉罩气道等，其中气管插管是最可靠、最有效的通气方法。当高级气道建立后，通气频率应每 6 秒给予 1 次呼吸（每分钟 10 次），每次通气维持 1 秒以上，通气时不中断胸外按压。

2）氧供：在心脏骤停时，低心排血量、外周氧释放障碍，组织缺氧，导致无氧代谢和代谢性酸中毒，故在基础生命支持（basic life support，BLS）和高级心血管生命支持（advanced cardiovascular life support，ACLS）时推荐吸入 100% 的纯氧。高氧分压可以增加动脉血中氧的溶解度，进而加大身体氧输送。

（2）心脏骤停的药物治疗

1）肾上腺素：对于心律不可电击的心脏骤停患者，建议尽早使用肾上腺素。在心脏骤停的复苏中，每 3～5 分钟使用 1mg 肾上腺素，静脉 / 肌内注射。大剂量肾上腺素可用于某些特殊情况，如 β 受体阻滞剂或钙通道阻滞剂过量时。如果静脉 / 肌内通道延误或无法建立，可气管内给药，每次 2～2.5mg。血管加压素与肾上腺素效果类似，联合使用肾上腺素与加压素，相比单独使用肾上腺素没有优势。因此，《2015 AHA 心肺复苏指南》已将加压素从成人心脏骤停流程中去除。

2）胺碘酮：胺碘酮可影响钠、钾、钙通道，并有阻断 α 和 β 肾上腺素能特性。在 CPR 中如 1 次电除颤和血管加压药物无效时，立即用胺碘酮 300mg（或 5mg/kg）静脉注射，然后再次除颤。如仍无效可于 10～15 分钟后重复追加胺碘酮 150mg（或 2.5mg/kg）。注意用药不应干扰 CPR 和电除颤。心室颤动终止后，可用胺碘酮维持量静脉滴注。最初 6 小时以 1mg/min 速度给药，随后 18 小时以 0.5mg/min 速度给药，第一个 24 小时用药总量应控制在 2.0～2.2g 以内。第二个 24 小时及以后的维持量根据心律失常发作情况酌情减量。对除颤、CPR 和血管加压药无反应的心室颤动或无脉室性心动过速患者，可考虑静脉使用胺碘酮。

3）利多卡因：若是因室颤 / 无脉性室性心动过速导致心脏骤停，恢复自主循环后，可以考虑立即开始或继续给予利多卡因。起始剂量 1～1.5mg/kg，静脉注射，如果心室颤动或无脉室性心动过速持续存在，5～10 分钟后可再用 0.5～0.75mg/kg，静脉注射，最大剂量为 3mg/kg。

4）镁剂：静脉注射镁剂能有效终止 Q-T 间期延长引起的尖端扭转型室性心动过速（torsades de pointes，TDP），而对正常 Q-T 间期的不规则或多形性室性心动过速似乎无效。当心室颤动或无脉室性心动过速与 TDP 相关时，可给予 1～2g 硫酸镁稀释后静脉注射（5～20 分钟内）。如果 TDP 发作时不能触及脉搏，可先给予负荷剂量，然后用 1～2g 硫酸镁加入 50～100ml 液体中静脉滴注，给药速度要慢（50～60 分钟滴完）。

5）碳酸氢钠：在心脏骤停和 CPR 时，组织无血流或血流较少，可产生代谢性酸中毒。恢复自主循环是维持酸碱平衡的关键。CPR 时应用碱性药物不能增加除颤成功率和患者存活率。CPR 时或自主循环恢复后，不推荐常规使用碳酸氢钠。主要用于合并代谢性酸中毒、高钾血症、三环类抗抑郁药物过量所致的心脏骤停患者。首次剂量为 1mmol/kg 静脉滴注。应用时须严密监测碳酸氢根离子和剩余碱，防止发生碱血症。碳酸氢钠最好不与肾上腺素类药物混合，以免后者失活。

6）β 受体阻滞剂：因室颤 / 无脉性室性心动过速导致心脏骤停而入院后，可以考虑尽早开始或继续口服或静脉注射 β 受体阻滞剂。美托洛尔，5mg/ 次，静脉注射，每隔 5 分钟一次，直至总量 15mg。艾司洛尔，0.5mg/kg，静脉注射 1 分钟，继予 50～300μg/min 维持。

7）纳洛酮：对于所有发生可能和阿片类药物相关的危及生命的紧急情况的无反应者，可由经过正规培训的非专业施救者和 BLS 施救者给予肌内注射或鼻内给予纳洛酮。

3. 复苏后监护与器官功能支持 已恢复自主循环的患者应在 ICU 实施监测与治疗。其意义在于改善血流动力学不稳定状态，降低多器官功能衰竭患者的早期病死率。复苏后治疗应围绕降低患者病死率，改善长期生存和神经功能，重点是维护患者肺功能及器官和组织的有效灌注，特别是脑灌注。

（1）复苏后监测：血流动力学评估冠脉灌注压、脉搏，注意颈动脉搏动并不能真实反映 CPR 中冠脉和脑血流的恢复情况。呼吸功能评估动脉血气分析、呼气末 CO_2 监测。

（2）循环功能支持：尽早进行心电图、胸部 X 线、超声心动图、电解质和心肌标志物检查及有创血压监测。对复苏后伴有心肌顿抑者应进行容量复苏，同时使用血管活性药物。根据患者血流动力学是否稳定及心率和节律，采用电复律、物理方法、药物复律等控制心律失常。

（3）呼吸功能支持：部分患者仍需要机械通气和高浓度氧疗，高级生命支持推荐吸入 100% 浓度的纯氧，短时间（2～3 小时内）吸入 100% 浓度氧治疗是有益无害的，但长时间吸高浓度氧会产生氧中毒。应根据氧合血红蛋白饱和度逐渐降低吸氧浓度，保证饱和度≥94%，尽可能降低给氧浓度。胸部 X 线检查及时发现与处理复苏后心肺并发症（如气胸、气管导管移位等）。适当镇静，尽量少用肌肉松弛药。

（4）肾功能支持：监测尿量，检查尿常规、血尿素氮和肌酐。对非肾前性肾功能不全，若血压稳定宜早期血液净化治疗。

（5）控制体温：所有在心脏骤停后恢复自主循环的昏迷（即对语言指令缺乏有意义反应的成年被施救者）应采用目标温度管理（TTM），选定在 32～36℃ 之间，且至少维持 24 小时。诱导低温可通过血管内置入冷却导管，膀胱内注入冰生理盐水，应用冰毯、冰袋、冰帽等。溺水、低温所致的心脏骤停及复苏后低体温患者一般不实施诱导低温。

（6）控制血糖：自主循环恢复后 12 小时内无需严格控制血糖于正常水平，但 12 小时后应用胰岛素控制血糖浓度，注意防止发生低血糖。建议用快速血糖监测仪加强血糖监测，开始至少每小时检测血糖一次，血糖稳定后可适当减少每日监测次数。

（7）中枢神经系统支持：经 CPR 存活的患者中，80% 都经历过不同时间的昏迷，其中 40% 患者进入持续植物状态，80% 患者在 1 年内死亡，脑功能完全恢复的很少见。因此，复苏后的脑保护治疗显得尤为重要。目前常用的脑保护措施包括：对无意识患者维持正常或略高于正常的平均动脉压；控制高热，诱导低温（亚低温治疗），尤其注意保持头部低温；酌情应用脱水剂和神经营养药；积极进行高压氧治疗。不推荐预防性使用抗癫痫药，但一旦出现抽搐应立即采取抗惊厥治疗。另外，中药用于脑保护治疗的研究也取得了进展，醒脑静、川芎嗪注射液对脑缺血再灌注损伤具有保护作用。

（8）其他治疗：包括控制感染、营养支持等（参见第三章第五节多器官功能障碍综合征）。

（三）中医辨证论治

突然神昏不语，气粗息涌，喉间痰鸣，或息微不调，或点头样呼吸，面晦或赤，口唇、爪甲暗红或青，四肢厥冷，大汗淋漓，脉虚极，或微，或伏不出，即可诊断为猝死。应立即进行心肺复苏，待自主循环恢复后，患者生命体征稳定，根据病史、发病原因、舌脉等进行辨证分型论治。

及早使用中医药治疗,以益气救阴、回阳固脱、涤痰开窍为法。复苏成功后以扶正祛邪,调理脏腑阴阳,恢复五脏元真为法。针灸治疗可参照厥证、脱证、高热、痉证等。

(1)元阳暴脱

证候:神志昏迷,面色苍白,四肢厥冷,舌质淡暗,脉微欲绝或伏而难寻,或六脉全无。

治法:回阳固脱。

代表方:通脉四逆汤加减,或静脉滴注参附注射液。

(2)气阴两脱

证候:神昏不语,面白肢冷,大汗淋漓,尿少或无尿,舌质深红或淡,少苔,脉虚极,或微,或伏不出。

治法:益气救阴。

代表方:生脉散加减,或静脉滴注参麦注射液。

(3)痰瘀毒蒙窍

证候:神志恍惚,气粗息涌,喉间痰鸣,或息微不调,面晦或赤,口唇、爪甲暗红,舌质隐青,苔厚浊或白或黄,脉沉实,或沉伏。

治法:豁痰化瘀解毒,开窍醒神。

代表方:内服或灌服菖蒲郁金汤;静脉滴注醒脑静、血必净或清开灵注射液。

知识拓展

CPR 技术

1. 开胸 CPR(open chest CPR) 通过胸廓切开术(通常在第 5 肋间)暴露心脏,用拇指和其他手指,或手掌和张开的手指对着胸骨进行按压。使用这种技术产生前向血流和冠脉灌注压比闭合的胸外按压为多。没有充分的有益或有害的证据推荐常规应用开胸 CPR。但是,如果心脏骤停发生在胸部或腹部已经打开的手术期间或胸心外科手术术后早期,开胸 CPR 有益。

2. 插入性腹部按压 CPR(interposed abdominal compression CPR,IAC CPR)是一种 3 个施救者(腹部按压者 + 胸外按压者 + 给予通气的施救者)实施的技术,包括常规胸外按压联合交替腹部按压。在胸外按压放松期间,专门负责腹部按压的施救者在腹部剑突和脐之间给予徒手的腹部按压。腹部按压手的位置、深度、节律和频率类似于胸外按压,所需的力量类似于触诊腹主动脉。IAC CPR 可增加舒张期大动脉压力和静脉回流,改善冠脉灌注压和其他重要器官的血流。

3. 此外,还有心前区拳击(precordial thump)复律、咳嗽 CPR(cough CPR)、俯卧 CPR 及叩击起搏(percussion pacing)等。

(冷建春)

第二节 休 克

休克是机体在严重失血失液、感染、创伤、过敏等致病因素作用下,有效循环血量急剧减少,导致组织微循环灌注不足为主要特征,致使组织缺氧、细胞代谢紊乱和器官功能受损的临床综合征。根据血流动力学分类,休克可分为低血容量性休克、心源性休克、分布性休克及梗阻性休克。根据病因分类,休克可以分为低血容量性休克、感染性休克、心源性休克、过敏性休克、神经源性休克等。

中医学对休克的记载溯于中医"脱证"的论述。脱证是因邪毒侵扰,脏腑败伤,气血受损,阴阳互不维系而致的以突然汗出,目合口开,二便自遗,甚则神昏为主要表现的急危病证。"脱"之名源自《灵枢·血络论》篇,其后的很多文献都有相关论述,如气脱、血脱、阳脱、阴脱等。

　知识链接

休克

休克一词源于"shock"的音译,原意为震荡、打击。18世纪,Henri Francois Le Dran 提出休克一词,认为其是机体创伤后的一种状态。19世纪,Grile 通过实验,提出"休克是由血管运动中枢麻痹"的理论。20世纪60年代,Lillehei 提出休克的关键环节是微循环衰竭。近年来,通过生物化学和病理生理学的研究,人们更清楚地了解到休克的发生过程。在休克状态下,全身有效血流量减少,微循环出现障碍,导致重要的生命器官缺血缺氧。

一、病因病理

(一)中医病因病机

1. 病因

(1)热毒过盛、气阴耗伤:不论外感六淫之邪,或染疫毒邪气,或七情内伤化火,皆能耗伤气阴而致脱证。盖六淫之邪,由表入里,郁而不解,皆能化火,蕴结成毒,毒热炽盛,上损肺气、肺络、肺阴,心营受损,耗血动血,使气阴衰而发。

(2)失血失液、气随血脱:失血可由上述的热毒所致,损伤脏腑血络,大量失血,以致气随血脱,阳随阴亡;或因下之太过,损伤脾胃,升降失常,清浊不分,呕吐与腹泻频作,阴液大伤。

(3)久病正虚、元气虚损:久病宿疾,正气暗耗,使脏腑虚损至极,元气虚弱,阴精逐渐消亡致脱;此外久病正虚,气不畅而血受阻,循行迟滞,瘀血内生,闭阻心窍,阴阳不接,也可致脱。

2. 病机　中医认为脱证因邪毒侵扰,气机逆乱,血行不畅,气阴两伤,毒陷营血,损伤脏气;或失血亡津,津血消耗,脉络空虚,阳随阴亡;或久病正虚、元气虚损,脏腑败伤,气血受损,阴阳互不维系而致脱。病位在五脏,尤其以心肾为主。

(二)西医病因病理

1. 病因

(1)心脏疾病:如急性心肌梗死、急性心脏压塞、急性肺源性心脏病、各种心肌炎和心肌病、心瓣膜口堵塞、严重心律失常、慢性心功能不全的终末阶段等心脏疾病等。

(2)大量失血、失液:体内或血管内大量丢失血液、血浆或体液,引起有效血容量急剧减少所致的血压降低和微循环障碍。如严重腹泻、剧烈呕吐、大量排尿或广泛烧伤时大量丢失水、盐或血浆,食管静脉曲张破裂、胃肠道溃疡引起大量内出血,肌肉挫伤、骨折、肝脾破裂引起的创伤性休克及大面积烧伤所致的液体丢失。

（3）严重的感染性疾病：由细菌、真菌、病毒、立克次体等引起的严重感染，特别是革兰氏阴性杆菌败血症释放出的内毒素更容易导致休克。

（4）特异性过敏原：人体对某些药物或异种蛋白、化学物质、生物制品等产生的严重过敏反应。

（5）心脏及大血管受到机械性梗阻：急性肺栓塞、急性心脏压塞、张力性气胸、主动脉夹层等。

（6）其他病因：外伤剧烈疼痛、脑脊髓损伤、麻醉意外等。

2. 病理机制　多种致病因素作用引起的微循环改变、体液代谢改变等导致的有效循环血容量降低及组织灌注不足是各类休克共同的病理生理基础。

（1）微循环改变：微循环是指微动脉和微静脉之间的微血管中的血液循环，是循环系统的最基本结构。典型的微循环由微动脉、后微动脉、毛细血管前括约肌、真毛细血管、微静脉、直捷通路和动 - 静脉吻合支等部分组成。休克时微循环障碍可分为三个阶段：

1）缺血性缺氧期（休克早期或代偿期）：休克早期全身的小血管，包括小动脉、微动脉、后微动脉、毛细血管前括约肌和微静脉、小静脉都持续痉挛，口径明显缩小，其中主要是毛细血管前阻力增加显著，微血管运动增强，同时大量真毛细血管网关闭，开放的毛细血管减少，毛细血管血流限于直接通路，动静脉吻合支开放，组织灌流量减少，出现少灌少流、灌少于流的情况。

2）淤血性缺氧期（又称微循环淤滞期或休克期）：血液不再局限于通过直接通路，而是经过开放的毛细血管前括约肌大量涌入真毛血管网、微动脉，后微动脉痉挛减轻，而在毛细血管的静脉端和微静脉血流缓慢，红细胞聚集，白细胞滚动、黏附嵌塞，血浆和血细胞分离，血浆外渗到血管外，血黏度增加，血流速度缓慢，组织灌而少流，灌大于流，发生淤血性缺氧。该期真毛细血管开放数目虽然增多，但血流更慢，甚至"泥化"（sludge）淤滞，组织处于严重低灌流状态，缺氧更为严重。微循环淤血是各型休克发生发展的共同通路。

3）休克的难治期（休克晚期或微循环衰竭期）：该期可发生弥散性血管内凝血和 / 或重要器官功能衰竭，甚至发生多系统器官功能衰竭。给治疗带来极大困难，因而又称"不可逆性休克或难治疗性休克"。当休克进入淤血性缺氧期后，由于血液进一步浓缩，血细胞比容和纤维蛋白原浓度增加，血细胞聚集、血液黏滞度增高，血液处于高凝状态，加上血流速度显著变慢，酸中毒越来越严重，可能产生弥散性血管内凝血（DIC）。特别是败血症休克、严重的创伤性休克、异型输血更容易诱发 DIC。此期休克微循环内微血管扩张，微循环中有大量微血栓阻塞了微循环，随后由于凝血因子耗竭，纤溶活性亢进，出现出血，微循环血流停止，不灌不流，组织得不到足够的氧气和营养物质供应，微血管平滑肌麻痹，对任何血管活性药物均失去反应，所以称为微循环衰竭期。休克一旦并发了 DIC，将使病情恶化，并对微循环和各器官功能产生严重影响，是休克晚期难治的又一重要原因。

（2）体液代谢的变化：随着休克的发展，特别是动脉血压进行性下降和组织有效血液灌流进行性减少，组织缺氧愈来愈重，缺氧使有氧氧化减弱，ATP 生成减少，同时酸性代谢产物生成增多，而组织低灌流又使酸性代谢产物（乳酸、CO_2 等）不能及时清除而导致局部酸中毒，加重细胞损伤。休克发生发展过程中产生的有毒物质如氧

笔记

自由基、溶酶体酶和某些细胞因子等也可损伤细胞。随着血流动力学障碍和细胞损伤越来越重,各重要器官功能代谢障碍越来越重,甚至发生不可逆损伤。

另外,严重的创伤、感染性所致休克,刺激机体过度释放炎症介质及再灌注损伤,重要脏器因缺氧的继发性损害也导致病情的加重。

二、临床资料

(一)病史、症状要点

1. 病史 原发性心脏疾患,近期感染史,近期手术、创伤史,消化道溃疡史,过敏性疾病史,应用易致敏药物和生物制品史,毒虫叮咬史等。

2. 症状要点 精神紧张或烦躁、焦虑或淡漠,皮肤苍白、发绀,恶心、呕吐,口渴,心悸,少尿,脉搏细弱或不能扪及。

(1)心源性休克:可有剧烈胸痛、心悸、咯血、呼吸困难等。

(2)低血容量性休克:呕血、黑便,严重的呕吐、腹泻等。

(3)感染性休克:发热、寒战、多汗,出血、全身肿胀等。

(4)过敏性休克:口唇、舌及手足发麻,皮肤荨麻疹、红斑或瘙痒感,喉部发痒或喉头阻塞,头晕目眩,心悸,胸闷,恶心呕吐,烦躁不安,咳嗽、气促等。

(5)神经源性休克:剧烈疼痛,心悸、神经系统症状等。

(二)查体要点

1. 意识 意识淡漠、嗜睡、昏迷等。

2. 血压 收缩压降低至90mmHg以下,多数在70～80mmHg甚至更低,脉压<20mmHg。

3. 心率 心动过速,甚至出现心律不齐。

4. 尿量 尿量减少甚至无尿。

5. 其他 皮肤湿冷及苍白或灰白,皮肤发绀、皮疹、瘀点、瘀斑及皮肤充盈情况,外周脉搏搏动未扪及。

(三)理化检查要点

1. 血、尿、粪常规,血型,血生化(包括电解质、肝肾功能等)检查、血气分析,凝血功能检查,血清酶学检查和肌钙蛋白、肌红蛋白,全胸片,心电图等。

2. 各种体液、排泄物等的培养,病原体检查和药敏测定等。

3. 血流动力学监测 主要包括中心静脉压(CVP)、肺毛细血管楔压(PWAP)、心排出量(CO)和心脏指数(CI)等。使用漂浮导管进行有创监测时,还可以抽取混合静脉血标本进行测定,并通过计算了解氧代谢指标。

4. 微循环检查 如眼底动脉、甲皱微血管等。

根据病因不同,检查要点要有所侧重。如心源性休克重点检查全胸片、心电图、心肌酶谱、肌钙蛋白等;低血容量性休克重点检查红细胞计数、血型、凝血功能等;感染性休克则重点关注降钙素原、血液及体液培养结果。

三、诊断思路

(一)危险性评估

1. 评估休克的严重程度 详见表3-2。若收缩压<70mmHg或更低,外周脉搏搏

动细弱或不能扪及,提示病情严重。但应注意,低血压不一定都是休克,无低血压的患者亦不能除外休克。

表3-2 评估休克的严重程度

	临床表现	轻度	中度	重度
一看	神志及表情	清楚,伴痛苦表情,精神紧张	尚清楚,表情淡漠	意识模糊,甚至昏迷
	唇颊肤色	正常或苍白	口渴、苍白	灰暗,微发绀
	皮肤黏膜	开始苍白,肤温凉	苍白、发冷	显著苍白、肢端青紫,厥冷
二摸	四肢浅静脉	轻度收缩	表浅静脉塌陷,毛细血管充盈迟缓	毛细血管充盈非常迟缓,表浅静脉塌陷
	脉搏(次/min)	稍快,<100	100~120,细弱	速而细弱,或摸不清
	肢端温度	稍冷	肢端厥冷	厥冷,冰冷
三测	动脉收缩压	稍高、正常或稍低	70~90mmHg	<70mmHg或测不出
	压差	20~30mmHg	10~20mmHg	<10mmHg或测不清
四量	尿量(ml/h)	<30或正常	<20	无尿
	估计失血程度	20%以下(800ml)	20%~40%(800~1 600ml)	40%以上(>1 600ml)

2. 原发病的严重程度 如大面积心肌梗死、严重烧伤、创伤、急性肺栓塞、动脉瘤、动脉夹层破裂。

3. 有无危及生命的重要脏器损害 如急性心、肝、肾衰竭,急性肠坏死等。

（二）诊断流程

1. 根据血压及典型症状、体征做出休克的判断。

2. 询问病因,相关重要理化检查,判断休克的类型。

3. 判断有无重要器官功能障碍。

（三）鉴别诊断

1. 与体质性及体位性低血压鉴别 前者也称原发性低血压,体弱青年女性多见,血压低,有或无症状,无器质性疾病或营养不良的存在,一般不影响正常生活。后者又称直立性低血压,老人多见,体位变化时血压显著下降,伴有脑缺血症状,甚至引起晕厥,但取平卧位后血压回升,症状消失。与对血浆去甲肾上腺素体位改变反应的增强有关。

2. 不同类型休克的鉴别 心源性、低血容量性、感染性、过敏性、神经源性等。

（四）西医诊断

1. 诊断标准 凡符合下述第（1）项、第（2）项中①~③中的两项和④~⑥中的一项者,可诊断为休克。

（1）有诱发休克的病因。

（2）临床表现：①神志（意识）异常。②脉搏细速>100次/min,或脉搏细弱而不能触及。③四肢湿冷、胸骨部位皮肤指压试验阳性（压后再充盈时间>2秒）、皮肤发花；黏膜苍白或发绀；尿量<30ml/h或无尿。④血压：收缩压<80mmHg。⑤脉压<20mmHg。⑥原有高血压者,收缩压较原水平下降30%以上。

2. 明确休克的类型

（1）心源性休克：①有急性心肌梗死、急性心肌炎、肺血管栓塞、急性心力衰竭、急性心脏压塞、张力性气胸等病史；②有上述休克的临床表现；③在心源性休克并发左心衰竭和肺水肿时可出现严重气急，但需注意与急性呼吸窘迫综合征（ARDS）相鉴别；④心排血量（CO）下降：大面积心肌梗死的直接后果是泵衰竭造成的CO急剧下降（可下降50%～70%），为心源性休克的始动机制及病理生理变化的中心环节；⑤左心室终末舒张压（LVEDP）上升：LVEDP上升是对机体CO降低的一种代偿；⑥周围血管阻力升高：当心排血量急剧下降时，血压亦降低，机体通过颈动脉窦的血管压力感受器的反射作用，兴奋交感-肾上腺髓质系统，使儿茶酚胺急剧升高，最终引起代偿性的外周阻力升高，因此心源性休克早期的血流动力学变化多呈低排高阻状态；⑦心源性休克最常见于急性心肌梗死，故有特异性心电改变和心肌梗死标志物（如肌钙蛋白）升高，其他休克引起的心电改变多为继发性。

（2）低血容量性休克：①有引起失血或失水的原发病。②有上述休克的临床表现。③实验室检查：血红细胞、血红蛋白和血细胞比容在短期内急剧降低，但在出血早期，由于血管及脾脏代偿性收缩，组织间液尚未进入循环以扩充血容量，此时血红蛋白及血细胞比容可正常。④中心静脉压（CVP）测定：正常值为0.49～0.98kPa，休克时<0.49kPa。⑤肺动脉楔压（PAWP）测定：正常值为1.0～1.6kPa，休克时<0.8kPa。⑥其他检查：如有咯血者可做胸部X线、CT、支气管镜检查；有呕血者，做消化道造影、纤维胃镜检查；腹部创伤者，行腹部B超及腹腔穿刺等检查。

（3）感染性休克：①有感染基础存在，有时难以发现；②有上述休克的临床表现；③白细胞数目多升高，降钙素原升高；④血液、体液培养发现病原菌。

（4）过敏性休克：①有引起过敏的原发因素；②有上述休克的临床表现；③根据明确用药史或接触变应原史，迅速发生上述的临床表现，即可做出过敏性休克的诊断。在诊断时应注意与神经源性休克和血管抑制性晕厥等相鉴别。

（5）神经源性休克：①有受到强烈的神经刺激如严重创伤、剧痛等原发因素；②有上述休克的临床表现；③临床上此类休克可发生于胸腔、腹腔穿刺及心包穿刺、脊髓麻醉、脊髓创伤等情况下。

四、治疗

（一）急救处理

1. 西医急救处理 迅速开放两条以上静脉通道，液体复苏，给予吸氧、纠正酸碱水电解质紊乱、监测血流动力学，防治心、脑、肝、肾等重要脏器损害。

（1）常规处理：通常取平卧位，必要时采取头和躯干抬高20°～30°、下肢抬高15°～20°，以利于呼吸和下肢静脉回流，同时保证脑灌注压力；保持呼吸道通畅，并可用鼻导管法或面罩法吸氧，必要时建立人工气道，呼吸机辅助通气；维持比较正常的体温，低体温时注意保温，高温时尽量降温；及早建立静脉通路，并用药维持血压。尽量保持患者安静，避免人为的搬动，可用小剂量镇痛、镇静药，但要防止呼吸和循环抑制。

（2）液体复苏：休克治疗的共同目标是恢复组织灌注，其中早期最有效的办法是补充足够的血容量，不仅要补充已失去的血容量，还要补充因毛细血管床扩张引起的血容量相对不足，因此往往需要过量的补充，以确保心排血量。即使是心源性休克有时也不能过于严格地控制入量，可在连续监测动脉血压、尿量和 CVP 的基础上，结合患者皮肤温度、末梢循环、脉率及毛细血管充盈时间等情况，判断所需补充的液体量，动态观察十分重要。休克治疗的早期，输入何种液体当属次要，即使大量失血引起的休克也不一定需要全血补充，只要能维持血细胞比容大于 30%，大量输入晶体液、血浆代用品以维持适当的血液稀释，对改善组织灌注更有利。扩容剂选择应遵循的原则是：时刻考虑使用液体的目的，"缺什么补什么"，按需补充。其次还要同时兼顾晶体及胶体的需求及比例。

（3）纠正酸中毒：所有的休克都存在不同程度的酸中毒，早期不必处理；病情严重并明确有酸中毒，可考虑输注碱性药物，以减轻酸中毒和减少酸中毒对机体的损害。当休克比较严重、持续时间较长、pH 值≤7.25 或液体复苏无效时，考虑补充碱性药物，常用的碱性药物为 5% 碳酸氢钠溶液，并根据实际测得的二氧化碳结合力估算用量。

（4）血管活性药物的应用：血管活性药物主要是血管收缩剂和血管扩张剂。①缩血管药物：目前主要用于部分早期休克患者，以短期维持重要脏器灌注为目的，也可作为休克治疗的早期应急措施，不宜长久使用，用量也应尽量减小。常用的药物有间羟胺（阿拉明）、多巴胺、多巴酚丁胺、去氧肾上腺素（新福林）、去甲肾上腺素等。②扩血管药物主要扩张毛细血管前括约肌，以利于组织灌流，适用于扩容后 CVP 明显升高而临床征象无好转，临床上有交感神经活动亢进征象，心排血量明显下降，有心衰表现及有肺动脉高压者。常用的药物有异丙基肾上腺素、酚妥拉明、酚苄明苯苄胺、妥拉苏林、阿托品、山莨菪碱、东莨菪碱、硝普钠、硝酸甘油、硝酸异山梨酯消心痛、氯丙嗪等。在使用扩血管药时，前提是必须充分扩容，否则将导致明显血压下降。要注意的是所有血管活性药物用量和使用浓度也应从最小开始。

（5）判断病因，对症处理。

2. 中医急救处理 根据"有形之血不可速生，无形之气所当急固"理论，以"益气回阳，救阴固脱，急固其本"。

（1）中药注射液：气脱证、阴脱证者可选生脉注射液或参麦注射液 40～60ml，用 5% 葡萄糖注射液 250～500ml 稀释后静脉滴注。阳脱证者选参附注射液 20～100ml，用 5% 或 10% 葡萄糖注射液 250～500ml 稀释后静脉滴注。

（2）针灸治疗

治法：回阳固脱，苏厥救逆。

主穴：素髎、水沟、内关。

配穴：昏迷者，加中冲、涌泉；肢冷脉微者，加关元、神阙、百会。

（二）西医治疗

主要是针对休克病因的治疗。在液体复苏和常规处理基础上，针对不同类型休克，治疗的重点不同。

1. 心源性休克

（1）抗心律失常：治疗快速心律失常使用胺碘酮、利多卡因，缓慢性心律失常使用阿托品、异丙肾上腺素，必要时安装临时心脏起搏器。

（2）抗心衰：血压不低时，血管活性药物可考虑收缩剂与扩张剂（如多巴胺、多巴酚丁胺与硝酸甘油、乌拉地尔、硝普钠等）合用，有利于减轻心脏前、后负荷，防治肺水肿；常用洋地黄类强心药，急性心肌梗死发病 24 小时以内原则上不使用洋地黄类药物，如果出现心力衰竭、肺水肿时可小剂量、分次应用。

（3）心肌保护：如 1,6-二磷酸果糖、超氧化物歧化酶、氨基酸等。

（4）机械性辅助循环：常用主动脉内气囊反搏或体外反搏，或急诊冠状动脉介入治疗。

2. 低血容量性休克

（1）原发病治疗，制止继续出血：包括手术或内镜下止血，出血点结扎，出血脏器切除及体腔内积血、积液引流治疗等。

（2）继续补充血容量：在急救液体复苏的基础上，根据血压、尿量、CVP 监测等，调节补液量和补液速度。

3. 感染性休克

（1）抗感染：尽早经验性选择能覆盖革兰氏阴性菌并兼顾革兰氏阳性球菌和厌氧菌的强效抗生素；治疗前留取血液或体液标本做细菌培养和药敏试验，及时根据患者的临床治疗反应及病原学结果针对性选择抗生素方案。

（2）积极清除感染病灶，如脓肿切开引流等。

4. 过敏性休克

（1）确定并消除致敏因素：立即停用可疑的过敏原或过敏药物；离开可致敏的环境等。对过敏性休克的观察不得少于 24 小时。

（2）特异性药物使用：主要包括肾上腺素（0.01～0.3mg/kg，肌内注射）皮下注射或肌内注射 0.5～1mg，也可用 0.1～0.5mg 缓慢静注（0.9% 氯化钠注射液稀释到 10ml；如疗效不好，可改用 4～8mg 溶于 5% 葡萄糖液 500～1 000ml 静脉滴注）、糖皮质激素（甲泼尼龙 1～2mg/kg 或泼尼松 1～2mg/kg，口服）、脱敏药（异丙嗪 25～50mg 肌内注射或静脉给药，赛庚啶和钙剂）等。

5. 神经源性休克

（1）去除病因：剧痛者可给予吗啡、盐酸哌替啶等止痛，停用致休克药物。

（2）保持呼吸道畅通、吸氧：当脊髓麻醉过程中，出现呼吸肌受累时必须行气管插管；当由于外伤引起时，最好经纤维支气管镜引导气管插管。

（三）中医辨证论治

脱证是脏腑气、血、阴、阳严重耗损，阴阳失调，气机逆乱所致的以大汗淋漓，四肢厥冷，目合口开，二便自遗，甚则神昏为主要表现的急危重症，临床应与神昏、厥证、中风相鉴别。治疗当以益气固脱，回阳救逆，滋阴清热，醒神开窍为主法。

1. 气脱

证候：面色苍白，神志淡漠，声低息微，倦怠乏力，汗漏不止，四肢微冷，舌淡苔白润，脉微弱。

治法：益气固脱。

代表方：独参汤。

2. 阴脱

证候：神情恍惚或烦躁不安，面色潮红，心烦潮热，口干欲饮，便秘少尿，汗出如油，皮肤干燥而皱，舌红而干，脉微细数。

治法：救阴固脱。

代表方：生脉散。

3．阳脱

证候：突然汗漏不止、面色苍白、神志恍惚、心慌气促、声短息微、四肢逆冷，二便失禁，舌卷而颤，脉微欲绝。

治法：回阳救逆。

代表方：参附汤。

4．热毒内陷

证候：除正气虚脱诸证外，可见壮热、口渴、烦躁，大便秘结，舌红苔黄燥，脉沉细而数，或兼面赤气粗、神昏谵语等热毒内陷之证。

治法：清热解毒，开窍醒神。

代表方：白虎汤合紫雪丹。

（方邦江　曹　敏）

第三节　急性呼吸衰竭

呼吸衰竭是各种原因引起的肺通气和／或换气功能严重障碍，以致不能进行有效的气体交换，导致缺氧伴（或不伴）二氧化碳潴留，从而引起一系列生理功能和代谢紊乱的临床综合征。在海平面大气压下，于静息条件下呼吸室内空气，并排除心内解剖分流和原发于心排血量降低等情况后，动脉血氧分压（PaO_2）低于 8kPa（60mmHg），或伴有二氧化碳分压（$PaCO_2$）高于 6.65kPa（50mmHg），即为呼吸衰竭（简称呼衰）。

急性呼吸衰竭是由于某些突发的致病因素，如严重肺疾患、创伤、休克、电击、急性气道阻塞等，使肺通气和／或换气功能迅速出现严重障碍，在短时间内引起的呼吸衰竭。

急性呼吸衰竭属于中医所述"喘证""暴喘""喘脱"等范畴，历代中医书籍描述各种有明确诱因，如损伤、产后、温病、失血、痈疽等所导致的喘促危重证候多可归属于此。

一、病因病理

（一）中医病因病机

中医学认为急性呼吸衰竭是重感风寒或外感温热毒邪，损伤或产后瘀血留滞，电击、溺水、烧伤、烫伤及疮毒内攻等病因引起肺气郁闭、宣降失常所致。

重感风寒，邪袭于肺，内壅肺气，外郁皮毛，肺气不得宣；外感温热毒邪，邪热壅肺，则肺气郁闭，宣降失常；热传阳明，则热结胃肠，腑气不通，浊气上逆；热入营阴，则肾阴受损，元气耗伤，肾不纳气，呼多吸少。损伤或产后瘀血停滞，均阻遏气机，以致肺气郁闭，升降失常；若电击、溺水、烧烫伤、疮毒内攻，致邪热或痰浊水湿壅肺，肺气失于宣发与肃降，亦成喘促。

（二）西医病因、病理

1．病因

（1）呼吸道病变：急性呼吸道阻塞性病变、重度或危重哮喘，引起通气不足和气体分布不匀，导致通气／血流比例失调，发生缺氧和／或二氧化碳潴留。

（2）肺组织病变：严重呼吸系统感染、重度肺结核、成人呼吸窘迫综合征（ARDS）、各种原因引起的肺水肿等，可引起肺容量、通气量、有效弥散面积减少，通气/血流比例失调，发生缺氧和/或二氧化碳潴留。

（3）肺血管疾病：肺血管栓塞、肺血管炎、多发性微血栓形成等，影响通气/血流比例。

（4）胸廓病变：胸廓外伤或手术创伤、自发性气胸和急剧增加的胸腔积液等，影响胸廓活动和肺脏扩张，导致通气减少或/和换气障碍。

（5）神经中枢及其传导系统呼吸肌疾患：脑血管病变（脑出血、脑梗死）、急性颅内感染、颅脑外伤、药物中毒等直接或间接抑制呼吸中枢；脊髓灰质炎、重症肌无力、有机磷中毒及颈椎外伤等可损伤神经 - 肌肉传导系统引起通气不足。

2. 发病及病理机制　主要有肺泡通气不足、弥散功能障碍、肺泡通气/血流比例失调和肺内动 - 静脉解剖分流增加四个机制。各种病因通过这四个主要机制使肺通气和/或换气过程发生急性障碍，导致急性呼吸衰竭的发生。临床上单一机制引起的呼吸衰竭很少见，往往是多种机制并存或伴随病情的发展先后参与发挥作用。

（1）肺通气不足：正常成人在静息状态下有效肺泡通气量约为 4L/min，才能维持正常的肺泡氧分压（PaO_2）和二氧化碳分压（$PaCO_2$）。肺泡通气量减少会引起 PaO_2 下降和 $PaCO_2$ 上升，从而引起缺氧和 CO_2 潴留。

（2）弥散障碍：系指 O_2、CO_2 等气体通过肺泡膜进行交换的物理弥散过程发生障碍。气体弥散的速度取决于肺泡膜两侧气体分压差、气体弥散系数、肺泡膜的弥散面积、厚度和通透性，同时气体弥散量还受血液与肺泡接触时间以及心排出量、血红蛋白含量、通气/血流比例的影响。正常静息状态时，流经肺泡壁毛细血管的血液与肺泡接触的时间约为 0.72 秒。O_2 完成气体交换的时间为 0.25~0.3 秒，CO_2 则只需 0.13 秒，而且 O_2 的弥散能力仅为 CO_2 的 1/20，故在弥散障碍时，通常以低氧血症为主。

（3）通气/血流比例失调：血液流经肺泡时，能否保证得到充足的 O_2 和充分的 CO_2 排出，还取决于肺泡通气量和血流量之间的正常比例。正常成人静息状态下，通气/血流比值约为 0.8。肺泡通气/血流比例失调有下述两种主要形式：①部分肺泡通气不足：肺部病变如肺泡萎缩、肺炎、肺不张、肺水肿等引起病变部位的肺泡通气量不足，通气/血流比值减小，部分未经氧合或未经充分氧合的静脉血（肺动脉血）通过肺泡的毛细血管或短路流入动脉血（肺静脉血）中，又称功能性分流；②部分肺泡血流不足：肺血管病变如肺栓塞引起栓塞部位血流减少，通气/血流比值增大，肺泡通气不能被充分利用，又称死腔样通气。通气/血流比例失调通常仅产生低氧血症，严重的通气/血流比例失调亦可导致 CO_2 潴留。

（4）肺内动 - 静脉解剖分流增加：生理情况下，肺内存在解剖分流，其血流量正常约为心排血量的 2%~3%。解剖分流的血流完全未经气体交换过程，又称为真性分流。支气管扩张症可伴有支气管血流扩张和肺内动 - 静脉短路开放，可使解剖分流增加。肺实变、肺不张使病变肺泡完全无通气功能而仍有血流时，流经的血流完全未进行气体交换掺入动脉，类似解剖分流，属真性分流。吸入纯氧 30 分钟后可有效地提高功能性分流的 PaO_2，而对真性分流的 PaO_2 则无明显改善作用，可以此对两者进行鉴别。

急性呼吸衰竭时机体代谢功能变化的病理基础是低氧血症、高碳酸血症及由此

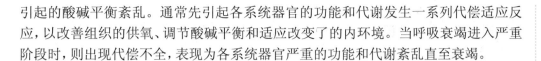

引起的酸碱平衡紊乱。通常先引起各系统器官的功能和代谢发生一系列代偿适应反应,以改善组织的供氧、调节酸碱平衡和适应改变了的内环境。当呼吸衰竭进入严重阶段时,则出现代偿不全,表现为各系统器官严重的功能和代谢紊乱直至衰竭。

二、临床资料

(一)病史、症状要点

1. 病史 原发性肺部疾患史,急性气道阻塞史,近期感染史,近期手术、创伤史,急性脑血管意外史等。

2. 症状要点

(1)呼吸困难:是呼吸衰竭最早出现的症状。多数患者有明显的呼吸困难,可以表现为频率、节律和幅度的改变。较早表现为呼吸频率增快,病情加重时出现呼吸困难,辅助呼吸肌活动增强,如三凹征。中枢性疾病或中枢神经抑制性药物所致的呼吸衰竭,表现为呼吸节律改变,如陈-施呼吸、比奥呼吸等。

(2)发绀:是缺氧的典型表现。当动脉血氧饱和度低于90%时,可在口唇、指甲出现发绀;但缺氧不一定都有发绀,因为发绀主要取决于血液中还原血红蛋白绝对值的大小,红细胞增多者发绀更明显,贫血者发绀不明显或不出现;严重休克者即使动脉血氧分压正常,也可出现发绀。发绀还受皮肤色素及心功能的影响。

(3)精神神经症状:急性缺氧和二氧化碳潴留都会引起精神神经症状。急性呼吸衰竭的症状较慢性病例更为明显。急性严重缺氧,可立即出现精神错乱、狂躁、昏迷、抽搐等症状。而"肺性脑病"是二氧化碳潴留的典型临床表现,有神志淡漠、肌肉震颤、间歇抽搐、嗜睡、昏迷等。但二氧化碳潴留不是决定精神症状的单一因素,血pH值对精神症状亦有重要影响。急性二氧化碳潴留,如pH值处于代偿后正常值范围,可无明显的神智改变,若pH值低于7.3时,可出现嗜睡、昏迷等严重的精神症状。

(4)循环系统表现:缺氧和二氧化碳潴留时,心率增快,每搏输出量增加,血压上升,肺循环小血管收缩,产生肺动脉高压;严重低氧血症、酸中毒可引起心肌损害,亦可引起周围循环衰竭、血压下降、心律失常、心搏停止。

(5)消化和泌尿系统症状:严重呼吸衰竭对肝、肾功能都有影响,如肝细胞缺氧发生变性坏死,或肝脏淤血,导致血清转氨酶升高或其他肝功能指标异常;肾功能的损害可表现为血尿素氮升高、蛋白尿、尿中出现红细胞或管型。严重呼吸衰竭能引起胃肠道黏膜充血、水肿、糜烂渗血或应激性溃疡,从而合并消化道出血。

(二)查体要点

1. 呼吸频率、节律和幅度的改变 呼吸频率增快,可达30~50次/min;或呼吸减慢,甚至节律改变,危重时见陈-施呼吸或比奥呼吸。如出现吸气"三凹征"提示辅助呼吸肌活动加强,呼吸困难严重或有上呼吸道部分阻塞。

2. 肺部听诊 干啰音见于危重哮喘、过敏、心衰等;湿啰音见于肺部感染、肺水肿、肺栓塞等;不对称的呼吸音减低,见于张力性气胸、急剧增加的胸腔积液、肺实变、肺挫裂伤等。

3. 皮肤黏膜 面色灰白或苍白,口、唇、四肢末端出现发绀,严重患者可皮肤湿冷,四肢冰凉。

4. 心血管系统 心动过速,心率可>110次/min,早期可能出现血压升高,病情严重者可出现血压明显下降，收缩压低于90mmHg。

5．神经系统　意识障碍、球结膜水肿、扑翼样震颤等。

（三）理化检查要点

1．血气分析　急性呼吸衰竭时$PaO_2 < 60mmHg$，$PaCO_2 > 50mmHg$，仅有PaO_2降低为Ⅰ型呼吸衰竭；同时伴有$PaCO_2$升高为Ⅱ型呼吸衰竭。

2．血常规　合并感染时血白细胞总数及中性粒细胞升高。

3．痰液检查　痰涂片与细菌培养的检查结果，有利于了解病原学，指导临床运用抗生素。

4．胸部影像学检查　包括普通X线胸片、胸部CT和放射性核素肺通气/灌注扫描等，有助于分析引起呼吸衰竭的原因。而胸部CT较普通X线胸片更为灵敏。

5．电解质检查　呼吸性酸中毒合并代谢性酸中毒时，常伴有高钾血症；呼吸性酸中毒合并代谢性碱中毒时，常有低钾和低氯血症。

6．其他检查　超敏C反应蛋白、降钙素原等检查有助于评估感染严重程度；肝肾功能、凝血功能、心肌酶谱、肌钙蛋白有助于评估其他器官功能状态；B型脑钠肽（BNP）或N末端B型脑钠肽原（NT-proBNP）有助于与心功能衰竭引起的呼吸困难进行鉴别。

三、诊断思路

（一）危险性评估

1．突然出现严重的呼吸急促、呼吸费力、喘鸣、呼吸窘迫和窒息感，提示病情危重，可能危及生命。

2．呼吸困难患者，如出现下述情况往往是致命性的，包括：呼吸心搏骤停、严重的上气道梗阻、中毒患者出现意识障碍伴呼吸浅慢、张力性气胸、大量误吸引起的吸入性肺炎、严重的肺水肿（ARDS、心源性肺水肿等）、哮喘持续状态等。

（二）诊断流程

1．询问基础肺部疾病病史，了解此次发病诱因，生命体征监测，有针对性进行体格检查。

2．血常规、急诊生化、血气分析、心电图、普通X线胸片、胸部CT等。

3．肝肾功能、超敏C反应蛋白、降钙素原、检测B型利钠肽（BNP）或N末端B型利钠肽原（NT-proBNP）、心肌酶谱。

4．评估病情严重程度，明确病因，防治并发症。

（三）鉴别诊断

1．急性左心衰　急性左心衰也可出现突发呼吸急促的症状，但多有心脏病或心衰病史，咳粉红色泡沫样痰，听诊心率增快，两肺可闻及湿性啰音，心电图提示左房负荷过重，左室肥厚，对强心、利尿药治疗有效；急性左心衰也可引起急性呼吸衰竭。检查B型利钠肽（BNP）或N末端B型利钠肽原（NT-proBNP）有助于快速鉴别是否存在急性左心衰，检查肌钙蛋白、心肌酶谱有助于快速排除急性冠脉综合征。

2．急性肺栓塞　急性肺栓塞是导致急性呼吸衰竭的常见病因之一，但病情轻者可仅有呼吸增快或费力，血气分析常提示过度通气，而无明显缺氧或二氧化碳潴留。急性肺栓塞可伴胸痛、咯血，多有近期外伤、手术或长期卧床病史，心电图可见电轴右偏，

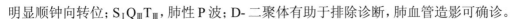

明显顺钟向转位；$S_IQ_{III}T_{III}$，肺性 P 波；D- 二聚体有助于排除诊断，肺血管造影可确诊。

3. **重症代谢性酸中毒** 重症代谢性酸中毒，急性代酸时出现深大呼吸，应和呼吸衰竭引起的呼吸困难鉴别。患者可有恶心、呕吐，食欲不振，烦躁不安，以至精神恍惚、嗜睡、昏迷。代酸时常伴有原发病的其他表现，如糖尿病酮症呼气有烂苹果味；尿毒症者有尿味；失水者皮肤黏膜干燥等。确诊应依靠血气分析，其 pH 值降低，$PaCO_2$ 降低，标准碱（standard base，SB）减少，碱剩余（base excess，BE）负值增大（<−3mmol/L）。

（四）西医诊断

1. 存在引起急性呼吸衰竭的原发病。

2. 突然出现发绀、呼吸频率或节律异常、烦躁不安或神志改变等。

3. 存在前述临床表现中的各系统症状。

4. **血气分析** Ⅰ型呼吸衰竭：$PaO_2 < 60mmHg$，$PaCO_2$ 正常或稍低；Ⅱ型呼吸衰竭：$PaO_2 < 60mmHg$，$PaCO_2 > 50mmHg$。

四、治疗

（一）急救处理

应该在最短的时间内分诊，快速评估，保持呼吸道通畅，改善或纠正缺氧、高碳酸血症，以及代谢功能紊乱。

1. **保持呼吸道通畅，维持有效通气** 对于任何原因导致的急性呼吸衰竭，保持呼吸道通畅是最基本、最重要的治疗措施。主要方法有：清除口鼻腔异物、分泌物或胃反流物；插胃管行胃肠减压，避免误吸；使用口咽通气管，有效缓解舌后坠；必要时行气管插管或气管切开建立人工气道，应用呼吸机辅助通气。

2. **正确氧疗，纠正高碳酸血症** 低氧血症是危及生命的最重要因素，氧疗对任何类别呼吸衰竭都是必需的，应尽快将 PaO_2 提高到 60mmHg 以上，或以动脉血氧饱和度 >90% 为目标，但须控制性给氧。同时通过保持呼吸道通畅、增强呼吸动力、人工呼吸辅助以及补充营养改善呼吸肌功能等措施提高肺通气量纠正高碳酸血症。

3. **建立静脉通道** 建立两条及以上静脉通路，即刻留取动脉血气、急诊生化、血常规、心肌生化标记物、肝肾功能等各种血标本。

4. **中医急救原则与处理** 以回阳固脱、祛邪平喘为原则。

（1）中成药参附注射液：回阳救逆，益气固脱；生脉注射液：益气养阴，复脉固脱。

（2）穴位注射：醒脑静 1～2ml，注射膻中、曲池、中府、肺俞、足三里，每次 20～30 分钟交替取穴注射。

（3）针刺疗法：取穴内关、人中、肺俞、丰隆等联合治疗，清泄热邪，取大椎、十二井、曲池、合谷等；平喘取定喘、大椎、天突等穴；化痰取丰隆、鱼际等穴。血虚者，加三阴交、肝俞、脾俞；肾虚者，加太溪、肾俞、悬钟。

（二）西医治疗

1. **基本处理** 各种原因导致的急性呼吸衰竭均应卧床休息，合并急性左心衰竭取坐位或半卧位、双腿下垂，以减少静脉回流，降低心脏前负荷。保持安静及限制活动以减少耗氧，监测生命体征、出入量，必要时深静脉穿刺置管。

2. **对症治疗**

（1）保持呼吸道通畅：除上述急救处理措施外，若痰液黏稠不易咯出，可用生理盐水或盐酸氨溴索溶液雾化吸入，常规吸痰或用纤维支气管镜将分泌物吸出；若有支气管痉挛，需要积极使用支气管扩张药物，可选用 β_2 肾上腺素受体激动剂、抗胆碱药、糖皮质激素或茶碱类药物等。

（2）呼吸兴奋剂的合理使用：呼吸兴奋剂通过刺激呼吸中枢和外周化学感受器，增加呼吸频率和潮气量，改善通气。主要适用于中枢抑制为主、通气量不足引起的呼吸衰竭，对以肺炎、肺水肿、弥漫性肺纤维化等病变引起的以肺换气功能障碍为主导致的呼吸衰竭患者不宜使用。常用的药物有尼可刹米和洛贝林，但用量过大引起不良反应较多，目前较新的药有多沙普仑，能直接兴奋延髓呼吸中枢与血管运动中枢，作用原理是可通过颈动脉化学感受器兴奋呼吸中枢、其特点是作用快、维持时间短。临床用于麻醉药、中枢抑制药引起的中枢呼吸抑制。

（3）纠正酸碱平衡和电解质紊乱：急性呼吸衰竭时，严重缺氧可导致能量减少，乳酸和无机磷增多，从而引起代谢性酸中毒；而 CO_2 潴留可出现呼吸性酸中毒使 pH 值迅速下降，如与代谢性酸中毒同时存在，可引起血压下降、心律失常，乃至心脏停搏。治疗措施包括提高肺通气量纠正二氧化碳潴留，补充碱剂（严重酸中毒时）。同时纠正水电解质紊乱，稳定内环境，提高生存率。

（4）抗感染治疗：呼吸道感染不仅是急性呼吸衰竭的诱因，而且也是呼吸衰竭常见的并发症；而如因肺外系统感染性疾病导致脓毒症并发肺部损害，进行适当呼吸支持治疗的同时尽快针对感染进行抗感染治疗是关键。因此，控制感染是急性呼吸衰竭救治过程中的一项重要措施。但注意应用抗感染药物之前，应尽量留取微生物学标本，包括痰液、中段尿、血液等，尽快明确病原学诊断指导进一步用药。具体抗生素的选择可以参考相关章节。

（5）防治消化道出血：严重缺氧可使胃壁血管收缩，降低胃黏膜屏障作用；CO_2 潴留可增强胃壁细胞碳酸酐酶活性，使胃酸分泌增多。因此，可出现胃肠黏膜糜烂、坏死、出血与溃疡形成等病变。治疗上可给予 H_2 受体拮抗剂或质子泵抑制剂口服，严重时可采用静脉用药。

（6）营养支持：急性呼吸衰竭患者由于呼吸功增加、发热等因素，导致能量消耗上升，机体处于分解代谢为主，时间长会降低机体免疫功能，导致感染不易控制、呼吸肌易疲劳乃至衰竭。所以急性期过后可采用高蛋白、高脂肪和低糖类饮食，补充多种维生素和微量元素。

3. 机械通气　当机体出现严重的通气和/或换气功能障碍时，以人工辅助通气装置（呼吸机）来改善通气和/或换气功能，即为机械通气，包括无创和有创两种。近年来，无创通气用于急性呼吸衰竭的治疗已取得良好效果，无需建立有创人工气道，简便易行，与有创机械通气相比并发症发生率较低。但患者应具备以下基本条件：①清醒能够配合；②血流动力学稳定；③不需要气管插管保持气道通畅（无误吸、严重消化道出血、气道分泌物过多而无自主排痰能力等情况）；④无影响使用鼻/面罩的面部创伤；⑤能够耐受鼻/面罩。

如急性呼吸衰竭患者合并以下情况，则应尽早进行气管插管，实行有创机械通气：①意识障碍，精神状态改变；②严重呼吸困难，出现胸腹矛盾运动；③呼吸频率>35 次/min，或呼吸不规则甚至暂停；④严重低氧血症，$PaO_2 < 40mmHg$，或合理氧疗后，氧合指数（PaO_2/FiO_2）<200；⑤严重呼吸性酸中毒，pH 值 <7.25 和高碳酸血症

笔记

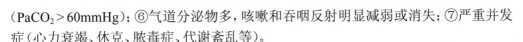

($PaCO_2 > 60mmHg$)；⑥气道分泌物多，咳嗽和吞咽反射明显减弱或消失；⑦严重并发症（心力衰竭、休克、脓毒症、代谢紊乱等）。

4. 原发病处理　多种疾病均可引起急性呼吸衰竭，在解决呼吸衰竭本身造成危害的前提下，针对不同的病因采取适当的治疗措施十分必要。治疗原发病，避免增加机体耗氧的因素，是防治急性呼吸衰竭的根本。

（三）中医辨证论治

急性呼吸衰竭为临床的急、重证，病情变化快，中医多以实证为主，或虚实夹杂，亦可演变为"喘脱"危候，需明辨虚实，分证论治。

1. 风寒闭肺证

证候：喘咳气急，胸满憋闷，痰多稀白，或兼有头痛、身痛，恶寒，或有发热，口不渴，无汗，舌质淡红，苔薄白而滑，脉浮紧。

治法：宣肺散寒。

代表方：麻黄汤。

2. 痰热壅肺证

证候：喘促气急，胸膈满闷，张口抬肩，不能平卧，咯黄黏痰。或发热，或痰中带血，大便秘结，口干欲饮，舌质红，舌苔黄，脉滑数。

治法：清热肃肺，化痰平喘。

代表方：麻杏石甘汤合清气化痰丸。

3. 腑实气逆证

证候：发热不恶寒，痰涎壅盛，喘促不宁，腹满便秘，小便短赤，舌红苔黄燥，脉滑数或沉滑数，右寸脉实大。

治法：通腑降逆。

代表方：宣白承气汤。

4. 肺气郁闭证

证候：突然发作气促喘憋，鼻翼煽动，口唇青紫，但喉中痰声不著，或有胸闷胸痛，咽中如窒，舌红，苔薄，脉弦。

治法：开郁降气平喘。

代表方：五磨饮子。

5. 痰迷心窍证

证候：嗜睡，甚至昏迷，气促痰鸣，痰涎清稀，舌暗苔白腻，脉细滑。

治法：涤痰开窍。

代表方：导痰汤。

6. 心肾阳虚证

证候：喘促气短，动则喘甚，喘不能卧，浮肿，腰以下为甚，按之凹陷，心悸心慌，尿少肢冷，颜面晦暗，口唇发绀，舌质淡胖或紫暗，苔白滑腻，脉沉涩无力。

治法：温通心肾，泻肺平喘。

代表方：真武汤。

7. 元阳欲脱证

证候：神志昏迷，面唇青紫，气息微弱，汗出如油，四肢厥冷。舌质淡胖，脉微欲绝。

治法：回阳救逆。

代表方：人参四逆汤。

（张忠德　李　芳）

第四节　脓　毒　症

脓毒症（sepsis）是由感染失控引起的宿主反应导致的危及生命的器官功能障碍。脓毒症并不依赖致病菌和毒素的存在而进展变化，病情严重程度取决于机体的反应性，其反应机制一旦启动就遵循自身规律发展。脓毒症在西方国家的发病率为 2.5‰，并且在近 20 年里每年以 10% 的速度递增。脓毒症患者的在院病死率也高达 20%～50%。2002 年 10 月，欧洲危重病协会（European Society of Intensive Care Medicine，ESICM）、美国危重病医学会（Society of Critical Care Medicine，SCCM）和国际脓毒症论坛提出了《巴塞罗那宣言》，共同呼吁采取措施，争取在 5 年内将脓毒症的病死率降低 25%，《拯救严重脓毒症与感染性休克治疗指南》也分别于 2004 年、2008 年、2012 年和 2016 年四度更新，但至今脓毒症仍是临床上病死率较高的危重疾病。

按脓毒症严重程度可分为脓毒症和脓毒性休克。脓毒性休克（septic shock）是脓毒症的一个子集，是合并了严重的循环和细胞代谢障碍的脓毒症。脓毒症休克以伴有组织灌注不良为主要特征，可出现乳酸中毒、少尿或精神状态等急性改变，尽管经过充分的液体复苏仍存在持续的低血压，并需要使用血管活性药物维持平均动脉压 65mmHg 以上，血乳酸 2mmol/L 以上。

对于脓毒症，中医古代文献中并无此病记载。但脓毒症早期以外感热病为特征，中医古籍《素问·热论》云："今夫热病者，皆伤寒之类也"；《难经·五十八难》言："伤寒有五：有中风，有伤寒，有湿温，有温病，有热病"；汉代张仲景创"六经辨证"，著《伤寒论》，有："太阳病，发热而渴，不恶寒者，为温病"。清代叶天士创"卫气营血辨证"，著《温热论》曰："温邪上受，首先犯肺，逆传心包。肺主气属卫；心主血属营。辨营卫气血虽与伤寒同，若论治法，则与伤寒大异也"。脓毒症见脏腑功能失调及脏器损伤，《素问·玉机真脏论》云："急虚身中卒至，五脏绝闭，脉道不通，气不往来，譬于坠溺，不可为期"；《伤寒论》言："太阳病不解，热结膀胱，其人如狂，血自下，下者愈。其外不解者，尚未可攻，当先解其外。外已解，但少腹急结者，乃可攻之，宜桃核承气汤"，"少阴病，八九日，一身手足尽热者，以热在膀胱，必便血也"，"伤寒脉结代，心动悸，炙甘草汤主之"。脓毒性休克则以厥脱为主要表现，《伤寒论》云："凡厥者，阴阳气不相顺接，便为厥。厥者，手足逆冷是也"，"伤寒六七日，脉微，手足厥冷，烦躁，灸厥阴，厥不还者，死"，"伤寒发热，下利厥逆，躁不得卧者死"，"大汗出，热不去，内拘急，四肢疼，又下利厥逆而恶寒者，四逆汤主之"。故本病可归属于中医学"伤寒""温病"的范畴，参其而诊治之。

一、病因病理

（一）中医病因病机

1. 脓毒症的发生病因　不外乎外因（邪毒侵入）和内因（正气不足）。

（1）外因：外感六淫、戾气、虫兽、金刃、毒物等侵袭机体，正邪交争，耗伤正气，邪毒壅滞，气机逆乱，脏腑功能失调。

（2）内因：正气暴虚，抗邪无力，邪毒阻滞，气机逆乱，脏腑受损。

2. 脓毒症的基本病机　是正虚毒损，毒热、瘀血、痰浊壅滞脉络，气机逆乱，脏腑受损。其发生主要责之于正气不足，邪毒尤盛，内侵化热，毒热炽盛，耗气伤阴；正气暴虚，毒邪内蕴，内陷营血，络脉气血营卫运行不畅，导致毒热、瘀血、痰浊内阻，壅滞脉络，进而各脏器受邪而损伤，引发本病。

（1）热盛腑实：外感热邪，火热内盛，耗伤阴液，腑气不通，轻者面赤烦渴，胁满腹胀，便秘溲黄，重者可生痈疽疮痛，热入营血，斑疹肌衄。

（2）邪毒内陷：风、寒、暑、湿、燥、火均可致病，或化火伤阴，或湿热蕴结，或疫毒之气，性猛速变内侵营血，内陷心包。

（3）正气暴虚：素体亏虚，劳损过度、久病致虚、误治失治、药毒损伤正气等均是产生脓毒症的病变基础。

（4）痰瘀壅滞：正气不足，脾气亏虚，以致水湿积聚成痰；正气亏虚，无以推动血行，血行不畅，血瘀内停，痰瘀内阻，发为本病。

（二）西医病因病理

正常情况下当微生物入侵人体，机体免疫防御系统会作出迅速而恰当的反应，然而，当免疫防御能力缺陷、反应过高或过低，都可以通过内源性致炎物质导致脓毒血症的发生和发展。脓毒症最常见的致病菌是革兰氏阴性杆菌、凝固酶阴性葡萄球菌、金黄色葡萄球菌、肠球菌及真菌。肠源性感染可能是内源性感染的重要来源。脓毒症的生理病理机制复杂，目前尚未完全阐明，认为与如下过程相关：

1. 肠道细菌 / 毒素移位　20 世纪 80 年代以来，人们已发现肠道作为机体最大的细菌及毒素贮存库可能是原因不明感染的"起源地"。当机体应激反应过度或失调时，寄生于肠道内的微生物及其毒素，越过肠黏膜屏障大量侵入正常情况下为无菌的肠道以外的组织，如肠壁浆膜、肠系膜淋巴结、门静脉以及其他远处器官，这一过程称为肠道细菌移位，其结果可能引发肠源性感染，并且触发全身炎性反应综合征（systemic inflammatory response syndrome，SIRS），甚至多器官功能障碍综合征（multiple organ dysfunction syndrome，MODS）。肠道作为诱发脓毒症的主要感染源之一，肠道菌群的微生态改变可能发挥了关键作用。革兰氏阳性菌、真菌、病毒和寄生虫病原体的成分也通过激活其他相应的 Toll 样受体（Toll-like receptors，TLRs）触发一系列级联反应，释放 TNF-α 和其他细胞因子。目前认为，TLR 是机体天然性免疫反应的重要环节，激活后所释放的细胞因子在机体抗病、修复和愈合中起重要作用。

2. 炎症平衡失调与免疫麻痹　炎症与细菌感染密切相关，正常情况下是一种保护性防御过程。机体首先产生 SIRS，继而发生代偿性抗炎反应综合征（compensatory antiinflammatory response syndrome，CARS）。宿主对脓毒症的反应往往是 SIRS 与 CARS 并存，即经典的炎症和抗炎反应，与获得性免疫反应基因表达的改变同时出现，因此又有学者提出混合性拮抗反应综合征（mixed antagonistic response syndrome，MARS）的概念。当循环血中出现大量失控的炎症介质时，这些炎症介质会构成了一个具有交叉作用、相互影响的复杂网络，而且在各种介质间存在广泛的"交叉对话（cross talking）"。因此当 CARS 与 SIRS 并存，如彼此间的作用相互加强，则最终形成对机体损伤更强的免疫失衡。此时机体表现出的是一种极为复杂的免疫功能紊乱状态，一方面机体可表现为以促炎细胞因子过度释放为代表的失控炎症反应状态；另一

笔记

55

方面机体同时呈现以吞噬杀菌活性减弱、抗原呈递功能受抑的抗感染免疫防御能力降低。

脓毒症状态下机体的固有免疫和细胞免疫的功能都会受到很大影响。固有免疫功能下降主要表现在单核巨噬细胞功能封闭、中性粒细胞杀菌活性下降、补体系统抑制和树突状细胞凋亡。细胞免疫功能障碍主要表现在 T 淋巴细胞克隆无反应性、主要发挥负向调节作用的成熟 T 细胞亚群 Treg 细胞功能强化、淋巴细胞的凋亡加速、CD_4^+T 淋巴细胞激活障碍和抗原呈递细胞抗原呈递能力下降。结果造成脓毒症时 T 淋巴细胞和 B 淋巴细胞的缺失明显,大部分患者死于长期的低免疫状态期,即免疫麻痹。其诊断标准为:HLA-DR 表达明显减少($<30\%$),抗原提呈能力下降,产生促炎细胞因子的能力明显下降。

3. 凝血功能障碍　脓毒症时凝血功能障碍的主要机制可以概括为三个方面,即促凝血途径的异常调控、生理性抗凝机制受损和纤溶系统的功能抑制。

促凝血途径的异常调控主要表现在脓毒症时凝血途径可被大量的组织因子、LPS、肽聚糖、趋化因子、促炎因子等多种促凝物质迅速激活,造成凝血系统功能异常。脓毒症的内皮细胞受损是凝血功能障碍的主要原因之一,它在增强凝血系统功能的同时削弱了抗凝系统功能。在生理条件下,内皮细胞表面可以表达抗凝途径所需的各种成分,如凝血酶调节蛋白(thrombomodulin,TM)、血管内皮细胞蛋白 C 受体(endothelial protein C receptor,EPCR)、蛋白 S、组织因子途径抑制剂(tissue factor pathway inhibitor,TFPI)和类肝素蛋白多糖的硫酸乙酰肝素等。脓毒症时内皮细胞成为病原体和大量炎症因子的攻击靶点,造成内皮细胞功能受损。同时,炎性细胞因子还能下调内皮细胞蛋白 S 的分泌和 EPCR 的表达来削弱蛋白 C 系统的功能,从而削弱蛋白 C 的抗凝作用和对内皮的保护作用。纤溶系统抑制是脓毒症时较为有特征性的改变。脓毒症时内皮细胞会产生大量的纤溶酶原激活物抑制物 -1(plasminogen activator inhibitor-1,PAI-1),尽管 t-PA 水平也会增高,但 t-PA 和 PAI-1 的变化的综合效果一定是抗纤维蛋白溶解的功能为主。脓毒症时,凝血酶能激活凝血酶活化的纤溶抑制物(thrombin-activatable fibrinolysis inhibitor,TAFI)来抑制纤溶酶的生成。TAFI 也是脓毒症时参与纤溶抑制的重要因子。

4. 基因多态性　脓毒症是环境因素、机体因素和遗传因素共同作用的多基因疾病。临床观察表明,在遭受相同程度的打击后,有的患者炎症反应容易失控而发展到脓毒症甚至 MODS,而有些人群甚至遭受更大的损伤却不发生脓毒症,采取同样的治疗措施,在不同的脓毒症人群可以出现截然不同的结果。受到同一致病菌感染的不同个体的临床表现和预后截然不同,提示基因多态性等遗传因素也是影响人体对应激打击易感性与耐受性、临床表现多样性及药物治疗反应差异性的重要因素。

二、临床表现

(一)症状要点

1. 寒战,发热,高热或低热。

2. 心悸,呼吸急促或困难。

3. 头痛、头晕,甚则意识模糊或烦躁,恶心、呕吐、腹胀,少尿或无尿。

4. 面色苍白或潮红,出冷汗。

（二）查体要点

1. 体温 >38℃或 <36℃，可出现高热，达 40～41℃。

2. 神志淡漠或烦躁、谵妄，甚则昏迷。

3. 呼吸急促或困难，频率 >20 次 /min。

4. 心率 >90 次 /min，脉搏细速，血压下降。

5. 腹部叩诊高度鼓音，肠鸣音减少，肝脾肿大，严重者出现黄疸或皮下出血瘀斑等。

6. 毛细血管再充盈时间延长 >2 秒或皮肤出现花斑。

（三）理化检查

除常规的血尿常规、急诊生化、肝肾功能、凝血功能指标、心肌酶谱、心电图、胸片、B 超等检查外，脓毒症的诊断治疗涉及以下指标：

1. 病原微生物检测　血液、尿液、脑脊液、支气管分泌物培养是脓毒症感染诊断最确定的方法。

2. 血清降钙素原（procalcitonin，PCT）和 C 反应蛋白（C-reaction protein，CRP）　CRP 为感染的急性时相反应蛋白，作为非特异性炎症标志物被广泛应用。PCT 是脓毒症感染的重要标志物，与细菌感染有较好的相关性，但它不能提供确定性诊断。

3. 血乳酸水平检测　脓毒症时，组织缺氧使乳酸生成增加。在常规的血流动力学监测指标改变之前，组织低灌注和缺氧就已经存在，乳酸水平已经升高，研究表明血乳酸持续升高和急性生理与慢性健康评分（acute physiology and chronic health evaluation，APACHE）密切相关，当脓毒性休克血乳酸 >4mmol/L，病死率高达 80%，因此乳酸可作为评价疾病严重程度和预后的指标之一。但是仅以血乳酸浓度尚不能充分反映组织的氧合情况，如在肝功能不全的患者，血乳酸明显升高。动态检测血乳酸浓度变化或计算乳酸清除率对于疾病预后的评价更有价值。

4. 中心静脉压和肺动脉楔压　中心静脉压（central venous pressure，CVP）和肺动脉楔压（pulmonary arterial wedge pressure，PAWP）分别反映右心室舒张末压和左心室舒张末压，都是反映前负荷的压力指标。一般认为 CVP 8～12mmHg、PAWP 12～15mmHg 作为脓毒性休克的治疗目标；因此，中心静脉导管应在严重感染诊断确立时尽早放置，而肺动脉漂浮导管的应用则需谨慎考虑。

5. 中心静脉血氧饱和度和混合静脉血氧饱和度　中心静脉血氧饱和度（central venous oxygen saturation，$ScvO_2$）是早期液体复苏重要的监测指标之一，混合静脉血氧饱和度（venous oxygen saturation，SvO_2）反映组织器官摄取氧的状态。在脓毒性休克早期，全身组织灌注就已经发生改变，即使血压、心率、尿量和 CVP 处于正常范围，此时可能已经出现了 SvO_2 的降低，提示 SvO_2 能较早地反映病情变化。一般情况下 SvO_2 的范围在 60%～80%，在脓毒症和脓毒性休克患者，SvO_2 <70% 提示病死率显著增加。临床上，SvO_2 降低常见的原因包括心排血量的减少、血红蛋白氧结合力降低、贫血和组织氧耗的增加。

6. 组织氧代谢　胃肠道血流低灌注导致黏膜细胞缺血缺氧，H^+ 释放增加与 CO_2 聚积，消化道黏膜 pH 值（pHi）是目前反映胃肠组织细胞氧合状态的主要指标，研究表明，严重创伤者 24 小时连续监测 pHi，pHi >7.30 的患者存活率明显高于 pHi <7.30，当 pHi <7.30 持续 24 小时，病死率高达 85%。随着对休克患者局部氧代谢的研究，舌

下 PCO_2 与 pHi 存在很好的相关性，并且可以在床旁直接观察和动态监测，成为了解局部组织灌注水平的新指标。

三、诊断思路

脓毒症的定义和诊断标准经历过三次更新，分别是 1991 年、2001 年和 2016 年。2016 年美国重症医学会公布的脓毒症的最新定义和诊断标准比较符合临床实际，更方便脓毒症的早期发现和干预。

脓毒症最新诊断标准认为，脓毒症与普通感染的区别在于存在异常的或失控宿主反应及器官功能障碍。序贯性器官功能衰竭评估（sequential organ failure assessment，SOFA）评分量表是目前全世界运用最广、精度最高的量表之一。如有因感染而导致 SOFA 评分增加≥2，即可诊断脓毒症（表 3-3），在院死亡率也会增加 10% 以上。

表 3-3 全身性感染相关性器官功能衰竭评分标准（SOFA）

系统	1	2	3	4
呼吸系统				
PaO_2/FiO_2（mmHg）	<400	<300	<200（机械通气）	<100（机械通气）
凝血系统				
血小板（10^9/L）	<150	<100	<50	<20
肝脏				
胆红素（μmol/L）	21～32	34～101	103～209	>210
循环系统				
低血压	MAP<70mmHg	多巴胺≤5μg/（kgmin）或多巴酚丁胺（无论剂量）	多巴胺>5μg/（kg·min）或肾上腺素≤0.1μg/（kg·min）或去甲肾上腺素≤0.1μg/（kg·min）	多巴胺>15μg/（kg·min）或肾上腺素>0.1μg/（kg·min）或去甲肾上腺素>0.1μg/（kg·min）
中枢神经系统				
格拉斯哥昏迷评分	13～14	10～12	6～9	<6
肾脏				
肌酐（μmol/L）或尿量（ml/d）	106～168	177～301	309～433 或 <500	<442 或 <200

然而 SOFA 量表中许多指标是需要化验的。哪些指标是最容易体现疑似感染患者的不良预后呢？大数据分析发现：收缩压（SBP）≤100mmHg、呼吸频率≥22 次/min、意识改变，这 3 个数据被称为 qSOFA（quick SOFA）。当患者疑似感染，并存在 qSOFA 评分≥2，即需考虑脓毒症，并进行 SOFA 评分。诊断流程参照图 3-3。qSOFA 虽然精准度上不及 SOFA，但 qSOFA 可以快速评估那些疑似感染患者有脓毒症的可能，能够提醒临床医务人员哪些患者需要进一步的监护，从而及时干预。

此外，经过大数据分析发现，当脓毒症患者需要使用血管药物药物将平均动脉压（MAP）维持在 65mmHg 以上时，若血乳酸水平正常，其死亡率为 30% 左右；若血乳酸

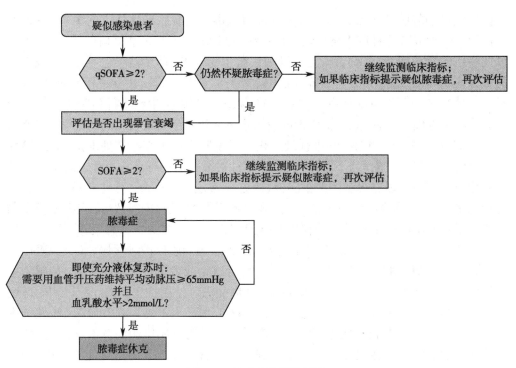

图 3-3 脓毒症诊断流程图

水平 >2mmol/L 时,其死亡率可达到 42%。而只发生脓毒症的患者的死亡率仅 8%~12%。于是脓毒症患者在充分液体复苏的基础上,仍需使用血管升压药才能使 MAP 维持在 65mmHg 以上,并且血乳酸水平 >2mmol/L,即可诊断脓毒症休克。

四、治疗

参考 2016 年美国重症学会颁布的《拯救严重脓毒症与感染性休克治疗指南》、2014 年中华医学会重症分会颁布的《中国严重脓毒症 / 脓毒性休克治疗指南》和 2011 年的《脓毒症中西医结合诊疗指南》,从中西医结合医学的角度对脓毒症的最新治疗进展做一介绍。

(一)脓毒症的西医治疗

1. 早期复苏　脓毒症以及脓毒性休克是医疗急症,应尽早开始治疗及液体复苏。对脓毒症诱导的低灌注,可以在开始的 3 小时内,给予至少 30ml/kg 的晶体液。在完成初始液体复苏后,需要反复进行血流动力学评估以指导是否需要继续液体复苏。如果常规临床检查无法得出明确的诊断,可以进行床旁超声或有创血流动力学评估,判断休克的类型。在有条件的情况下,尽量采用动态指标预测液体反应性。对于脓毒性休克需要血管活性药物维持血压的患者,平均动脉压的初始目标应为 65mmHg。对于乳酸水平升高,提示组织低灌注的患者,我们建议进行乳酸指导性复苏,并将乳酸恢复正常水平。

2. 抗微生物治疗　在不会显著延迟启动抗生素治疗的前提下,对于怀疑脓毒症或者脓毒性休克的患者,在使用抗生素之前,应根据患者病情对血液、脑脊液、尿液、伤口、呼吸道分泌物等标本进行微生物培养。在识别脓毒症或者脓毒性休克后 1 小时内尽快启动静脉抗生素使用。对于表现为脓毒症或者脓毒性休克的患者,可以经验性使用一种或者几种广谱抗生素进行治疗,以期覆盖所有可能的病原体(包括细菌以及潜在的真菌或者病毒)。一旦可以确认微生物,同时药敏结果已经明确,或充分的临床症状体征改善,需要将经验性抗生素治疗转化为窄谱抗生素进行针对性用药。对于无感染源的严重炎症状态,不推荐持续系统性使用抗生素进行预防感染。在脓毒症或者脓毒性休克患者中,抗生素的使用剂量应该基于目前公认的药效学 / 药代动力学原则以及每种药物的特性进行最优化。对于脓毒性休克早期处理,建议经验性联合使用至少两种抗生素(不同的抗菌等级)针对最可能的细菌病原体。对于大多数菌血症或脓毒症非休克患者的严重感染,不建议常规使用联合方案进行持续的治疗。对于脓毒性休克,初始启动了联合治疗,临床症状好转或感染缓解后,应根据微生物培养结果及时降阶梯治疗并停止使用联合治疗。对于大多数严重感染相关脓毒症以及脓毒性休克,一般抗生素治疗疗程为 7~10 天。但当临床改善缓慢、感染源难以控制、金黄色葡萄球菌相关菌血症、真菌以及病毒感染或者免疫缺陷的患者,抗感染疗程可以延长。PCT 水平可以用于指导缩短脓毒症患者使用抗生素的疗程。初始怀疑脓毒症但是之后感染证据不足的患者,如果 PCT 水平也不高,可以暂停经验性抗生素治疗。脓毒症或者脓毒性休克的患者都需要尽早明确感染源的解剖学诊断,任何能够控制感染源的干预措施都需尽早实施。当血管内植入设备是可能的感染源时,在建立其他血管通路的前提下,尽早迅速拔除可疑感染源。

3. 液体治疗和血管活性药物的使用　脓毒症以及脓毒性休克患者进行早期液体复苏以及后续液体治疗时,应首选晶体液。当需要晶体液量较大时,可额外使用白蛋白。需要使用血管活性药物时,去甲肾上腺素应作为首先。应用去甲肾上腺素时,同时可以加用血管加压素(最大剂量 0.03U/min)或者肾上腺素以达到目标 MAP,或者加用血管加压素(最大剂量 0.03U/min)以降低去甲肾上腺素的剂量。在经过充分的液体负荷以及使用血管活性药物之后,仍然存在持续的低灌注,可以使用多巴酚丁胺。所有需要血管活性药物的患者,应尽快动脉置管进行连续性血压测定。如果充分的液体复苏以及血管活性药物治疗后,仍无法达到血流动力学稳定,可以建议静脉使用氢化可的松,剂量为每天 200mg。

当患者血红蛋白降至 <7g/dl 时,需要进行红细胞的输注。但要排除以下可以解释低血红蛋白的原因,例如心肌缺血、严重低氧血症,或者急性出血。对于没有出血或者侵入性操作时,不建议使用新鲜冰冻血浆纠正凝血功能。对于血小板计数 <10×10^9/L 同时无明显出血征象,或者 <20×10^9/L 同时患者存在出血高风险,建议预防性进行血小板输注。对于活动性出血、外科手术或者侵入性操作,血小板计数需要达到 ≥50×10^9/L。

4. 机械通气　推荐对脓毒症诱发急性呼吸窘迫综合征(acute respiratory distress syndrome, ARDS)患者进行机械通气时设定小潮气量(6ml/kg)。建议测量 ARDS 患者的机械通气平台压,平台压的初始上限设定为 30cmH$_2$O 以达到肺保护的目的。对脓毒症诱发 ARDS 的患者应使用 PEEP 防止肺泡塌陷。建议对脓毒症诱发的中重度 ARDS 患者使用俯卧位通气,尤其适用于 PaO2/FiO$_2$ <100mmHg 患者。建议对脓毒症诱发的轻度 ARDS 试用无创通气(non-invasiv ventilation, NIV)。高频振荡通气不能改善脓毒症 ARDS 患者病死率。建议无组织低灌注证据的情况下,对脓毒症所致的

ARDS 使用限制性液体策略。建议在脓毒症患者使用机械通气时，使用程序化镇静。建议脓毒症所致严重 ARDS 可早期短疗程（≤48 小时）应用神经肌肉阻滞剂。

5. 营养支持治疗　脓毒症 / 脓毒性休克复苏后血流动力学稳定者尽早开始营养支持（48 小时内），首选肠内营养（enteral nutrition，EN）。小剂量血管活性药物不是使用早期 EN 的禁忌证。存在营养风险的脓毒症患者，早期营养支持应避免过度喂养，以 83.68～104.60kJ/kg（20～25kcal/kg）为目标。对有营养风险的脓毒症患者，接受 EN 3～5 天仍不能达到 50% 目标量，建议添加补充性肠外营养（parenteral nutrition，PN）。对脓毒性休克患者不推荐使用谷氨酰胺；应用含鱼油的脂肪乳剂能缩短脓毒症合并 ARDS 患者机械通气时间和 ICU 住院时间，但对降低病死率并无影响。伴有高血糖（连续 2 次血糖 >10mmol/L（>180mg/dl））的脓毒症患者，应控制血糖≤10mmol/L（≤180mg/dl），并建议采用规范化（程序化）血糖管理方案。建议脓毒症 / 脓毒性休克患者每 1～2 小时监测一次血糖，直至血糖和胰岛素用量稳定后可每 4 小时监测一次。

（二）脓毒症的中医治疗

脓毒症属于中医学"外感热病""脱证""血证""暴喘""神昏"和"脏竭证"等范畴。其发生主要由于身体正气不足，外邪入侵，入里化热，耗气伤阴；正气虚弱，毒邪内陷，络脉气血运行不畅，导致毒热、瘀血、痰浊内阻，瘀阻脉络，进而令各脏器受邪而损伤。脓毒症治疗的要旨是在脓毒症初期阶段截断其病势，防止向脓毒症休克方向发展，这与《黄帝内经》提出的"治未病"理论不谋而合。我国从 20 世纪 70 年代起，就出现了以王今达教授为代表的中西医结合学者，通过大量的临床研究，提出了对严重感染应采用"细菌 - 毒素 - 炎性介质"并治的学说，总结了脓毒症治疗的"三证三法"：毒热证用清热解毒法、血瘀证用活血化瘀法、急性虚证用扶正固本法。其中热证又分热邪之轻重、病位之浅深、病势之缓急，并结合具体脏腑进行分型治疗；瘀证分病情轻重、虚证分阴虚阳虚分别予以不同治疗。

1. 热证

（1）邪毒袭肺

证候：发热，恶风，无汗，周身酸楚，气短乏力，喘促，口渴，咽干，舌边尖红、苔薄黄，脉数有力，小便黄赤。

治法：清热解毒，宣肺通络，以截断病势。

方药：普济消毒饮加减。

（2）热毒炽盛

证候：高热，大汗出，大渴饮冷，咽痛，头痛，喘息气粗，小便短赤，大便秘结，舌质红绛、苔黄燥，脉沉数或沉伏。

治法：清热凉血，泻火解毒。

方药：清瘟败毒饮合凉膈散加减。

（3）阳明经热

证候：壮热面赤，烦渴引饮，汗出恶热，脉洪大有力，或滑数。

治法：清热生津。

方药：白虎汤加减。

（4）热结肠腑

证候：脘腹痞满，腹痛拒按，腹胀如鼓，按之硬，大便不通，频转矢气，甚或潮热谵语,舌苔黄燥起刺,或焦黑燥裂,脉沉实。

治法:通腑泄热,保阴存津。

方药:大承气汤加减。

（5）热入营血

证候:气促喘憋,发绀,发热以夜晚尤甚,喘促烦躁,往往伴有意识障碍症状,口干,汗出,气短无力,斑疹隐隐,舌质红绛、苔薄,脉细数。

治法:清营解毒,益气养阴。

方药:清营汤合生脉散加减。

（6）热入心包

证候:高热烦躁,神昏谵语,口渴唇焦,尿赤便秘,舌红、苔黄垢腻,脉滑数。

治法:清热凉血解毒,开窍醒神。

方药:清营汤合安宫牛黄丸（紫雪丹或至宝丹）加减。

（7）血热动风

证候:高热不退,烦闷躁扰,手足抽搐,发为痉厥,甚则神昏,舌质绛而干、或舌焦起刺,脉弦而细数。

治法:凉肝息风,增液舒筋。

方药:羚角钩藤汤。

（8）热盛迫血

证候:昏狂谵语,斑色紫黑,善忘如狂,胸中烦痛,自觉腹满,吐血、衄血、溲血、大便色黑易解,舌绛起刺。

治法:清热解毒,凉血散瘀。

方药:犀角地黄汤加减（犀角现以水牛角代）。

2. 瘀证

（1）瘀毒内阻

证候:高热,或神昏,疼痛状如针刺刀割,痛处固定不移,常在夜间加重,肿块,舌质紫暗或有瘀斑,脉涩或沉迟或沉弦。

治法:活血化瘀。

方药:血府逐瘀汤加减。

（2）邪毒内蕴,败血损络

证候:神昏谵语,意识障碍或淡漠,胸闷喘促,心胸刺痛,咳嗽气逆,腹痛,胁肋胀痛,泄泻或黄疸,小便短赤,涩痛不畅甚或癃闭,皮肤四肢瘀紫,表浅静脉萎陷,发热或有红斑结节,肢体麻木、疼痛,活动不利,甚则瘫痪。

治法:清热解毒,活血化瘀,益气养阴,通阳活络。

方药:清瘟败毒散加减。

3. 虚证

（1）气阴耗竭（邪盛亡阴）

证候:呼吸气促,身热骤降,烦躁不宁,颧红,汗出,口干不欲饮,舌红、少苔,脉细数无力。

治法:生脉养阴,益气固脱。

方药:生脉散或独参汤。

（2）阳气暴脱（邪盛亡阳）

证候：喘急，神昏，大汗淋漓，四肢厥冷，舌淡苔白，脉微欲绝。

治法：回阳救逆。

方药：参附汤（参附注射液）。

（3）脏腑虚衰，阴阳俱虚

证候：脓毒症后期出现动则乏力气短，腰膝酸软，肢体畏冷，脉虚细无力。

治法：补阳益阴，阴阳双补。

方药：十全大补汤加减。

（宋景春）

第五节　多器官功能障碍综合征

多器官功能障碍综合征（multiple organ dysfunction syndrome，MODS）是指机体遭受严重创伤、感染、休克、心肺复苏等损伤后同时或序贯发生两个或两个以上系统、器官功能障碍或衰竭，是危重病患者的重要死亡原因。MODS 既不是一种独立的疾病，也不是单一脏器功能损害的演变过程，而是一种涉及多个器官、系统功能损害的复杂的临床病理生理过程而产生的综合征。MODS 在概念上应注意以下几点：原发的致病因素是急性的，继发的受损器官远离原发损害的部位；从原发损害到发生MODS，往往间隔一定时间（一般 >24 小时，可为数天），常呈序贯性器官受累，受损器官原来的功能基本正常，一旦阻断其发病机制，功能障碍是可逆的；在临床表现上，各器官功能障碍的严重程度不同步，有的器官已呈现完全衰竭（如无尿性肾衰），有的器官则可为临床不明显的"化学性"衰竭（如血转氨酶升高）。MODS 的病死率很高，并随衰竭器官的数目增加而增高。累及 1 个器官者的病死率为 30%，累及 2 个器官者的病死率为 50%～60%，累及 3 个器官以上者的病死率为 72%～100%。病死率还与患者的年龄、病因和基础疾病等因素有关。

中医学无 MODS 的病名，但有与 MODS 相关的脏腑功能损害或衰竭的记载，如"喘促""关格""虚劳""厥证""脱证"等，中医认为本病是素体亏虚，又感受外邪，邪毒直中、逆传或脏腑间乘侮而致的一个或几个脏腑序贯损伤，引致脏腑气阴耗竭，气血逆乱，阴阳离决的一类病证。

一、病因病理

（一）中医病因病机

1. 病因

（1）邪毒侵袭：六淫邪气、疫毒、创伤（包括外伤、烧伤或烫伤、大手术）侵袭机体致病。

（2）痰饮瘀血：人体内的病理产物痰浊、瘀血、水饮皆可阻滞脉络，气血逆乱，导致脏腑功能失调而致病。

（3）正气素虚：机体素虚，易感外邪，邪毒侵袭，正不胜邪而致病。

2. 病机

（1）热毒炽盛：感受邪毒，正邪交争剧烈，故热势鸱张，发为火毒，耗伤气机，消灼津液，耗血动血，损伤脏腑，扰乱神明。

（2）腑气闭塞：热毒炽盛，伤津耗气，热移大肠，传导失司，瘅热焦渴，燥屎内结，见阳明腑实、气机闭阻之证。

（3）毒瘀互结：热毒内炽耗伤阴血，血热煎涸，则凝泣迟滞；或热盛伤络，迫血妄行，致使络破血溢脉外为瘀，终致毒瘀互结，营卫气血津液输布贯通失司，脏腑功能紊乱。

（4）真脏受损：热毒耗气伤阴，瘀血阻滞脏腑经络，阴阳俱损，导致阳脱阴竭，阴阳离决，气道闭塞不通，神机受阻，十二官相危，真脏受损，形乃大伤，致生化欲息，精、气、神败伤，危及生命。

（二）西医病因病理

1．病因和诱因

（1）严重脓毒症或脓毒性休克：MODS 病例中 70% 由全身性感染引起，急腹症所致的脏器坏死或感染、腹腔内感染是引起多器官功能障碍综合征的主要原因。

（2）各种原因引起的休克、心搏骤停、复苏不完全或延迟复苏，吸入性肺炎及急性肺损伤，各种原因引起的低氧血症，妊娠中毒症等。

（3）大面积烧伤、严重的组织创伤（多发伤、多处骨折）、大手术、坏死性胰腺炎、局部或全身缺血再灌注损伤等。在休克或感染情况下，肠道黏膜灌注不足和缺氧性损伤，减弱了肠道屏障功能，导致细菌及毒素移位，形成"肠源性感染"，也是多器官功能障碍综合征发生的原因。

（4）其他：如大量快速输血、输液、凝血功能障碍等。有的患者可能存在一些潜在的易发因素，如高龄、免疫功能低下、营养不良、慢性疾病及器官储备功能低下等。归咎起来，是以严重创伤与感染为主要因素。

2．临床分型

（1）原发性 MODS（单相速发型，rapid single phase）：指由原始病因直接引起两个以上器官功能障碍的 MODS。例如，患者在休克复苏后 12～36 小时内发生呼吸衰竭，继之发生肝、肾或凝血等器官或系统的功能障碍，病变的进程只有一个时相，故又称其为单相速发型 MODS。临床常见类型有急性呼吸窘迫综合征 + 急性肾衰竭、急性呼吸窘迫综合征 + 急性肾衰竭 + 急性心力衰竭、弥散性血管内凝血 + 急性呼吸窘迫综合征 + 急性肾衰竭。是由原始病因直接作用的结果，故出现早，全身炎症反应显著而快速。速发型的发生多由于原发病为急症、重症。发病 24 小时内因器官衰竭死亡者不作为 MODS，归于复苏失败。

（2）继发性 MODS（双相迟发型，delayed two phase）：患者在原始病因作用后，经治疗病情得到缓解，并相对稳定，但在数天后继发严重感染，即遭受"第二次打击（double hit）"，在此基础上发生 MODS。发病过程有两个时相，故又称为双相迟发型 MODS。临床上典型的 MODS 多属此型。

3．病理机制　其发病机制主要有以下几种学说。

（1）炎症失控学说：机体受到创伤、心肺复苏、急性中毒等非感染因素作用或各种急性炎症刺激，均可发生系统炎症反应综合征，当出现过度系统炎症反应、促炎 - 抗炎失衡时即表现为失控炎症反应过程，失控的过度炎症反应被认为是多器官功能障碍综合征的前奏。刺激物、炎症细胞、炎症介质、靶细胞和效应器等参与了炎症失控反应的过程。

（2）缺血 - 再灌注损伤学说：心肺复苏、休克等非感染因素使全身各系统器官的组织细胞首先经历了缺血缺氧的过程，复苏后微循环又经历了再灌注的过程。缺血再灌注过程中氧自由基损伤、细胞氧代谢障碍、内皮细胞损伤、白细胞浸润等都是多器官功能障碍综合征发病的基本环节。

（3）肠道细菌、毒素移位学说：创伤、休克、心肺复苏、手术等应激源破坏了肠黏膜屏障功能，容易出现肠壁通透性升高，肠道内的常居菌和毒素向腹膜腔、门静脉或淋巴结移位，致使炎症扩散，炎症反应持续进展，导致多器官功能障碍综合征病理过程。但预防肠道屏障破坏并不能防止所有多器官功能障碍综合征发生。肠道是不是多器官功能障碍综合征始动器官还有待于证明。

（4）二次打击和瀑布效应学说：创伤、休克、心肺复苏等为首次打击，激活炎症细胞，释放有限的炎症介质，原发病恶化或发生感染等新的致病因素形成第二次打击，炎症和应激反应放大，形成"级联反应"和"瀑布效应"，细胞损伤和功能障碍逐渐加重。

（5）微血栓学说：脓毒症、心肺复苏、休克、急性中毒等病理状态下的毛细血管内皮细胞弥漫性损伤，光滑的内膜变得粗糙，血小板在其活化因子和黏附因子作用下极易黏附在损伤粗糙的毛细血管内皮细胞上，其他凝血因子如凝血酶原、纤维蛋白原等和红细胞、白细胞一起参与黏附过程，从而形成微血栓。这种弥漫性微血栓形成也就是 DIC 的病理过程。

（6）免疫失控学说、基因多态性学说等：这些学说中的任何一种都难以对所有病因引发的多器官功能障碍综合征做出完整的令人满意的解释。虽然不同病因引发多器官功能障碍综合征的发病机制及病理生理环节不同，但都可以引起各系统器官的组织细胞弥漫性损伤和代谢紊乱。

二、临床资料

（一）病史与症状要点

1. 发病特点　起病急骤，典型病例在出现高热、神昏、心动过速、呼吸困难、尿量减少等临床表现后，很快进入休克、低氧血症、高分解代谢等状态。

2. 病因或诱因　全身性或严重感染、严重创伤、大手术、挤压综合征、心搏骤停复苏后、急性重症胰腺炎、大量失血等致病因素。

3. 慢性基础性疾病　患者如果有慢性基础性疾病，在遭受急性损伤后更易发生多器官功能障碍综合征。常见的慢性基础性疾病包括冠心病、肝硬化、尿毒症、慢性阻塞性肺疾病、糖尿病等慢性器官病变。应用糖皮质激素，放、化疗，恶性肿瘤和营养不良导致免疫功能低下的疾病，亦使患者易发生多器官功能障碍综合征。

（二）查体要点

1. 生命体征　密切注意患者体温、脉搏、血压、心率、心律、外周血氧饱和度等重要生命体征的变化。

2. 神经系统　意识状态的变化，时间和地点定向力，对疼痛刺激的反应能力。

3. 呼吸系统　注意呼吸频率的变化，呼吸音增强或减弱、两侧是否对称，是否有病理性呼吸音。

4. 循环系统　注意心率的快慢，心律是否匀齐，心音的强弱，是否有心脏杂音以及心脏杂音的变化。

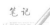

5. 消化道 注意腹部膨胀情况，是否有压痛、反跳痛，肠鸣音次数。

6. 血液系统 注意皮肤黏膜出血点或紫癜，是否有胃肠道、眼底、尿道、脑等重要脏器出血。

7. 泌尿系统 注意尿量的变化，是否出现少尿或无尿，特别关注每小时的尿量。

8. 皮肤四肢 周身皮肤色泽及四肢末梢温度及肿胀程度。

（三）理化检查要点

反复、动态检测血常规、CRP、肝肾功能、血糖、电解质、血气分析、心肌酶、心肌坏死标志物、BNP、胸片、超声检查等，是诊断 MODS、观察疗效和评估预后的重要手段。

三、诊断思路

（一）危险性评估

1. 采用国际通用的由 Marshall 提出的多器官功能障碍综合征危重度评分（MODS计分标准），以 0～4 分进行评分（表 3-4）评价 MODS 的严重程度，若≥3 分，则该器官发生明显的功能障碍。为描述全身性炎症相关的器官功能衰竭的特征，1994 年 ESICM（european society of intensive care medicine）的学者们在巴黎提出了全身性炎症相关多器官功能衰竭危重度评分标准（sepsis-related organ failure assessment，SOFA）（表 3-3）。

表 3-4 MODS 评分表

器官系统	判定标准					评分
	0	1	2	3	4	
呼吸（PaO_2/FiO_2）	>300	226～300	151～225	76～150	≤75	
肾脏（Cr umol/L）	≤100	101～200	201～350	351～500	>500	
心血管（PAR＝HR×CVP/MAP）	≤10.1	10.1～15.0	15.1～20.0	20.1～30.0	>30.0	
血小板计数（×10^9）	>120	81～120	51～80	21～50	≤20	
神经系统评分（格拉斯哥昏迷量表计分）	15	13～14	10～12	7～9	≤6	
总分						

2. 每一个 MODS 患者都有多个脏器受累，但受累脏器病情的严重程度不可能完全一致，通过 Marshall、SOFA 计分辨别各脏器仅是功能受损，还是衰竭早期或衰竭期。

3. MODS 临床表现复杂多样，个体差异较大，与所受累脏器的多少、病情进展速度及严重程度有关，MODS 的分数与病死率呈显著正相关。通过每天做 MODS 评分，可对 MODS 的严重程度及动态变化进行客观评估，指导 MODS 的预后判断。

（二）诊断流程

1. 判断发生 MODS 的高危因素 包括多种外科危重疾病如严重感染、创伤、大面积烧伤、复杂大手术后、重症胰腺炎、晚期绞窄性肠梗阻、急性化脓性胆管炎、心跳呼吸骤停后复苏等，特别是有较长阶段低血压和休克经历的患者，当出现呼吸加快、心率加速和血压偏低、意识模糊、尿量减少时，不应笼统地视为病情危重，应考虑到发生 MODS 的可能。

2. 根据理化检查结果及症状体征评估各脏器功能 动态观察 SIRS 向 MODS 演变的过程，掌握器官功能的变化趋势：结合患者急性生理和慢性健康评估Ⅱ（acute

physiological and chronic health estimation Ⅱ，APACHE Ⅱ）显示的危重评分，当出现一个或一个以上器官功能障碍的迹象，实验室检查发现反映各该器官的功能的正常值降低时，即考虑已存在 MODS 的可能，应加强动态观察，早期发现，及时处理。

3．2 个或 2 个以上器官的序贯功能障碍存在 MODS 的可能　MODS 的特点是多个器官同时或先后发生功能障碍，因此，发现某一器官或系统有明显功能障碍时，即应考虑到病理生理连续反应的可能性，注意观察其他器官的功能变化。

（三）鉴别诊断

1．与器官功能障碍所致相邻器官并发症鉴别，如肝性脑病、肺性脑病、肝肾综合征等。

2．与多种病因作用分别导致多个器官功能障碍鉴别。

3．与恶性肿瘤、系统性红斑狼疮等全身性疾病终末期多器官功能受累鉴别。

（四）西医诊断

2015 年重修多器官功能障碍综合征病情分期诊断及严重程度评分标准（表 3-5）。诊断 MODS 时，特别需要注意的是 MODS 区别于其他器官衰竭的临床特点：①有严重的感染或其他重大创伤、休克、复苏等基础病因；② MODS 患者发病前器官功能良好；③衰竭的器官往往不是原发因素直接损伤的器官；④从最初打击到远隔器官功能障碍，常有几天的间隔；⑤ MODS 病情发展迅速，一般抗休克、抗感染及支持治疗难以奏效，病死率高；⑥除非到终末期，在一个急性致病因素的作用下引发的 MODS 过程，器官功能障碍和病理损害都是可逆的，治愈后器官功能可望恢复到病前状态，不遗留并发症，不复发。

表 3-5　多器官功能障碍综合征诊断标准

受累器官	诊断依据	评分
外周循环	无血容量不足；MAP≥70mmHg；尿量 >60ml/h	0
	无血容量不足；60mmHg≤MAP<70mmHg；尿量 ≈40ml/h；正常 <LAC≤3.0mmol/L	1
	无血容量不足；50mmHg≤MAP<60mmHg；20ml/h≤尿量 <40ml/h，肢端冷或暖；无意识障碍、LAC 3.1～6.0mmol/L	2
	无血容量不足；MAP<50mmHg；尿量 <20ml/h；LAC>6.0mmol/L 肢端湿冷或暖；多有意识恍惚	3
心	无心动过速，无心律失常，心功能正常，无血容量不足；MAP<50mmHg；尿量 <20ml/h；肢端湿冷或暖；多有意识恍惚	0
	心动过速；心肌酶正常；BNP>正常	1
	心动过速；心肌酶异常（LDH、AST、CK-MB 增高）；BNP>500ng/L	2
	室性心动过速；室颤等严重心律失常（LDH、AST、CK-MB 增高明显）；明显心功能不全，BNP>1 000ng/L	3
肺 [a]	呼吸频率正常；PaO_2/FiO_2≥350mmHg	0
	呼吸频率 20～25 次 /min；300mmHg<PaO_2/FiO_2<350mmHg	1
	呼吸频率 >28 次 /min；$PaCO_2$<35mmHg；200mmHg<PaO_2/FiO_2≤300mmHg；胸片示肺野有渗出改变	2
	呼吸频率 >28 次 /min；$PaCO_2$>45mmHg；PaO_2/FiO_2≤200mmHg；胸片示肺泡实变加重	3

续表

受累器官	诊断依据	评分
肾[b]	无血容量不足；尿量>60ml/h；尿钠、SCr 正常	0
	无血容量不足；尿量41～60ml/h；尿钠20～30mmol/L、SCr 正常	1
	无血容量不足；尿量20～40ml/h；尿钠20～30mmol/L、正常<SCr<176.8µmol/L	2
	无血容量不足；无尿或少尿（<20ml/h 持续6h 以上）；尿钠>40mmol/L、SCr≥176.8µmol/L	3
肝[c]	ALT 正常；血清 TBil<17.1µmol/L	0
	ALT≥正常值2倍；血清 TBil 17.1～34.2µmol/L	1
	ALT>正常值2倍以上；血清 TBil>34.2µmol/L	2
	肝性脑病或血清 TBil>102.0µmol/L	3
胃肠道	无腹部胀气；肠鸣音正常	0
	腹部胀气；肠鸣音减弱	1
	高度腹部胀气；肠鸣音近于消失，腹内压升高	2
	麻痹性肠梗阻；应激性溃疡出血；非结石性急性胆囊炎；急性胰腺炎（具备上述一项即可确诊）	3
凝血功能[d]	PLT≥100×10⁹/L；纤维蛋白原正常；PT 及 TT 正常	0
	PLT<100×10⁹/L；纤维蛋白原正常；PT 及 TT 正常	1
	PLT<100×10⁹/L；纤维蛋白原正常；PT 及 TT 较正常值延长≥3s；D- 二聚体≥正常值2倍；全身性出血不明显	2
	PLT<50×10⁹/L；纤维蛋白原<2.0g/L；PT 及 TT 较正常值延长>3s；D- 二聚体≥正常值4倍；全身性出血表现明显	3
脑[e]	意识正常（GCS 评分15分）	0
	兴奋及嗜睡；语言呼唤能睁眼；能交谈；有定向障碍；能听从指令（GCS 评分13～14分）	1
	疼痛刺激能睁眼；不能交谈；语无伦次；疼痛刺激有屈曲或伸展反应（GCS 评分10～12分）	2
	对语言无反应；对疼痛刺激无反应（GCS 评分≤9分）	3
代谢	血糖、血钠正常；pH 值7.35～7.45	0
	血糖<3.9mmol/L 或>5.6mmol/L；血钠<135mmol/L 或>145mmol/L；pH 值<7.35 或>7.45，正常<血乳酸≤3.0mmol/L	1
	血糖<3.5mmol/L 或>6.5mmol/L；血钠<130mmol/L 或>150mmol/L；pH 值<7.20 或>7.50，血乳酸3.1～6.0mmol/L	2
	血糖<2.5mmol/L 或>7.5mmol/L；血钠<125mmol/L 或>155mmol/L；pH 值<7.10 或>7.55，LAC>6.0mmol/L	3

注：MAP 为平均动脉压，LAC 血乳酸，BNP 为 B 型钠尿肽，LDH 为乳酸脱氢酶，AST 为天冬氨酸转氨酶，CK-MB 为肌酸激酶同工酶，PaO₂/FiO₂ 为氧合指数，PaCO₂ 为动脉血二氧化碳分压，SCr 为血肌酐，ALT 为丙氨酸转氨酶，TBil 为总胆红素，PLT 为血小板计数，PT 为凝血酶原时间，TT 为凝血酶时间，GCS 为格拉斯哥昏迷评分；a 代表 PaO₂/FiO₂ 为诊断及评分主要依据，b 代表 SCr 为诊断及评分主要依据，c 代表血清 TBil 为诊断及评分主要依据，d 代表血小板联合任意一项化验指标即可评分（以血小板动态变化下降意义更大），e 代表 GCS 评分为诊断及评分主要依据

四、治疗

（一）急救处理

1. 西医急救处理

（1）祛除病因：积极抗感染治疗；对于休克患者尽快施行液体复苏，必要时用血管活性药物，维持有效循环血量。

（2）器官支持：评估动脉血气分析氧合情况，考虑气管插管，行机械通气。除循环呼吸支持外，还要进行胃肠道保护、肝脏支持、肾脏支持、脑保护等，降低病死率。

2. 中医急救处理　中医药在抑制过度炎症反应、促进免疫平衡、调节脏器功能等多方面具有特点，将西医治疗与中医个体化辨证施治有机结合，采用多种实施方式如鼻饲、灌肠、中成药注射液、药物穴位注射、针灸等，实现作用互补。

（1）热毒炽盛者选用醒脑静注射液、清开灵注射液、热毒宁注射液、痰热清注射液等静脉滴注。

（2）瘀血内阻者选用血必净注射液、丹参注射液、疏血通注射液等静脉滴注。

（3）气阴耗竭者选用生脉注射液、参麦注射液静脉滴注。

（4）阳气暴脱者参附注射液静脉滴注回阳固脱。

（5）内闭外脱神昏者选用安宫牛黄丸。

（二）西医治疗

MODS 早期的病理生理过程是可逆的，一旦发生 MODS，病死率仍然很高。目前以支持治疗为主，尚缺乏特异性的治疗方法。以祛除病因，器官支持，预防 MODS 作为理想的防治目标。

1. 循环功能支持　维持重要脏器的有效灌注以确保其功能，包括液体复苏、血管活性药物、改善微循环药物应用等。

2. 呼吸功能支持　目的是维持正常的通气和氧合，纠正缺氧和 CO_2 潴留，减少分流及死腔通气。药物治疗包括应用呼吸兴奋剂、降低肺动脉压和肺楔压、平喘、解痉、化痰等。器械及手术治疗包括机械通气、胸腔闭式引流、纤维支气管镜灌洗等。

肺是多器官功能障碍综合征最常累及的脏器，急性呼吸窘迫综合征（ARDS）是最常见且最严重的后果，目前治疗除祛除病因外，主要原则有：①限制性液体管理策略，保持血浆胶体渗透压于正常水平、液体负平衡；②有创机械通气仍是 ARDS 呼吸支持的主要手段，早期在严密监护下可试行无创通气；③肺保护性通气策略已被证实可降低 ARDS 患者病死率，其核心为控制气道平台压 $<30cmH_2O$，并非必须予以小潮气量，允许一定程度高碳酸血症（$PaCO_2$ 在 $80\sim100mmHg$，pH 值 >7.20）的存在，高颅压是允许性高碳酸血症的禁忌；④肺保护性通气策略不利于塌陷肺泡复张，且 PEEP 维持肺泡复张的效应亦依赖于吸气期肺泡的膨胀程度，故需结合肺开放策略，其目的为促进塌陷肺泡的复张、改善氧合，具体实施包括肺复张手法（recruitment maneuver, RM）、俯卧位通气、保留自主呼吸等；⑤基于 ARDS 肺部病变的不均一性，确定并应用最佳 PEEP 以保持大多数肺泡开放同时又避免过度膨胀，其确定方法较多仍存在争论，目前认为高分辨 CT 法最为准确，部分呼吸机已具备动态监测肺顺应性、肺容积功能，有助于肺复张及最佳 PEEP 的评估；⑥高频振荡通气技术、液体通气技术；⑦NO 吸入；⑧避免呼吸机相关肺炎，半卧位，持续声门下吸引；⑨血液净化及体外循环氧合技术（extra corporeal membrane oxygenation，ECMO）；⑩药物治疗：如肺泡表面活性物质吸入、糖皮质激素、前列腺素 E_1、环氧化酶抑制剂等。

3. 心脏功能支持　MODS 时多种炎症介质有抑制心肌收缩力、降低冠状动脉血流的作用，同时因持续性高代谢，心脏需维持较高输出量，可出现收缩或舒张功能不全及心肌损害，心功能支持十分重要，主要药物治疗有扩冠、减轻心脏前后负荷、改善心肌营养代谢、控制心律失常、正性肌力药等，器械及手术治疗有主动脉球囊反搏（IABP）、起搏及介入治疗等。

4. 肝脏功能支持　肝脏具有合成、代谢、免疫等多种功能，故 MODS 累及肝脏时表现多样，支持治疗的主要目的是调整各种功能紊乱，清除体内异常代谢产物，保护受损肝细胞。药物治疗包括促进肝细胞修复及再生、改善肝细胞代谢、降低胆红素、拮抗内分泌激素、补充肝源性凝血因子、恢复氨基酸平衡。机械及生物医学治疗方法有生物型和非生物型人工肝，非生物型人工肝（MARS、Prometheus 等）同时具备分离、吸附、透析的功能，使用白蛋白为透析载体，能清除脂溶性、水溶性及与白蛋白结合的大、中、小分子量的毒素，可部分替代肝脏功能。

5. 胃肠道功能支持　胃肠道是体内最大的细菌库、MODS 的启动器官之一，其受累主要表现为腹胀或腹泻、消化道出血、肠麻痹、肠道菌群失调等。支持治疗的目的是维持胃肠道正常结构及功能以进行营养支持、避免菌群移位，包括使用黏膜保护剂、抑酸剂、选择性肠道去污剂（SDD）、胃肠道动力药、止血等。

6. 脑保护　MODS 累及脑主要见于心肺复苏后、感染中毒性脑病等，脑保护治疗的目的为确保有效脑灌注、保护血 - 脑脊液屏障、阻断缺血 - 再灌注损伤、改善微循环及脑细胞代谢、促进脑细胞功能恢复。具体措施包括亚低温治疗，自由基清除剂、抗凝、扩容、脱水、溶栓、促醒、改善脑代谢等药物的应用，防治并发症如癫痫。

7. 血液系统支持　包括纠正凝血及抗凝机制紊乱，补充造血原料、各种血液成分，促进血细胞释放等治疗。

8. 肾功能支持　目的为清除体内蓄积的有害代谢产物，维持水、电解质、酸碱平衡，主要治疗方式为血液净化，方式有血液透析、腹膜透析、结肠透析、血液透析滤过、血液滤过及连续性血液净化（continuous blood purification，CBP）治疗等。

9. 维持内环境稳定　内环境稳定是机体维持正常生理功能的基本条件。MODS 普遍存在不同程度的内环境紊乱，内环境紊乱既是 MODS 引发的不良后果，又是 MODS 持续进展的原因之一。监护并维持内环境稳定，能延迟病情恶化，为进一步治疗提供机会。包括：①维持正常胶体渗透压、晶体渗透压，监测渗透压间隙；②保持水、电解质、酸碱平衡；③保持供氧与耗氧平衡；④凝血与抗凝血平衡；⑤神经内分泌平衡；⑥肠道菌群平衡；⑦免疫功能平衡、炎症与抗炎反应平衡。

10. 营养支持及免疫治疗　MODS 进行营养支持治疗的目的，除供给能量与营养底物、改善负氮平衡、维持组织器官结构与功能外，还通过添加某些特殊营养素的药理作用实现纠正异常代谢方式，调节免疫功能，增强机体抗病能力，从而影响疾病的发展与转归的目的，即免疫营养作用。这些营养物质包括：谷氨酰胺、精氨酸、含硫氨基酸、甘氨酸、色氨酸、ω-3 多不饱和脂肪酸、核苷酸、抗氧化维生素、微量元素（锌、硒）等。应在血流动力学稳定，无严重内环境紊乱及脏器功能衰竭的情况下尽早开始营养支持，如无禁忌证，以肠内营养途径为主，制订个体化方案，监测患者营养状态及相关不良反应,应及时干预。

11. **以 ICU 为主导的 MODS 治疗体系** 以 ICU 为主导的治疗体系具备多种优势:①在 ICU 医师的负责下,由相关科室组成多学科综合治疗小组,制订并随时调整治疗方案,突出治疗的整体性、连续性;②提供整体全方位有创/无创监护、即时影像学及实验室检查等,便于判断病情变化;③随时进行生命体征及脏器功能支持;④进行营养支持并监测患者营养状态;⑤提供治疗所需各种通道,如:动脉置管、深静脉置管、Swan-Ganz 导管、空肠营养管等;⑥便于随时床旁进行微创、内镜甚至手术等治疗;⑦减少院内感染。

12. **整体化护理** 整体化护理作为一种护理行为指导思想,强调以患者为中心,把患者看作一个整体,从生理、心理、社会、文化、精神等各个方面全面考虑患者问题,开展护理工作;同时把护理制度、护理管理、服务质量、护士素质等看作一个整体,全面加以考虑和提高。

（三）中医辨证论治

分清标本虚实,辨脏腑病位。早期正盛邪盛,当以清热泻火,通腑解毒,活血化瘀为治则。脏真受损,正气亏虚当以宣肺平喘,健脾益气,养阴回阳固脱为主。

1. **热毒炽盛**

证候:发热、呼吸急促,烦躁或神志昏愦,口干欲冷饮,汗出而热不减,舌红,舌苔黄,脉洪大。夹湿热则见身热不扬,热势缠绵,舌红,舌苔黄腻,口不渴,不思饮。伤阴则舌红绛、干枯少津、少苔或无苔,口干思饮,骨蒸盗汗。

治法:清热泻火解毒。

代表方:清瘟败毒饮。

2. **瘀血阻滞**

证候:疼痛固定,势如针刺、口唇发绀,皮肤见瘀点、瘀斑,舌质紫暗,脉细涩。

治法:活血化瘀。

代表方:血府逐瘀汤。

3. **腑气不通**

证候:腹胀,纳呆,嗳气,肠鸣音减弱或消失,无自主排便、排气。甚则燥屎内结,脘腹痞满,腹痛拒按,日晡潮热。舌苔黄燥起刺或焦黑,脉沉实。

治法:理气通腑或峻下热结。

代表方:六磨汤或大承气汤。

4. **阳气欲脱**

证候:烦躁或神志恍惚,甚则不省人事。四末不温或厥冷(肢端湿冷),皮肤见瘀斑青紫,脉细数或脉微欲绝。

治法:回阳救逆。

代表方:四逆汤。

5. **脏真受损**

（1）心脉受损

1）心火亢盛

证候:心悸不安,上冲咽喉,心动欲脱,躁扰不宁,头晕目眩,面赤口苦,手足心热,舌质红,少苔或无苔,脉滑数兼结代。

治法：清心降火。

代表方：黄连解毒汤合朱砂安神丸。

2）心阳不振

证候：心悸不安，胸闷气短，动则尤甚，形寒肢冷，面色苍白，舌淡苔白，脉象虚弱或沉细无力。

治法：温补心阳，安神定悸。

代表方：桂枝甘草龙骨牡蛎汤合参附汤。

3）动血耗血

证候：咯血、呕血、便血或黑便、尿血、鼻衄、齿衄或肌衄。舌淡，脉细数；或舌红，脉滑数。

治法：凉血止血或益气止血。

代表方：犀角地黄汤（现犀角用水牛角代）或补中益气汤。

（2）肺脏受损

1）痰热壅盛

证候：发热，痰多色黄黏稠，不易咯吐，呼吸气促，气息粗涌，胸膈满闷，面赤口苦，舌红，苔黄腻，脉滑数。

治法：清热化痰，泻火解毒。

代表方：凉膈散合清金化痰丸。

2）肺气痹阻

证候：胸闷气促，呼吸不畅，甚则张口抬肩，咳痰不多，口唇爪甲紫暗，舌暗，脉细数涩滞。

治法：宣肺通络。

代表方：苏子降气汤合失笑散。

（3）肝脏受损

湿热内聚

证候：身目俱黄，发热口渴，心中懊侬，腹胀满，口干苦，恶心欲吐，尿少色黄，舌苔黄腻，脉弦数。

治法：清热利湿。

代表方：茵陈蒿汤。

（4）肾脏受损

水饮内停

证候：全身浮肿，按之没指，小便短少或无尿，身体困重，胸闷，时时泛恶，舌淡胖，苔白水滑，脉沉缓。

治法：化气利水。

代表方：五皮散合胃苓汤。

（5）神明受损

1）热陷心营

证候：神昏谵妄，不省人事，躁扰不宁，面赤身热，气粗口臭，苔黄腻，脉弦滑。

治法：息风开窍。

代表方：羚羊角汤灌服安宫牛黄丸。

2）痰蒙神窍

证候：神志昏愦，目合口张，鼻鼾息微、手撒肢冷，冷汗淋漓，二便失禁，肢体软瘫，舌痿，脉细弱或脉微欲绝。

治法：豁痰开窍。

代表方：菖蒲郁金汤灌服苏合香丸。

（方晓磊 刘福生）

学习小结

1. 学习内容

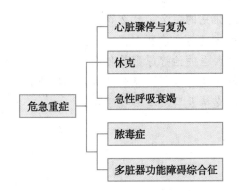

2. 学习方法

本章是涉及心脏骤停与复苏、休克、急性呼吸衰竭、脓毒症和多脏器功能障碍综合征：

（1）理解心脏骤停的概念，了解心脏骤停发生的病因和诱因，熟悉心脏骤停发生的病理生理机制，明确心脏骤停一旦发生必须争分夺秒地实施规范的、有步骤的、程序化的抢救，可以提高抢救的成功率，降低致残率。因此在学习心肺复苏时，牢记基础生命支持和高级生命支持的关键步骤和程序，通过教学观摩、动画演示及模拟人体反复地训练，不仅要打好理论基础，还要掌握心肺复苏的相关技术。

（2）通过理解休克发生的病因、共同的病理机制和临床表现，准确诊断休克和判断休克的具体类型及程度，从而更好地实施正确的处理方法。

（3）掌握急性呼吸衰竭的病因、病理机制；根据临床表现、实验室检查，判断是否存在急性呼吸衰竭，并进行分类；判断急性呼吸衰竭的严重程度，采取正确的急救及治疗措施。

（4）掌握脓毒症和脓毒症休克的定义西医病理生理机制，脓毒症的诊断标准和治疗原则，中医的病因病机、辨证分型和治疗方法，能够准确诊断和处理脓毒症。

（5）MODS 是严重脓毒症的延续，MODS 是机体对抗外邪入侵后所发生的过度免疫反应的后果，是正邪双方斗争的结果。理解 MODS 的概念和发病机制，掌握 MODS 的诊断思路及急救原则。在学习该病时，一定要从临床实际出发，认识到 MODS 是可以预防的，防微杜渐，未病先防，采用中西医结合的方法综合治疗以提高救治的成功率。

复习思考题

1. 心肺复苏的黄金时刻是多少？生命链的内容是什么？

2. 如何判断心脏骤停？心肺复苏的有效指征是什么？

3. 基础生命支持包括哪些？

4. 肾上腺素的药理作用是什么？在 CPR 中如何使用？

5. 各型休克发生的基本病理机制是什么？

6. 试述休克的分型、休克的急救处理及各型休克的治疗。

7. 休克的中医急救方法有哪些？

8. 急性呼吸衰竭发生的四个病理机制是什么？

9. 试述急性呼吸衰竭的分型、急救处理方案。

10. 急性呼吸衰竭的中医辨证分型有哪些？

11. 脓毒症和脓毒症休克的定义是什么？

12. 脓毒症和脓毒症休克怎么诊断？

13. 脓毒症的中医和西医的治疗原则是什么？

14. 试述多器官功能障碍综合征的概念及其发病特点。

15. 目前多器官功能支持及监测有哪些手段？

第四章

急 性 发 热

学习目的

发热是临床最常见的急症之一,通过对本章的的学习,明确急性发热的常见病因、诊治思路及急救处理,为以发热为主症的各类疾病的诊治奠定基础。

学习要点

发热的概念、急救原则,高热的急救措施,伴见高热的常见危重疾病的急救。

由于致热源的作用或各种原因使体温调节中枢的功能障碍,体温调定点上移而引起的调节性体温升高(高于正常 0.5℃),称为发热。可见于各种全身性或局部性感染以及许多非感染性疾病(如肿瘤、结缔组织疾病等),是急诊最常见的症状。热程在 2 周以内的发热称为急性发热。

正常人体温保持在一定的范围内,腋下温度为 36～37℃,口腔温度为 36.2～37.2℃,直肠温度为 36.5～37.7℃。正常体温在不同个体之间略有差异,且受机体内、外因素的影响会稍有波动。昼夜之间下午体温较早晨稍高;剧烈运动、劳动、进餐后体温略升高,但一般波动范围不超过 1℃;女性月经前期及妊娠期体温略高于正常;高温环境中,体温略升高;老年人因代谢率偏低,体温略低。

中医认为发热是指体温高出正常标准,或体温正常而患者自觉全身或局部(如手心、足心)发热,分为外感发热、内伤发热两类。外感发热,因感受六淫之邪及疫疠之气所致,多为实证;内伤发热,多由饮食劳倦或七情变化,导致阴阳失调,气血虚衰所致,多为虚证。

一、病因病理

(一)中医病因病机

1. 病因

(1)外感发热

1)外感六淫:由于气候反常,或人体调摄不慎,风、寒、暑、湿、燥、火乘虚侵袭人体而发为外感热病。六淫可以单独致病,亦可以两种以上病邪兼夹致病,如风寒、风热、湿热、风湿热等。

2)感受疫毒:疫毒又称戾气、异气,为一种特殊的病邪,致病力强,具有较强的季节性和传染性。疫疠之毒,其性猛烈,一旦感受疫毒,则起病急骤,传变迅速,卫表症状短暂,较快出现高热。

(2)内伤发热:与劳倦、饮食、情志、瘀血、痰湿及脏腑阴阳气血亏虚或脏腑功能失常诸因素有关。可分为肝经郁热、瘀血阻滞、内湿停聚、中气不足、血虚失养、阴精亏虚、阳气虚衰七种。

2.病机

(1)外感发热:为卒感六淫邪毒、疫疠之气,客于肌腠,外邪入侵,人体正气与之相搏,正邪交争于体内,则引起脏腑气机紊乱,阴阳失调,阳气亢奋,或热、毒充斥于人体,发生阳气偏盛的病理性改变,即所谓"阳胜则热"的病机。外感发热病变,病机以阳胜为主,进一步发展则化火伤阴,亦可因壮火食气而气阴两伤,若病势由气入营入血,或疫毒直陷营血,则会发生神昏、出血等危急变证。

(2)内伤发热:可归纳为虚、实两类。由肝经郁热、瘀血阻滞及内湿停聚所致者属实,其基本病机为气、血、痰、湿等郁结壅遏化热、阳热有余而引起发热;由中气不足、血虚失养、阴精亏虚及阳气虚衰所致者属虚,此类发热均由阴阳失衡所导致,或为阴血不足,阴不配阳,水不济火,阳气亢盛而发热;或因阳气虚衰,阴火内生,阳气外浮而发热。

(二)西医病因病理

1.发热机制 正常人的体温受体温调节中枢所控制,并通过神经、体液因素使产热和散热过程呈动态平衡,保持体温在相对稳定的范围之内。由于各种原因导致体温调定点(温阈)上升;或体温调节中枢直接受损;或产热增加或散热减少时,则出现发热。

(1)致热源性发热:包括外源性和内源性两大类。

1)外源性致热源:种类甚多,包括各种微生物病原体及其产物、炎性渗出物及无菌性坏死组织、某些类固醇物质、抗原-抗体复合物等。外源性致热源多为大分子物质,不能通过血脑屏障直接作用于体温调节中枢,而是通过激活血液中的中性粒细胞、嗜酸性粒细胞和单核吞噬细胞系统,使其产生并释放内源性致热源,进而引起发热。

2)内源性致热源:又称白细胞致热源,主要包括白细胞介素-1(IL-1)、肿瘤坏死因子(TNF)、干扰素(IFN)等,其分子量小,可通过血脑屏障,直接作用于体温调节中枢,引起发热中枢调节介质的释放,使体温调定点上升,从而引起发热。

(2)非致热源性发热:常见于颅脑外伤、出血、炎症、癫痫持续状态、甲状腺功能亢进症、广泛性皮肤病、心力衰竭等。多种因素导致体温调节中枢功能障碍或产热过多、散热不足而引起发热。

2.发热的病因及分类 发热的病因很多,临床上常分为感染性和非感染性两大类,以感染性发热多见。

(1)感染性发热:各种病原体如细菌、病毒、支原体、衣原体、立克次体、螺旋体、真菌、寄生虫等引起的感染均可出现发热。

(2)非感染性发热:见表4-1。

(3)不明原因发热(fever of unknown origin,FUO):包含3个要点:①发热时间持续≥3周;②体温多次>38.3℃;③经≥1周完整的病史询问、体格检查和常规实验室检查后仍不能确诊。不明原因发热的病因诊断是一个世界性难题,多与感染、恶性肿瘤、自身免疫性疾病等有关,有近10%的FUO病例始终不能明确病因。

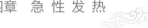

表 4-1 非感染性发热常见病因

病因	临床意义	特点
吸收热	由于组织细胞坏死、组织蛋白分解及组织坏死产物的吸收，导致的无菌性炎症，引起发热	—
抗原 - 抗体反应	风湿热、血清热、药物热、结缔组织病等	—
内分泌与代谢疾病	甲状腺功能亢进、重度脱水等	—
皮肤散热减少	广泛性皮炎、鱼鳞病及慢性心力衰竭等	多为低热
体温调节中枢功能异常	物理性、化学性和机械性因素直接损害体温调节中枢	高热无汗
自主神经功能紊乱	原发性低热、感染后低热、夏季低热、生理性低热	多为低热

二、临床资料

（一）病史、症状要点

1. 病史

（1）起病方式及首发症状：急性感染性疾病起病多较急，常有受凉、疲劳、外伤或进食不洁食物等病史，若发热前有明显寒战者，多数为化脓性细菌感染或疟疾；而一般非感染性发热，以及结核、伤寒、立克次体和病毒感染引起的发热多无寒战。

（2）诊疗经过：是否曾进行治疗，以及曾服用过的药物及疗效。

（3）既往史：既往有无类似情况发生，是否有可能引起发热的疾病存在。询问家人或周围的人有无相似的症状或发热，有无传染病接触史、疫水接触史，是否曾到过传染病疫区，以及既往手术史、输血史、冶游史等。

2. 伴随症状

（1）伴鼻塞、流涕、咽痛、咳嗽等，若一般情况良好，多为上呼吸道感染；若有胸痛、咳铁锈色痰以及呼吸困难者，多为下呼吸道感染，如肺炎。

（2）伴头痛、恶心呕吐、昏迷、惊厥或脑膜刺激征等神经系统症状，病变部位可能位于中枢神经系统。但儿童易发高热惊厥，不一定有严重脑部病变。

（3）伴腰痛、膀胱刺激征、脓尿、血尿、脊肋角叩痛等，提示有泌尿系统病变。

（4）伴有关节痛或关节炎症状者，应考虑风湿热等结缔组织病。

（5）伴有恶心、呕吐、腹痛、腹泻者，应考虑急性胃肠道炎症。

（6）伴黄疸、右上腹疼痛者，应考虑肝胆系统感染。

（7）伴出血：发热伴皮肤黏膜出血可见于重症感染、某些急性传染病及某些血液病，如流行性出血热、病毒性肝炎、急性白血病、重症再生障碍性贫血等。

（8）伴有皮疹：每位急性发热的患者，应注意是否伴有皮疹。

（二）查体要点

1. 面容　注意发现特征性面容，如无欲状面容（伤寒）、酒醉状面容（流行性出血热）、蝶形红斑（系统性红斑狼疮）、口围苍白（猩红热）等。口唇疱疹常见于大叶性肺炎、疟疾、大肠杆菌败血症等。

2. 咽喉　见扁桃体肿大、化脓者考虑细菌感染；若其上有乳白色或灰白色假膜，常怀疑白喉。

3. 神志　出现意识障碍、昏迷等需考虑中枢神经系统感染（流行性乙型脑炎、流行性脑脊髓膜炎）、中暑、脑外伤、脑出血、巴比妥类药物中毒等。

4. 特征性皮疹　如伤寒的玫瑰疹，流行性出血热的搔抓状出血点。

5. 淋巴结　全身性或局限性淋巴结肿大，有时伴压痛与自发痛。

6. 心、肺　发热伴有栓塞、心脏杂音，尤其是原有器质性心脏病患者心脏杂音发生明显改变时，应注意感染性心内膜炎可能；发热伴心包摩擦音或心包积液征，常提示心包炎。如发现肺部实变体征或肺部干、湿啰音，应考虑呼吸道感染。

7. 肝、脾　发热伴肝、脾肿大，黄疸，应考虑造血器官疾病，也可见于急性或慢性传染病、结缔组织病、急性溶血等。

8. 其他　关节红肿热痛、软组织感染等。

9. 长期不明原因的发热　应注意隐蔽部位的病灶，如肝、膈下、盆腔、鼻窦等局部脓肿或肿瘤，如白血病、肺癌等。肝脓肿是引起长期发热的常见原因，查体可有肝区压痛。

（三）理化检查要点

1. 血、尿、粪常规检查　急性化脓性感染引起的发热，白细胞计数及中性粒细胞常明显升高；白细胞总数不高或偏低，提示为某些病毒感染或伤寒病；白细胞分类检查中发现幼稚细胞，可能为白血病；红细胞、血红蛋白、血小板均降低，提示可能为某些严重感染或恶性肿瘤；尿常规镜检红细胞、白细胞较多，尿蛋白增加，提示为泌尿系感染或结核及肿瘤。

2. 血红细胞沉降率　血沉增快，提示为急性感染、结核病、肿瘤或结缔组织病。

3. 血清学检查　如伤寒的肥达试验、斑疹伤寒的外斐反应、钩端螺旋体病的凝集溶解试验、乙脑的补体结合试验、抗核抗体的检查等。

4. 血或骨髓培养　如培养出致病菌，对伤寒、脓毒症、细菌性心内膜炎等疾病的病因诊断有重要的临床意义。应尽可能在抗生素应用之前和畏寒、寒战期间多次抽血做需氧及厌氧菌培养。

5. 影像学检查　X线、CT扫描、磁共振、内镜检查等。

6. 超声　对疑有腹腔占位性病变、肝胆道结石及泌尿系统结石等的患者，可行腹部B超检查；疑有急性渗出性心包炎和感染性心内膜炎者，可行超声心动图检查。

7. 活体组织检查　有助于确定病变性质（感染、结核或肿瘤等）及确定病变部位；骨髓穿刺对诊断血液系统疾病意义重大。

三、诊断思路

很多疾病均可有发热的症状，常见病和多发病是引起临床发热最常见的病因，在检查和诊断时首先应排除此类疾病，再考虑有无传染病和少见病。

（一）危险性评估

1. 发热伴呼吸衰竭、中枢神经系统感染、休克、心功能不全、颅内出血、输血反应、甲亢危象等。

2. 发热伴生命体征不平稳，病情急速发展，并发DIC，出血，心、肝、肾功能不全等。

3. 传染病所致发热，传染性强，如SARS、禽流感、流脑、乙脑等。

（二）诊断流程

1. 询问传染病接触史，结合流行病学特点，判断是传染性或非传染性疾病引起的发热。

2. 感染性发热具有以下特点：①起病急，伴有或无伴寒战。②血象：白细胞计数高于 $1.2 \times 10^9/L$，或低于 $0.5 \times 10^9/L$。③C反应蛋白测定（CRP）：阳性提示有细菌性感染或风湿热，阴性多为病毒感染。④有其他定位症状或体征。⑤中性粒细胞碱性磷酸酶增高，对细菌性感染有指导意义，需除外妊娠癌肿、恶性淋巴瘤。应用激素后可有假阳性。

3. 明确发热原因 病毒、细菌、支原体，衣原体或其他病原菌引起的感染性发热；结缔组织疾病、肿瘤性疾病、代谢性疾病、药物热等导致的肺感染性发热。

4. 原因不明的急性发热，进一步检查明确病因。

（三）鉴别诊断

1. 鉴别感染性或非感染性发热 发热如未发现感染的依据，同时伴有组织损伤及坏死产物、应用特殊生物制剂或药物病史、或存在影响产热、散热及体温调节中枢功能的因素，有免疫系统疾病依据等，应首先考虑非感染性发热。

2. 鉴别是否传染病疾病引起的发热

（1）流行性脑脊髓膜炎：流行性脑脊髓膜炎简称流脑，是由脑膜炎球菌引起的化脓性脑膜炎。主要临床表现为突发高热、剧烈头痛、频繁呕吐、皮肤黏膜瘀点、瘀斑及脑膜刺激征，严重者可有败血症休克和脑实质损害，常可危及生命，部分患者爆发起病，可迅速致死。

（2）流行性出血热：即肾综合征出血热，是由汉坦病毒引起的以鼠类为主要传染源的自然疫源性疾病。以发热、休克、出血和急性肾损害为主要临床特征的急性传染病。本病起病急骤、病程进展快，治疗需依各病期不同特点采用对症处理，危重者伴有腔道大出血、颅内出血、DIC。

（3）流行性乙型脑炎：简称乙脑，由乙型脑炎病毒引起的以脑实质炎症为主要病变的中枢神经系统急性传染病，经蚊虫传播，流行于夏秋季。临床以高热、意识障碍、抽搐、呼吸衰竭及脑膜刺激征、病理反射征阳性为特征。乙脑起病急，病情变化快，病死率较高，应早期抗病毒治疗及综合对症治疗。重点是高热、抽搐、呼吸衰竭的处理，同时防止继发感染等并发症发生。

（四）西医诊断

1. 发热的程度及时间判断病因 低热 37.4～38℃；中等热 38.1～39℃；高热 39.1～41℃；超高热 41℃以上。

临床上，以发热为主诉或唯一症状就诊者，有急性发热、原因不明发热、长期低热、超高热等，其病因特征亦有各异。

（1）急性发热：绝大多数为感染性发热，尤其以呼吸道、泌尿道和消化道感染最常见。在排除上述系统的感染后，应注意某些急性传染性疾病和其他系统的感染。

（2）超高热：系指体温超过 41℃ 的发热，当体温调节中枢功能衰竭时可发生。超高热对人体各组织器官，尤其脑组织损伤严重，引起脑细胞变性，广泛出血，并出现深度昏迷，于数小时内死亡，需要积极抢救。引起超高热的常见原因有中暑或热射病、某些中枢神经系统疾病（如病毒性脑炎、严重脑外伤、脑出血及脑肿瘤等）、输血或输液污染引起的严重热原反应及脓毒症、麻醉药物引起的恶性高热等。

2．热型及临床意义

（1）稽留热：指体温恒定在39～40℃或以上，达数天或数周，24小时内体温波动范围不超过1℃。常见于肺炎链球菌性肺炎、伤寒高热期及斑疹伤寒。

（2）弛张热：又称败血症热、消耗热。体温常在39℃以上，波动幅度大，24小时内波动范围超过2℃，但都在正常水平以上。常见于败血症、风湿热、重症肺结核及化脓性炎症等。

（3）间歇热：体温骤升达高峰后持续数小时，又迅速降至正常水平，无热期（间歇期）可持续1天至数天，如此高热期与无热期反复交替出现。常见于疟疾、急性肾盂肾炎等。

（4）波状热：体温逐渐上升达39℃或以上，数天后又逐渐下降至正常水平，持续数天后又逐渐升高，如此反复多次。常见于布氏杆菌病。

（5）回归热：体温急剧上升至39℃或以上，持续数天后又骤然下降至正常水平。高热期与无热期各持续若干天后规律性交替一次。可见于回归热、霍奇金病周期热等。

（6）双峰热：体温在24小时内出现2次高热波峰，形成双峰。主要见于大肠杆菌败血症、铜绿假单胞菌败血症，以及黑热病、恶性疟等。

（7）不规则热：发热的体温曲线无一定规律，可见于结核病、风湿热、渗出性胸膜炎、支气管肺炎、感染性心内膜炎等。

临床上各种感染性疾病具有不同的热型，在病程进展过程中热型也会发生变化，因此了解热型对于诊断、判断病情，评价疗效和预后均有一定的参考意义。但必须注意，由于抗生素的广泛应用，或因解热药或糖皮质激素的应用，可使某些疾病的特征性热型变得不典型或呈不规则；热型也与个体反应的强弱有关。

四、治疗

（一）急救处理与原则

1．西医急救处理

（1）处理原则：对症支持治疗为主，合并感染者加用抗生素；在发热病因未明确之前，不宜滥用退热药、抗生素和肾上腺皮质激素。无论发热的病因是否明确，无确切激素应用指征时，不可随意应用糖皮质激素类药物。

（2）对症处理：患者出现神志改变、呼吸窘迫等危及生命的症状和体征时，立即实施监护、建立静脉通路、补液及吸氧等，必要时给予呼吸支持治疗。体温低于38.5℃时，一般可不做特殊处理，多喝开水，同时密切注意病情变化，或者应用物理降温方法。遇以下情况需紧急降温处理：体温超过40℃；高热伴惊厥或谵妄；高热伴休克或心功能不全；高热中暑。

1）物理降温：一般可用冷毛巾湿敷额部，每5～10分钟更换1次，或用冰袋置于额、枕后、颈部、腋和腹股沟处降温，或用25%～50%乙醇擦浴，或冰水灌肠、冷盐水洗胃，或将患者置于空调房内（使室温维持27℃左右）。

2）药物降温：视发热程度可采用口服或肌内注射解热镇痛药，如萘普生、安痛定等。治疗时应避免体温波动幅度过大，以免由于体温骤降发生虚脱；高热或超高热患者的体温一般不宜降至37.8℃以下。

3）高热惊厥或谵妄者，可酌情应用镇静剂，如地西泮 10～20mg 肌内注射或缓慢静脉注射，必要时 4 小时再重复 1 次；苯巴比妥钠 0.1～0.2g，钠盐肌内注射，必要时 4～6 小时后重复 1 次。

2．中医急救处理

（1）药物擦浴降温：风寒表热证者，荆芥、薄荷、麻黄、青蒿水煎擦浴；里热证者，石膏、知母、葛根水煎擦浴。

（2）刺血退热：三棱针点刺百会、人中、大椎、风池、少商等穴放血退热。也可取手三里、曲池、合谷、内关、足三里、阳陵泉、三阴交等穴以泻法针刺。

（3）中药注射液退热、醒神：复方柴胡注射液，每次 2～4ml，肌内注射；痰热清注射液 20～40ml 加入 5% 葡萄糖注射液或生理盐水注射液 250～500ml 中静脉滴注；醒脑静注射液 10～20ml 加入 5% 葡萄糖液 250ml 中静脉滴注；血必净注射液 50ml 加入生理盐水注射液 100ml 中静脉滴注，在 30～40 分钟内滴毕，一日 2 次，病情重者一日 3 次。

（二）西医治疗

1．对症治疗　休息；物理降温；药物降温；补充能量，维持水、电解质平衡；必要时可采用胃肠内、外高营养。

2．病因治疗　针对感染与非感染、传染病与非传染病的病因，及时给予合理治疗。

（1）感染性发热

1）抗感染治疗：明确的细菌性感染，若已明确病原菌，根据药敏结果选用抗生素；若病原菌不确定，选择广谱抗生素。对病情严重的疑为感染的患者，可在体液培养和药敏试验结果出来之前即开始经验性抗感染治疗。

2）局部病灶的处理：化脓性病灶不论原发性或迁徙性，均应在使用适当、足量抗生素的基础上及时行穿刺或引流切开；化脓性胸膜炎、关节脓肿等可在穿刺引流后局部注入抗菌药物；胆道及泌尿道感染有梗阻时应考虑手术治疗。

3）常见危重传染病的治疗

①流行性脑脊髓膜炎：流行性脑脊髓膜炎的急救，强调早期诊断，就地住院隔离治疗，积极控制感染，解除中毒症状，改善微循环，纠正酸中毒。

支持、对症治疗：a. 抗休克：补液、纠正酸中毒，解除微循环障碍，山莨菪碱 0.3～1mg/kg，静脉注射；氢化可的松 300～500mg/d，分次静脉滴注，短程；b. 抗 DIC：肝素 0.5～1.0mg/kg，4～6 小时一次，稀释后静脉注射或静脉滴注，输血浆补充凝血因子；c. 降颅压：20% 甘露醇静脉滴注。

病原治疗：尽早、足量应用细菌敏感并能透过血脑屏障的抗菌药物。首选青霉素，成人 800 万 U，每 8 小时一次，儿童 20 万～40 万 U/kg，分 3 次加入 5% 葡萄糖液中静脉滴注，疗程 5～7 天。其他抗菌药有头孢菌素、氯霉素等。

②流行性出血热

发热期：抗病毒，减轻外渗，改善中毒症状和预防 DIC。

低血压休克期：积极补充血容量，纠正酸中毒和改善微循环。

少尿期：稳定机体内环境，促进利尿，导泻，必要时透析治疗。

多尿期：依尿量补液，维持水、电解质平衡，促进肾功能恢复，防止继发感染，忌用有肾毒性的抗菌药物。

③流行性乙型脑炎

一般治疗：隔离患者，防蚊，降高温，昏迷患者保持呼吸道通畅，加强护理，防止肺部感染和褥疮的发生。补足水分和热量，成人每天补液 1 500～2 000ml，儿童每天50～80ml/kg，并酌情补钾，纠正酸中毒。

对症治疗：a. 高热：以物理降温为主，药物降温为辅，同时降低室温。b. 抽搐：去除病因及镇静解痉。因高热所致抽搐者，以降温为主；因脑水肿所致者，应加强脱水治疗，20% 甘露醇静脉滴注；因脑实质病变引起的抽搐，可使用镇静剂，常用地西泮，成人每次 10～20mg，儿童每次 0.1～0.3mg/kg，肌内注射或缓慢静脉注射。c. 呼吸衰竭：根据病因进行相应治疗。中枢性呼吸衰竭时可用呼吸兴奋剂，首选洛贝林；d. 循环衰竭：根据情况补充血容量，必要时应用升压药、强心剂、利尿剂等，并注意维持水电解质平衡。

（2）非感染性发热：如风湿热、系统性红斑狼疮、类风湿关节炎急性期、成人 still 病、急性白血病、淋巴瘤、甲状腺危象、痛风急性发作等除对症处理外，应及时请专科治疗。

3．糖皮质激素的应用　在病因未明时不主张使用激素，诊断为药物热、结缔组织病和炎症性血管疾病时可使用。高热或高热危象经物理降温、药物降温方法仍不能使体温下降，有引起严重后果的可能时，在足量抗生素的基础上，可短期使用糖皮质激素，抑制内生性致热源的产生和释放，抑制免疫反应和炎症反应。

4．并发症的治疗

（1）伴抽搐：因高热所致抽搐者，以降温为主；因脑水肿所致者，应加强脱水治疗，20% 甘露醇静脉滴注；因脑实质病变引起的抽搐，可使用镇静剂，常用地西泮，成人每次 10～20mg，儿童每次 0.1～0.3mg/kg，肌内注射或缓慢静脉注射。

（2）呼吸衰竭：根据病因进行相应治疗。中枢性呼吸衰竭时可用呼吸兴奋剂，首选洛贝林。

（3）循环衰竭：根据情况补充血容量，必要时应用升压药、强心剂、利尿剂等，并注意维持水电解质平衡。

（三）中医辨证论治

急性发热中医诊断要点：抓虚实，别表里，审标本，辨真假，察传变；治疗原则：祛邪，扶正，退热。

1．风寒束表证

证候：恶寒重、发热轻，无汗，头身疼痛，鼻塞，流涕，舌淡，苔薄白，脉浮紧。

治法：辛温解表，宣肺散寒。

代表方：麻黄汤。

2．风热袭表证

证候：发热重、恶寒轻，头痛，面赤，咽痛，咳嗽，口干，舌边尖红，苔薄白，脉浮数。

治法：疏散风热。

代表方：银翘散。

3．湿热内郁证

证候：身热不扬，午后热盛，头痛如裹，身重肢倦，胸脘痞满，口不渴，苔白腻，脉弦细而濡。

治法：宣畅气机，清热利湿。

代表方：三仁汤。

4. 气分热盛证

证候：大热面赤，大汗，大渴，心烦谵语，甚者抽搐，舌质红，苔黄而燥，脉洪大或滑数。

治法：清热生津。

代表方：白虎汤。

5. 气营两燔证

证候：壮热口渴，烦躁或神昏谵语，可兼见胸腹灼手，斑疹隐隐，舌红绛，脉洪数或细数。

治法：清气凉营。

代表方：清瘟败毒饮。

6. 热入营血证

证候：身热夜甚，烦躁或神昏谵语，斑疹隐隐，口渴少饮，舌红绛，脉细数；或身体灼热，躁扰不安，甚或昏狂谵妄，斑疹密布，色深红甚或紫黑，或吐衄便血，舌质深绛，脉数。

治法：清营泄热，凉血散血。

代表方：清营汤或犀角地黄汤（犀角现用水牛角代）。

7. 热极生风证

证候：壮热，手足抽搐，颈项强直。兼见神昏谵语，肢厥，两目上视，牙关紧闭。舌干红绛，脉弦数。

治法：清热凉肝息风。

代表方：羚角钩藤汤。

🐵 **课堂互动**

患儿，男，4岁，1991年12月7日诊。发热、头痛3天，皮肤瘀斑1天，神志不清3小时。伴头痛、咽痛、鼻塞及轻咳、寒战、全身酸痛不适、精神萎靡不振、不思饮食、呕吐胃内容物4次，呈喷射状，同时发现前胸、后背有出血点，并迅速增多、扩大，渐及四肢和头面部，入院前3小时患儿出现神志不清，阵发性躁动。患儿7天前有流脑患者接触史。查体：体温40℃，脉搏130次/min，呼吸34次/min，血压95/65mmHg。急性发热面容，昏迷，刺激后易激惹，呼吸急促，全身皮肤散在大小不等瘀点、瘀斑，呈鲜红色，最大约4mm×3mm，结膜充血，颈部有抵抗，腹软，肝肋下1cm，脾肋下未触及；腹壁反射减弱，双侧膝腱反射轻度亢进，Babinski征阳性，Kerning征阳性，Brudzinski征阳性。其他查体未见异常。

请分析：

(1) 该患儿首先考虑的什么疾病？

(2) 若要确诊，进一步需做何检查？

(3) 该患者如何治疗？

分析：患者为儿童，冬季发病，急性起病，有明确流脑接触史；发病开始为中等发热、咽痛、鼻塞及轻咳等上呼吸道感染症状；第4天体温升至40℃，皮肤出现出血点、瘀斑，头痛，喷射状呕吐;入院前 3 小时神志不清,阵发性躁动,查体脑膜刺激征阳性,外周血白细胞计数及中性粒细胞百分比明显升高,脑脊液呈化脓性改变,血液、脑脊液细菌培养见革兰氏阴性双球菌。根据上述特征西医可诊断为"流行性脑脊髓膜炎",治疗参照正文"流行性脑脊髓膜炎"治疗。

中医诊断为:①高热;②痉证;③神昏。辨为风热外袭,肝风内动,热入营血。治疗参照热入营血伴热极生风证处方用药,羚角钩藤汤、清营汤两方加减合用,同时加用紫雪丹之类。

(吕文亮)

学习小结

1. 学习内容

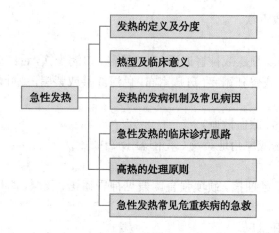

急性发热
- 发热的定义及分度
- 热型及临床意义
- 发热的发病机制及常见病因
- 急性发热的临床诊疗思路
- 高热的处理原则
- 急性发热常见危重疾病的急救

2. 学习方法

首先通过学习了解发热的概念、病因、病理,掌握发热的急救原则及高热的急救措施,然后再将其运用到临床实践中去,在临床接诊过程中,通过病史、症状、查体及理化检查等要点形成诊断思路,并根据发热的类型和特征制订相应的急救处理方案和治疗方法。

复习思考题

1. 简述急性发热的诊治思路。
2. 急性发热的急救处理原则有哪些?
3. 简述急性发热常见危重疾病的急救。

第五章

急 性 头 痛

学习目的

急性头痛是急诊常见的病症，急性头痛多为一些危险性疾病先兆，需要重视。通过本章知识的学习，把握急性头痛的临床特征，明确诊断思路，从而达到及时准确的救治。

学习要点

急性头痛的概念、诊断思路及急救处理原则；常见危险性疾病诊断要点、急救处理。

头痛是指外眦、外耳道与枕外隆突连线以上部位的疼痛，一般发病 2 周以内的称为急性头痛。引起头痛的原因很多，大致可分为原发性和继发性两类。前者不能归因于某一确切病因，也可称为特发性头痛，常见的如偏头痛、紧张性头痛；后者病因可涉及各种颅内病变，如脑血管疾病、颅内感染、颅脑外伤，全身性疾病如发热、内环境紊乱以及滥用精神活性药物等。临床上原发性头痛较为常见，但继发性头痛更为重要和严重，部分可危及生命。

中医学对头痛的记载源于《黄帝内经》，《素问·风论》有"脑风""首风"之称，《素问·五脏生成》言："是以头痛巅疾，下虚上实"。东汉张仲景《伤寒论》六经条文中有太阳病、阳明病、少阳病、厥阴病头痛。《东垣十书》指出外感、内伤均可引起头痛，并进一步分类。《丹溪心法》中补充了痰厥头痛和气滞头痛，论述了引经药的使用。《医林改错》补充了瘀血头痛。经过历代医家的研究，对头痛的中医病因病机及治疗做了较完整的阐述。

一、病因病理

（一）中医病因病机

1. 病因

（1）感受外邪：外邪以风为主，可夹寒、热、湿邪致病。若夹寒者，寒凝血脉，脉络不畅则失养，绌急而头痛；若夹热邪，风热上炎，犯于清窍，气血逆乱，精血受伤，脉络失荣而头痛；若夹湿邪，风伤于巅，湿困清阳，或中焦失运，痰湿内生，清窍蒙蔽，脑髓、脉络失充而头痛。

（2）内伤：因于肝者，或七情内伤，肝失疏泄，肝郁化火，上扰清窍，发为头痛；或火盛伤阴，肝失濡养，肝阳上亢，上扰清窍，发为头痛。因于脾者，因饮食不节，损伤脾胃,运化失常,痰湿内生,上蒙清窍,清阳不展而头痛;因于肾者,先天不足,摄生不当,房事不节,精气耗伤,髓海不充,清窍失养而头痛。

(3)外伤:瘀阻络道,脉络失养。

2.病机 头为神明之府,"诸阳之会""脑为髓海",五脏精华之血,六腑清阳之气皆能上注于头,即头与五脏六腑之阴精、阳气密切相关,凡能影响脏腑之精血、阳气的因素皆可成为头痛的病因,归纳起来不外外感与内伤两类。病位虽在头,但涉及肝、脾等脏腑。风、火、痰、瘀为致病之主要因素。脉络阻闭,神机受累,清窍不利为其基本病机。

(二)西医病因病理

造成头痛的原因是多方面的,归纳起来主要有物理因素、生化因素、内分泌因素及心因性因素等。

1.物理因素

(1)颅内外致痛结构受到炎症、损伤或肿物的压迫等因素作用而引起头痛。

(2)血管被牵拉、伸展或移位:颅内大脑基底动脉环及其主要分支、静脉窦及引流到静脉窦的大脑大静脉近端等血管被牵拉或移位时产生的头痛,称为牵引性头痛。常见于以下3种情况:

1)颅内占位性病变:如脑肿瘤、脑血肿、脑脓肿等。

2)颅内压增高:脑水肿、脑积水、静脉窦血栓、脑肿瘤或脑囊虫的压迫堵塞影响脑脊液循环等。

3)颅内压降低:常见于腰椎穿刺、腰椎麻醉后,由于脑脊液丢失较多,颅内压下降,使颅内静脉窦及静脉扩张或牵引而致头痛。

 知识链接

颅内压

颅内压是指颅内容物(脑组织、脑血容量、脑脊液等)对颅腔内壁的压力,正常成人为5～15mmHg,颅内压增高是指颅内压超过20mmHg,并持续超过5分钟。

(3)血管扩张:各种原因引起颅内、外血管扩张可以产生头痛。如颅内、外急性感染时,低血糖、高碳酸血症、高原缺氧、煤气或酒精中毒、癫痫发作、腰穿等引起的急性颅内压下降、突发性高血压等,皆可引起颅内外血管的扩张而产生疼痛症状。

(4)脑膜受刺激:如脑膜炎时的炎性渗出物、蛛网膜下腔出血时的血液刺激脑膜,或脑水肿时对脑膜的牵拉均可产生头痛。

(5)头颈部肌肉收缩:当头颈部肌肉因炎症、损伤或精神性因素等引起持续收缩时,局部血流受阻,可导致各种代谢产物的堆积,释放乳酸、缓缴肽等致痛因素而产生头痛,称为紧张性头痛。

(6)神经刺激或病损:颅神经、颈神经的自身炎症或受到周围组织的肿瘤、炎症等病变的刺激可产生头痛,如枕神经炎、三叉神经炎、桥小脑角肿瘤或脑蛛网膜炎引起的三叉神经痛。

(7)头部牵涉性痛:又称为放射性头痛,眼、耳、鼻、副鼻窦、牙齿、颈部等处的病变,不仅可以造成局部的疼痛,也可以扩散或通过神经反射到头面部,头痛多在病灶侧。

2．生化因素　近年来，与头痛有关的一些生化因素日益受到高度重视。如 5- 羟色胺（5-HT）、儿茶酚胺、缓激肽、前列腺素 E 和 β 内啡肽、P 物质等在头痛（尤其是偏头痛）患者血液中均有明显的变化。

3．内分泌因素　很多的临床病例可以证明头痛的发作与缓解同内分泌有关系。例如偏头痛多见于青年女性，往往在青春期开始发病。大约 60% 的女性偏头痛发作与月经周期有关；80% 的女患者在妊娠期明显缓解，甚至完全消失。紧张性头痛在月经期、更年期往往加重。甲状腺功能亢进时也往往引起头痛发作。

4．心因性因素　是因精神因素所产生的头痛。如长期的工作、生活压力产生的精神负担，自尊心受到伤害，家庭、同事等方面的矛盾、纠葛所引起的忧虑、烦闷情绪，久之均可诱发植物性神经功能失调导致血管舒缩障碍而发生头痛。

此外，天气的变化、噪音、强光刺激、大气污染等也可造成少数人情绪不稳而诱发头痛。

二、临床资料

（一）病史症状要点

1．头痛部位　区分单侧或双侧、局限或弥散、颅内或颅外等，一般而言，颅内病变所致头痛多弥散而深在，颅外病变所致头痛多局限而表浅。如：高血压脑病、颅内感染、颅内压增高性疾病常为弥漫性全头痛；蛛网膜下腔出血头痛位于前额、枕部、全头部，其始发部位常与动脉瘤破裂部位有关，可扩散至颈部、腰背部；颅后窝损伤所致疼痛位于病变同侧后枕部；偏头痛、丛集性头痛多为一侧头痛；紧张性头痛出现在头顶部和枕部；三叉神经痛、眶上神经痛、枕神经痛分别局限于三叉神经、眼眶、枕后神经分布区；小脑幕上病变一般位于额、颞、顶区，幕下病变通常位于枕部、耳后部和上颈部。

2．头痛性质　有剧痛、钝痛、胀痛、刺痛、搏动性头痛之分，如蛛网膜下腔出血绝大部分患者有突发剧烈的局限性爆裂样头痛，呈持续性；高血压脑病发生脑水肿、颅内压增高时，头痛剧烈；紧张性头痛可出现头部重压感、紧箍感、钳夹样痛；血管性头痛可出现搏动性头痛；神经痛可出现电击样、烧灼样、针刺样锐痛。

3．头痛时间　部分头痛发生时间有规律性。如颅内占位性病变往往清晨加剧；有先兆的偏头痛多发生于清晨或白天，约半小时疼痛程度达顶点，不经治疗持续数小时甚至更长，一般数周发作一次。

4．起病速度　蛛网膜下腔出血、高血压脑病、偏头痛及器质性病变引起的头痛多突然发作，数分钟达到高峰。

5．诱因　常为情绪变化、疲劳、气候改变等。如高血压脑病所致头痛在情绪激动、过度疲劳、气候改变、内分泌失调、突然停用降压药等情况下可诱发；蛛网膜下腔出血所致头痛常见诱因有情绪激动、剧烈运动、过量饮酒等；偏头痛可因生气、焦虑、激动等引起发作。

6．伴随症状　伴呕吐多见于高颅压情况如脑出血、脑肿瘤、脑脓肿所致颅内压增高；伴眩晕多见于小脑肿瘤、椎基底动脉供血不足；伴视力障碍多见于眼源性头痛如青光眼，伴复视可见于脑动脉瘤、蛛网膜炎、结核性脑膜炎，偏头痛发作前多有视觉先兆如闪光性暗点和偏盲，某些脑肿瘤可出现短暂性视力障碍；伴自主神经症状如面色苍白、多汗、心悸等，多见于偏头痛。

（二）查体要点

1. 生命体征 血压、脉搏、呼吸、体温等。

2. 神经系统 意识，脑神经检查（重视眼底检查），感觉、运动功能检查，脑膜刺激征，病理反射等。

3. 五官检查 怀疑五官病变时进行。

（三）理化检查要点

血常规、急诊生化、血气分析、颅脑 CT，条件允许情况下行颅脑 MRI、颈部血管超声、脑电图、脑血管造影（DSA）、脑脊液（CSF）检查等。

急诊检查要在保证患者生命安全的前提下进行，要时刻关注患者生命征，及时发现处理危险情况。

三、诊断思路

（一）中医诊断思路

1. 辨外感内伤 外感头痛，一般发病较急，病势较剧，多表现为掣痛、跳痛、胀痛、重痛，痛无休止，每因外邪所致。内伤头痛，一般起病缓慢，痛势较缓，多表现隐痛、空痛、昏痛，痛势悠悠，遇劳则剧，时作时止。

2. 辨部位 太阳经头痛多在脑后部，连及项背。阳明经头痛多在前额部及眉棱等处。少阳经头痛多在头之两侧，连及耳部。厥阴头痛多在巅顶，或连于目。

3. 辨疼痛性质 掣痛、跳痛多为阳亢、火热所致；重痛多为痰湿；冷感而刺痛，为寒厥；刺痛固定，常为瘀血；痛而胀者，多为阳亢。

（二）西医诊断思路

急性头痛可以是某些常见疾病的临床表现之一，也可以是多种严重疾病甚至是致命性疾病的突出表现，需要认真对待。根据发病时病情及预后的严重性可对急性头痛的危险性进行评估。

1. 高危头痛 或称危险性头痛，常存在意识障碍、血压异常升高、颅脑外伤史、神经系统定位体征及脑膜刺激征阳性、辅助检查如颅脑 CT 提示阳性结果等，属于病情危重，可能预后不良。如高血压脑病、蛛网膜下腔出血、脑出血、急性脑梗死、颅脑损伤等。

2. 低危头痛 患者神志清楚、生命体征稳定、神经系统体征阴性、辅助检查结果阴性等，多属于病情较轻、一般情况下不威胁生命、预后较好的疾病引起的头痛，如偏头痛、紧张型头痛、丛集性头痛等。

3. 诊断流程

（1）体格检查：观测生命体征如血压、脉搏、呼吸、体温等。

（2）神经系统检查：如意识，脑神经检查（重视眼底检查），感觉、运动功能检查，脑膜刺激征，病理反射等。

（3）五官检查：怀疑五官病变时进行相应的专科检查。

（4）理化检查：血常规，急诊生化，血气分析，颅脑 CT、MRI，经颅多普勒（TCD），脑电图，脑血管造影（DSA），脑脊液（CSF）检查等。

4. 常见危险性头痛诊断要点

（1）高血压脑病：指各种原因所致平均动脉压 >140mmHg 或血压突然显著升高

（180/120mmHg 或以上，尤其舒张压＞120mmHg）超出了脑血管自动调节机制而引起的一种一过性急性脑功能障碍综合征。

1）临床表现：有过度疲劳、情绪激动或停服降压药物等诱发因素。急骤起病，头痛、头晕、恶心、呕吐、视物模糊、烦躁、抽搐甚至意识障碍等脑水肿、颅内压增高的临床表现；眼底检查可见严重弥漫性或部分性视网膜动脉明显痉挛、硬化变细甚至视网膜出血、渗出和视乳头水肿。

2）理化检查：颅脑 CT 或 MRI 显示顶枕叶水肿的特征性改变，排除高血压性脑出血、颅内占位病变及蛛网膜下腔出血。

3）对降血压治疗的反应：经快速有效降压治疗后，症状可迅速好转或大部分缓解，一般不遗留神经损害的后遗症。

（2）蛛网膜下腔出血　是统指血液流入蛛网膜下腔的一种临床综合征，可分为自发性与外伤性两类，自发性又可分为原发性和继发性两类。各种病因引起的脑底部或脑及脊髓表面血管破裂，血液直接流入蛛网膜下腔，称为原发性蛛网膜下腔出血。

1）临床表现：剧烈头痛，呈爆炸样、刀割样；喷射性呕吐；可伴意识障碍；部分患者有抽搐发作；脑膜刺激征阳性、神经麻痹及局灶性神经功能缺失体征。眼底检查部分患者视网膜出血，少数视乳头水肿。

2）理化检查：脑脊液检查发现腰穿测压增高，脑脊液外观呈均匀血性；脑 CT 检查发现出血灶，脑 CT 增强扫描显示脑血管畸形及大的动脉瘤；脑血管造影可确定出血原因与性质，如动脉瘤、动静脉畸形及脑血管痉挛等；其他检查如血常规、凝血功能、肝功能及免疫学等检查可排除凝血功能异常方面的出血原因。

3）并发症

脑血管痉挛：蛛网膜下腔出血后有 40%～80% 的患者发生脑血管痉挛，但不一定都有临床症状。脑血管痉挛是蛛网膜下腔出血后出现的迟发性大、小动脉的痉挛狭窄，以后者多见。按脑血管痉挛发生的时间可分为早发性和迟发性，前者指出血后数十分钟至数小时内发生的痉挛，临床上出现短暂意识障碍和神经功能缺失；后者多发生于出血后 4～15 天，7 天左右达高峰，持续 2～4 周。脑血管痉挛是蛛网膜下腔出血死亡和伤残的主要原因，病情越重，脑血管痉挛的发生率越高，尽管及时干预治疗，但仍有过半的有症状的脑血管痉挛将会进一步发展为脑梗死，个别尚可伴发出血性梗死。

再出血：蛛网膜下腔出血后有近 1/4 的患者发生再出血，其病死率远远高于第一次出血。再出血可发生于第一次出血后的任何时期，常见于 2 周内，一般发生于第一次出血后 10～14 天。再出血多由于动脉瘤破裂所致，通常在病情稳定的情况下突然发生剧烈头痛、呕吐、癫痫发作、瞳孔不等大、对光反射消失、去脑强直、神经定位征加重，脑膜刺激征加重，CT 扫描出现新的高密度影像。

脑积水：发生率为 20%～25%，急性脑积水常于发病后数小时至 2 周内发生，与出血量及出血速度有关。迟发性脑积水发生于蛛网膜下腔出血后 2 周至 1 年内。

（3）脑出血：指原发性非外伤性脑实质内血管破裂引起的出血，可发生于基底节区、脑叶、脑干、小脑、脑室等。脑出血引起头痛的特点是出血早期就可出现严重头痛，头痛部位及性质可取决于出血的部位及出血量。颅脑 CT 扫描是常用检查方法。

（4）急性脑梗死：是指由于脑血栓形成或脑栓塞导致脑组织局部供血动脉血流灌

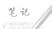

注减少或血流完全中断,使局部脑组织缺血坏死而发生的脑卒中。急性脑梗死发生时可有明显头痛,头痛多偏于病变侧,或为弥散性全头痛,常伴眩晕、耳鸣、偏瘫等症状、体征,结合颅脑 CT 或 MRI 检查可诊断。

(5)颅脑外伤性头痛:急性颅脑损伤可出现严重头痛,可伴意识障碍、眩晕、耳鸣、呕吐等,活动头部或变换体位时头痛加重,颅脑 CT、MRI 是常用的辅助检查。

(6)感染性头痛:感染性的脑炎、脑膜炎均有头痛,以深在而弥漫的跳胀痛或撕裂样剧痛多见,屈颈、咳嗽、用力时加剧,常伴有发热、呕吐等症状,脑膜刺激征阳性,脑脊液呈炎症性改变。

(7)颅内占位:脑肿瘤、脑寄生虫病及其他占位性病变,可表现为头痛。头痛可伴有局灶性体征,瘫痪、失语和小脑性共济失调、癫痫和精神症状等。颅脑 CT 和 MRI 可帮助诊断。

四、治疗

(一)急救处理与原则

1. 西医急救处理

(1)稳定生命体征,对症治疗:如卧床休息、控制血压、降低颅内压、减轻脑水肿、控制癫痫、保护重要器官功能等;在生命征稳定的情况下,可给予必要的镇痛、镇静治疗,减轻疼痛。

(2)病因治疗:如高血压引起者予降压治疗,感染性疾病给予抗感染治疗。

2. 中医急救处理

(1)急救中成药:醒脑静注射液、清开灵注射液常用于治疗痰浊蒙窍型头痛,丹参注射液、丹红注射液、丹参川芎嗪注射液等可用于治疗瘀血痹阻型头痛。

(2)针灸治疗

1)内伤头痛:肝阳上亢型取百会、太冲、太溪、风池、阳陵泉等穴;痰浊蒙窍型取穴太阳、头维、丰隆、阴陵泉等穴;瘀血痹阻型取穴血海、合谷、三阴交、阿是穴等穴。

2)外感头痛:以太阳、风池、百会为主穴,风寒配风门、合谷,风热配曲池、合谷,风湿配合谷、头维、阴陵泉。

(二)常见危险性头痛的西医治疗

对于危险性头痛均应监测生命征;卧床休息;维持呼吸道通畅,吸氧;必要的对症治疗,如镇痛、镇静;维持水、电解质平衡等。此外,根据具体疾病及病情进行相应的治疗。

1. 高血压脑病

(1)积极稳妥降低血压:在给予降压治疗的 1 小时内使平均动脉压迅速下降,但不超过降压治疗前血压的 25%。在达到第一目标后,应放慢降压速度,减慢静脉给药的速度,加用口服降压药,逐渐将血压降低到第二目标。在给予降压治疗后的 2～6 小时将血压降至 160/(100～110)mmHg,并根据患者的基础血压和具体病情适当调整。若患者可耐受降压治疗第二目标达到的血压且其临床情况稳定,在以后 24～48 小时逐步降低血压至正常,即达到血压控制的第三目标。在降压过程中要严密监测血压、心率、精神状态。常用降压药物有硝普钠、硝酸甘油、乌拉地尔、尼卡地平等。

(2)降低颅内压、减轻脑水肿:可选用 20% 甘露醇、甘油果糖、呋塞米等。

（3）防治抽搐：可选用地西泮、苯巴比妥钠、丙戊酸钠、卡马西平等。

2. 蛛网膜下腔出血

（1）调控血压：个体化管理，收缩压高于180mmHg考虑降压，如果血压降低，平均动脉压应维持在90mmHg以上。

（2）降低颅内压：临床上主要是用脱水剂，常用的有甘露醇、呋塞米、甘油果糖，也可以酌情选用白蛋白。若伴发的脑内血肿体积较大时，应尽早手术清除血肿，降低颅内压以抢救生命。

（3）防治脑动脉痉挛及脑缺血

1）维持正常血压和血容量：血压偏高给予降压治疗；在动脉瘤处理后，血压偏低者，首先应去除诱因如减或停脱水和降压药物，必要时予扩容、升压。

2）钙通道拮抗剂：可选择性作用于脑血管平滑肌，减轻脑血管痉挛和迟发性缺血性神经功能缺损。常用尼莫地平静脉滴注或口服。

3）腰穿放脑脊液或脑脊液置换术：剧烈头痛、烦躁等严重脑膜刺激征的患者，可考虑酌情选用。

（4）防治再出血

1）调控血压：去除疼痛等诱因后，如果平均动脉压>125mmHg或收缩压>180mmHg，可在血压监测下使用短效降压药物使血压下降，保持血压稳定在正常或者发病前水平。可选用钙离子通道阻滞剂、β受体阻滞剂或ACEI类等。

2）抗纤溶药物：常用药物如6-氨基己酸、止血芳酸或氨甲环酸等。抗纤溶治疗可以降低再出血的发生率，但同时也增加脑血管痉挛和脑梗死的发生率，可与钙离子通道阻滞剂同时使用。

（5）防治脑积水

1）药物治疗：轻度的脑积水应先行药物治疗，给予醋氮酰胺减少脑脊液分泌，酌情选用甘露醇、呋塞米。

2）脑室穿刺脑脊液外引流术：适用于蛛网膜下腔出血后出现急性脑积水经内科治疗后症状仍进行性加剧、有意识障碍者；或患者年老，心、肺、肾等内脏严重功能障碍，不能耐受开颅手术者。

（6）防治抽搐：发作时可以短期采用抗癫痫药物如地西泮、卡马西平或者丙戊酸钠。

（7）病因治疗：如发现脑动脉瘤及动静脉畸形，可行介入治疗或手术治疗。

3. 脑出血

（1）调控血压、防治再出血：脑出血患者一般血压较高，是由于颅内压增高时机体保证脑组织供血的代偿反应，颅内压下降时，血压也下降，故一般不使用降压药物。应先降颅内压后，再根据血压情况决定是否进行降血压治疗。血压≥200/110mmHg时，或MAP（平均动脉压）>150mmHg的患者，在降颅压的同时可慎重平稳降血压治疗，使血压维持在略高于发病前水平或180/105mmHg左右或MAP>130mmHg；收缩压170~200mmHg或舒张压100~110mmHg，暂时尚可不必使用降压药，先脱水降颅压，并严密观察血压情况，必要时再用降压药。血压降低幅度不宜过大，否则可能造成脑低灌注。收缩压<165mmHg或舒张压<95mmHg，不需降血压治疗。

（2）防治脑水肿：常用药物有甘露醇、呋塞米、甘油果糖或甘油氯化钠等。

（3）有手术指征者，请神经外科会诊，手术治疗。

（4）其他治疗：亚低温治疗，防治心律失常，控制癫痫发作，预防应激性溃疡等。

4. 急性脑梗死

（1）抗血小板聚集：酌情选用阿司匹林、氯吡格雷。

（2）抗凝：常用低分子肝素、肝素、华法林等。

（3）溶栓治疗：有明确溶栓指征和条件，尽早实施，目前认为抢救半暗带组织的时间窗为 4.5 小时内或 6 小时内。

（4）病因治疗：高血压者予降压治疗、高脂血症者予降脂治疗。

（5）其他治疗：脱水降颅压、扩张脑血管、保护脑组织、预防应激性溃疡等。

5. 颅脑外伤性头痛

（1）改善脑神经功能：可予胞磷胆碱、脑蛋白水解物、奥拉西坦等。

（2）抗感染治疗：必要时选用有效的抗生素，防治感染。

（3）手术治疗：有明确手术指征者，尽早实施。

6. 感染性头痛

（1）抗感染治疗：针对病原选用敏感而副作用小的抗生素。

（2）控制发热：可予物理降温，高热者予药物退热。

（3）其他治疗：防治抽搐、降颅压、改善脑神经功能治疗等。

7. 颅内占位

（1）降低颅内压：可用 20% 甘露醇、呋塞米、甘油果糖等静脉滴注，用药量和给药时间应根据颅内压增高的程度而定；应用抑制脑脊液产生的药物，如醋氮酰胺；必要时通过颞肌下减压术、脑室穿刺引流法降低颅内压。

（2）针对病因治疗：如针对脑寄生虫病的病原体进行药物治疗。

（3）外科手术治疗：颅内占位手术治疗。

（三）中医辨证论治

治疗原则：内伤头痛，虚证治当滋阴养血，益肾填精，实证当平肝、化痰、行瘀，虚实夹杂者酌情兼顾并治；外感头痛，治宜疏风为主，兼以散寒、清热、祛湿。

（1）肝阳上亢

证候：头昏胀痛，两侧为主，心烦易怒，眩晕，面红，口苦，胁痛，不寐，或兼胁痛，舌红苔黄，脉弦数。

治法：平肝潜阳，息风止痛。

代表方：天麻钩藤饮加减。

（2）痰浊蒙窍

证候：头痛昏蒙，视物模糊，嗜睡神疲，行走不稳，胸脘满闷，呕吐痰涎，舌苔白腻，脉滑或弦滑。

治法：化痰，降逆，止痛。

代表方：半夏白术天麻汤加减。

（3）瘀血痹阻

证候：头痛如针刺，痛处固定不移，日久不愈，或有头部外伤史，舌质紫暗，或有瘀斑、瘀点，苔薄白，脉细或细涩。

治法：活血化瘀，通窍止痛。

代表方：通窍活血汤。

（4）血虚头痛

证候：头痛目花，时时昏晕，痛势隐隐，午后或遇劳则甚，神疲乏力，心悸失眠，食欲不振，面色少华或萎黄，舌淡苔薄白，脉细弱。

治法：滋阴养血，和络止痛。

代表方：加味四物汤加减。

（5）肾精亏虚

证候：头痛且空，眩晕，耳鸣，腰膝酸软，神疲乏力，滑精带下，舌红少苔，脉细无力。

治法：养阴补肾，填精生髓。

代表方：大补元煎加减。

其他类型如外感风寒证、外感风热证、感受风湿证等分别有风寒、风热、风湿的证候特点。外感风寒可用川芎茶调散治以疏风散寒祛痛，外感风热可用芎芷石膏汤疏风清热止痛，感受风湿可用羌活胜湿汤祛风除湿。

（刘祖发）

学习小结

1. 学习内容

（1）急性头痛中西医病因病机

（2）急性头痛的诊疗思路

（3）引起急性头痛常见危急重症的处理

2. 学习方法

通过对急性头痛的学习，掌握头痛发生的病因、病机，根据急性头痛的临床表现，准确诊断头痛，判断头痛的具体病因及危重程度，实施正确的处理方法。

复习思考题

1. 如何快速准确地诊断出急性头痛的病因？

2. 试述高血压脑病、急性脑梗死、脑出血的急救处理及治疗。

3. 头痛的中医辨证分型有哪些？

4. 你认为中医在急性头痛的治疗上是否有用武之地？

第六章

急性胸痛

学习目的

通过本章节的学习,明确急性胸痛发生的病理机制,急性胸痛的类型及急救原则,为临床正确诊断和处理急性胸痛,救治急危重症奠定基础。

学习要点

掌握急性胸痛的定义、分类、诊断及急诊处理原则。

急性胸痛是指颈与胸廓下缘之间脏器、组织、体表的急性疼痛,是临床常见急症。由于能引起胸痛的疾病很多,不同疾病胸痛的性质、部位、诱因及持续时间等均不同,给临床诊断带来诸多困难。胸痛按起病的急骤及对生命的威胁程度可分为高危性胸痛、中危性胸痛和低危型胸痛;按引起胸痛的原因可分为缺血性胸痛和非缺血性胸痛。多数情况下急性胸痛可能预示着严重的不良预后,如果被误诊或漏诊就有可能导致严重的后果。因此,对急性胸痛患者应给予快速诊断,同时对其危险性进行准确的评估并做出及时、正确的处置。

中医认为胸为心肺之外廓,胸胁为肝胆经脉之所过,气机升降之道路,肾之经脉从肺出络于心,故胸痛多与心肺疾病、肝胆气逆、肾气亏虚等有关。《黄帝内经》中多篇文章都涉及胸痛,如《素问·脏气法时论》《素问·举痛论》《灵枢·五邪》《素问·脉解》等。急性胸痛所涉及的中医病证范围较广泛,如"心痛""厥心痛""真心痛""胸痹""胸痛""肺痛""结胸"等。由此可见,胸痛一证所涉脏腑器官疾病病症复杂,临床治疗应分清疾病轻重缓急,注重辨病与辨证治疗的结合。

一、病因病理

(一)中医病因病机

1. 病因　胸位居膈上,胸痛一证,多与心、肺、胸膈、食管有关。

(1)肺之所病胸痛:外感邪毒犯肺,暴力损伤胸络,燥热津亏失润,痰热壅阻于肺,痨虫伏于肺膈,气机、瘀血阻滞,皆可导致胸痛。

(2)心之所病胸痛:可由寒凝心胸,气滞不畅,痰浊内盛,心脉痹阻所致。

(3)胸膈、食管所病胸痛:多由邪毒久郁,气滞血瘀所致。

2.病机　外伤、邪热、阴寒、瘀血、痰浊阻遏心、肺、胸膈、食管，壅结胸中，气滞血瘀为胸痛的基本病机。

（二）西医病因病理

1.病因　造成急性胸痛的原因是多方面的，常见疾病归纳起来见表6-1。

表6-1　急性胸痛病因

类别	疾病	
循环系统	稳定型心绞痛 急性冠状动脉综合征	心包炎 主动脉夹层
呼吸系统	气胸 胸膜炎/肺炎	肺栓塞
消化系统	胃食管反流病 消化性溃疡病	胰腺炎 胆囊疾病
运动系统	软骨炎	外伤
神经系统	颈椎病	
感染性疾病	带状疱疹	
精神心理疾病	恐慌发作	

2.病理机制　各种化学、物理因素及刺激因子均可刺激肋间神经感觉纤维、支配主动脉的交感神经纤维、支配气管与支气管的迷走神经纤维、或膈神经的感觉纤维等，产生痛觉冲动，并传至大脑皮质的痛觉中枢引起胸痛。此外，除患病器官的局部疼痛外，还可见远离该器官某部体表或深部组织疼痛，称放射痛或牵涉痛，其原因是内脏病变与相应区域体表的传入神经进入脊髓同一节段并在后角发生联系，故来自内脏的感觉冲动可直接激发脊髓体表感觉神经元，引起相应体表区域的痛感。

二、临床资料

急性胸痛的临床表现多样而复杂，不同病因引起的急性胸痛临床表现既有不同，也可有重叠。

（一）病史症状要点

1.发病年龄

（1）青壮年胸痛多考虑结核性胸膜炎、自发性气胸、心肌炎、心肌病、风湿性心瓣膜病。

（2）40岁以上患者则须注意心绞痛、心肌梗死和支气管肺癌。

2.疼痛部位　胸部各处病变均可引起疼痛，疼痛部位可位于胸骨后、心前区、左侧肩胛、胸部左侧或右侧面、前胸或后背等处。部位可以局限，也可以弥漫；胸壁的疼痛往往定位明确，而胸腔内脏器官病变引起的疼痛往往无法清楚定位。

（1）胸骨后胸痛：常提示心绞痛、急性心肌梗死、主动脉夹层、食管疾病以及纵隔疾病等。

（2）心前区的胸痛：可见于心绞痛、急性心包炎、左侧肋间神经炎、肋软骨炎、带状疱疹等。

（3）胸侧面疼痛：多见于肺栓塞、急性胸膜炎、肋间肌炎，肝脏或膈下病变可表现为右侧胸痛。

（4）局限于心尖区或左乳头下方的胸痛：为心神经官能症引起的功能性胸痛，也可以是结肠脾曲综合征。

3. 放射部位

（1）放射到颈部、下颌、左臂尺侧的胸痛：往往是心脏缺血性胸痛的典型症状，此外也可见于急性心包炎。

（2）放射到背部的胸痛：可见于主动脉夹层、急性心肌梗死。

（3）放射到右肩的右胸痛：常常提示为肝胆或是膈下的病变。

4. 疼痛性质

（1）心绞痛呈绞榨样痛并有重压窒息感，心肌梗死则疼痛更为剧烈并有恐惧、濒死感；夹层动脉瘤常突然发生胸背部撕裂样剧痛。

（2）肺梗死可突然发生胸部剧痛或绞痛；胸膜炎常呈隐痛、钝痛或刺痛。

（3）食管炎多呈烧灼痛；肋间神经痛为阵发性灼痛或刺痛；带状疱疹呈刀割样或灼热样剧痛。

5. 疼痛时限　疼痛持续的时限对胸痛具有较强的鉴别诊断价值，特别是对于心肌缺血性胸痛和非心肌缺血性胸痛的鉴别。

（1）阵发性：平滑肌痉挛或血管狭窄缺血所致，如心绞痛发作时间短暂。

（2）持续性：炎症、肿瘤、栓塞或梗死所致，如心肌梗死疼痛持续时间较长且不易缓解。

6. 诱发和缓解因素

（1）心绞痛发作可在劳累或精神紧张时诱发，休息后或含服硝酸甘油后于1～2分钟内缓解；而对心肌梗死所致的疼痛则服上药无效。

（2）食管疾病多在进食时发作或加剧，服用抗酸剂和促动力药物可减轻或消失。

（3）胸膜炎、自发性气胸的胸痛常因咳嗽或深呼吸而加剧，屏气时可以减轻。

（4）胸壁疾病所致的胸痛常于局部压迫或胸廓活动时加剧，局部麻醉后痛即缓解。

（5）肌肉骨骼和神经性胸痛往往在触摸或胸部运动时加重，而功能性胸痛多与情绪低落有关，常因运动而好转。

（6）过度通气性胸痛则由呼吸过快诱发，用纸袋回吸呼气后胸痛可缓解。

（7）某些胸痛常有特定体位缓解，如心包炎坐位及前倾位缓解，二尖瓣脱垂平卧位缓解，食管裂孔疝立位缓解。

7. 伴随症状

（1）伴咳嗽、咳痰和／或发热：常见于气管、支气管和肺部疾病。

（2）伴呼吸困难：常提示病变累及范围较大，如大叶性肺炎、自发性气胸、渗出性胸膜炎和肺栓塞等。

（3）伴咯血：主要见于肺栓塞、支气管肺癌。

（4）伴苍白、大汗、血压下降或休克：多见于心肌梗死、夹层动脉瘤、大块肺栓塞和主动脉窦瘤破裂。

（5）伴吞咽困难：多提示食管疾病，如反流性食管炎。

（二）查体要点

对于急性胸痛患者，多数情况下病情不允许进行全面、系统的体格检查，因此要有针对性、有目的性地根据患者的病史特征进行一些重点查体。

1．生命体征 体温、脉搏、呼吸、血压，怀疑主动脉夹层时应测四肢血压。

2．颈部 有无异常血管搏动，有时主动脉弓部的夹层可以在胸骨上窝出现异常搏动；颈静脉充盈或怒张可见于心脏压塞、肺栓塞等引起的急性右心衰；尚须注意气管有无偏移等。

3．胸部 胸廓有无单侧隆起，有无局部皮肤异常，有无触痛、压痛；肺部呼吸音改变情况，有无胸膜摩擦音；心界大小、心音强弱、杂音及心包摩擦音等。

4．腹部 有无压痛，尤其是剑突下、胆囊区部位。

5．下肢 怀疑肺栓塞的患者应检查下肢是否有深静脉血栓形成的肿胀。

（三）理化检查要点

血常规、尿常规、粪常规、心肌酶学、肌钙蛋白、D-二聚体、动脉血气分析、心电图、胸部 X 线、心脏彩超、腹部 B 超、主动脉螺旋 CT、冠状动脉造影等。

三、诊断思路

（一）危险性评估

诊断急性胸痛主要有两个目的，首先是快速识别高危患者，包括 ACS、主动脉夹层、肺栓塞、张力性气胸和自发性食管破裂等高危疾病，并迅速采取措施。其次是排除低危患者，对于无生命危险的非心源性胸痛，如骨骼和肌肉源性的胸痛、胃食管疾患或焦虑综合征，若将这类患者误收住入院，不但会给患者和家属带来不必要的精神压力，而且也会对有限的医疗资源造成一定浪费。因此要重视对胸痛诊断的危险分层，在减少漏诊的同时筛选真正需要住院的高危性胸痛患者。

（二）诊断流程

在接诊急性胸痛患者时，应对其进行详细的病史询问、体格检查、心电图、血液生化指标检查后，进行危险度分层。急性胸痛流程见图 6-1。

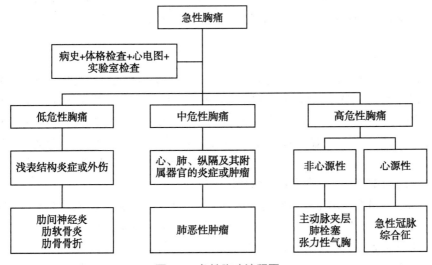

图 6-1 急性胸痛流程图

（三）鉴别诊断

（1）心血管疾病

1）危重症：急性紧急梗死、急性冠脉综合征、主动脉夹层、心脏压塞。

2）急症：不稳定心绞痛、冠状动脉痉挛、变异性心绞痛、心肌炎。

（2）胸肺疾病

1）危重症栓塞：肺栓塞、张力性气胸。

2）急症：气胸、纵隔炎。

（3）消化道疾病

1）危重症栓塞：食管损伤。

2）急症：食管撕裂、胆囊炎、胰腺炎。

（四）西医诊断

本章节着重讲述3种临床常见急性胸痛的诊断。

1. 急性冠状动脉综合征　急性冠状动脉综合征（acute coronary syndrome，ACS）是指在冠状动脉粥样硬化的基础上，斑块破裂、出血，继而血管痉挛，血栓形成，导致冠状动脉血流显著减少或完全中断而引发的一组急性或亚急性心肌缺血的临床综合征。ACS包括不稳定型心绞痛（unstable angina，UA）和非ST段抬高型心肌梗死（non-ST-segment elevation myocardial infarction，NSTEMI）和ST段抬高型心肌梗死（ST-segment elevation myocardial infarction，STEMI）。近年又将前两者合称为非ST段抬高的急性冠状动脉综合征（non-ST-segment elevation acute coronary syndrome，NSTE-ACS），后者称为ST段抬高的急性冠状动脉综合征（ST-segment elevation acute coronary syndrome，STE-ACS）。

（1）临床特点

1）多有心脏基础疾病病史，遇精神因素、劳累、气候变化等因素诱发。

2）疼痛多位于胸骨后及心前区，可放射至左肩、左手臂及手指；为压榨样、紧缩感，甚至濒死感。疼痛发作时可伴有大汗、恶心、呕吐或呼吸困难等疼痛持续时间，可从几分钟到几小时不等。

（2）体格检查：合并心功能不全时有肺部啰音，心前区奔马律。可发现一过性的第三心音或第四心音，以及由二尖瓣反流引起的一过性收缩性杂音，为乳头肌功能不全所致。

（3）理化检查

1）心电图：①STEMI典型表现首先是T波高尖，ST段呈弓背向上抬高，然后是出现病理性Q波，ST段抬高逐渐回至等电位线，T波由高尖变为倒置再变为固定倒置或直立。②NSTE-ACS心电图表现为在>3个导联出现ST段压低和（或）ST段压低≥0.2mV，或T波呈明显对称倒置。③急性冠脉综合征缺血性胸痛患者，新发左束支传导阻滞，心电图示ST段压低、T波倒置。④心电图正常的缺血性胸痛患者应观察心电图的动态变化，并检测心肌坏死标志物。

2）心肌坏死标志物：心肌血清标志物是鉴别UA和NSTEMI的主要标准，后者往往有心肌损伤标志物（肌红蛋白、CK-MB、肌钙蛋白）升高，且有动态变化。

3）心脏彩超、血管内超声：对本病诊断有参考价值。

4）选择性冠状动脉造影：造影可显示冠状动脉形态结构和冠脉血流状况，明确冠状动脉病变的存在及严重程度,了解斑块的性质,有助于临床做出诊断,选择治疗方式,判断预后。

5) 对于低危患者,在早期药物治疗控制症状后,也要根据无创性负荷试验的检查结果评价预后并进一步指导治疗。

2. 主动脉夹层 主动脉夹层是指血液渗入主动脉壁中层形成夹层血肿并沿主动脉壁延伸剥离的一种心血管系统的危重疾病。本病起病凶险,临床表现复杂,病死率极高。主动脉夹层属中医"胸痛"范畴。

(1) 临床特点

1) 60～70 岁的老年人发病率较高,有高血压、瓣膜疾患、马方综合征患者发病率较高。医源性损伤如安置主动脉内球囊泵,主动脉内造影剂注射误伤内膜等也可导致本病。

2) 突发刀割样或撕裂样的剧烈胸痛,向胸前及背部放射,随夹层扩展范围增大可延至颈部、腹部及下肢,起病后迅速达到高峰。

3) 压迫腹腔动脉、肠系膜动脉时可引起恶心、呕吐、腹胀、腹泻、黑便等症状,累及肾动脉可有血尿、少尿症状。

(2) 体格检查

1) 心血管系统:可出现血压升高,两侧脉搏强弱不等或触及局部搏动性肿块,突发性主动脉瓣膜区出现舒张期吹风样杂音,脉压增宽等体征。也可有心包摩擦音、胸腔积液等。

2) 神经系统:延伸至主动脉分支颈总动脉或肋间动脉,可造成脑或脊髓缺血,引起昏迷、偏瘫、截瘫、反射异常等。

3) 压迫体征:压迫颈交感神经节引起霍纳综合征;压迫喉返神经致声嘶;压迫上腔静脉致上腔静脉综合征;累及肾动脉可有肾性高血压。

(3) 理化检查要点

1) 心电图:可示左心室肥大,非特异性 ST-T 改变。病变累及冠状动脉时,可出现急性心肌缺血甚至急性心肌梗死改变。

2) 胸部平片:上纵隔或主动脉弓影增大,主动脉外形不规则,有局部隆起。

3) CT、MRI:可以清楚地显示游离的内膜片段和主动脉夹层的真假两腔征。主动脉造影是诊断主动脉夹层的重要手段,包括选择性动脉造影和数字减影血管造影术,诊断准确率 >95%,可显示内膜撕裂的部位、范围、出口、入口以及主动脉分支及主动脉瓣受累情况。

4) 超声心动图:可见主动脉根部扩张,夹层处主动脉壁由正常的单条回声带变为两条分离的回声带,其间形成假腔,对诊断升主动脉夹层分离具有重要意义。

5) 其他实验室检查:白细胞计数常迅速增高,尿常规中可有红细胞,多数患者血沉、C 反应蛋白和 D-二聚体明显升高。

(4) 主动脉夹层分型:最常用的分型为 De Bakey 分型,根据夹层的起源及受累的部位分为三型:

Ⅰ型:夹层起源于升主动脉,扩展超过主动脉弓到降主动脉,甚至腹主动脉,此型最多见。

Ⅱ型:夹层起源并局限于升主动脉。

Ⅲ型：病变起源于降主动脉左锁骨下动脉开口远端，并向远端扩展，可直至腹主动脉。

De Bakey Ⅰ、Ⅱ型又称 stanford A 型，病变涉及升主动脉，约占夹层的 2/3；De Bakey Ⅲ型又称 stanford B 型，病变不涉及升主动脉，约占夹层的 1/3。

3．肺栓塞　肺栓塞（pulmonary embolism，PE）是以各种栓子阻塞肺动脉系统为其发病原因的一组疾病或临床综合征的总称，包括肺血栓栓塞症、脂肪栓塞综合征、羊水栓塞、空气栓塞、肿瘤栓塞等。肺血栓栓塞症是肺栓塞最常见的类型之一，肺血栓栓塞容易漏诊，发病凶险，病死率较高。

（1）临床特点

1）病史：发病前常有骨折、创伤、手术、恶性肿瘤和口服避孕药等病史。

2）症状：首发表现为低氧血症。较大面积肺栓塞有胸痛、严重的呼吸困难、呼吸增快、发绀、低氧血症，甚至出现晕厥。

（2）查体要点

1）呼吸系统：呼吸频率＞20 次 /min、发绀、肺部有时可闻及哮鸣音和 / 或细湿啰音，偶可闻及血管杂音。

2）循环系统：心动过速、血压变化、颈静脉充盈或异常搏动、肺动脉瓣区第二心音亢进或分裂、三尖瓣区收缩期杂音。

3）其他：一侧大腿或小腿周径较对侧增加或下肢静脉曲张等。

（3）理化检查要点

1）动脉血气分析是诊断 PE 的筛选性指标。

2）血浆 D- 二聚体：对 PE 诊断的敏感性达 92%～100%，但特异性仅为 40%～43%。PE 时 D- 二聚体升高，若其含量低于 500μg/L 则有重要的排除诊断价值。

3）CT 肺动脉造影：是目前最常用的 PE 确诊手段，能够发现段以上肺动脉内的栓子。影像学上表现为肺动脉栓塞段缺失，能明确肺栓塞及判断肺栓塞的部位。不适用于碘造影剂过敏的患者。

4）磁共振肺动脉造影：对肺段以上肺动脉内血栓诊断的敏感性和特异性均较高，适用于碘造影剂过敏的患者。

5）放射性核素肺通气 / 血流灌注扫描：是 PE 的重要诊断方法，典型征象是与通气显像不匹配的肺段分布灌注缺损，在诊断亚段以下肺动脉血栓栓塞中具有特殊意义。

6）下肢深静脉超声检查：为诊断深静脉血栓形成最简便的方法，若阳性可以诊断深静脉血栓形成，同时对 PE 有重要提示意义。

四、治疗

（一）急救原则与处理

1．西医急救原则与处理

（1）原则：在以急性胸痛为主诉的疾病中，需迅速准确地分辨胸痛的危险程度。对于威胁生命的高危性胸痛，例如 ACS、主动脉夹层、肺栓塞、张力性气胸及自发性食管破裂等，急救以稳定生命体征为重点；对于诊断明确的患者，在积极稳定生命体征的前提下，积极进行病因治疗。

（2）稳定生命体征，对症处理：①监测生命体征；绝对卧床休息；维持呼吸道通畅，吸氧等。②开放静脉通路，维持水、电解质平衡。③控制血压，高血压引起者应立即予降压治疗。④对症治疗：剧烈胸痛使患者交感神经过度兴奋，产生心动过速、血压升高和心肌收缩功能增强，从而使心肌耗氧量增加，主动脉夹层患者加重出血、肺栓塞和气胸患者加重缺氧、AMI 患者容易诱发快速性室性心律失常，所以高危性胸痛患者在诊断明确的前提下应迅速给予有效镇痛剂。临床上常使用吗啡止痛，注射后应注意观察患者的血压和呼吸。⑤在患者病情相对稳定的情况下，尽快完善明确诊断所需的相关检查，进而指导下一步的诊治方案。

2. 中医急救原则与处理

（1）原则：急性期以缓解症状为要，气滞者理气，寒凝者温通，痰阻者化痰，血瘀者活血。

（2）处理

1）急救中成药：丹参注射液、丹红注射液可用于治疗血瘀型胸痛。

2）针刺治疗：取穴膻中、心俞、肺俞等穴。

（二）西医治疗

1. 急性冠脉综合征治疗

（1）一般治疗：①卧床休息：可降低心肌耗氧量，减少心肌损害。②持续心电、血压和血氧饱和度监测，及时发现和处理心律失常、血流动力学异常和低氧血症。③吸氧：纠正因肺淤血和肺通气/血流比例失调所致的中度缺氧。有严重左心衰竭、肺水肿并发症的患者，需面罩加压给氧或气管插管并机械通气。④建立静脉通道：保持给药途径畅通。⑤饮食和通便：患者需给予流质、半流质饮食，逐步过渡到普通饮食。所有患者均应使用缓泻剂。

（2）镇痛：应迅速给予有效镇痛剂，可给吗啡 3mg 静脉注射，必要时每 5 分钟重复 1 次，总量不宜超过 15mg。副作用有恶心、呕吐、低血压和呼吸抑制。

（3）扩冠：硝酸甘油适合持续胸痛或肺水肿患者，初始剂量为 10μg/min，最大剂量 ≤200μg/min，静脉滴注 24～48 小时，然后改用口服硝酸酯制剂。注意避免低血压，下壁伴右室梗死时，因更易出现低血压，也应慎用。

（4）纠正心律失常：阿托品主要用于急性心肌梗死特别是下壁急性心肌梗死伴有窦性心动过缓、心室停搏和房、室传导阻滞患者，可给阿托品 0.5～1.0mg 静脉注射，必要时每 3～5 分钟可重复使用，总量应 <2.5mg。

（5）药物治疗

1）抗血小板治疗：①阿司匹林：STE-ACS 急性期 300mg/d，3 天后改为小剂量 75～150mg/d 维持；②氯吡格雷：初始剂量 300mg，以后剂量 75mg/d 维持；③GPⅡb/Ⅲa 受体拮抗剂：当冠脉造影发现梗死相关血管内血栓量较大时，在直接 PCI 前应常规使用 GPⅡb/Ⅲa 受体拮抗剂，并建议 PCI 术后继续使用 12～24 小时。

2）硝酸酯类药物：同扩冠部分中硝酸甘油的使用。

3）抗凝治疗：①普通肝素：PCI 前在导管室静脉注射 100U/kg（无维持量）；②低分子肝素：具有不需监测凝血时间、出血并发症低等优点。5 000IU，每日 2 次，皮下注射。

4）β受体阻滞剂：如美托洛尔12.5~100mg，每日2次口服，目标心率<70次/min，甚至可达50~60次/min。前壁STEMI伴剧烈胸痛或高血压者，β受体阻滞剂亦可静脉使用。

5）血管紧张素转换酶抑制剂：最初24小时予口服卡托普利6.25mg，每8小时一次，在血压能耐受的情况下逐渐增加剂量。

6）钙拮抗剂：在STEMI治疗中不作为一线用药。对于不适合使用β受体阻滞剂者，若左心室功能尚好，无左心衰竭的证据，可考虑使用地尔硫草或维拉帕米。

7）调脂治疗：对于血浆低密度脂蛋白胆固醇超过100mg/dl的患者，推荐尽早使用他汀类调脂药物。

上述药物需注意避免存在用药禁忌的病情下使用，如阿司匹林在合并上消化道出血或应激性溃疡的情况下禁用，β受体阻滞剂在房室传导阻滞、心动过缓、低血压、充血性心力衰竭的情况下禁用等。

（6）再灌注治疗：不论是溶栓治疗还是介入治疗，其目的都是尽快开通梗死相关血管，恢复受损区域的血供，最大限度地挽救心肌，减少心肌坏死。

2.主动脉夹层治疗

（1）内科治疗

1）缓解疼痛：疼痛严重可给予吗啡类药物止痛，吸氧，镇静、制动，监测生命征，密切注意神志、双侧肢体血压变化、心音等变化。

2）控制血压和降低心率：联合应用β受体阻滞剂和血管扩张剂，治疗目标是使收缩压低于100~120mmHg或更低，心率控制在60~70次/min。这样能有效的稳定或中止主动脉夹层的继续分离，使症状缓解，疼痛消失。对有潜在不能耐受β受体阻滞剂的情况（如支气管哮喘、心动过缓、心力衰竭），可用钙拮抗剂如地尔硫草、维拉帕米；合并有主动脉大分支阻塞的患者，因降压能使缺血加重，不宜用降压治疗。

3）严重血流动力学不稳定患者应立刻插管通气，补充血容量，有出血入心包、胸腔，主动脉破裂者给予输血。监测两侧上肢血压以排除由于主动脉弓分支阻塞导致的假性高血压非常重要。

（2）介入治疗及手术治疗：若内科治疗不能控制高血压和疼痛，出现病变扩展、破裂、脏器缺血等征象，夹层分离位于主动脉近端，夹层已破裂或濒临破裂，伴主动脉瓣关闭不全者，均应介入治疗或外科手术治疗。

3.肺栓塞治疗

（1）呼吸支持：对有低氧血症的患者，采用鼻导管或面罩吸氧。当合并呼吸衰竭时，可使用经鼻（面）罩无创机械通气或经气管插管行机械通气。应避免做气管切开，以免在抗凝或溶栓过程中出现局部大出血。

（2）循环支持：对于右心功能不全、心排血量下降但血压尚正常的患者，可给予具有一定肺血管扩张作用和正性肌力作用的药物，如多巴胺或多巴酚丁胺；若出现血压下降，可增大剂量或使用其他血管加压药物，如去甲肾上腺素等。

（3）溶栓治疗：心源性休克和/或持续低血压的高危肺栓塞患者，如无绝对禁忌证，溶栓治疗是首选的疗法；对非高危患者不推荐常规溶栓治疗，但对一些中危患者在全面考虑出血风险后，可给予溶栓治疗；溶栓疗法不用于低危患者。常用的溶栓药物有尿激酶、链激酶、重组组织型纤溶酶原激活剂。

（4）抗凝治疗：怀疑肺栓塞的患者在等待进一步确诊过程中即应开始抗凝治疗。对于中、低危患者，抗凝治疗是基本的治疗措施，对高危患者溶栓后应序贯抗凝治疗。抗凝血药物主要有普通肝素、低分子肝素和华法林等。

同时密切监测生命体征、心电图及动脉血气的变化；绝对卧床休息，保持大便通畅，避免用力；适当使用镇静、止痛、镇咳等相应的对症治疗。

4．中医辨证论治

（1）心血瘀阻证

证候：刺痛固定，面晦唇青，怔忡不宁，指甲发青，发枯肤糙，舌质紫暗或见紫斑或舌下脉络紫胀。

治法：活血化瘀，通络止痛。

代表方：血府逐瘀汤。

（2）痰浊闭塞证

证候：闷痛痞满，口黏乏味，纳呆脘胀，身困重，恶心呕吐，痰多体胖，苔腻、黄或白滑，脉滑或数。

治法：祛痰开窍，通络止痛。

代表方：瓜蒌薤白半夏汤。

（3）寒凝心脉证

证候：胸痛彻背，胸闷气短，心悸不宁，神疲乏力，形寒肢冷，舌质淡暗，舌苔白腻，脉沉无力、迟缓或结代。

治法：温补心阳，散寒通脉。

代表方：当归四逆汤。

（4）气滞心胸证

证候：胸痛，胸闷，时欲太息，情志不遂诱发或加重，或兼脘腹胀闷，得嗳气或矢气则舒，或痛处固定，刺痛。舌红，苔薄，脉弦或涩。

治法：疏肝理气，通络止痛。

代表方：柴胡疏肝散。

（5）心阳不振证

证候：闷痛时作，形寒心惕，面白肢凉，神倦怠，汗多，肿胀，苔薄白，质淡胖，脉沉细弱、沉迟或结代。

治法：温阳宣痹，通络止痛。

代表方：桂枝甘草龙骨牡蛎汤。

（6）阳脱阴竭证

证候：心胸剧痛，四肢厥逆，大汗淋漓，或汗出如油，虚烦不安，皮肤青灰，手足青至节，甚至神志淡漠或不清，口舌青紫，脉微欲绝。

治法：回阳救逆。

代表方：四逆汤合人参汤。

（王　岗）

学习小结

1. 学习内容

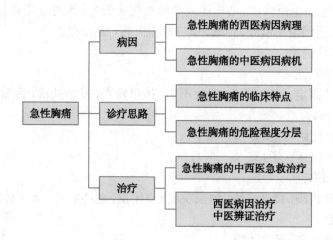

2. 学习方法

通过急性胸痛的学习，掌握其发生的病因、共同的病理机制，根据各种疾病引起胸痛的临床表现，准确诊断病因，判断急性胸痛的危险程度，实施正确的处理方法。

复习思考题

1. 急性胸痛发生的常见病因是什么？
2. 试述急性胸痛的急救处理及病因治疗。
3. 急性胸痛的中医急救方法有哪些？

笔记

第七章

急 性 腹 痛

📖 学习目的

急性腹痛是急诊常见的病症,病因复杂,通过本章节的学习,明确急性腹痛发生的病理机制、急性腹痛的类型及急救原则,为临床正确诊断和处理急性腹痛、救治急危重症奠定基础。

学习要点

掌握急性腹痛的定义、分类、诊断及急诊处理原则。

急性腹痛是发生于胸廓下缘至腹股沟以上区域的急性疼痛,是急诊患者就医的主要原因之一,是一组临床综合症状,在临床常被称作"急腹症"。多数患者发病急剧,病情复杂,常常需要手术治疗,如诊治不及时或诊治失误,可危及生命。

一、病因病理

(一)中医病因病机

腹痛性质各异,若因外感,突然剧痛,伴发症状明显者,属于急性腹痛;病因内伤,起病缓慢,痛势缠绵者,则为慢性腹痛。腹痛发病涉及脏腑与经脉较多,病理因素主要有寒凝、火郁、食积、气滞、血瘀。病理性质不外寒、热、虚、实四端。总之,本病的基本病机为脏腑气机阻滞,气血运行不畅,经脉痹阻,不通则痛,或脏腑经脉失养,不荣而痛。

1. 外感时邪 外感风、寒、暑、热、湿邪,侵入腹中,均可引起腹痛。

2. 饮食不节 暴饮暴食、过食肥甘厚腻或辛辣,恣食生冷均可损伤脾胃,腑气通降不利而发生腹痛。其他如饮食不洁,肠虫滋生,攻动窜扰,腑气不通则痛。

3. 气滞失调 情志不遂,肝失条达,气机不畅,气机阻滞而痛作。

4. 血瘀经脉 跌仆损伤,脉络瘀阻;或腹部术后,血络受损,亦可形成腹中血瘀,中焦气机升降不利,不通则痛。

腹中有肝、胆、脾、肾、大小肠、膀胱、胞宫等脏腑,并为足三阴、足少阳、手足阳明、冲、任、带等经脉循行之处,病理因素主要有寒凝、火郁、食积、气滞、血瘀,上述诸病因均可导致脏腑气机阻滞,气血运行不畅,经脉痹阻,不通则痛。

(二)西医病因病理

1. 病因 见表7-1。

表7-1　急性腹痛的主要病因分类及常见疾病

急性腹痛分类	病因	常见疾病
需外科手术处理	腹腔器官的急性感染	急性胰腺炎、急性胆囊炎等
	腹腔炎症	急性腹膜炎等
	腹腔内出血	术后、妇科急症、重症胰腺炎等
	空腔器官梗阻	急性肠梗阻、急性胆道梗阻等
	各种腹腔器官缺血（急腹症）	急性肠扭转所致的缺血性肠病等
非急需外科手术处理	肠道炎症	急性胃肠炎、肠蛔虫症等
	某些全身性疾病引起的急性腹痛	尿毒症、糖尿病危象、急性白血病、大叶性肺炎或胸膜炎等
	肠痉挛性绞痛	某些金属中毒等

2. 发病机制　许多内科、外科、妇产科等全身性疾病都可引起或表现为急性腹痛。同一疾病可以表现不同的腹痛，不同的疾病也可以表现类似的腹痛。内脏疼痛的产生与压力刺激的增加以及产生刺激的速度和时间有关。此外，疼痛的发生和疼痛阈的高低也有关系，某些情况特别是炎症状态下，疼痛阈可降低。

（1）内脏痛：即真性内脏痛，病理性刺激完全由内脏传入纤维传导。由于内脏感觉器官是通过非髓鞘化自主神经 C 类纤维传递，故内脏痛的定位不准确，患者很难指出确切的疼痛部位；且对刀割、针刺、烧灼等感觉迟钝，而对张力变化，如过度牵拉、突然膨胀、剧烈收缩，特别是缺血，疼痛感觉非常灵敏。常伴有恶心、呕吐等消化道症状。常见于急腹症（多由急性阑尾炎、胃或十二指肠穿孔等所致）、细菌性痢疾等。

（2）躯体痛：亦称壁层腹膜痛或体表疼痛。壁层腹膜受刺激后，腹膜壁层及腹壁的痛觉信号，经体神经传至脊神经根，反映到相应脊髓节段所支配的皮肤所引起。因无内脏传入神经参与，故痛觉与体表疼痛无异，定位准确，痛感敏锐。常由腹外因素所致，如腹型癫痫、过敏性紫癜、血管神经性水肿、荨麻疹、白血病、糖尿病、尿毒症、风湿热、铅中毒、心理性因素、心因性腹痛、药源性腹痛。

（3）牵涉痛：又称放射痛或感应痛，指内脏痛达到一定强度后，出现相应的浅表部位疼痛和感觉过敏，致远离该器官的某部体表或深部组织发生疼痛。分为：①腹腔内病变和牵涉区位置接近或基本重叠的"近位牵涉痛"，如阑尾急性病变和胸11、胸12的脊神经支配区相关联，牵涉痛表现在右下腹；②病变部位和牵涉区距离较远，从表面上看两者似无联系的"远位牵涉痛"，如输尿管的痉挛可牵涉腰脊神经支配区，表现阴囊部位疼痛。牵涉痛常见于胆绞痛等。

二、临床资料

急性腹痛的症状多样且多变，疼痛的性质、程度因人而异，诊断常常较为困难。

（一）病史、症状要点

1. 病史　①腹痛开始的时间；②腹痛的部位；③腹痛性质；④影响腹痛的因素等；⑤了解腹痛的诱发因素及伴随症状；⑥有无溃疡病史及腹部手术史；⑦女性患者尤其要询问月经史。

2．症状要点

（1）急性腹痛的内外科表现特点

1）内科急性腹痛症状特点：起病可急可缓，多有前驱症状；多先有全身症状，后出现腹痛；腹痛多由重到轻，定位比较模糊；多无明显腹膜刺激症状，常常是症状重、体征轻。

2）外科急性腹痛症状特点：起病急骤，多无前驱症状；腹痛由轻到重，由含糊到明确，由局限到弥漫；多先有腹痛，后见全身症状；多伴有腹膜刺激征，体征多局限于腹部，可有放射痛。

（2）腹痛部位、性质、发作特点

1）腹痛部位：腹痛的定位是病史采集的第一步，包括发病时最先疼痛的部位、腹痛的转移部位、腹痛的扩散以及牵涉痛的部位。疼痛部位多为病变所在部位。如胃、十二指肠和胰腺疾病，疼痛多在中上腹部；胆囊炎、胆石症、肝脓肿等疼痛多在右上腹部；急性阑尾炎疼痛常发生在右下腹麦氏点；小肠疾病疼痛多在脐部或脐周；结肠疾病疼痛多在下腹或左下腹部；弥漫性或部位不定的疼痛见于急性弥漫性腹膜炎、机械性肠梗阻、急性出血坏死性小肠炎、腹型过敏性紫癜等。

2）腹痛性质：突发的中上腹剧烈刀割样痛、烧灼样痛，多为胃、十二指肠溃疡穿孔；中上腹持续性隐痛多考虑慢性胃炎及胃、十二指肠溃疡；上腹部持续性钝痛或刀割样疼痛呈阵发性加剧多为急性胰腺炎；胆石症或泌尿系统结石常为阵发性绞痛，患儿常哭闹不安；阵发性剑突下钻顶样疼痛是胆道蛔虫症的典型表现；持续性、广泛性剧烈腹痛伴腹壁肌紧张或板样强直，提示为急性弥漫性腹膜炎。

3）发作时间：餐后痛可能由于胆胰疾病、胃部肿瘤或消化不良所致，周期性、节律性上腹痛见于胃、十二指肠溃疡。

4）伴随症状：腹痛的伴随症状在鉴别诊断中尤为重要。①呕吐：腹痛明显时可反射性引起恶心呕吐，一般不需特殊处理；剧烈呕吐常为肠梗阻表现，呕吐物呈酸性胃液、胆液为高位梗阻，呕吐物呈粪臭味则为低位梗阻。②发热：先发热后腹痛一般为内科疾病，先腹痛后发热则以外科疾病为主。③腹泻：多见于急性胃肠炎、急性中毒、阑尾炎、盆腔炎等。④血便：多见于肠套叠、绞窄性肠梗阻、急性出血性坏死性肠炎、缺血性结肠炎、腹腔内大血管急性阻塞。⑤血尿：多为泌尿系结石或感染。⑥休克：多见于急性内出血、急性梗阻性化脓性胆管炎、急性胰腺炎、绞窄性肠梗阻、胃十二指肠溃疡急性穿孔、腹腔脏器扭转、急性心肌梗死等。

（二）查体要点

1．视诊　应观察腹壁切口瘢痕、腹股沟嵌顿疝、肠型及肠蠕动波。腹式呼吸的减弱或消失多见于弥漫性腹膜炎；舟状腹多为急性胃、十二指肠溃疡穿孔的早期表现；全腹膨胀多见于肠梗阻、肠麻痹、急性内脏出血；上腹胀满见于急性胃扩张；肠型和蠕动波见于肠梗阻。

2．触诊　检查的重点是压痛、反跳痛、腹肌紧张的部位和程度，是检查腹部疾患的重要环节。急性胃肠穿孔可见压痛、反跳痛、腹肌紧张呈板状腹；局限性腹膜炎可见局部腹肌紧张；弥漫性腹膜炎可见全腹硬如板状；结核性腹膜炎的腹壁多呈柔韧感。

3．叩诊　移动性浊音多提示内脏出血、腹膜炎；肝浊音界消失和缩小多提示胃肠穿孔或高度肠胀气；全腹叩诊鼓音多为肠梗阻；肾区叩击痛多为结石。

4. 听诊　主要检查肠鸣音存在、亢进或消失，肠鸣音减弱或消失见于腹膜炎、肠麻痹；肠鸣音亢进见于肠道炎症；气过水声为机械性肠梗阻的典型表现；上腹部震水声多见于幽门梗阻或急性胃扩张。

5. 直肠指诊　直肠指诊有时可发现对腹痛诊断有重要意义的线索，应列为常规检查。对盆腔脓肿、肿瘤、肠套叠、肠梗阻、阑尾炎等疾病指诊时有触痛、饱满感或触及包块。

（三）理化检查要点

1. 实验室检查　血常规，尿常规，大便潜血，血、尿淀粉酶，尿胆素和尿胆原。必要时还需进行特殊生化检查。

2. 影像学检查

（1）X 线检查：有助于消化道穿孔、肠梗阻、泌尿系结石及胸膜炎等疾病的诊断。钡灌肠造影有助于肠套叠和乙状结肠扭转的诊断。

（2）超声检查：对肝、胆、脾、胰腺脏器的急症，肾周围感染、腹腔内脓肿、腹腔肿瘤以及妇科急症有诊断价值。

（3）CT：对腹腔实质性器官的病变等有较大诊断价值。选择性动脉造影可用于腹腔内血管疾病，如肠系膜血管栓塞、主动脉瘤破裂等引起的急腹症。

3. 其他　腹腔穿刺对于腹腔内出血、消化道穿孔等疾病有诊断意义。

三、诊断思路

急性腹痛的诊断实际上是对表现为急性腹痛的某一疾病的诊断，同时还应判断病变的程度及波及的范围。详细而准确的病史、全面和细致的物理检查、必要的实验室检查和特殊检查是诊断急腹症的基础。

（一）危险性评估

1. 判断生命体征是否稳定　有无低血压、休克、腹部波动包块、板状腹。若存在，应及时抢救。

2. 判断是否急需手术治疗

（1）重度腹痛：需要手术治疗的急症，如外伤、急性阑尾炎、化脓性梗阻性胆总管炎、化脓性或坏疽性胆囊炎、溃疡病急性穿孔伴有弥漫性腹膜炎、绞窄性肠梗阻、肝癌破裂出血、卵巢滤泡破裂或黄体破裂滤泡破裂、宫外孕、卵巢囊肿扭转等。

（2）其他腹痛：暂时不需要手术，通过非手术治疗观察，或痊愈或中转手术。如单纯性急性胆囊炎、空腹情况下的溃疡病急性穿孔而腹膜炎局限者、单纯性肠梗阻、急性盆腔炎等。或通过药物治疗即可的患者，如急性胃肠炎、急性肠系膜淋巴结炎、肠蛔虫症、原发性腹膜炎等。

（二）诊断流程

参见诊断流程图 7-1。

1. 首先判断是否为急性腹痛　若长期反复发作，在过去 3 个月内发作至少 3 次，其疼痛影响日常生活者，多为再发性腹痛；反之，则为急性疼痛。

2. 判断为内科腹痛或外科腹痛　若持续 6 小时以上，多为外科急腹症；反之，则为内科腹痛。外科腹痛要尽快请外科会诊。

3. 判断腹痛是器质性还是功能性病变　多从腹痛的部位、腹痛与体位的关系、有无反复发作、发作持续时间、腹部以外症状判断。

4. 判断腹内病因的病位 腹内脏器于体表的感应区可以提示病变部位;

5. 三大常规、急诊生化和腹部 X 线检查对诊断意义重要;必要时行血淀粉酶、尿淀粉酶、尿胆素和尿胆原等实验室检查,超声检查、CT 等辅助检查;可行腹腔诊断性穿刺。

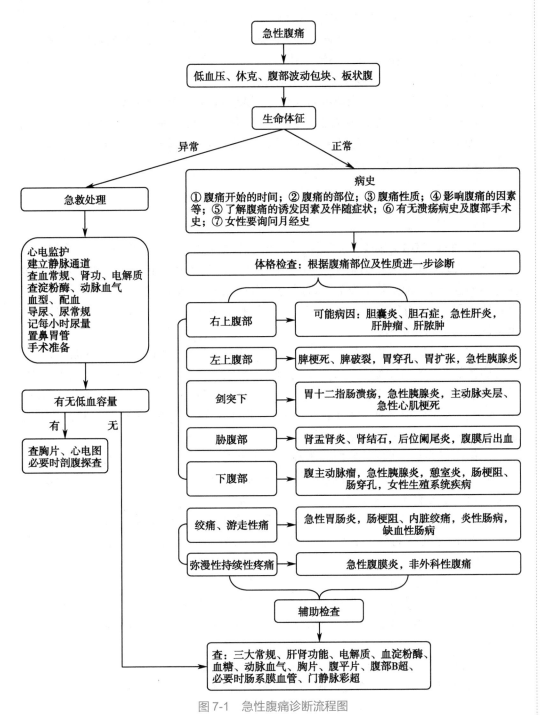

图 7-1 急性腹痛诊断流程图

（三）鉴别诊断

1. 腹外与腹内疾病

（1）腹外疾病腹痛特点：①腹痛范围较弥散，性质较模糊，疼痛一般不剧烈；②腹部多无明确的压痛和肌紧张；③腹式呼吸不受限制；④常有原发疾病的症状和体征。如过敏性紫癜、血管神经性水肿、荨麻疹。

（2）腹内疾病腹痛特点：①腹痛较重，发病开始即有腹痛；②与饮食关系密切，常有食后加重；③常伴恶心呕吐，腹部体征较明显。如急性阑尾炎、肠穿孔。

2. 腹部器质性与功能性腹痛　器质性病变腹痛特点：①常有脏器炎症、穿孔、破裂、梗阻等原因；②起病较急，病情变化快；③患者一般状况较差，腹痛及腹部体征较明显。如阑尾炎、肠梗阻、腹膜炎、消化道溃疡等。

功能性腹痛特点：①多由单纯胃肠痉挛引起，常与神经精神因素、饮食不当有关；②起病缓慢，常反复发作，或有周期性，不伴发热，腹痛轻，腹部体征少或无，进食后无腹痛加重；③一般状况好，休息、腹部热敷，或用适量镇静解痉药腹痛可缓解。如消化不良、蠕动紊乱、过敏性肠痉挛。

（四）西医诊断

1. 急腹症

（1）外科急腹症

1）炎性腹痛疾病：如急性阑尾炎、肠憩室炎、急性胰腺炎、胆囊炎、胆石症等。

临床表现：起病通常为渐进性的，由轻到重，比较缓慢。病变开始由于系膜牵涉反应疼痛位于中上腹，随着炎症的进展，疼痛固定在某一个部位，且长期固定于一处，为病灶所在，患者有明显的炎性反应。急性胰腺炎多表现为突然发生的剧烈腹痛，伴腹胀、恶心、呕吐、发热。

查体要点：局部出现压痛及反跳痛，腹肌紧张。病程开始体温正常或略有升高；随着病情加重，各项体征渐明显。如得到相应治疗，炎症可能局限或少数范围扩大，形成弥漫性腹膜炎。急性胰腺炎可见上腹正中或偏左有压痛；重症则出现压痛、反跳痛、肌紧张等腹膜炎体征，可有心动过速、血压下降等休克表现；腰部水肿并皮肤青紫（Grey Turner 征）、脐部青紫（Cullen 征）。

理化检查要点：病程开始白细胞轻度或中度增高。血、尿淀粉酶测定是诊断急性胰腺炎的主要手段之一，血钙降低超过 2.0mmol/L（8mg/dl）与血糖升高超过 11.0mmol/L（200mg/dl）为病情危重的表现，白细胞计数、动脉血气分析对病情程度的分期有意义；超声、CT 及 MRI 可显示病变程度，可作为病情严重程度分级及预后判别的标准。

2）脏器穿孔疾病：如胃十二指肠溃疡穿孔、外伤性及病理性引起的胃肠道或胆道、膀胱损伤等。

临床表现：通常用发病突然，进展快，腹痛剧烈。

查体要点：疼痛部位一般位于炎症所在部位，可有牵涉痛；腹痛常因加压、改变体位而加剧；呈持续性锐痛；病变部位有压痛、反跳痛与肌紧张；肠蠕动音消失或减弱；体温升高。

理化检查要点：白细胞增高，腹内常有游离气体或液体。

3）出血性疾病：如外伤性肝脾破裂、外伤性膀胱破裂、肠系膜血管裂伤、异位妊娠破裂等。

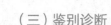

临床表现：通常发病突然，病情进展快慢不等，呈进行性加重；发病不久可有贫血及循环容量不足的表现。如不及时治疗，可出现休克现象。

查体要点：常有广泛的腹痛和腹膜刺激症状，疼痛起源于病变部位，扩散至全腹，腹胀明显，肠鸣音可存在，腹部出现移动性浊音，腹腔穿刺可抽出血液。

理化检查要点：白细胞可增高。

4）梗阻性疾病：如胆囊管及胆总管结石、胆道蛔虫、肠梗阻、泌尿道结石等。

临床表现：通常发病急骤、腹痛剧烈。由于梗阻的部位不同，可出现一些特殊的症状，如胆总管结石可引起黄疸；肠梗阻可引起肠蠕动亢进；尿路结石可引起血尿。

查体要点：腹痛呈绞痛而阵发性加剧，一般无腹膜刺激征。

5）血液循环障碍疾病：如各种类型的绞窄性肠梗阻、卵巢扭转、肠系膜动脉栓塞等。

临床表现：发病急，疼痛剧烈。肠坏死后，可呕吐或肛门排出暗红色液体。此类疾病自行缓解的可能性很小，随着病情的发展，患者全身情况恶化，可出现感染性休克。

查体要点：腹痛呈持续性且阵发性加剧，早期无腹膜刺激征，晚期出现腹膜刺激征，腹部常可触及压痛的包块，肠鸣音减弱或消失，腹胀明显。腹腔穿刺可抽出有恶臭味的血性液体。

（2）妇科急腹症

1）异位妊娠：是妇科较常见且比较严重的急腹症之一。

临床表现：因异位妊娠的部位、妊娠流产或破裂、出血量而表现多样化。常有停经史、腹痛及阴道流血史。

查体要点：腹部检查时其腹膜刺激征较感染性疾病引起的腹膜刺激征轻；妇科检查宫颈举痛明显，常有子宫漂浮感。

理化检查要点：尿或血 HCG 阳性，B 超检查宫腔内无胎囊而附件区可见不均质包块，后穹隆穿刺抽出不凝血。

2）急性盆腔炎

临床表现：常见发热、腹痛和白带增多，往往是多种病原体所导致的混合性感染。为逐渐出现的持续性下腹痛、增多的脓性白带和发热表现。阴道有灼热感。

查体要点：腹部检查有压痛、反跳痛及肌紧张。妇科检查，有大量白带或脓带，子宫及宫旁压痛、后穹窿穿刺可抽出脓性液。

理化检查要点：白带检查出病原体，查血白细胞计数升高。对反复发作、治疗效果差的病例做腹腔镜检查，既可明确炎症部位，又可取病变处分泌物进行检测。

3）出血性输卵管炎

临床表现：临床症状和异位妊娠及卵巢破裂比较相似，易出现误诊。出血性输卵管炎发病前多数有宫腔操作史，无确切停经史；发病急但病情发展相对缓慢，内出血多为炎性渗血。多数伴不同程度的发热。

查体要点：后穹窿穿刺液色鲜红，稀薄呈血水样。

理化检查要点：后穹窿穿刺液涂片镜检有白细胞。可见血白细胞升高、血红蛋白下降等。

2. 非急腹症性腹痛

1）中枢神经系统疾病：如脑血管意外、脑炎、胸神经根炎等。

临床表现：胸神经根炎引起的腹痛无胃肠道症状。发病后3~4天即出现皮疹。脊髓神经因过敏或刺激可引起所支配区的皮肤、肌肉疼痛。如病变在T_{12}~L_1节段支配时，可引起右下腹阑尾区疼痛而误诊为阑尾炎。

查体要点：胸神经根炎引起的腹痛局限一片，疼痛沿肋间神经呈带状，止于中线，相应皮肤痛敏感性增加。皮疹沿神经分布。疼痛性质不定，伴有区域感觉麻木、过敏等。

2）呼吸、循环系统疾病：如肺炎、肺栓塞、胸膜炎、心绞痛、心肌梗死、急性心包炎等。

临床表现：呼吸系统疾病引起的腹痛，有发热和咳嗽气急等呼吸系统症状。心脏疾病引起的腹痛，常伴恶心及呕吐、胸痛、胸骨后痛，呈重病容。

查体要点：疼痛可向腹部放射。呼吸系统疾病引起的腹痛，位置多在中上腹，深吸气时疼痛加重，患侧下胸部阳性体征，腹部体征不明显，可有轻度的压痛，无腹膜炎体征，肠鸣音正常。心脏疾病引起的腹痛，在左季肋部或剑突下剧痛，尽管疼痛有种种分布，但同一患者的个体感觉大致在同一部位；疼痛向左肩部放射，脉搏增快，血压下降，全身情况与腹部特征不符，肠鸣音正常。

理化检查要点：心脏疾病引起的腹痛，心电图异常。

3）腹腔内血管梗阻

临床表现：主要发生于心脏病、高血压、动脉硬化的基础上，如动脉栓塞、夹层主动脉瘤等。腹痛相当剧烈。

4）腹腔脏器疾病：如食管炎、急性或慢性胃炎、胰腺炎、胰腺结石、胰腺癌、囊肿、肝炎、肝癌、结肠炎、过敏性肠炎、结肠癌、膀胱疾病等。

临床表现：多有特殊病史，如：急性胃肠炎、痢疾常有饮食不洁史，发病初期高热、全身不适、脓血便或粪便检查有大量脓细胞。

5）血液系统疾病

临床表现：急性血卟啉病腹痛多较剧烈，呕吐、腹胀、便秘、可伴有肢体疼痛。过敏性紫癜时的肠管浆膜下出血亦可引起腹痛，有后天出血倾向，多脏器的出血，伴有剧烈腹痛，可并发生肠套叠、消化道出血等。可有关节痛。白血病及恶性淋巴瘤可见剧烈腹痛及消化道出血。

查体要点：急性血卟啉病腹痛位置不定，多在中腹部，腹部体征不明显，尿放置后呈红色。过敏性紫癜引起的腹痛，多位于中腹部，皮肤口腔黏膜有出血点。

6）内分泌代谢系统疾病

临床表现：糖尿病酮症酸中毒引起的腹痛，多伴有恶心、烦渴、呕吐、嗜睡、发热、腹泻，酸中毒纠正后腹痛消失。低血糖引起的腹痛，为一过性发作，给糖后迅速缓解。急性肾衰竭引起的腹痛，多伴有呕吐、腹泻。

查体要点：糖尿病酮症酸中毒有全腹痛，以右上腹为重，有时甚至出现腹肌紧张，一般腹部体征不明显。低血糖引起的腹痛，呈不定位腹痛。急性肾衰竭引起的腹痛，可出现腹中部绞痛，两侧上腹痛。

7）腹部损伤：包括开放性与闭合性损伤两类。

临床表现：腹痛往往与受伤经过相关。应了解受伤时间、原因、姿势，暴力的性质、大小、方向、速度和作用部位，以及受伤后到就诊时的病情发展和诊治经过。

查体要点：监测生命体征的同时，检查有无开放性伤口，有无外溢物及其性状，有无内脏脱出。腹部压痛的部位、程度，反跳痛和肌紧张等腹膜刺激征。是否存在肝浊音界缩小或消失，移动性浊音，肠鸣音减弱或消失。直肠指诊可了解有无肛门直肠损伤和前列腺移位。

理化检查要点：红细胞、血红蛋白与血细胞比容下降。血清淀粉酶或尿淀粉酶升高提示胰腺损伤或胃肠道穿孔，或腹膜后十二指肠破裂。血尿程度与伤情可不成正比。辅助检查 X 线、超声、CT 检查可协助除外肝、脾、肾等实质性脏器破裂。必要时可行诊断性腹腔穿刺和腹腔灌洗。

8）其他原因引起的腹痛

临床表现：尿毒症毒素刺激腹腔浆膜可引起腹痛。铅中毒时则引起肠绞痛，可有金属味觉、兴奋性增加、呕吐、胃肠痉挛、肌肉麻木等。

查体要点：铅中毒时则引起肠绞痛，多位于脐周或部位不定。

四、治疗

（一）急救处理与原则

1. 西医急救原则

（1）快速评估：迅速检查呼吸、脉搏、血压、神志和体温，并据病情及时给予对症处理。

1）危重：先救命，后治病。如腹主动脉瘤破裂、异位妊娠破裂并休克等。快速纠正休克、生命支持，采用急诊手术或介入方法控制出血。

2）较重：诊断治疗结合。如消化道穿孔、绞窄性肠梗阻等。在尽快完成各项有关检查的同时，改善患者状况，及时请外科医师会诊，准备急诊手术或相关治疗。

3）普通：有潜在危险性。寻找危及生命的潜在因素，如消化道溃疡、胃肠炎、泌尿系结石等。按急诊常规诊疗程序诊治，及时追回诊断相关辅助检查结果，尽早明确诊断，切忌贻误病情。

（2）稳定生命体征：对症支持治疗。

1）防治休克，纠正水、电解质紊乱和酸碱平衡失调。

2）对伴有发热、血象高的炎症性急性腹痛，应用抗生素有效控制感染。

3）需禁食、胃肠减压者，注意补充营养。

4）慎用止痛剂，未能排除肠坏死、肠穿孔者不用灌肠剂和泻药。

（3）去除病因：必要时剖腹探查，指征如下：

1）怀疑腹腔内持续性出血。

2）怀疑有肠坏死或肠穿孔伴有严重腹膜炎。

3）经密切观察和积极治疗后腹痛不缓解，腹部体征不减轻，全身情况无好转，反而加重者。

2. 中医急救处理　中医急救处理以行气止痛、理气通腑为主。方法有：

（1）内科治疗：大承气汤、大柴胡汤口服。

（2）中医外治：四黄水外敷、中药川朴热罨包或温水袋局部热敷。

（3）腹针：主穴：中脘、下脘、气海、关元、天枢（双侧）。配穴：急性胃炎加水分，急性肠炎加大巨，急性胆囊炎、胆石症加上风湿点（患侧）。患者取仰卧位，局部常规消毒后,直刺进针,针刺深度应在皮下浅筋膜,进针 15～30mm,采用轻捻转、慢提插的手法,每次留针约 30 分钟。

(4)平衡针:主穴:胃痛穴,以针刺三叉神经第 3 支后出现的针感为宜,男取左侧,女取右侧,平刺,进针 25～40mm,针以局部酸、麻、胀为主;腹痛穴,以针刺腓总神经或腓浅神经后出现的针感为宜,采用上下提插针刺手法,直刺,进针 25～40mm,针感以触电式向足面、足趾放射为主。 配穴:伴有恶心呕吐者加胸痛穴,以针刺前臂背侧皮神经和骨间背侧神经出现的针感为宜,采用上下提插针刺手法,斜刺,进针 40～50mm,针感以局部酸、麻、胀为主。获得针感后立即出针,针刺时间在 3 秒以内。

(5)体针与电针:以上脘、中脘、梁门、天枢、气海、关元、足三里、合谷、内关等穴为主。由于急腹症多属里实热证,故多用泻法。

(6)穴位注射疗法:根据不同病证采用不同的药物与穴位治疗,如胆道蛔虫症,取鸠尾穴,用阿托品 0.5mg 注射;对胆绞痛,取胆囊穴,用维生素 K_3 4mg 注射;阑尾炎,取阑尾穴,用红花注射液 1ml 注射等。

(二)西医治疗

(1)内科治疗

1)危重患者应进行重症监测,随时调整用药、给氧和输液的量与成分。留置尿管,详细记录出入量。

2)禁食、胃肠减压:半卧位可缓解腹部紧张疼痛及有利于腹腔液体引流至盆腔,减少发生膈下积液与感染的机会。

3)补充营养,维持水、电解质及酸碱平衡。

4)应用有效抗生素控制感染:因常有厌氧菌混合感染,可同时合用甲硝唑。待有细菌培养药敏结果时,按需要做调整。

5)病因治疗:如急性胰腺炎应用抑制胰腺分泌药物。

6)对症处理:高热应用物理降温或退热药;疼痛剧烈并诊断明确者给予解痉镇痛。

(2)外科手术治疗:绞窄性肠梗阻、化脓性阑尾炎、卵巢滤泡破裂或黄体破裂滤泡破裂、宫外孕等采取。

(三)中医治疗

1. 治疗原则 治疗腹痛多以"通"字立法,应根据辨证的虚实寒热、在气在血,确立相应治法。《医学真传》曰:"夫通则不痛,理也;但通之之法,各有不同。调气以和血,调血以和气,通也;下逆者使之上行,中结者使之旁达,亦通也。虚者助之使通,寒者温之使通,无非通之之法也。若必以下泻为通则妄矣。"在通法的基础上,结合审证求因,标本兼治。属实证者,重在祛邪疏导;对虚痛,应温中补虚,益气养血,不可滥施攻下。对于久痛入络、绵绵不休之腹痛,可采取辛润活血通络之法。

2. 辨证论治

1)寒邪内阻

证候:腹痛拘急,遇寒痛甚,得温痛减,形寒肢冷,小便清长,大便清稀或秘结,舌质淡,苔白腻,脉沉紧。

治法:温中散寒。

代表方:良附丸合正气天香散。

如少腹拘急冷痛,属肝脉凝滞者,用暖肝煎温经散寒;如寒气上逆致腹中切痛雷

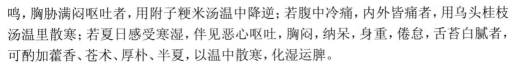

鸣，胸胁满闷呕吐者，用附子粳米汤温中降逆；若腹中冷痛，内外皆痛者，用乌头桂枝汤温里散寒；若夏日感受寒湿，伴见恶心呕吐，胸闷，纳呆，身重，倦怠，舌苔白腻者，可酌加藿香、苍术、厚朴、半夏，以温中散寒，化湿运脾。

2）湿热壅滞

证候：腹痛拒按，烦渴引饮，大便秘结，或溏滞不爽，潮热汗出，小便短黄，舌质红，苔黄燥或黄腻，脉滑数。

治法：泄热通腑。

代表方：大承气汤。

若燥热不甚，湿热偏重，大便不爽者，可去芒硝，加栀子、黄芩等；若痛引两胁，可加郁金、柴胡；若腹痛剧烈，寒热往来，恶心呕吐，大便秘结者，改用大柴胡汤表里双解。

3）饮食积滞

证候：脘腹饱胀疼痛，厌食呕恶，嗳腐吞酸，或痛而欲泻，泻后痛减，或大便秘结，舌苔厚腻，脉滑实。

治法：消食导滞。

代表方：枳实导滞丸。

若腹痛胀满者，加厚朴、木香行气止痛；兼大便自利，恶心呕吐者，去大黄，加陈皮、半夏、苍术燥湿理气，降逆止呕；若食滞不重，腹痛较轻者，用保和丸。

4）肝郁气滞

证候：脘腹疼痛，胀满不舒，攻窜不定，痛引少腹，得嗳气、矢气则舒，或遇忧思恼怒疼痛加剧，舌质红，苔薄白，脉弦。

治法：疏肝解郁，理气止痛。

代表方：柴胡疏肝散。

若气滞较重，胸胁胀痛者，加川楝子、郁金；若痛引少腹，加橘核、荔枝核；若腹痛肠鸣，气滞腹泻者，可用痛泻要方；若少腹绞痛，阴囊寒疝者，可用天台乌药散；肝郁日久化热者，加牡丹皮、栀子清肝泄热。

5）瘀血阻滞

证候：少腹剧痛，痛如针刺，痛处固定不移，痛处拒按，或有包块，疼痛经久不愈，舌质紫暗，或舌有瘀斑，脉细涩。

治法：活血化瘀。

代表方：少腹逐瘀汤。

如腹部术后作痛，或跌仆损伤作痛，可加泽兰、没药、三七；瘀血日久发热，可加牡丹皮、丹参、王不留行；若兼有寒象，腹痛喜温，胁下积块，疼痛拒按，可用膈下逐瘀汤；若下焦蓄血，大便色黑，可用桃核承气汤。

6）中虚脏寒

证候：腹痛绵绵，时作时止，喜温喜按，饥饿劳累后加重，得食休息后痛减，形寒肢冷，神疲乏力，气短懒言，胃纳欠佳，面色无华，大便溏薄，舌质淡，苔薄白，脉沉细。

治法：温中补虚，缓急止痛。

代表方：小建中汤加减。

若腹中大寒，呕吐肢冷，可用大建中汤温中散寒；若腹痛下利，脉微肢冷，脾肾阳

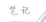

虚者,可用附子理中汤;若大肠虚寒,积冷便秘者,可用温脾汤;若中气大虚,少气懒言,可用补中益气汤。

(崔应麟 胡仕祥)

学习小结

1. 学习内容

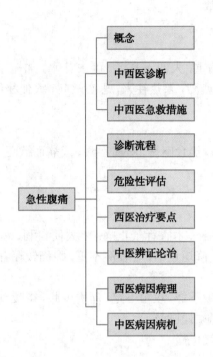

急性腹痛
- 概念
- 中西医诊断
- 中西医急救措施
- 诊断流程
- 危险性评估
- 西医治疗要点
- 中医辨证论治
- 西医病因病理
- 中医病因病机

2. 学习方法

通过急性腹痛的学习,掌握其发生的病因、共同的病理机制,根据急性腹痛的临床表现,准确诊断腹痛,实施正确的处理方法。

复习思考题

1. 各型腹痛发生的基本病理机制是什么?
2. 试述腹痛的分型、腹痛的急救处理及腹痛的治疗。
3. 腹痛的中医急救方法有哪些?

第八章

急性呼吸困难

学习目的

通过对本章相关病症的学习,掌握急性呼吸困难的诊疗思路、处理方法。理解和掌握重症肺炎、支气管哮喘、慢性阻塞性肺疾病急性加重(acute exacerbations of chronic obstructive lung disease, AECOPD)和急性左心衰的诊疗思路、急诊处理方法及中西医结合治疗;明确急性左心衰发生的病理机制及急救原则;明确气胸的概念、类型和病因病理,认识气胸对机体致命性的危害,从而更好地理解和掌握气胸的临床表现和中西医诊治策略。

学习要点

鉴别不同类型的呼吸困难。重症肺炎、支气管哮喘、AECOPD 和急性左心衰临床特征和诊治要点;各类气胸、血胸的发病机制、检查要点、诊断思路和救治原则。

第一节 概 述

呼吸困难是呼吸功能不全的重要表现,患者主观上感到空气不足、客观上表现为呼吸费力,重则出现鼻翼煽动,张口耸肩,发绀,端坐呼吸,并可有呼吸频率、深度与节律的改变。急性呼吸困难是指病程在 3 周以内的呼吸困难。

成年人呼吸频率为 16~20 次 /min,与心脏搏动次数的比例为 1:4。呼吸困难是呼吸功能不全的一个重要症状,是患者主观上有空气不足或呼吸费力的感觉;而客观上表现为呼吸频率、深度、和节律的改变。

一、主要类型

根据主要的发病机制,可将呼吸困难分为下列六种类型。

1. 肺源性呼吸困难 由呼吸器官病变所致,主要表现为下面三种形式:

(1)吸气性呼吸困难:表现为喘鸣、吸气时胸骨上窝、锁骨上窝及肋间隙凹陷三凹征,常见于喉、气管狭窄,如炎症、水肿、异物和肿瘤等。

(2)呼气性呼吸困难:呼气相延长,伴有哮鸣音,见于支气管哮喘和阻塞性肺病。

(3)混合性呼吸困难:见于肺炎、肺纤维化、大量胸腔积液、气胸等。

2. 心源性呼吸困难 常见于左心功能不全所致心源性肺水肿,其临床特点如下:

笔记

（1）患者有严重的心脏病史。

（2）呈混合性呼吸困难，卧位及夜间明显。

（3）肺底部可出现中、小湿啰音，并随体位而变化。

（4）X线检查：心影有异常改变；肺门及其附近充血或兼有肺水肿征。

3. 中毒性呼吸困难　各种原因所致的酸中毒，均可使血中二氧化碳升高、pH值降低，刺激外周化学感受器或直接兴奋呼吸中枢，增加呼吸通气量，表现为深而大的呼吸困难；呼吸抑制剂如吗啡、巴比妥类等中毒时，也可抑制呼吸中枢，使呼吸浅而慢。

4. 血源性呼吸困难　重度贫血可因红细胞减少，血氧不足而致气促，尤以活动后显剧；大出血或休克时因缺血及血压下降，刺激呼吸中枢而引起呼吸困难。

5. 神经精神性与肌病性呼吸困难　重症脑部疾病如脑炎、脑血管意外、脑肿瘤等直接累及呼吸中枢，出现异常的呼吸节律，导致呼吸困难；重症肌无力危象引起呼吸肌麻痹，导致严重的呼吸困难；另外，癔症也可有呼吸困难发作，其特点是呼吸显著频速、表浅，因呼吸性碱中毒常伴有手足搐搦。

6. 胃胀气　由于胃膨大，膈肌下降受阻使胸腔变小导致胸闷是一种主观感觉，即呼吸费力或气不够用。轻者若无其事，重者则觉得难受，似乎被石头压住胸腔，甚至发生呼吸困难。胃胀气可能是身体器官的功能性表现，也可能是人体发生疾病的最早症状之一。

二、辅助检查

1. 呼吸困难的实验室检查　血常规检查在感染时有白细胞计数增高、中性粒细胞增高，过敏性疾患时嗜酸性粒细胞计数增高。呼吸道疾病应注意痰量、性质、气味并做细菌培养、真菌培养，痰中找结核菌等都有一定诊断价值。

2. 呼吸困难的其他检查　X线检查对因心肺疾患引起的呼吸困难均有明显的心肺X线征象。支气管造影诊断支气管扩张、支气管腺瘤和癌。心脏病患者可做心电图、超声心动图等检查。对慢性肺疾病如慢性阻塞性肺疾病（COPD）、支气管哮喘等做肺功能测定，诊断肺功能损害的性质和程度。纤维支气管镜检查用于支气管肿瘤、狭窄、异物的诊断和治疗，肺穿刺活检对肺纤维化、肿瘤等意义重大。

三、病理诊断

1. 咽喉疾病引起的呼吸困难

（1）咽后壁脓肿：多见于小儿，起病急骤，呼吸困难伴吞咽痛、喘鸣音、吞咽困难及化脓感染的全身性症状。咽部视诊可见咽后壁红肿，轻触脓肿部位有波动感；颈椎侧位X线片可见咽后壁隆起的软组织肿胀；结核性者可见颈椎结核的X线表现。

（2）喉及气管内异物：多见于5岁以下幼儿及昏迷患者。异物引起高度吸气性呼吸困难，严重者可窒息。异物进入气管内引起刺激性咳嗽，进而发生阻塞性肺气肿、肺不张与肺感染等。

（3）喉水肿：起病急骤，轻者有异物感，吞咽梗阻感，干咳，声嘶，严重者引起呼吸困难甚至窒息。

（4）咽喉白喉：多见于小儿，白喉假膜和喉局部炎症，水肿引起通气道狭窄，出现喉痛、吞咽困难、声嘶、吸气性呼吸困难与喘鸣音、哮吼样咳嗽及全身性中毒症状。

（5）急性喉炎：多见幼儿，起病急骤，高热，哮吼样咳嗽，声音嘶哑，呼吸困难常呈昼轻夜重，喉镜检查无灰白假膜。

（6）喉癌：多见于 40 岁以上中老年男性，初期发展缓慢，渐渐出现吞咽不适、喉部异物感、声嘶、吞咽痛，后期出现呼吸困难、失音、咳血痰等。

2. 支气管与肺部疾病引起的呼吸困难

（1）急性细支气管炎：又称弥漫性细支管炎，多见婴幼儿，特别是幼儿，常见呼吸道病毒感染，临床表现为咳嗽、咳痰、哮喘，听诊肺部有细湿啰音，伴全身中毒症状与严重的呼吸道阻塞，造成呼吸困难，甚至危及生命。

（2）慢性支气管炎：多见于中年以上吸烟者，表现为咳嗽、咳痰、喘息、低热、反复感染，冬春季加剧，每年发作 3 个月以上，反复发作超过 2 年。

（3）支气管哮喘：临床上表现为反复发作伴有哮鸣音的呼气性呼吸困难、胸闷、咳嗽、黏稠痰，常在夜间和 / 或清晨发作、加剧，呼气延长，听诊两肺满布哮鸣音。

（4）支气管阻塞：慢性起病者可无症状，急性或大支气管阻塞可引起呼吸困难。

（5）肺炎：肺炎链球菌肺炎是院外感染的细菌性肺炎中最常见的一种，主要见于幼儿、青少年和老年体弱者，好发于冬季，发病急骤，常有胸痛、明显呼吸困难。起病急骤，反复寒战、高热、大汗、胸痛、发绀和呼吸困难。克雷伯菌肺炎也称肺炎杆菌肺炎，多见于中老年营养不良及慢性消耗疾病患者。起病突然，寒战，高热，咳嗽，咳痰，胸膜刺痛，患者呈急性病容，呼吸困难，明显发绀，严重者休克。

（6）慢性阻塞性肺气肿：早期可无明显症状，随着病情进展，可在劳动时出现呼吸困难，以后逐渐明显。

（7）肺不张：单个小块肺不张或病程进展缓慢者很少或无症状，大块急性（数叶肺或一侧肺不张）常有呼吸困难。

（8）结核：慢性纤维空洞型结核、干酪性肺炎、急性粟粒型肺结核患者可有呼吸困难。

（9）硅肺：硅肺呼吸困难是随病情进展而出现，丧失劳动力。

（10）肺癌：肺癌发生呼吸困难见于晚期，由于肿瘤阻塞支气管腔发生大块肺不张、阻塞性肺炎；或由于胸膜转移而产生大量积液；或由于纵隔淋巴结转移而引起上腔静脉综合征。

（11）结节病：主要症状咳嗽、发热、疲乏、衰弱、呼吸困难、胸痛、咯血、皮疹、关节痛等。

（12）肺栓塞和肺梗死：患者突然发生呼吸困难、咳嗽、咯血、胸痛、胸闷、胸腔积液、低血压或休克。

（13）急性肺水肿：患者突然发生胸闷、呼吸困难、发绀、咳嗽、咯血或粉红色泡沫样痰、烦躁不安、大汗等。

（14）急性呼吸窘迫综合征：遇上于严重感染、呼吸道理化刺激、外科创伤、药物或麻醉品中毒、休克等疾患的急性呼吸衰竭综合征，突然发生呼吸困难，伴有发绀，吸氧不能奏效。

（15）弥漫性间质性肺纤维化：病因不明，表现为进行性呼吸困难、咳嗽、咳痰、胸痛、发绀；查体见呼吸音粗糙、两肺底湿啰音、杵状指。

3．胸膜疾病引起的呼吸困难

（1）自发性气胸：起病急骤，患侧胸痛，呼吸困难，咳嗽，高压性气胸可出现休克。

（2）胸腔积液：急性形成的大量胸腔积液可有呼吸困难，缓慢发生者不明显。

（3）胸膜间皮瘤：恶性胸膜间皮瘤可引起广泛胸膜增厚及大量血性胸腔积液而发生呼吸困难。

4．纵隔疾病引起的呼吸困难

（1）急性纵隔炎：食管、气管穿孔，颈部感染自淋巴扩散或直接蔓延引起。

（2）纵隔气肿：多并发自发性气胸或由外伤，气管、支气管穿孔及腹腔游离空气进入纵隔引起。

（3）纵隔肿瘤：可引压迫症状，出现呼吸困难、咳嗽、上腔静脉综合征。

5．心源性疾病引起的呼吸困难

（1）充血性心力衰竭：呼吸困难是最早出现的主要症状。

（2）心包积液：任何原因引起的急性或慢性心包炎发生大量积液时，压迫支气管和肺而引起呼吸困难。

6．中毒性疾病引起的呼吸困难

（1）化学毒物中毒：一氧化碳中毒、亚硝酸盐中毒、苯胺中毒、氰化物中毒等均可发生呼吸困难。

（2）药物中毒：吗啡、巴比妥类药物过量可抑制呼吸中枢，呼吸浅慢，出现缺氧和呼吸困难。

（3）酸中毒

7．贫血引起的呼吸困难　重度贫血、大出血或休克等可引起呼吸困难。

8．神经精神性疾病引起的呼吸困难

（1）脑炎、脑膜炎、脑血管意外、颅脑损伤、脑水肿、脑肿瘤等直接累及呼吸节律。

（2）癔症：多见于青年女性，患者突然发生呼吸困难，表现呼吸快速浅表。

四、呼吸困难治疗

呼吸困难指在轻微的运动之后，或在静息状态，发现呼吸时有吸不进气、只呼不吸的感觉，或是呼吸很快，都可能是由于心源性疾病或者是呼吸系统的疾病导致。支气管哮喘、AECOPD 和急性左心衰等均表现为急性呼吸困难，如病情严重，需要紧急治疗。

（马骏麒）

第二节　重 症 肺 炎

重症肺炎是指除肺炎常见的呼吸系统病况外，尚有呼吸衰竭和其他系统明显受累的表现，既可发生在社区获得性肺炎，亦可发生于医院获得性肺炎。本病具有起病急、症状重、治疗困难、预后差、病死率高的特点。

重症肺炎属于中医学"风温""肺热病""肺炎喘嗽"等范畴。风温肺热病是肺热病与风温病的合称，是以发热、咳嗽、胸痛等为主要临床表现的外感疾病。

一、病因病理

(一)中医病因病机

本病是因机体正气不足,营不内守,卫不御外,抗病能力低下,暴感风热之邪而发。起病急,传变快,病程短,四季发病,以冬春多见。病位在肺,与心、肝、肾关系密切。因"温邪上受,首先犯肺";若邪热内陷,即现"逆传心包";或邪热羁留不解,深入下焦,则劫灼真阴,下竭肝肾。病性初病为阳、热、实证,后期则虚实夹杂或以虚为主。病势初起即见肺胃证候,可顺传于胃,致阳明邪热炽盛;或逆传心包,扰动心神。病变过程中,常因邪热壅肺而致痰、热、咳、喘,病至后期,则多肺胃阴伤。其感染途径是从口鼻而入,先犯上焦肺卫,正盛邪实;病势不解,则卫气之邪入里而达气分,肺气壅塞,但病变重点始终在肺,如及时救治,邪去正复。若失治误治或治之不当或正不胜邪,必邪气深入,病情发展,其传变趋势有二,一为顺传阳明,而伤气(邪热壅肺),伤营入血;一为逆传心包,热伤心营,上扰神明(脑)。若邪热深盛,邪正剧争,正气溃败,骤然外脱,则阴津失其内守,阳气不能固守,终则阴阳不能维系,形成阴竭阳脱。此外,风温热邪,久羁不解,易深入下焦,下竭肝肾,导致真阴欲竭,气阴两伤。

(二)西医病因病理

重症肺炎又称中毒性肺炎或暴发性肺炎,病原体可以是单一致病微生物,也可以是混合感染所导致的肺实质性肺炎,最常见的致病菌为肺炎双球菌,其次为化脓性链球菌、金黄色葡萄球菌、铜绿假单胞菌、流感嗜血杆菌、厌氧菌等,还有少见的病毒,如流病毒、鼻病毒等,这些病原体所分泌的内毒素造成血管舒缩功能障碍,引起血压下降,并发休克,造成细胞损伤和重要脏器功能损害。

重症社区获得性肺炎进展快,可以迅速导致器官失代偿、多器官功能障碍及衰竭。其病程经历:①局部感染致下呼吸道感染——轻度肺炎;②进而肺部扩散引起急性呼吸衰竭;③系统性传播相继引起脓毒症、重症脓毒症、感染性休克和 MODS 或 MOF。重症肺炎的基本病理生理机制:①致病微生物侵入肺部造成感染后激活过度炎症介质反应,造成快速进展的肺损害,炎症介质反应及肺损伤所致的低氧血症进一步造成全身多器官功能受损,严重时发展为 MODS 或 MOF。②对于合并免疫功能低下或缺陷的患者发生重症肺炎的机制是由于致病微生物不能被局限、杀灭,直接播散入血造成 MODS 或 MOF。

重症肺炎的病理损害主要包括两方面:一方面是致病微生物可引起肺部上皮细胞及间质的结构、功能损害,从而引起呼吸困难、低氧血症、急性呼吸窘迫综合征甚至呼吸衰竭。另一方面是机体防御反应过度。重症肺炎时机体产生大量炎症细胞因子,如肿瘤坏死因子、白细胞介素 -1,白细胞介素 -6 等,炎症细胞因子作用于肺部和全身器官从而引起全身炎症反应综合征,不仅加重 ARDS 及呼吸衰竭,而且引起 MODS。

二、临床资料

(一)病史与症状要点

1.病史要点 患者体质虚弱,抵抗力差,受凉或接触病源后发病。

2.症状要点 除发热、咳嗽、咳痰、呼吸困难等呼吸系统症状外,可在短时间内出现意识障碍、休克、肾功能不全、肝功能不全等其他系统表现。少部分患者甚至可没有典型的呼吸系统症状，容易引起误诊。也可起病时较轻，病情逐步恶化，最终达到重症肺炎的标准。

（二）查体要点

1. 肺部查体　胸廓外形、胸廓弹性、呼吸运动度、胸膜摩擦感、肺界、呼吸音、胸膜摩擦音等。

2. 上呼吸道检查　注意有无异常分泌物，有无腺体肿大。

3. 全身体检　生命体征、皮肤黏膜、淋巴结。

（三）理化检查要点

1. 血常规和痰液检查　细菌性肺炎血白细胞计数多增高，中性粒细胞多在80%以上，并有核左移；年老体弱及免疫力低下者的白细胞计数常不增高，但中性粒细胞的比率仍高。痰呈黄色、黄绿色或黄褐色脓性混浊痰，痰中白细胞显著增多，常成堆存在，多为脓细胞。病毒性肺炎白细胞计数一般正常，也可稍高或偏低。继发细菌感染时白细胞总数和中性粒细胞可增高。痰涂片所见的白细胞以单核细胞为主；痰培养常无致病菌生长；如痰白细胞核内出现包涵体，则提示病毒感染。在重症肺炎时可因骨髓抑制出现白细胞减少症（WBC 计数 $<4\times10^9$/L）或血小板减少症（血小板计数 $<100\times10^9$/L）。两者均提示预后不良，是诊断重症肺炎的两个次要标准。在感染控制、病程好转后可恢复。

2. 病原学检查

（1）诊断方法：包括血培养、痰革兰氏染色和培养、血清学检查、胸水培养、支气管吸出物培养、或肺炎链球菌和军团菌抗原的快速诊断技术。血培养：一般在发热初期采集，如已用抗菌药物治疗，则在下次用药前采集。采样以无菌法静脉穿刺，防止污染。成人每次 10～20ml，婴儿和儿童 0.5～5ml。血液置于无菌培养瓶中送检。24 小时内采血标本 3 次，并在不同部位采集可提高血培养的阳性率。此外，可以考虑侵入性检查，包括经皮肺穿刺活检、经过防污染毛刷（PSB）经过支气管镜检查或支气管肺泡灌洗（BAL）。

（2）细菌学监测结果：痰涂片、痰培养＋药敏测定有助于经验性使用抗生素失败后针对性选用抗生素，提高临床疗效。

3. 影像学检查　影像学检查是诊断肺炎的重要指标，也是判断重症肺炎的重要指标之一。肺炎的影像学表现：片状、斑片状浸润性阴影或间质性改变，伴或不伴胸腔积液。影像学出现多叶或双肺改变，或入院 48 小时内病变扩大≥50%，提示为重症肺炎。由于表现具有多样性，特异性较差。但影像改变仍对相关病原菌具有一定的提示意义（表 8-1）。

4. 血气分析　肺炎时由于发热、胸痛或患者焦虑可出现呼吸次数加快，患者可出现呼吸性碱中毒，$PaCO_2$ 降低。重症肺炎时由于通气 - 血流比例失调、肺内分流增加、弥散功能异常等可出现严重的低氧血症，PaO_2 小于 60mmHg，出现Ⅰ型呼吸衰竭。痰液过多致气道堵塞，呼吸浅慢或停止，以往有 COPD 时可表现为Ⅱ型呼吸衰竭，PaO_2 降低，小于 60mmHg，并伴有 $PaCO_2$ 大于 50mmHg。

5. 其他检查　可有血沉增快、C 反应蛋白升高、血清碱性磷酸酶积分改变等提示细菌感染的变化。肾功能不全时可有尿改变及血尿素氮、肌酐升高，尿量 <20ml/h，或 <80ml/4h、血清肌酐 >177μmol/L（2mg/dl）、血尿素氮（BUN）>20mg/dl 可提示为重症肺炎。另外也可有肝功能异常；由于患者进食差、消耗增加，常可有低蛋白血症存在。心肌损害可有心肌酶的增高及心电图的改变。

表 8-1 肺炎常见的 X 线表现和相关病原菌

X 线表现	相关病原菌
肺叶或肺段实变	肺炎链球菌、肺炎克雷伯杆菌、流感嗜血杆菌
其他革兰氏阴性杆菌	
有空洞的浸润影（多个时）	金黄色葡萄球菌、结核菌、革兰氏阴性杆菌
浸润影加胸腔积液	肺炎链球菌、金黄色葡萄球菌、厌氧菌、革兰氏阴性杆菌、化脓性链球菌
多种形态的浸润影（斑片状或条索状）	肺炎支原体、病毒、军团菌
弥漫性间质浸润影	军团菌、病毒、卡氏肺孢菌

三、诊断思路

（一）危险性评估

精神、神志变化是重症肺炎的标志。一旦出现全身不适，失眠、嗜睡、疲乏抑郁，精神紊乱，神志异常者常为重症。

知识拓展

PiCCO 监测

脉搏指示持续心排血量（pulse indicator continuous cardiac output，PiCCO）监测仪是一种简便、微创、高效的，对重症患者主要血流动力学参数进行检测的工具。利用经肺热稀释技术和脉搏波型轮廓分析技术，进一步的测量血液动力监测和容量管理，并使大多数患者不再需要放置肺动脉导管。该监测仪采用热稀释方法测量单次的心排血量（CO），并通过分析动脉压力波型曲线下面积来获得连续的心排血量（PCCO）。同时可计算胸内血容量（ITBV）和血管外肺水（EVLW），ITBV 已被许多学者证明是一项可重复、敏感、且比肺动脉阻塞压（PAOP）、右心室舒张末期压（RVEDV）、中心静压（CVP）更能准确反映心脏前负荷的指标。优点：①创伤小：只需放置中心静脉和动脉导管，无需肺动脉导管，可用于儿童；②初始设置时间短：可在几分钟内开始使用；③动态、连续测量：每次心脏跳动测量心排血量、后负荷和容量反应性（beatbybeat）；④无需胸部 X 线来确认导管位置；⑤效费比：比连续肺动脉导管价格便宜，动脉 PICCO 导管可以放置 10 天，减少重症监护时间及花费；⑥参数更明确：即使对于没有多少经验的人员而言，PICCO 参数也非常易于判断和理解；⑦定量测量肺水肿。

（二）诊断流程

重症肺炎的诊断需要根据病史、症状、体征和实验室检查多方面综合进行。

1. 询问患者是否有外感史、病原接触史、基础疾病史。
2. 目前有无神志改变，有无发热，有无咳嗽、咳痰等典型症状。
3. 肺部查体呼吸音是否正常，有无干、湿性啰音等。
4. 结合必要的理化检查，血常规有无重症感染征象，有无肾功能不全等。

（三）鉴别诊断

重症肺炎可以表现不典型，而许多非肺炎的疾病的表现可类似典型肺炎，鉴别诊断具有重要意义。

1. 表现不典型的重症肺炎的鉴别

（1）脑炎或脑膜炎等：老年人的重症肺炎可无典型的肺炎表现，可无咳嗽，甚至无发热，仅表现为意识障碍，如谵妄、淡漠或昏迷。易被误诊为脑炎或脑膜脑炎。胸片应作为常规检查，以明确是否肺炎、是否有肺部并发症。早期的粟粒性肺结核、部分卡氏肺孢菌肺炎胸片可正常，应提高警惕，仔细除外。脑 CT、脑脊液检查也是必须的，出现异常支持脑炎、脑膜炎的诊断。但结核性脑膜炎常有肺结核存在，脑隐球菌感染常有肺部隐球菌感染，应引起注意。患者有头痛、呕吐时也易误诊为脑血管病，脑 CT 检查可助鉴别。

（2）急腹症：肺炎累及膈胸膜可引起上腹痛，易被误诊为急性胆囊炎、急性胰腺炎、消化性溃疡等。病情重时才就诊检查可出现淀粉酶升高、肝功损害、黄疸、麻痹性肠梗阻等，使鉴别更困难。对于多系统损害患者应警惕重症肺炎，胸片检查必不可少。

2. 同肺炎表现相似的疾病的鉴别

（1）肺栓塞：有发热的肺栓塞因有胸痛、多发肺部阴影、呼吸困难、低氧血症、白细胞增高等很容易被误诊为重症肺炎。诊断要点关键在于对有肺栓塞高危因素的患者提高警惕，对有下肢深静脉血栓形成、卧床、手术后患者应行心脏超声肺动脉压估测、CT 肺动脉造影、肺通气 - 灌注扫描等明确诊断。

（2）风湿性疾病引起的肺病变：如皮肌炎、系统性红斑狼疮、类风湿关节炎、血管炎等，有时全身表现不明显，影像表现同肺炎不能区别。有关抗体检测或组织活检病理有助于鉴别。

（3）肿瘤：肺肿瘤、淋巴瘤、白血病肺浸润等都可表现为发热、肺浸润影，必要时行病理、骨髓细胞学等检查。

（4）过敏性肺炎：急性患者在吸入大量抗原 4～12 小时后出现胸闷、呼吸困难和干咳，并伴有发热、寒战、乏力、头痛和躯体痛等全身症状。双肺可闻及湿啰音，部分可有哮鸣音。双肺小结节影或者斑片状浸润影。血气分析可有低氧血症。吸入激发试验有助诊断。抗原接触史对诊断具有重要意义。

（四）西医诊断

1. 病史特征　受凉或接触感染源后出现发热，咳嗽、咳痰等症状。

2. 主要症状　患者除了发热、咳嗽、咳痰、呼吸困难等呼吸系统症状外，可在短时间内出现意识障碍、休克、肾功能不全、肝功能不全等其他系统表现。

3. 主要体征　神志改变，生命体征不平稳，呼吸急促，呼吸音异常。

4. 理化检查　血气分析提示氧饱和度、氧分压低，血常规提示白细胞、血小板减少，影像学检查提示多叶肺浸润。

诊断标准：

主要标准：①需要有创机械通气；②感染性休克需要血管收缩剂。

次要标准：①呼吸频率≥30 次 /min；②氧合指数（PaO_2/FiO_2）≤250；③多肺叶浸润；④意识障碍 / 定向障碍；⑤氮质血症（BUN≥20mg/dl）；⑥血细胞减少（WBC<4.0×10^9/L）；

⑦血小板减少（血小板＜$10.0×10^9/L$）；⑧低体温（T＜36℃）；⑨低血压，需要强力的液体复苏。

符合1项主要标准或3项次要标准即可诊断为重症肺炎。

四、治疗

重症社区获得性肺炎（CAP）的最常见的致病病原体有：肺炎链球菌、金黄色葡萄球菌、军团菌、革兰氏阴性杆菌、流感嗜血杆菌等。

（一）急救处理

1. 西医急救治疗　重症肺炎的治疗包括抗菌药物治疗、呼吸支持、营养支持、加强痰液引流，以及免疫调节、防治多器官系统功能衰竭等。重症肺炎易出现多器官系统功能衰竭，有效的抗生素初始治疗是治疗的核心，可预防出现多器官系统功能衰竭。

（1）常规处理：平卧位，保持呼吸道通畅，维持比较正常的体温，建立静脉通路，维持血压，保持患者安静。迅速开放两条以静脉通道，液体复苏，给予吸氧，纠正酸碱、水电解质紊乱、监测血流动力学，防治心、脑、肝、肾等重要脏器损害。深静脉置管，留置尿管，给予心电、血压、呼吸、CVP、尿量等监测，以利病情评估。

（2）液体复苏：早期最有效的办法是补充足够的血容量，不仅要补充已失去的血容量，还要补充因毛细血管床扩张引起的血容量相对不足，因此往往需要过量的补充，以确保心排血量。

知识链接

液体复苏

早期最有效的办法是补充足够的血容量，是最基本的措施。不仅要补充已失去的血容量，还要补充因毛细血管床扩张引起的血容量相对不足。

1. 遵循"先快后慢、先晶后胶、按需补液"的原则。

2. 根据休克的监护指标调整补液量和速度。

3. 补液量足够的判断指征　口渴消除，颈静脉充盈良好，指甲、口唇红润，四肢由湿冷转为温暖，脉搏有力而不快，意识由淡漠、迟钝或烦躁转为清醒，血压≥90mmHg，脉压＞30mmHg，尿量＞30ml/h，CVP在8～12cmH₂O。

2. 中医急救处理　本病应辨病情缓急，病情平缓者当以清热化痰、益气养阴为治疗原则，病情危重，阳气不固，正气欲脱，则当以回阳救逆为治疗原则。

针灸治疗：取风池、大椎、尺泽、外关、合谷，以清泄热邪；取定喘、肺俞、中府、列缺、曲池、丰隆，大肠俞，配合曲池、大椎、肺俞刺络拔罐以清泄痰热。取定喘、肺俞、膏肓、肾俞、太溪、照海、列缺以润肺止咳，痰中带血加孔最清肺止血。取百会、中府、膻中、太渊、中脘、气海、关元、足三里、三阴交、太冲，重灸神阙、气海、关元、百会、足三里穴以益气复脉，回阳救逆。

（二）西医治疗

重症肺炎主要治疗方案如下：

1. 抗生素的治疗　在确立CAP临床诊断并合理安排病原学检查及标本采样后，需要根据患者年龄、基础疾病、临床特点、实验室及影像学检查、疾病严重程度、肝肾

125

功能、既往用药和药敏敏感情况分析最有可能的病原并评估耐药风险，选择恰当抗感染药物和给药方案，及时实施初始经验性抗菌治疗（表 8-2）。

表 8-2 初始经验型抗感染药物选择

人群	常见病原体	初始经验型抗感染药物选择	备注
门诊治疗（推荐口服给药）			
无基础疾病青壮年	肺炎链球菌、肺炎支原体、流感嗜血杆菌、肺炎衣原体、流感病毒、腺病毒、卡他莫拉菌	①氨基青霉素、青霉素类/酶抑制剂复合物；②一代、二代头孢菌素；③多西环素/米诺环素；④呼吸喹诺酮类；⑤大环内酯类	①根据临床特征鉴别细菌性肺炎、支原体/衣原体肺炎和病毒性肺炎；②门诊轻症支原体、衣原体和病毒性肺炎多有自限性
有基础疾病或老年人（年龄≥65岁）	肺炎链球菌、流感嗜血杆菌、肺炎克雷伯菌等肠杆菌科菌、肺炎衣原体、流感病毒、RSV病毒、卡他莫拉菌	①青霉素类/酶剂复合物；②二代、三代头孢菌素（口服）；③呼吸喹诺酮类；④青霉素类/酶抑制剂复合物、二代头孢菌素、三代头孢菌素联合多西环素/米诺环素或大环内酯类	年龄>65岁、存在基础疾病（慢性心脏、肺、肝、肾疾病、糖尿病、免疫抑制）、酗酒、3个月内接受β-内酰胺类药物治疗是耐药肺炎链球菌感染的危险因素，不宜单用多西环素/米诺环素或者大环内酯类药物
需入院治疗、但不必收住ICU（可选择静脉或口服给药）			
无基础疾病青壮年	肺炎链球菌、流感嗜血杆菌、卡他莫拉菌、金黄色葡萄球菌、肺炎支原体、肺炎衣原体、流感病毒、腺病毒、其他呼吸道病毒	①青霉素G、氨基青霉素、青霉素类/酶抑制剂复合物；②二代、三代头孢菌素类、头霉素类、氧头孢烯类；③上述药物联合多西环素/米诺环素或大环内酯类；④呼吸喹诺酮类；⑤大环内酯类	①我国成人CAP致病菌中肺炎链球菌对静脉青霉素耐药率仅1.9%，中介率仅9%左右。青霉素中介肺炎链球菌感染的住院CAP患者仍可以通过提高静脉青霉素剂量达到疗效。②疑似非典型病原体感染首选多西环素/米诺环素或呼吸喹诺酮，在支原体耐药率较低地区可选择大环内酯类
有基础疾病或老年人（年龄≥65岁）	肺炎链球菌、流感嗜血杆菌、肺炎克雷伯菌等肠杆菌科菌、流感病毒、RSV病毒、卡他莫拉菌、厌氧菌、军团菌	①青霉素类/酶抑制剂复合物；②三代头孢菌素或其酶抑制剂复合物、头霉素类、氧头孢烯类、厄他培南等碳青霉烯类；③上述药物单用或者联合大环内酯类；④呼吸喹诺酮类	①有基础疾病患者及老年人要考虑肠杆菌科菌感染可能，并需要进一步评估产ESBL肠杆菌科菌感染的风险；②老年人需关注吸入风险因素
需入住ICU（推荐静脉给药）			
无基础疾病青壮年	肺炎链球菌、金黄色葡萄球菌、流感病毒、腺病毒、军团菌	①青霉素类/酶抑制剂复合物、三代头孢菌素、头霉素类/氧头孢烯类、厄他培南联合大环内酯类；②呼吸喹诺酮类	①肺炎链球菌感染最常见，其他要考虑的病原体包括金黄色葡萄球菌、军团菌属、流感病毒等；②流感流行季节注意流感病毒感染，考虑联合神经氨酸酶抑制剂，并注意流感继发金葡菌感染，必要时联合治疗MRSA肺炎的药物

续表

人群	常见病原体	初始经验型抗感染药物选择	备注
有基础疾病或老年人（年龄≥65岁）	肺炎链球菌、军团菌、肺炎克雷伯菌等肠杆菌科菌、金黄色葡萄菌、厌氧菌、流感病毒、RSV病毒	①青霉素类／酶抑制剂复合物、三代头孢菌素或其酶抑制剂的复合物、厄他培南等碳青霉烯类联合大环内酯类；②青霉素类／酶抑制剂复合物、三代头孢菌素或其酶抑制剂复合物、厄他培南等碳青霉烯类联合呼吸喹诺酮类	①评出ESBL肠杆菌科细菌感染风险；②关注吸入风险因素及相关病原菌的药物覆盖
有铜绿假单胞菌感染危险因素CAP，需住院或入住ICU（推荐静脉给药）			
有结构性肺病患者	铜绿假单胞菌、肺炎链球菌、军团菌、肺炎克雷伯菌等肠杆菌科菌、金黄色葡萄菌、厌氧菌、流感病毒、RSV病毒	①具有抗假单胞菌活性的β-内酰胺类；②有抗假单胞菌活性的喹诺酮类；③具有抗假单胞菌活性的β-内酰胺类联合有抗假单胞菌活性的喹诺酮类或氨基糖苷类；④具有抗假单胞菌活性的β-内酰胺类、氨基糖苷类、喹诺酮类三药联合	危险因素包括：①气道铜绿假单胞菌定植；②因慢性气道疾病反复使用抗菌药物或糖皮质激素。重症患者或明确耐药患者推荐联合用药

选择抗菌药物要参考其药代／药效学特点，对于时间依赖性抗菌药物（如青霉素类、头孢菌素类、单环β-内酰胺类、碳青霉烯类），其杀菌能力在4～5倍MIC（最小抑菌浓度）时基本达到饱和，T＞MIC（血清药物浓度＞MIC时间）是决定疗效的重要因素，根据半衰期一天多次给药可获得更好的临床疗效。而浓度依赖性抗菌药物（如氨基糖苷类、喹诺酮类）的杀菌效果随药物浓度升高而增加，药物峰浓度越高效果越好，因此通常一天一次用药，可增加药物活性，减少耐药的发生并能降低氨基糖苷类药物肾损害的风险。首剂抗感染药物争取在诊断CAP后尽早使用，以改善疗效，降低病死率，缩短住院时间。但需要注意的是，正确诊断是前提，不能为了追求"早"而忽略必要的鉴别诊断。

对于门诊轻症CAP患者，尽量使用生物利用度好的口服抗感染药物治疗。建议口服阿莫西林或阿莫西林克拉维酸治疗；青年无基础疾病患者或考虑支原体、衣原体感染患者可口服多西环素／米诺环素；我国肺炎链球菌及肺炎支原体对大环内酯类药物耐药率高，在耐药率较低的地区可用于经验性抗感染治疗；呼吸喹诺酮类可用于上述药物耐药率较高的地区或药物过敏／不耐受患者的替代治疗。对于需要住院的CAP患者，推荐单用β-内酰胺类或联合多西环素、米诺环素／大环内酯类或单用呼吸喹诺酮类。但与联合用药相比，呼吸喹诺酮类单药治疗不良反应少，且不需要皮试。对于需要入住ICU的无基础病青壮年罹患重症CAP患者，推荐青霉素类／酶抑制复合物、三代头孢菌素、厄他培南联合大环内酯类或单用呼吸喹诺酮类静脉治疗，而老年人或有基础病患者推荐联合用药。对有误吸风险的CAP患者应优先选用氨苄西林／舒巴坦、阿莫西林／克拉维酸、莫西沙星、碳青霉烯类等有抗厌氧菌活性的药物，或联合应用甲硝唑、克林霉素等。年龄≥65岁或有基础疾病（如充血性心力衰竭、

笔记

心脑血管疾病、慢性呼吸系统疾病、肾衰竭、糖尿病等）的住院 CAP 患者，要考虑肠杆菌科细菌感染的可能。此类患者应进一步评估产 ESBL（超广谱 β- 内酰胺酶）菌感染风险（有产 ESBL 菌定植或感染史、曾使用三代头孢菌素、有反复或长期住院史、留置植入物以及肾脏替代治疗等），高风险患者经验性治疗可选择头霉素类、哌拉西林 / 他唑巴坦、头孢哌酮 / 舒巴坦或厄他培南等。在流感流行季节，对怀疑流感病毒感染的CAP 患者，推荐常规进行流感病毒抗原或者核酸检查，并应积极应用神经氨酸酶抑制剂抗病毒治疗，不必等待流感病原检查结果，即使发病超过 48 小时也推荐应用。流感流行季节需注意流感继发细菌感染的可能，其中肺炎链球菌、金黄色葡萄球菌及流感嗜血杆菌较为常见。抗感染治疗一般可于热退 2～3 天且主要呼吸道症状明显改善后停药，但疗程应视病情严重程度、缓解速度、并发症以及不同病原体而异，不必以肺部阴影吸收程度作为停用抗菌药物的指征。通常轻、中度 CAP 患者疗程 5～7 天，重症以及伴有肺外并发症患者可适当延长抗感染疗程。非典型病原体治疗反应较慢者疗程延长至 10～14 天。金黄色葡萄球菌、铜绿假单胞菌、克雷伯菌或厌氧菌等容易导致肺组织坏死、抗菌药物疗程可延长至 14～21 天。

（1）医院获得性肺炎的抗生素治疗：初始经验性治疗选择抗生素要根据医院获得性肺炎（HAP）患者的分组，一组为住院后早发的、没有多重耐药（MDR）病原体感染危险因素者，其可能的病原体包括肺炎链球菌、流感嗜血杆菌、甲氧西林敏感金黄色葡萄球菌（MSSA）、敏感的肠杆菌科阴性杆菌（大肠杆菌、肺炎克雷伯菌、变形杆菌和沙雷杆菌），可分别选用头孢曲松、左氧沙星（或莫西沙星、环丙沙星）、氨苄西林 / 舒巴坦、艾他培南治疗；另一组则为晚发的、有 MDR 感染的危险因素者，其可能病原体包括铜绿假单胞菌（PA）、产超广谱 β- 内酰胺酶（ESBL）的肺炎克雷伯菌、不动杆菌属、耐甲氧西林敏感金黄色葡萄球菌（MRSA）、军团菌，怀疑为前三者，可选用具有抗绿脓活性的头孢菌素（头孢吡肟、头孢他啶），或具有抗绿脓活性的碳青霉烯类（亚胺培南或美罗培南），或 β- 内酰胺类 /β- 内酰胺酶抑制剂（哌拉西林 / 他唑巴坦）+ 具有抗绿脓活性的氟喹诺酮类（环丙沙星或左氧沙星）或氨基糖苷类（阿米卡星、庆大霉素、妥布霉素）联合治疗，后两者可分别选用利奈唑烷或万古霉素、大环内酯类或氟喹诺酮类治疗。重度 HAP 常见病原体包括铜绿假单胞菌、不动杆菌、肺炎克雷伯菌、肠杆菌科细菌和 MRSA。怀疑这些病原体感染者，在初始治疗时应联合用药，具体使用哪一种抗生素应依据当地或本单位的抗生素敏感性情况、药物的副作用、患者过去 2 周内用药情况等因素综合考虑，尽量不选择已经使用过的抗生素。治疗中要尽可能增加对不同病原体的覆盖，联合应用碳青霉烯类、阿米卡星和万古霉素是覆盖面最广的用药方案。如果要覆盖 ICU 内引起呼吸机相关性肺炎（ventilator-associated pneumonia, VAP）最常见的两种病原体 PA 和 MRSA，需联合应用万古霉素、一种碳青霉烯类和一种氟喹诺酮类，这种方案可覆盖 90% 以上的病原体。如果患者是在应用抗生素治疗其他部位感染期间发生了 HAP，经验性选药应选择另一种不同类型的抗生素。

（2）对抗生素疗效的评估和处理：如果微生物培养结果证实为耐药菌或是没有预计到的病原体感染，并且患者对治疗没有反应，则应对已选择的抗生素进行调整。如果培养结果与预计的 MDR 病原体不符，也不是铜绿假单胞菌或不动杆菌感染，或细菌对更窄谱抗生素敏感，则应降阶梯或选用窄谱抗生素治疗。初始治疗有效时，通常在治疗 48～72 小时后临床有改善，不应调整用药。如治疗没有反应，且病情恶化较快，则要调整抗生素，增加对病原体的覆盖面，等待培养结果和其他诊断数据。治疗 3 天后临床情况没有改善，可认为治疗无效，应对病情重新评估：对病原体的估计是否错误，是否系耐药病原体，诊断是否有误，是否为非感染因素所致，有无肺外感染的证据（肺不张、肺栓塞、ARDS、肺出血症、基础疾病、肿瘤），是否出现了并发症（肺脓肿、机会菌感染、药物热等）。影像学检查有助于发现治疗失败的原因，侧卧位 X 线胸片、超声、肺 CT 能发现可能的胸腔积液，除外肺脓肿等。对于低血压、需液体复苏的重症 CAP 患者需要警惕隐性肾上腺功能不全。

2. 其他治疗

（1）机械通气：用于治疗严重低氧血症通过吸氧不能改善者。在需要机械通气的重症肺炎中，严重低氧血症的主要病理生理机制是存在肺内分流和通气 - 血流比例失调，通气 - 血流比值降低。轻到中度肺炎的患者分流量达到心排血量的 10% 以上，低通气 - 血流比值的区域达到血流量的 10% 以上。需要机械通气的患者，肺内分流量和低通气 - 血流比值的区域都达到心排血量的 50%。死腔增加到肺泡通气量的 60%。平均肺动脉压可能轻到中度增高（到 35mmHg）。这些气体交换障碍，部分原因是由于精氨酸等舒血管性代谢产物的释放，部分抵消了缺氧性肺血管的收缩。对不需要立即插管的低氧血症或呼吸窘迫患者，可试用 NIV（无创通气）。在 COPD 患者可减少 25% 的插管需要。咳痰无力、痰多限制了 NIV 的应用。在最初的 1～2 小时，呼吸次数、氧合未改善，$PaCO_2$ 未下降，需及时改用有创通气。对需要插管的患者，延长 NIV 时间会增加不良结局。NIV 对 ARDS 没有益处，而双肺肺泡浸润的 CAP 患者与 ARDS 几乎不能鉴别。对于有严重低氧血症的患者（$PaO_2/FiO_2 < 150$）也不适合 NIV。因此，对 $PaO_2/FiO_2 < 150$、双肺肺泡浸润患者应及时插管，行有创通气。对双侧弥漫性肺炎和 ARDS 应低潮气量通气（6ml/kg 理想体重）。经供氧和机械通气仍难以缓解的严重或难治的低氧血症，临床上对于单侧肺炎，调整患者体位到"健侧肺向下"，通过使通气好的区域增加血流量，可以使 PaO_2 平均增加 10～15mmHg。同样的道理，对于病变主要位于双肺背部的患者可进行俯卧位通气。

（2）抗炎药物：给予抗炎药物、环氧合酶抑制剂，如阿司匹林和吲哚美辛，可以逆转对缺氧性肺血管收缩的部分抵消作用。接受吲哚美辛治疗的患者，有一半患者的 PaO_2 明显改善，但也有研究显示阿司匹林可以轻度改善肺内分流，而动脉氧合作用没有明显变化。因此这类抗炎药物改善低氧血症的作用仍无定论。

（3）前列腺素雾化吸入：低剂量的前列腺素雾化吸入，可以允许肺内通气 - 血流比值正常的肺泡区的血管舒张，表明可以减少肺内分流和肺动脉高压，而不会引起心排血量的变化，因此，可以使 PaO_2 平均增加 20mmHg。

（4）氧化亚氮（NO）：主要在成人呼吸窘迫的患者中研究了吸入少量 NO 的作用。吸入少量 NO 可引起选择性的肺动脉血管扩张，以及通过减少肺内分流，可改善动脉氧合作用。在一项对单侧重症肺炎的初步研究中，NO 表现出良好效果，使 PaO_2 平均增加 20mmHg。但不论是雾化前列腺素还是雾化 NO，都需要研究更多的例数、远期效应和这种方法对重症肺炎的结局的影响。

（5）免疫调节（粒细胞集落刺激因子）：这种治疗的原理是通过增强多形核白细胞的肺内趋化以及其对细菌病原体的杀菌活性，调节免疫反应。用粒细胞集落刺激因子（G-CSF）治疗重症肺炎和败血症患者，在降低病死率和器官衰竭方面都有良好效果趋势。在最近一项关于中性粒细胞减少重症肺炎患者的单相研究中，当用 G-CSF 75～600μg/d 的剂量，联合适当的抗生素治疗时，G-CSF 治疗是安全的。

（6）重组活化蛋白 C（rhAPC）：对于死亡危险性高的患者（APACHEⅡ≥25 分、感染导致多器官功能衰竭、感染性休克或感染导致的急性呼吸窘迫综合征）推荐使用，出血性疾病不是使用 rhAPC 的绝对禁忌证。因为治疗费用高，使其应用受到限制。

（7）感染性休克的治疗：补充血容量，以维持收缩压 90～100mmHg，脉压大于 30mmHg，尿量大于 30ml/h，中心静脉压 4.4～7.4mmHg。应用血管活性药物，如多巴胺、间羟胺、去甲肾上腺素和山莨菪碱；糖皮质激素在病情重、经补液升压药治疗血压不恢复者，可在应用适合抗生素的基础上使用氢化可的松 100～200mg 或地塞米松 5～10mg 静脉滴注，病情好转后停药；纠正水、电解质和酸碱平衡紊乱；纠正心力衰竭。

（8）肾功能不全：避免应用肾毒性药物，行血液透析等治疗。

（三）中医辨证论治

本病病位在肺，病性属痰热，治疗以清热化痰，初期邪在肺卫，以辛凉解表为法；极期痰热壅肺，当清肺化痰；后期正虚邪恋，余热未清，治以益气养阴，润肺化痰；若正气欲脱，当急以回阳救逆为法。《素问·刺热》："肺热病者，先渐然厥，起毫毛，恶风寒，舌上黄，身热。热争则喘咳，痛走胸膺背，不得大息，头痛不堪，汗出而寒……刺手太阴、阳明，出血如大豆，立已。"《灵枢·九针十二原》："五脏有疾，当取之十二原。"脏病取原指五脏有病，取其原穴进行治疗的方法。如肾脏疾患取足少阴肾经的太溪，肝脏疾患取足厥阴肝经的太冲等。

1. 风热犯肺证

证候：身热较重，微恶风，汗泄不畅，头胀痛，面赤，咳嗽，痰黏或黄，咽燥，或咽喉乳蛾、红肿疼痛，鼻塞，流黄浊涕，口干欲饮，舌苔薄白微黄，舌边尖红，脉浮数。

治法：辛凉解表。

代表方：银翘散。

2. 痰热壅肺证

证候：发热，咳嗽，痰多，气促，口渴，烦躁，小便短赤，大便秘结。舌红苔黄腻，脉弦滑数。

治法：清热化痰，宣肺平喘。

代表方：麻杏石甘汤合《千金》苇茎汤加减。

3. 气阴两虚证

证候：干咳，咳声短促，或痰中带血丝，或声音逐渐嘶哑，口干咽燥，或午后潮热，颧红，盗汗，口干，日渐消瘦，神疲，舌质红、少苔，脉细数。

治法：滋阴润肺，化痰止咳。

代表方：麦门冬汤合泻白散加减。

4. 邪陷正脱证

证候：喘息鼻煽，张口抬肩，气短息促，烦躁，昏蒙，面青，四肢厥冷，汗出如油，脉细数不清，或浮大无根，舌质青暗，苔腻或滑。

治法：补肺纳肾，扶正固脱。

代表方：回阳急救汤、生脉饮。

（马骏麒）

第三节 支气管哮喘

支气管哮喘（bronchial asthma）是由多种细胞（嗜酸性粒细胞、肥大细胞、T淋巴细胞、平滑肌细胞、气道上皮细胞、中性粒细胞等）和细胞组分参与的气道慢性炎症性疾病。主要特征包括气道慢性炎症，气道对多种刺激因素呈现高反应性，广泛多变的可逆性气流受限以及随着病程延长而导致的一系列气道结构的改变，即气道重构。临床表现为反复发作性的喘息、气急、胸闷或咳嗽等症状，常在夜间和/或清晨发作、加剧，多数患者可自行缓解或经治疗缓解。近年来认识到哮喘是一种异质性疾病。

哮喘急性发作或加重是指哮喘症状突然出现或进行性加重。严重而持续的哮喘发作称为哮喘持续状态，按照一般常用药物治疗往往不易收效，严重者可死于呼吸衰竭。

中医称本病为"哮病"，发作时喉中哮鸣声，呼吸急促困难，甚则喘息不能平卧。汉代张仲景《金匮要略•肺痿肺痈咳嗽上气病脉证治》记载："咳而上气，喉中水鸡声，射干麻黄汤主之。"

一、病因病理

（一）中医病因病机

本病发生主要为宿痰内伏于肺，复加外邪侵袭、饮食不当、情志刺激、体虚劳倦等诱因引动而触发，以致痰阻气道，肺失肃降，肺气上逆所致。《素问•阴阳别论》曰："阴争于内，阳扰于外，魄汗未藏，四逆而起，起则熏肺，使人喘鸣。"清代李用粹《证治汇补•哮病》言："哮即痰喘之久而常发者，因内有壅塞之气，外有非时之感，膈有胶固之痰，三者相合，闭拒气道，搏击有声，发为哮病。"

（二）西医病因病理

1. **病因**　哮喘的病因目前尚不明确。患者个体变应性体质及环境因素的影响是发病的危险因素。多种因子可以刺激机体，引起变态反应，如植物性微粉尘，包括花粉、谷粉等，动物身体成分或排泄物，孢子、菌类，药品、化学物质粉尘，食品，螨等。

2. **病理机制**　哮喘的发病机制不完全清楚。变态反应、气道炎症、气道反应性增高及神经等因素及其相互作用被认为与哮喘的发病关系密切。

（1）气道高反应性与哮喘：气道高反应性系指受到非过敏性刺激而产生的气道收缩。非过敏性刺激可以是化学介质，也可以是物理性刺激如吸入冷空气、运动或进行高通气呼吸。

（2）过敏性哮喘：患者与过敏原接触后，过敏原的抗原性传递给相应的浆细胞，产生具有特异性抗体IgE。IgE的一端附着于支气管黏膜下的肥大细胞表面，于是患者便处于致敏状态。若患者再次接触过敏原，则IgE的另一端迅速与特异性抗原结合，使肥大细胞脱颗粒，释放出许多介质。

（3）药物与哮喘：药物可以诱发或加重哮喘，其机制有的是变态反应性的，有的系由于某些药物的药理作用如β受体阻滞剂，有的如阿司匹林，抑制环加氧酶，因而阻抑了前列腺素的生物合成，致使引起支气管收缩的白三烯增多而诱发哮喘。

（4）运动与哮喘：气道呈高反应性的人在持续较剧烈地跑步后，特别是运动结束后的 5～15 分钟可出现哮喘，甚至可以持续 1 小时，休息后可缓解。有人认为此类哮喘主要是由于运动促进了有关介质的释放所致。

3. 病理　气道可见黏液栓和渗出物及细胞阻塞。气道上皮损伤脱落，有时可见鳞状上皮化生。上皮基底膜增厚，小血管可扩张、充血和水肿。支气管壁细胞浸润，以嗜酸性粒细胞和淋巴细胞为主。平滑肌细胞肥大，肌纤维增多，黏液腺和黏液分泌细胞体积增大，杯状细胞增多，支气管壁增厚，支气管内腔变窄。

二、临床资料

（一）病史症状要点

1. 病史　发病前多有变应原接触史或其他引起哮喘发作因素存在。

2. 症状

（1）常突然发病，以夜间或凌晨发作和加重多见。发病前有鼻痒、喷嚏、胸闷等前驱症状。

（2）发作时表现为伴有哮鸣音的呼气性呼吸困难，严重者被迫采取坐位或呈端坐呼吸，干咳或咳大量白色泡沫痰，甚至出现发绀等。有些患者尤其是青少年，其哮喘症状在运动时出现，称为运动性哮喘。此外临床上还存在没有喘息症状的不典型哮喘。以咳嗽为唯一的症状的不典型哮喘称为咳嗽变异型哮喘（cough variant asthma, CVA）。以胸闷为唯一症状的不典型哮喘成为胸闷变异性哮喘（chest tightness variant asthma, CTVA）。

（3）轻症哮喘病情可在数分钟内缓解，重者需经数小时至数天，用支气管扩张药可缓解。某些患者在缓解数小时后可再次发作。

（4）严重者出现呼吸极度困难，恐惧，焦虑不安，大量出汗，四肢发凉，甚至意识障碍，呼吸衰竭而亡。

（二）查体要点

1. 发作时胸部呈过度充气状态，肺下界下移、心浊音界缩小、呼吸音减弱、呼气延长，两肺可闻广泛的哮鸣音。

2. 严重哮喘发作时，哮鸣音减弱甚至消失，即为"寂静肺"。可出现心率增快、奇脉、胸腹矛盾运动和发绀，呼吸辅助肌参与呼吸活动。非发作期体检可无异常发现。

（三）理化检查要点

需进行肺功能检测、血气分析、血常规、痰培养等检查，特异性变应原检查、发作时胸片及心电图可作鉴别诊断。

三、诊断思路

（一）危险性评估

1. 端坐呼吸，恐惧，焦虑不安，大量出汗，四肢发凉，超过 24 小时不缓解，为哮喘持续状态，严重会出现意识障碍，可因呼吸衰竭而亡。

2. 呼吸极度困难、不能讲话、嗜睡、意识模糊、明显三凹征或胸腹矛盾呼吸，哮鸣音减少或无，脉率 >120 次/min 或伴发心律失常，为病情危重。

3．病情严重程度详见表 8-3。

表 8-3　哮喘急性发作的病情严重度的分级

临床特点	轻度	中度	重度	危重
气短	步行、上楼时	稍事活动	休息时	—
体位	可平卧	喜坐位	端坐呼吸	—
讲话方式	连续成句	常有中断	单字	不能讲话
精神状态	可有焦虑，尚安静	时有焦虑或烦躁	常有焦虑、烦躁	嗜睡、意识模糊
出汗	无	有	大汗淋漓	—
呼吸频率	轻度增加	增加	常 >30 次 /min	—
辅助呼吸肌活动及三凹征	常无	可有	常有	胸腹矛盾运动
哮鸣音	散在，呼气末期	响亮、弥漫	响亮、弥漫	减弱乃至无
脉率（次 /min）	<100	100～120	>120	>120 或脉率变慢或不规则
奇脉（收缩压下降）	无（10mmHg）	可有（10～25mmHg）	常有（>25mmHg）	无
使用 β_2 受体激动剂后 PEF 预计值或个人最佳值 %	>80%	60%～80%	<60% 或 100L/min 或作用时间 <2h	无
PaO_2（吸空气）	正常	60～80mmHg	<60mmHg	—
$PaCO_2$	<45mmHg	≤45mmHg	>45mmHg	—
SaO_2（吸空气）	>95%	90%～95%	≤90%	—
pH 值	—	—	降低	降低

注：SaO_2 动脉血氧饱和度；1mmHg＝0.133kPa

（二）诊断流程

1．询问有无反复发作病史、本次发病前有无诱因。

2．根据症状、体征表现，判断生命体征是否稳定，初步评估其危险性。

3．评估患者的药物使用情况：哮喘患者往往需要使用支气管舒张剂来缓解喘息、气急、胸闷或咳嗽症状，支气管扩张剂的用量可以作为反映哮喘严重程度的指标之一。

4．胸部 X 线检查及血气分析。

（三）西医诊断标准（根据《支气管哮喘防治指南》2016 版）

1．典型的哮喘临床症状和体征

（1）反复发作喘息、气急、伴或不伴胸闷或咳嗽，夜间及晨间多发，多与接触变应原，冷空气、物理、化学刺激，及上呼吸道感染、运动等有关。

（2）发作时在双肺可闻及散在或弥漫性、以呼气相为主的哮鸣音，呼气相延长。

（3）上述症状和体征可经治疗缓解或自行缓解。

2．可变气流受限的客观检查

（1）支气管激发试验阳性。

（2）支气管舒张试验阳性（吸入支气管舒张剂后，FEV_1 增加 >12%，且 FEV_1 绝对

值增加 >200ml)。

(3) 呼气流量峰值(peak expiratory flow, PEF)平均每日昼夜变异率(连续 7 日,每日 PEF 昼夜变异率之和 /7)>10%,或 PEF 周变异率{(2 周内最高 PEF 值 - 最低 PEF 值)/[(2 周内最高 PEF 值 + 最低 PEF 值)× 1/2]× 100%}>20%。

符合上述症状和体征,同时具备气流受限客观检查中的任一条,并除外其他疾病所引起的喘息、气急、胸闷及咳嗽,可以诊断为哮喘。

(四)鉴别诊断

1. 左心衰竭引起的呼吸困难 常见于急性左心衰。大多数发生于老年人,既往有高血压、冠心病、风湿性心脏病、心肌病等病史,特点为夜间阵发性呼吸困难,不能平卧,咳嗽频繁,常咳粉红色泡沫样痰,双肺可闻及广泛的湿啰音和哮鸣音,左心界扩大,心率增快,心尖部可闻及奔马律。胸部 X 线检查可见心脏增大、肺淤血,对强心、利尿、扩血管药物反应较好。若一时难以鉴别,可雾化吸入 β₂ 受体激动剂或静脉注射氨茶碱缓解症状后进一步检查。

2. 慢阻肺急性发作(AECOPD) AECOPD 多见于老年人,多有长期吸烟史或接触有害气体的病史和慢性咳嗽病史,喘息常年存在,常因感染等因素短期内急性加重,表现为咳嗽、气短、喘息、痰量增多呈脓液性,可伴有发热等症状明显加重的表现。对于中老年,区分 AECOPD 和哮喘十分困难,用支气管舒张剂和口服或吸入激素做治疗性试验可能有所帮助。如患者同时具有哮喘和 AECOPD 的特征,可以诊断哮喘合并 AECOPD 或 AECOPD 合并哮喘。

3. 急性肺栓塞 多有下肢深静脉血栓形成、肿瘤、手术后或长期卧床等病史。除了呼吸困难、咳嗽外,多有胸痛、咯血、惊恐、晕厥等临床表现。血气分析提示低氧血症或二氧化碳分压降低,但一般肺部听不到哮鸣音,平喘药无效,进一步确诊须借助核素的肺通气 / 灌注扫描、肺动脉造影检查。

4. 自发性气胸 病程长的哮喘患者,由于肺气肿和肺大泡形成,偶可在哮喘急性发作时并发气胸,使呼吸困难的症状突然加重,其特征为出现胸部重压感,大多为单侧,吸气性呼吸困难,患侧叩诊鼓音,呼吸音减弱或消失,肋间隙饱满,且平喘药物治疗无效。胸部 X 线检查即可及时做出诊断。

还应与急性肺水肿及 ARDS 等疾病进行鉴别。

四、治疗

(一)西医治疗

1. 西医急救原则与处理

(1)原则:急性发作期以尽快解除气道阻塞,纠正低氧血症,控制感染,纠正水、电解质与酸碱平衡失调,恢复肺功能,预防进一步恶化或再次发作,防止并发症为原则。

(2)重度至危重度哮喘急救处理

1)支气管舒张剂的应用:持续雾化吸入 β₂ 受体激动剂,或合并抗胆碱药(短效的抗胆碱药物仅推荐用于急性重度哮喘或经 SABA 治疗效果不佳者);或静脉滴注氨茶碱,一般氨茶碱每日剂量不超过 0.8g。或加用口服白三烯拮抗剂、吸氧。

2)全身激素的应用:静脉滴注糖皮质激素如琥珀酸氢化可的松或甲泼尼松或地塞米松。待病情得到控制和缓解后(一般 3～5 天),改为口服给药。

3）氧疗：对有低氧血症（氧饱和度＜90%）和呼吸困难的患者可给予控制性氧疗，使得患者的氧饱和度维持在93%～95%。

4）上述方法无效临床症状和肺功能无改善甚至持续恶化、PaCO$_2$＞45mmHg（6.67kPa）或 PaO$_2$＜60mmHg（8.00kPa）、神志意识障碍、呼吸肌疲劳、不能耐受的呼吸窘迫、呼吸停止、心搏骤停等，应果断气管插管，机械通气。

2．根据病情的程度进行综合性治疗

（1）轻度：每日定时吸入糖皮质激素［二丙酸倍氯米松（BDP），200～500μg］。出现症状时吸入短效 β$_2$ 受体激动剂，可间断吸入。效果不佳时可加用口服 β$_2$ 受体激动剂控释片或小量茶碱控释片（200mg/d），或加用抗胆碱药如异丙托溴胺气雾剂吸入。

（2）中度：吸入剂量一般为 BDP 每日 500～1 000μg；规则吸入 β$_2$ 受体激动剂或联合抗胆碱药吸入或口服长效 β$_2$ 受体激动剂。亦可加用口服白三烯拮抗剂，若不能缓解，可持续雾化吸入 β$_2$ 受体激动剂（或联合用抗胆碱药吸入）或口服糖皮质激素（＜60mg/d）。必要时可用氨茶碱静脉注射。

（3）重度及危重度：详见急救处理。

3．哮喘常用药物

（1）缓解哮喘发作：此类药的主要作用为舒张支气管，故也称支气管舒张药。

1）β$_2$ 肾上腺素受体激动剂（简称 β$_2$ 受体激动剂）：常用的短效 β$_2$ 受体激动剂有沙丁胺醇（salbutamol）、特布他林（terbu-taline）和非诺特罗（fenoterol），作用时间约为4～6小时。长效 β$_2$ 受体激动剂有福莫特罗（formoterol）、沙美特罗（salmeterol）及丙卡特罗（procaterol），作用时间为10～12小时。

用药方法可采用吸入，包括定量气雾剂吸入、干粉吸入、持续雾化吸入等，也可采用口服或静脉注射。首选吸入法，因药物吸入气道直接作用于呼吸道，局部浓度高且作用迅速，所用剂量较小，全身性不良反应少。

2）抗胆碱药：为胆碱能受体（M受体）拮抗剂，可以阻断节后迷走神经通路，降低迷走神经兴奋性而起舒张支气管作用，并有减少痰液分泌的作用。分为短效抗胆碱能拮抗剂（short-acting antimuscarinics，SAMA）（维持4～6小时）和长效抗胆碱能拮抗剂（long-acting antimuscarinics，Long-acting bronchodilators，LAMA）（维持24小时）。常用的 SAMA 异丙托溴铵，多与 β$_2$ 肾上腺素受体激动剂联合使用。常用的 LAMA 噻托溴铵是近几年发展的选择性 M$_1$、M$_3$ 受体拮抗剂，作用更强，持续时间更久，主要用于哮喘合并 COPD 以及 COPD 患者长期治疗。

3）茶碱类：茶碱类除能抑制磷酸二酯酶，提高平滑肌细胞内的 cAMP 浓度外，还能拮抗腺苷受体；刺激肾上腺分泌肾上腺素，增强呼吸肌的收缩；增强气道纤毛清除功能和抗炎作用，是目前治疗哮喘的有效药物。茶碱与糖皮质激素合用具有协同作用。

口服给药：包括氨茶碱和控（缓）释茶碱。一般剂量每日 6～10mg/kg，用于轻、中度哮喘。静脉注射氨茶碱首次剂量为 4～6mg/kg，注射速度不超过 0.25mg/（kg·min），静脉滴注维持量为 0.6～0.8mg/（kg·h），日注射量一般不超过 1.0g。静脉给药主要应用于重、危症哮喘，主要治疗哮喘的气道炎症。

（2）控制哮喘发作：此类药物亦称抗炎药。

1）糖皮质激素：由于哮喘的病理基础是慢性非特异性炎症，糖皮质激素是当前控制哮喘发作最有效的药物。主要作用机制是抑制炎症细胞的迁移和活化；抑制细胞因子的生成；抑制炎症介质的释放；增强平滑肌细胞受体的反应性。可分为吸入、口服和静脉用药。

吸入治疗是目前推荐长期抗炎治疗哮喘的最常用方法。常用吸入药物有倍氯米松（beclomethasone，BDP）、布地奈德（budesonide）、氟替卡松（fluticasone）、莫米松（mometasone）等。

静脉用药：重度或严重哮喘发作时应及早应用琥珀酸氢化可的松，注射后 4～6 小时起作用，常用量 100～400mg/d，或甲泼尼龙（甲泼尼龙，80～160mg/d）起效时间更短（2～4 小时）。地塞米松因在体内半衰期较长、不良反应较多，宜慎用，一般 10～30mg/d。症状缓解后逐渐减量，然后改口服和吸入制剂维持。

2）白细胞三烯（LT）调节剂：通过调控 LT 的生物活性而发挥抗炎作用。同时也具有舒张支气管平滑肌的作用。

3）色苷酸钠及尼多酸钠：是非糖皮质激素抗炎药物。可部分抑制 IgE 介导的肥大细胞释放介质，对其他炎症细胞释放介质亦有选择性抑制作用。能预防变应原引起速发和迟发反应，以及运动和过度通气引起的气道收缩。

4）其他药物：酮替酚（ketotifen）和新一代组胺 H_1 受体拮抗剂阿司咪唑、曲尼斯特、氯雷他定在轻症哮喘和季节性哮喘有一定效果，也可与 β_2 受体激动剂联合用药。

（二）中医治疗

1．发作期急救原则　以攻邪治标为原则，祛痰利气，宣肺平喘。

（1）辨证论治

1）寒哮证

证候：呼吸急促，喉中哮鸣如水鸡声，胸膈满闷如塞，咳不甚，咳痰量少，痰色白、稀薄而有泡沫，或呈黏沫状，面色晦滞带青，形寒怕冷，口不渴，或渴喜热饮，天冷或受寒易发。苔白滑，脉弦紧或浮紧。

治法：温肺散寒，化痰平喘。

代表方：射干麻黄汤。

2）热哮证

证候：喘而气粗息涌，喉中痰鸣如吼，胸高胁胀，咳呛阵作，咳痰黏浊稠厚，排吐不利，或黄或白，烦闷不安，汗出，面赤，口苦，口渴喜饮，不恶寒。舌质红，苔黄腻，脉滑数或弦滑。

治法：清热宣肺，化痰定喘。

代表方：定喘汤。

3）虚哮证

证候：喉中哮鸣如鼾，声低，气短息促，动则喘甚，发作频繁，甚则持续哮喘，口唇、爪甲青紫，咳痰无力，痰涎清稀或质黏起沫，面色苍白或颧红唇紫，口不渴或咽干口渴，形寒肢冷或烦热，舌质淡或偏红，或紫暗，脉沉细或细数。

治法：补肺纳肾，降气化痰。

代表方：平喘固本汤加减。

4）喘脱危证

证候：哮病反复久发，喘息鼻煽，张口抬肩，气短息促，烦躁，昏蒙，汗出如油，四肢厥冷，舌质青暗苔腻或滑，脉浮大无根。

治法:补肺纳肾,扶正固脱。

代表方:回阳急救汤合生脉饮。若喘脱,用参附汤和黑锡丹:人参 15～30g,附子 15g,急煎频服并送服黑锡丹 3～4.5g。另可用生理盐水 250ml 加丽参注射液 10ml,静脉滴注。或紫金丹 1.5g 口服,冷哮时服。

(2)针灸治疗:发作时取定喘、天突、内关,每次 1～2 穴,强刺激,留针 30 分钟,每日 1 次。

2. 缓解期治疗原则　以扶正治本为原则。

(1)辨证论治

1)肺脾气虚证

证候:气短声低,喉中时有轻度哮鸣,痰多质稀,色白,自汗,恶风,常易感冒,倦怠无力,食少便溏,舌质淡,苔白,脉细弱。

治法:健脾益气,培土生金。

代表方:六君子汤加减。

2)肺肾两虚证

证候:短气息促,动则为甚,吸气不利,咳痰质黏起沫,脑转肠鸣,腰酸腿软,心慌,不耐劳累。或五心烦热,颧红,口干,舌质红少苔,脉细数;或畏寒肢冷,面色苍白,舌苔淡白,质胖,脉沉细。

治法:补肺益肾。

代表方:生脉地黄汤合金水六君煎。

(2)针灸治疗

慢性持续期:穴位毫针刺法配合电针。

辨证选取局部或督脉穴位、任脉、膀胱经临近穴位及肺经、脾经、肾经的远端穴位。

主穴:肺俞(双)、定喘(双)、风门(双)。配穴:气喘急促明显者取任脉的天突、膻中;胸闷、咳嗽、痰多者取肺经的中府(双)、尺泽(双)、列缺(双)、鱼际(双);咳喘乏力、动则尤甚者取胃经的足三里(双)、脾经的三阴交(双)、肾经的太溪(双)。

(3)中药辨证穴位贴敷

取穴:主穴:肺俞(双)、大椎、膻中、天突。配穴:慢性持续期可酌加定喘、中府(双)、风门(双);临床缓解期可酌情加膏肓(双)、肾俞(双)、关元、足三里(双)。

药物:调肺益肾方。淫羊藿、补骨脂、黄精、黄芪、怀山药、川芎、法半夏各 10g、白芥子 30g。肾阳虚加用附子、核桃肉各 10g;肾阴虚去补骨脂,加用麦冬,将白芥子改为斑蝥。慢性持续期在上方的基础上根据辨证调整,偏热者可酌加清宣肺热之药,如鱼腥草、柴胡、地龙、冰片、葶苈子、桑白皮、黄芩各 10g;偏寒者酌情加疏风散寒之药,如麻黄、细辛、荆芥、北杏仁、五味子、延胡索、甘遂各 10g,临床缓解期以补肺益肾方为主。

操作方法:将上药研末,加入姜汁等介质处理后混合成糊状,切成 1cm×1cm 的小药饼,用纱覆盖,胶布固定,根据患者的耐受程度每次贴敷 4～8 小时。

疗程:1 周 1 次,4 周为一个疗程。

(4)耳穴:平喘、支气管、交感、心、肺、胸、神门等处。情急之下可用火柴棒按压该穴,患者亦可自己按压,直至产生痛觉为度,以能耐受为度。平素可用王不留行籽贴敷按压。

（5）或者手压天突穴，在颈与胸骨结合处的凹陷中，哮喘急性发作时患者或他人用拇指勾住向下按，一按一松刺激咳嗽，若吐出脓痰涎沫往往可以迅速缓解哮喘症状。

（梁腾霄）

第四节　慢性阻塞性肺疾病急性加重期

慢性阻塞性肺疾病（chronic obstructive pulmonary disease，COPD）是一种以持续气流受限为特征的可以预防和治疗的疾病，其气流受限不完全可逆，多呈进行性发展，与气道和肺组织对烟草、烟雾等有害气体或有害颗粒的慢性炎症反应增强有关。肺功能检查结果是 COPD 确诊的主要依据。COPD 分为稳定期、急性加重期。慢性阻塞性肺疾病急性加重（acute exacerbations of chronic obstructive lung disease，AECOPD）是指慢性阻塞性肺疾病患者在短期内出现超越日常状况的持续恶化，并需改变 COPD 基础的常规用药，患者在短期内咳嗽、气短和 / 或喘息加重，痰量增多，呈脓性或黏液脓性，可伴发热等炎症明显加重的表现。中医学中没有慢性阻塞性肺病这一病名，但根据其临床表现可归属于中医学的"咳嗽""喘病""肺胀"等范畴，COPD急性加重期的临床表现主要归属于"肺胀"范畴。肺胀源于《黄帝内经》，发挥于汉代张仲景，成熟并完善于后世历代医家。《灵枢·胀论》说："肺胀者，虚满而喘咳。"《灵枢·经脉》篇又说："肺手太阴之脉……是动则病肺胀满膨膨而喘咳"。汉代张仲景《金匮要略·肺痿肺痈咳嗽上气病脉证治》指出本病的主症为："咳而上气，此为肺胀，其人喘，目如脱状。"书中所记载治疗肺胀之越婢加半夏汤、小青龙加石膏汤等方至今仍被临床沿用。《金匮要略·痰饮咳嗽病脉证并治》中对支饮"咳逆倚息，气短不得卧，其形如肿"的描述亦与"肺胀"症状相类似。隋代巢元方《诸病源候论·咳逆短气候》记载肺胀的发病机理是由于"肺虚为微寒所伤则咳嗽，咳嗽则气还于肺间则肺胀，肺胀则气逆，而肺本虚，气为不足，复为邪所乘，壅痞不能宣畅，故咳逆，短乏气也"。可见肺胀的主要病因是久病肺虚。金元以后，历代医家对本病的认识不断充实。元代朱丹溪《丹溪心法·咳嗽》说："肺胀而咳，或左或右不得眠，此痰挟瘀血碍气而病"。提示肺胀是由痰瘀阻碍肺气所致。清代张璐《张氏医通·肺痿》认为"盖肺胀实证居多"。李用粹《证治汇补·咳嗽》认为肺胀："又有气散而胀者，宜补肺，气逆而胀者，宜降气，当参虚实而施治"。说明对肺胀的辨证论治当分虚实两端。

一、病因病理

（一）中医病因病机

本病的发生多因久病肺虚，痰瘀壅滞，致肺不敛降，气还于肺间，肺气胀满，每因复感外邪诱使病情发作或加剧。

1. 病因

（1）久病肺虚：若内伤久咳、久喘、久哮、肺痿等肺系慢性疾病，迁延失治，导致肺气受损，痰浊滞留，伏着于肺，致肺气壅滞不畅，久则气还肺间，肺气胀满不能敛降，而成肺胀。

（2）感受外邪：素体肺虚，久病损伤肺气，肺虚卫外不固，六淫之邪每易反复乘袭，或因吸烟过度，空气污染，邪壅肺气，气道不利，诱使本病反复发作，病情日益加重。

（3）痰夹血瘀：病久或年迈、或禀赋不足，肺气、肺体损伤，内有郁结之痰，复感外邪，肺气郁闭，气郁痰阻日久，可致血液运行不畅，痰瘀相结于肺，甚则病及于心，导致肺气壅滞，而成肺胀。

2. 病机

（1）本病多由慢性肺系疾病积久而成，隐袭发病，病程较长，在其发病过程中，痰浊、水饮与血瘀起重要作用。若素有脾肾阳虚，脾阳虚则失于温化，肾阳虚则失于蒸化，水津停滞而生痰，痰从寒化而积成饮，水饮内停，复感风寒外袭，则寒饮相搏，上射迫肺，气滞于胸，肺失敛降而为肺胀；肺脾虚弱者，肺虚不能布津，脾虚不能转输，水津停滞，痰浊内生，壅阻于肺，壅塞气道，亦为肺胀；若痰浊素盛，久则痰从热化，痰热相搏，郁遏肺气，清肃失司，肺气上逆。甚则痰气交阻，阳气闭塞，痰蒙神窍，或痰热内盛，热甚动风，则病情危殆。若痰浊久留，肺气郁滞，则血郁为瘀，瘀阻血脉，血不利则为水，痰浊、水饮、瘀血相互为患，常使病情进一步恶化。

（2）病位：在肺、脾、肾、心，亦可及脑与肝。肺胀的病变首先在肺，肺主气司呼吸，化生宗气以贯心脉；又主宣发和肃降，布散津气营养全身，通调水道以利三焦。久病喘咳，肺失宣肃，气滞胸中，甚或痰饮水停，瘀血内阻，发为肺胀。痰饮内停则伤脾，肺失宣降则肾失摄纳，故继则影响脾肾，痰饮瘀血内阻后期又可及于心，甚则及脑，痰蒙神窍，或引动肝风。

（3）病性：本虚标实，虚实交错为本病之特点。本虚为肺脾肾心俱虚，标实为痰饮水停，气滞血瘀。偏虚者，当区别气虚、阳虚或阴虚，并应分辨肺脾肾心病变的主次；偏实者，须分清风寒、风热、水饮、痰浊、痰热、血瘀等的不同。一般感邪则偏于邪实，平时偏于本虚。早期由肺而及脾肾多属气虚、气阴两虚；晚期以肺肾心为主，气虚及阳，或阴阳两虚，但纯属阴虚者罕见。

（4）病势：可由上及下，由肺及脾及肾。亦可由下及上，后期可病及心脑。

（5）病机转化：本病正虚与邪实互为因果。如阳气不足，卫外不固，易感外邪，痰饮难蠲，兼有阴虚者，则外邪、痰浊易于热化；故虚实常夹杂出现。若反复外感、内伤，进一步耗伤正气，每致愈发愈频，甚则持续不已。恶化与缓解是病性发展的两端。一是季节性加重，或寒温失控，或情志因素引起急性发作，出现寒饮束肺，或痰热壅肺，或心、脾、肾阳虚，如果治疗不及时或误治，甚至再受诱因的刺激，轻则在三证之间转化，重则转为痰浊内闭，严重时发生神昏、痉厥。出血及喘脱等危重证候。二是季节性缓解，或治疗及时得力，诸证由重转轻，由危转安，由发作转缓解。

（二）西医病因病理

1. 病因　AECOPD 是以炎症为中心的、多种因素相互作用的结果。炎症、氧化与抗氧化、蛋白酶与抗蛋白酶失衡、自主神经功能紊乱、遗传等一系列因素共同影响着 COPD 的形成与发展。

（1）呼吸道感染：炎症细胞如中性粒细胞、巨噬细胞、CD_8^+T 淋巴细胞为主的炎症反应，是以气道、肺实质和肺血管的慢性炎症。这些炎性细胞被激活后释放各种炎症介质包括炎症趋化因子、致炎细胞因子、生长因子等，引起炎症作用进一步放大，促进中性粒细胞聚集和 / 或肺结构破坏。

（2）吸烟：为重要的发病因素，吸烟者慢性支气管炎的患病率比不吸烟者高 2～8 倍。香烟可损伤气道上皮细胞和纤毛运动，促使支气管黏液腺和杯状细胞增生肥大黏液分泌增多,使气道净化能力下降。还可使氧自由基产生增多,诱导中性粒细胞释放蛋白酶,破坏肺弹力纤维,诱发肺气肿形成。

(3)职业粉尘和化学物质:接触职业粉尘及化学物质,如烟雾、变应原、工业废气及室内空气污染等,浓度过高或时间过长时,均可能产生与吸烟类似的COPD。

(4)空气污染:大气中的有害气体如二氧化硫、二氧化氮、等可损伤气道黏膜上皮,使纤毛清除功能下降,黏液分泌增加,为细菌感染增加条件。

2. 病理机制

(1)各种致病因素作用于易患个体,使气道上皮细胞黏液分泌过度,使黏液在气道内滞留及嵌塞,可影响黏膜纤毛清除功能,导致通气/灌注比例失调及气体交换障碍,从而使细菌易于在局部气道内定植,进而引起气流受限,肺功能进一步受损,使AECOPD进入反复恶性循环的过程。

(2)蛋白酶-抗蛋白酶失衡:弹性蛋白是肺实质结缔组织的主要成分,蛋白水解酶分解弹性蛋白,对肺组织有损伤、破坏作用;抗蛋白酶对弹性蛋白酶等多种蛋白酶具有抑制功能;其中 α_1-抗胰蛋白酶(α_1-AT)是活性最强的一种。蛋白酶和抗蛋白酶维持平衡是保证肺组织正常结构免受损伤和破坏的主要因素。COPD患者肺组织中分解结缔组织的蛋白酶增多或对抗此作用的抗蛋白酶不足均可导致组织结构破坏而产生肺气肿。

(3)氧化应激:氧化应激是加重COPD炎症的主要机制。COPD患者呼出气浓缩物、痰液、体循环中氧化应激的生物标志增加,而内源性抗氧化物下降。氧化物通过激活炎症基因、抗蛋白酶失活、刺激黏液高分泌、增加血浆渗出直接或间接对肺组织产生损害作用,造成肺组织细胞功能障碍、细胞死亡。

(4)自主神经功能紊乱:胆碱能神经张力增高在COPD发病中也起非常重要作用。胆碱能神经张力增高,导致气道张力增加,气道管腔狭窄,引起通气功能障碍。

二、临床资料

(一)病史症状要点

1. 病史

(1)吸烟史:COPD患者多数有长期大量吸烟史,包括主动吸烟和被动吸烟史。

(2)职业性或环境有害物质接触史:如较长期粉尘、烟雾、有害颗粒或有害气体接触史。

(3)家族史:COPD有家族聚集现象。

(4)发病年龄与好发季节:COPD多见于中老年人,年龄多大于40岁,好发于秋冬寒冷季节,常有反复呼吸道感染和急性加重史。随着疾病进展,急性加重频繁发作,病情也逐渐加重。

(5)慢性肺源性心脏病史:COPD后期出现低氧血症和/或高碳酸血症,可并发慢性肺源性心脏病和右心衰竭。

(6)在不同病期COPD的临床表现不尽相同:COPD急性加重时,短期内出现咳嗽、咳痰、气短和/或喘息、呼吸困急剧加重,痰量比平常量增加,多为黄色脓性痰或黏液脓痰,可有发热、全身酸痛等的炎症表现。COPD稳定期临床表现有咳嗽、咳痰、气短等症状相对稳定且轻微。

2．症状要点

（1）慢性咳嗽：通常为首发症状，初起咳嗽呈间歇性，晨起较重，以后早晚或整日均有咳嗽，但夜间咳嗽并不显著。部分患者有明显的呼吸困难与气流受限，而无咳嗽症状。

（2）咳痰：通常痰以少量黏液痰或浆液性泡沫痰，部分病例清晨痰较多；急性发作伴随感染时痰量增多，常有脓性痰或咳血痰、咯血。

（3）气短或呼吸困难：是 COPD 的标志性症状，也是患者焦虑不安、导致就诊的主要原因。早期仅于劳力时出现气短或呼吸困难，随着病情进展，气短或呼吸困难呈进行性加重，逐渐发展为日常活动甚至休息时也出现气短或呼吸困难。

（4）喘息和胸闷：不是 COPD 的特异性症状。部分较重患者有喘息，胸部紧闷感通常于劳力后发生，多与呼吸费力有关。

（5）全身性症状：病情较重的 COPD 的患者可出现全身性症状，如体重下降、食欲下降、营养不良、外周肌肉萎缩和功能障碍、精神抑郁和 / 或焦虑等全身症状。

（二）查体要点

1．COPD 患者早期体征多不明显。

2．肺气肿体征是 COPD 的典型体征。

（1）视诊：胸廓形态异常，包括呈桶状胸，胸廓过度膨胀、肋间隙增宽、剑突下胸骨下角增宽，腹部膨隆；呼吸变浅、频率加快；辅助呼吸肌参加呼吸运动；重症患者可见胸腹矛盾运动。前倾坐位，缩唇呼吸，皮肤、黏膜发绀。呼吸运动减弱。

（2）触诊：胸廓前后径增大、双侧语颤减弱，伴右心衰竭者可见下肢水肿、肝脏增大，肝 - 颈静脉回流征阳性。

3．叩诊　肺部叩诊呈过度清音，心浊音界缩小，肺下界和肺肝浊音界下移。

4．听诊　两肺呼吸音减低、呼气相延长，部分患者在背部或肺底部可闻及湿性啰音和 / 或干性啰音，咳嗽后减少或消失；心音遥远，剑突部心音较清晰、响亮。

（三）理化检查要点

1．肺功能检查　该检查是判断气道阻塞和气流受限的主要客观指标。对 COPD 的诊断、严重程度评价、疾病进展、治疗反应和预后判断等具有重要意义。第一秒用力呼气容积占用力肺活量百分比（$FEV_1/FVC\%$）是评价气流受限的一项敏感指标。吸入支气管扩张剂后 $FEV_1/FVC < 70\%$ 可确定为不完全可逆的气流受限，可作为诊断 COPD 的基本条件。第一秒用力呼气容积占预计值百分比（$FEV_1\%$ 预计值）用于 COPD 病情严重程度的分级评估。肺总量（TLC）、功能残气量（FRC）、残气量（RV）、残气量占肺总量百分比（RV/TLC）增高和肺活量（VC）减低，表明肺过度充气，$RV/TLC > 40\%$ 作为阻塞性肺气肿的诊断指标之一。

2．血液生化、常规检验　COPD 合并细菌感染时外周血象白细胞可升高，中性粒细胞百分比增加或核左移，部分患者虽合并感染，但病情严重，外周血象可正常，低氧血症（$PaO_2 < 60mmHg$）时，血红蛋白、红细胞计数和血细胞比容可增高。血细胞比容 $> 55\%$ 时，可诊断为红细胞增多症。

3．影像学检查　COPD 早期胸片可无明显变化，以后随着病情发展，可呈肺纹理增多、紊乱等非特征性改变。

（1）X 线检查：X 线特征为肺气肿改变，肋骨平行、胸廓扩张、肋间隙增宽、横膈活动度减弱、位置低平、肺野透亮度增加、肺门血管纹理呈残根状、肺野外周血管纹理纤细稀少，或夹有片状阴影，可伴有肺大泡形成，心影悬垂狭长呈滴状，常呈垂直位，后期可见肺门血管影扩大、右下肺动脉增宽、右心增大等。胸部 X 线检查对 COPD 诊断的特异性不高，主要用于与其他肺部疾病（肺结核、肺癌、肺纤维化等）的鉴别诊断和肺部并发症的发现。

（2）胸部 CT 检查：高分辨率 CT（HRCT）对辨别小叶中心型和全小叶型肺气肿及确定肺大泡的大小和数量具有很高的敏感性和特异性，可以估计肺气肿的严重程度，对预计肺大泡切除或外科手术等的效果有一定价值。一般不作为常规检查。

4. 动脉血气分析　当 COPD 患者的 $FEV_1 < 40\%$ 预计值或具有呼吸衰竭或右心衰竭时均应做动脉血气分析。动脉血气分析异常首先表现为轻至中度的低氧血症。随着疾病进展，低氧血症逐渐加重，并出现高碳酸血症。呼吸衰竭的血气分析诊断标准为：静息状态下海平面呼吸空气时，动脉氧分压（PaO_2）< 60mmHg 伴或不伴动脉二氧化碳分压（$PaCO_2$）> 50mmHg。血气分析对判断酸碱平衡及呼吸衰竭类型有重要价值。

5. 其他相关检查　痰培养、心电图等。

（1）痰培养：患者合并感染时，痰涂片中可见大量中性粒细胞，合格的痰培养可检出各种病原菌如肺炎克雷伯菌、肺炎链球菌、流感嗜血杆菌、卡他莫拉菌等，其药敏试验结果有助于指导抗生素的选择。

（2）心电图检查：一般肢导呈低电压，合并肺源性心脏病时可出现右心房、右心室肥大的改变，如电轴右偏、顺钟向转位、肺性 P 波等。

三、诊断思路

（一）危险性评估

1. 精神、神志变化是 AECOPD 病情恶化的最重要标志。一旦出现全身不适、失眠、嗜睡、疲乏、抑郁和精神紊乱，神志异常者为重症。

2. 出现辅助呼吸肌参与呼吸运动、胸腹矛盾呼吸、发绀、外周水肿、右心衰竭、血流动力学不稳定等征象，提示病情危重。

3. 肺功能检查提示 $FEV_1 < 1L$ 提示加重期；$PaO_2 < 50mmHg$，$PaCO_2 > 60mmHg$，pH 值 <7.30 提示病情危重。

（二）诊断流程

AECOPD 的诊断需根据病史、体征和实验室检查多方面综合进行。

1. 询问患者有无长期吸烟史、职业毒物接触史、慢性肺部疾病史及肺发育不良史。

2. 目前有进行性咳嗽、咳脓痰量多、气喘、呼吸困难和发热等典型症状。

3. 进行肺功能和血气分析检测　评价气道阻塞或气流受限，低氧血症和 / 或高碳酸血症。

4. 结合必要的理化检查　血液生化检查有助于确定引起 AECOPD 的其他因素，如电解质紊乱（低钠、低钾和低氯血症等）、糖尿病危象或营养不良（低白蛋白）等，并可以发现合并存在的代谢性酸碱失衡。

（三）鉴别诊断

1. 支气管哮喘　多在儿童或青少年期发病，以发作性喘息为特征，发作时两肺布满哮鸣音,常有家庭或个人过敏史,症状经治疗后可缓解或自行缓解。哮喘的气流受限多为可逆性,其支气管舒张试验阳性。

2. 支气管扩张 有反复发作咳嗽、咳痰特点,常反复咯血。X线可表现为粗乱肺纹中有多个不规则的环状透亮阴影或沿支气管的卷发状阴影,感染时阴影内出现液平,CT检查可见管壁增厚的柱状扩张,或成串、成簇的囊样改变,支气管造影能明确支气管扩张的部位、性质和范围。

3. 支气管肺癌 刺激性咳嗽咳痰,可有痰中带血,多次查痰可找到癌细胞,X线胸片、CT、纤支镜检查可明确诊断。

4. 气胸 突发一侧胸痛,伴有呼吸困难,胸廓饱满,肋间隙变宽,呼吸动度减弱,语音震颤及语音共振减弱或者消失,气管、心脏移向健侧,叩诊患侧呈鼓音。X线显示肺向肺门萎陷呈圆球形阴影,局部透亮度增加,无肺纹。

5. 肺栓塞 肺栓塞的呼吸困难突然发作,往往伴有胸痛、咯血、休克或晕厥。实验室检查发现血浆 D-dimer 升高,影像学显示肺外周的楔形阴影,尖指向肺门,底靠胸膜。肺动脉造影可见血管无显影。

6. 充血性心衰 充血性心衰多有高血压、冠心病、风心病(二尖瓣狭窄)等基础疾病。临床表现为阵发咳嗽,粉红色泡沫痰,双肺底湿啰音比较明显,心界多为左下扩大,可闻及奔马律;心衰 X 片可见心影增大,肺淤血征;雾化吸入 β_2 受体激动剂或注射氨茶碱后心衰无明显缓解。

(四)西医诊断

在 COPD 诊断的基础上,AECOPD 的临床诊断需满足以下几点:

1. 病史特征 有近期感染、环境理化因素刺激。

2. 主要症状 短时间内咳嗽、咳痰、气短和喘息加重,痰量增多呈脓性或黏液脓性,可伴有发热。以气短和呼吸困难为标志性症状。

3. 主要体征 呼吸变浅、频率增快,辅助呼吸肌如斜方肌和胸锁乳突肌参与呼吸,重症可见胸腹矛盾运动,缩唇呼吸;低氧血症者出现黏膜及皮肤发绀,右心衰竭者下肢水肿、肝脏增大。

4. 理化检查 实验室及影像学检查项目同 COPD,AECOPD 时 $FEV_1 < 1L$;动脉血氧分压(PaO_2)$< 50mmHg$,($PaCO_2$)$> 60mmHg$,pH 值 < 7.30;可出现急性肺部感染影像学表现。

四、治疗

(一)急救处理与原则

1. 西医急救与处理

(1)根据症状、肺功能测定、血气、X线胸片等评估病情的严重程度。

(2)进行控制性氧疗并于30分钟后复查血气。

(3)应用支气管扩张剂。

(4)口服或静脉应用糖皮质激素。

(5)细菌感染是COPD急性加重的重要原因,合理使用抗生素。

(6)必要时机械通气。

2. 中医急救原则与处理 以祛邪宣肺、化痰止咳、祛瘀平喘为原则。

（1）针灸

1）普通针刺：取穴：肺俞、膻中、大椎、足三里等。手法：补法，每天1~2次，可加用艾灸，留针约20分钟。

2）穴位注射：取穴：合谷、足三里、三阴交等。操作：黄芪注射液2ml，上述穴位局部皮肤消毒后常规注入。3个穴位交替，每周2次。

（2）艾灸

取穴：①实证、痰热证：定喘、尺泽、肺俞、丰隆；②虚证、寒证：肺俞、肾俞、天突、膏肓。

操作：将艾灸治疗仪（为避免烟雾刺激气道选取艾灸治疗仪）电极贴紧穴位，开启电源，调节热度，每日1次，每次30分钟，方便安全。

（3）通腑灌肠：肺与大肠相表里，腑气不通则肺气不降，腑气通有利于急性发作期病情缓解，对神志不清有促醒作用。使用复方大黄灌肠液150ml，保留灌肠30分钟，1~2次/d。COPD急性发作期还可予以中药灌肠治疗。

（4）中成药口服剂静脉注射：痰蒙神窍型辨证为痰热较甚者给予安宫牛黄丸、醒脑静；阳虚水泛型辨证阳气虚较甚者采用参附注射液。

（二）西医治疗

COPD急性加重期的主要治疗方案：

1．AECOPD患者就医的指征　症状明显加重，如突然出现静息状况下呼吸困难；重度COPD；出现新的体征或原有体征加重（如发绀、意识改变和外周水肿）；有严重的伴随疾病（如心力衰竭或新近发生的心律失常）；初始治疗方案失败；高龄；诊断不明确；院外治疗无效或条件欠佳。

2．AECOPD患者收入ICU的指征　严重呼吸困难且对初始治疗反应不佳；意识障碍（如嗜睡、昏迷等）；经氧疗和无创机械通气干预后低氧血症（$PaO_2 < 50mmHg$、$PaCO_2 > 70mmHg$）无缓解甚至恶化，和/或严重呼吸性酸中毒（pH值<7.30）无缓解，甚至恶化。

3．主要治疗原则　根据患者的临床症状、体征、血气分析和胸部影像学等指标评估病情的严重程度，采取相应的治疗措施。

4．氧疗　氧疗是治疗AECOPD住院患者的一个重要部分，通过氧流量调节可以改善患者的低氧血症、可维持88%~92%的氧饱和度目标，氧疗30~60分钟后应进行动脉血气分析，以确定氧合满意而无二氧化碳潴留或酸中毒，Venturi面罩（高流量装置）较鼻导管提供的氧流量更准确，但患者难以耐受。

5．抗菌药物　目前推荐抗菌药物治疗的指征：呼吸困难加重、痰量增加和脓性痰是3个必要症状；需要有创或无创机械通气治疗。临床上应用何种类型的抗菌药物要根据当地细菌耐药情况选择。抗菌药物的推荐治疗疗程为5~10天。对无铜绿假单胞菌危险因素者，主要依据急性加重严重程度、当地耐药状况、费用和潜在的依从性选择药物，病情较轻者推荐使用青霉素、阿莫西林加或不加用克拉维酸、大环内酯类、氟喹诺酮类、第1代或第2代头孢菌素类抗生素，一般可口服给药，病情较重者可用β内酰胺类/酶抑制剂、第2代头孢菌素类、氟喹诺酮类和第3代头孢菌素类；有铜绿假单胞菌危险因素者如能口服，则可选用环丙沙星，需要静脉用药时可选择环丙沙星、抗铜绿假单胞菌的β内酰胺类，不加或加用酶抑制剂，同时可加用氨基糖苷类药物；应根据患者病情的严重程度和临床状况是否稳定选择使用口服或静脉用药，静脉用药 3 天以上，如病情稳定可以改为口服。

6. 支气管舒张剂 短效支气管舒张剂雾化吸入治疗较适用于 COPD 急性加重期的治疗，对于病情较严重者可考虑静脉滴注茶碱类药物。由于茶碱类药物的血药浓度个体差异较大，治疗窗较窄，监测血清茶碱浓度对评估疗效和避免发生不良反应都有一定意义。由于 β_2 受体激动剂、抗胆碱能药物及茶碱类药物的作用机制及药代动力学特点不同，且分别作用于不同级别的气道，所以联合用药的支气管舒张作用更强。

7. 激素 AECOPD 患者宜在应用支气管舒张剂基础上，口服或静脉滴注激素，激素剂量要权衡疗效及安全性，建议口服泼尼松 30～40mg/d，连续用 10～14 天后停药，对个别患者视情况逐渐减量停药；也可以静脉给予甲泼尼龙 40mg，每日 1 次，3～5 天后改为口服。

8. 辅助治疗 在监测出入量和血电解质的情况下适当补充液体和电解质，注意维持液体和电解质平衡，注意补充营养，对不能进食者需经胃肠补充要素饮食或给予静脉高营养；对卧床、红细胞增多症或脱水的患者，无论是否有血栓栓塞性疾病史，均需考虑使用肝素或低分子肝素抗凝治疗。

此外，还应注意痰液引流，积极排痰治疗（如刺激咳嗽、叩击胸部、体位引流和湿化气道等），识别及治疗合并症（如冠心病、糖尿病和高血压等）及其并发症（如休克、弥散性血管内凝血和上消化道出血等）。

9. 机械通气 可通过无创或有创方式实施机械通气，无论何种方式都只是生命支持的一种手段，在此条件下，通过药物治疗消除 AECOPD 的原因，使急性呼吸衰竭得到逆转。进行机械通气的患者应有动脉血气监测。一般依据病情需要，首选无创机械通气，如若病情加重改为有创通气。

（1）无创通气：根据病情需要可首选此方法，AECOPD 患者应用无创通气可降低 $PaCO_2$，降低呼吸频率、呼吸困难程度，减少呼吸机相关肺炎等并发症和住院时间，更重要的是降低病死率和插管率。

（2）有创通气：在积极的药物和无创通气治疗后，患者的呼吸衰竭仍进行性恶化，出现危及生命的酸碱失衡和 / 或意识改变时，宜用有创机械通气治疗，待病情好转后，可根据情况采用无创通气进行序贯治疗。

（三）中医辨证论治

按照急则治其标，缓则治其本治疗原则。根据疾病性质本虚标实，给予祛邪、扶正对症治疗。感受时邪偏于邪实者，给予温肺化痰、涤痰降逆、化痰降逆平喘、清热化痰平喘、温阳利水益气、醒脑开窍安神等，并辅以回阳救逆、救阴回阳等治法。

1. 寒饮伏肺

证候：咳嗽气急，甚则喘鸣有声，痰多易咳，色白清稀多泡沫，胸膈满闷，形寒背冷，喜热饮，咳多持续，时有轻重。舌淡苔白滑，脉细弦或沉弦。

治法：温肺化痰，涤痰降逆。

方药：小青龙汤。加减：咳甚加紫菀、款冬花化痰止咳；痰鸣气促甚者可加地龙、僵蚕化痰解痉；气逆者，加赭石降气；便秘者，加全瓜蒌通腑涤痰。无表证者可予以苓甘五味姜辛汤。

2. 痰浊阻肺

证候：胸满，咳嗽痰多，咳痰白黏或带泡沫，气喘，劳则加重，怕风易汗脘腹痞胀，便溏，倦怠乏力。舌体淡胖，或紫暗，苔薄腻或浊腻；脉细滑。

治法：化痰降逆平喘。

方药：二陈汤合三子养亲汤。加减：痰浊壅盛，胸满，气喘难平加葶苈子、杏仁；脾胃虚弱加党参、黄芪、茯苓、白术等；痰浊夹瘀，唇甲紫暗，舌苔浊腻者合涤痰汤加丹参、地龙、桃仁、红花、赤芍、水蛭等。

3. 痰热壅肺

证候：但热不寒，气急胀满，咳喘烦躁，痰黄黏稠，不易咳出，面红，口干不欲饮水，舌质红，苔黄腻，脉象浮数。

治法：清热化痰平喘。

方药：加味苇茎汤合麻杏石甘汤。加减：内热较重，加黄芩、栀子、芦根；咳嗽重，加前胡、桑白皮。大便秘结加大黄、芒硝。

中成药：① 5%GS 250ml ＋ 痰热清注射液 20ml，静脉滴注，每日 1 次；② 5%GS 250ml ＋ 清开灵针 20ml，静脉滴注，每日 1 次；③鲜竹沥口服液 10ml/ 次，口服，每日 3 次；④蛇胆川贝液 10ml/ 次，口服，每日 3 次。

4. 阳虚水泛

证候：面浮足肿，腹满尿少，心悸喘咳不得卧，咳清稀痰，形寒怕冷，气短动则甚，面唇青紫，舌胖质暗，苔白滑，脉沉细数或结代。

治法：益气温阳，健脾利水。

方药：真武汤合五苓散。加减：若水寒射肺而咳者，加干姜、细辛温肺化饮，五味子敛肺止咳；阴盛阳衰而下利甚者，去白芍之阴柔，加干姜以助温里散寒；水寒犯胃而呕者，加重生姜用量以和胃降逆，可更加吴茱萸、半夏以助温胃止呕。

中成药：5%GS 250ml ＋ 参附注射液 20～60ml，静脉滴注，每日 1 次。

5. 痰蒙神窍

证候：咳逆喘满不得卧，痰鸣声响，意识不清，表情淡漠，或谵妄，烦躁不安，撮空理线，严重者昏迷，或肢体震颤，抽搐，舌质暗红或紫绛，苔白腻或黄腻，脉细滑数。

治法：涤痰开窍息风。

方药：涤痰汤、安宫牛黄或至宝丹。加减：痰热内盛者，加黄芩、桑白皮、葶苈子、天竺黄、竹沥；热结大肠者，合用凉膈散或增液承气汤；肝风内动，加钩藤、全蝎、羚羊角粉；热伤血络，加水牛角、生地黄、牡丹皮、紫珠草、生大黄等。

中成药：①安宫牛黄丸，每次 1 丸，口服或鼻饲，每 6～8 小时 1 次；② 5%GS 250ml ＋ 清开灵注射液 20ml，静脉滴注，每日 1 次；③ 5%GS 250ml ＋ 醒脑静注射液 20ml，静脉滴注，每日 1 次。

（乔之龙）

第五节　急性左心衰竭

急性左心衰竭指急性发作或加重的左心功能异常所致的心肌收缩力明显降低、心脏负荷加重，造成急性心排血量骤降、肺循环压力突然升高、周围循环阻力增加，引起肺循环充血而出现急性肺淤血、肺水肿并可伴组织器官灌注不足和心源性休克的临床综合征。

临床表现为呼吸困难、发绀、咳粉红色泡沫样痰，严重者病情危重，可迅速发生心源性休克、昏迷乃至死亡。

本病可归属中医心悸、怔忡、水肿、喘证、痰饮、真心痛、心痹、虚劳、痰证等疾病范畴，以心悸、怔忡、喘证和水肿最为多见。《素问·逆调论》曰："夫不得卧，卧则喘者，是水气之客也"。《素问·水热穴论》言："故水病下为胕肿大腹，上为喘呼，不得卧者，标本俱病"。

一、病因病理

（一）中医病因病机

主要病因有外邪侵袭、过度劳倦或久病伤肺、情志失调、饮食不节等，病机以心阳虚衰为本，每因感受外邪、劳倦过度、情志所伤等诱发。病变脏腑以心为主，涉及肝、脾、肺、肾，同时与气（阳）、血、水液关系密切。心衰之病因，外有风、寒、湿、热、疫毒之邪，内舍于心，心脉损害，发为心痹，日久心气亏虚；内因情志失调，饮食不节，劳逸失度，脏腑病变，导致气滞痰阻血瘀，心失所养而为病。

1. 阳虚水泛　心属火，肾属水，上下交通，水火既济。若肾精亏虚，不能上滋心主，则致心之气血不足，发为心悸；若肾阳亏虚，气化不行，水饮内停，肢肿尿少，水饮上凌于心肺，则咳喘不得卧。张仲景《金匮要略·水气病脉证并治》云："心水者，其人重而少气，不得卧，烦而躁，其人阴肿"，"心为水病，其脉沉小，属少阴"，"水在心，心下坚筑，短气，恶水不欲饮"。

2. 气虚血瘀　久病咳喘，痰饮肺胀，可致心气受损，气虚血瘀，心失所养，发为心衰；或久居潮湿之地，风寒湿气内侵，留着不去，损伤脉络，则血瘀内阻，阻遏心阳，鼓动无力，心脉痹阻而发病。心主血，肺主气，心为血脉之主，肺为百脉之会，心血不运，则肺失肃降，息喷喘咳；肺气壅塞，则心脉痹阻，心悸发绀；血瘀甚者，血滞于脉，瘀结于肝，则见胁痛积块，颈脉怒张。《备急千金药方·咳嗽》曰："咳而唾血引手少阴，谓之心咳。"《诸病源候论·虚劳惊悸候》言："虚劳损伤血脉，致令心气不足，因为邪气所乘，则使惊而悸动不定。"

3. 痰饮阻肺　心肺气虚，脾肾俱病，水湿不化，聚而成痰，痰阻于肺，肺失清肃，而致咳喘气急、张口抬肩，不能平卧，痰多；痰未化热，则痰色白，苔白厚腻；痰郁化热，则痰黄稠、咳吐不爽，苔黄厚腻。痰浊内扰，心神不安，则心悸、烦躁；痰阻血瘀，气机郁滞，则胸闷脘痞，面青唇紫、舌质紫暗；汗为心之液，心气不足则自汗出。《素问·水热穴论》云："故水病下为胕肿大腹，上为喘呼，不得卧者，标本俱病"。

（二）西医病因病理

病因多由急性心肌梗死、急性心肌炎、急性容量负荷过重、慢性心力衰竭在诱因如感染等促发下，左心排血量骤然减少，进而发生急性肺水肿，肺静脉压增加超过血浆胶体渗透压，致使血液成分渗透到肺间质和肺泡内，影响气体交换而出现临床综合征。

1. 慢性心衰急性加重　稳定的慢性心衰可以在短时间内急剧恶化，心功能失代偿，表现为急性心衰。其促发因素中较多见为药物治疗缺乏依从性、严重心肌缺血、

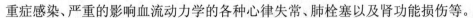

重症感染、严重的影响血流动力学的各种心律失常、肺栓塞以及肾功能损伤等。

2．急性心肌损伤和/或坏死 常见原因有：①急性冠状动脉综合征：如急性心肌梗死或不稳定性心绞痛、急性心肌梗死伴机械性并发症、右心室梗死；②急性重症心肌炎；③围生期心肌病；④药物所致的心肌损伤与坏死：如抗肿瘤药物和毒物等。

心肌损伤和/或心肌坏死，使心脏的收缩单位减少，收缩功能降低引起急性左心衰竭。

3．急性血流动力学障碍 常见原因：①急性瓣膜大量反流和/或原有瓣膜反流加重：见于急性心肌梗死或感染性心内膜炎所致的二尖瓣和/或主动脉瓣穿孔、二尖瓣腱索和/或乳头肌断裂、瓣膜撕裂（如外伤性主动脉瓣撕裂）以及人工瓣膜的急性损害等；②高血压危象；③排血受阻：如重度主动脉瓣、二尖瓣狭窄、肥厚梗阻性心肌病、心房内巨大血栓嵌顿二尖瓣口或液瘤嵌顿等，引起左室压力负荷过重排血受阻；④主动脉夹层；⑤心包压塞：如急性大量心包积液或积血等；⑥急性舒张性左心衰竭：多见于老年控制不良的高血压患者。

另外支气管哮喘急性发作、甲状腺危象、严重贫血、药物、吸毒、酗酒等也是诱因。

这些原因使缺血心肌处在心肌顿抑和心肌冬眠状态，心脏负荷增加，心脏收缩单位减少，血流动力学紊乱，激活肾素-血管紧张素-醛固酮系统（RAAS）和交感神经系统，使多种内源性神经内分泌与细胞因子激活，加重心肌损伤、心功能下降和血流动力学紊乱，导致：①心排血量（CO）下降，血压绝对或相对下降以及外周组织和器官灌注不足，导致出现脏器功能障碍和末梢循环障碍，发生心源性休克；②左心室舒张末压和肺毛细血管楔压（PCWP）升高，发生低氧血症、代谢性酸中毒和急性肺水肿；③右心室充盈压升高，使体循环静脉压升高、体循环和主要脏器淤血、水肿等。心肾综合征中，肾脏升高的炎症因子可降低心肌收缩力，加重心肌细胞凋亡、诱导心力衰竭和死亡。

二、临床资料

左心衰由于其发病的原因不同，且病理生理机制也存在差异，故而临床症状轻重也有差别。临床表现可分为几类，其共同点是发病急骤、病情危重、进展迅速，如处理延迟或治疗不当会给患者带来严重后果。

1．病史 冠心病、高血压、心律失常、急性重症心肌炎、扩张型心肌病、心脏瓣膜及慢性心衰病史。

2．症状要点

（1）呼吸困难：是急性左心衰竭最早期征兆，阵发性夜间呼吸困难、憋气是左心衰竭的临床表现之一。轻者见劳力性呼吸困难，休息后可消失；随病情进展，休息时也感呼吸困难，见端坐呼吸；重者出现心源性哮喘可见喘息不止、大汗淋漓、烦躁不安、激动焦虑、恐惧和濒死感，发展为肺水肿；严重者出现心源性休克，咳吐大量泡沫状血痰，尿少或无尿，表情淡漠、神志恍惚、意识模糊或昏迷。

（2）咳嗽、咯血：是急性左心衰竭的常见症状，咳痰多为大量泡沫样血痰，为肺淤血所致。

（3）其他伴随症状：可有失眠、心悸、乏力；头晕、嗜睡、反应迟钝，甚者意识丧失、抽搐等。

3．体征

（1）心脏体征

1）心动过速：心率在 100 次 /min 以上。但少数患者合并病态窦房结综合征或房室传导阻滞，故心率反而减慢。不能认为心率不快即无心衰。

2）舒张期奔马律：舒张期奔马律并非为左心室衰竭的必有表现，但如出现此种体征，即是诊断心力衰竭的重要佐证，尤其新近出现者意义更大。为此有人称之为"心脏呼救声"。按其发生时间和机制，主要有以下四种：舒张早期奔马律；舒张晚期奔马律；重叠性奔马律；四音心律。

3）心脏扩大。

4）交替脉：脉搏的节律正常而强弱交替出现，或频率减少一半。

5）快速性室性心律失常：可能是心力衰竭患者猝死的主要原因。

（2）肺部体征：急性肺水肿时，双肺满布湿啰音和哮鸣音，极度呼吸困难，可咳出粉红色泡沫样痰。

（3）心源性休克

1）持续低血压：收缩压降至 90mmHg 以下，或原有高血压患者的收缩压降低 ≥60mmHg，且持续 30 分钟以上。

2）皮肤湿冷：苍白和发绀，出现紫色条纹。

3）心动过速：心率 >100 次 /min，尿量显著减少（<20ml/h），甚至无尿。

4）意识障碍：常有烦躁不安、激动焦虑、恐惧和濒死感；收缩压低于 70mmHg，可出现抑制症状如神志恍惚、表情淡漠、反应迟钝，逐渐发展至意识模糊甚至昏迷。

5）血流动力学障碍：$PCWP \geqslant 18mmHg$，心脏排血指数（CI）$\leqslant 36.7ml/(s \cdot m^2)$ $[\leqslant 2.2L/(min \cdot m^2)]$。

6）低氧血症和代谢性酸中毒。

（4）胸水：约 1/4 的左心衰患者可发生胸水。胸水在单侧或双侧，但以右侧多见，双侧者以右侧胸水较多。肺栓塞患者常发生血性胸水。

4．理化检查要点

（1）心电图：急性心力衰竭时，心电图检查可以对病因诊断提供帮助。

（2）血、尿常规、电解质、血糖、肝肾功能，动脉血气分析，心肌酶谱、B 型利钠肽（BNP）或 N 末端 B 型利钠肽原（NT-proBNP），高敏 C 反应蛋白（hs-CRP）。研究表明，hs-CRP 对评价急性心衰患者的严重程度和预后有一定的价值。

（3）X 线胸片：心影增大，肺门有蝴蝶形大片阴影并向周围扩散。

（4）心脏无创检查：超声心动图、放射性核素检测，反映心脏泵功能、心腔的大小和厚度、室壁的运动、瓣膜的活动与口径、反流的定位和容量等。

三、诊断思路

（一）危险性评估

1．根据突然出现严重的呼吸困难、端坐呼吸、大汗淋漓、烦躁不安、咳粉红色泡沫样痰及双肺满布湿啰音和哮鸣音的临床表现特点，确定急性左心衰竭的诊断。

2．及时进行急性左心衰竭病情评估，包括病情分级、严重程度及预后的判断，防治严重肺水肿和心源性休克的发生。严重程度分级主要有 Killip 法（表 8-4）、Forrester

法(表8-5)和临床程度分级(表8-6)三种,三种分级法均以 I 级病情最轻,逐渐加重, IV 级为最重。Forrcster 法需要有创血流动力学指标如 PCWP、CI 以及外周组织灌注状态监测,使用受限。

Killip 法主要用于急性心肌梗死患者,临床程度分级根据 Forrester 法修改而来,适合用于快速判断。

表8-4 急性心肌梗死的 Killip 法分级

分级	症状与体征
I 级	无心衰
II 级	有心衰,两肺中下部有湿啰音,占肺野下 1/2,可闻及奔马律,X 线胸片有肺淤血
III 级	严重心衰,有肺水肿,细湿啰音遍布两肺(超过肺野下 1/2)
IV 级	心源性休克、低血压(收缩压 <90mmHg),发绀、出汗、少尿

注:1mmHg = 0.133kPa

表8-5 急性左心衰的 Forrcster 法分级

分级	PCWP(mmHg)	CI(ml/s·m²)	组织灌注状态
I 级	≤18	>36.7	无肺淤血,无组织灌注不良
II 级	>18	>36.7	有肺淤血
III 级	<18	≤36.7	有肺淤血,无组织灌注不良
IV 级	>18	≤36.7	有肺淤血,有组织灌注不良

表8-6 急性左心衰的临床程度分级

分级	皮肤	肺部啰音
I 级	干、暖	无
II 级	湿、暖	有
III 级	干、冷	无/有
IV 级	湿、冷	有

(二)诊断流程

1. 询问基础心脏病史,了解本次发病诱因。

2. 血常规、急诊生化、心电图、胸部 X 线检查、血气分析、超声心动图。

3. 检测 B 型利钠肽(BNP)或 N 末端 B 型利钠肽原(NT-proBNP)、肌钙蛋白、心肌酶学。

4. 判断心衰分级、评估严重程度、确定病因。

(三)鉴别诊断

1. 支气管哮喘 反复发作,发作前常有变应原接触史,肺部以哮鸣音为主,少许湿性啰音。

2. 慢性阻塞性肺疾病急性加重(AECOPD) 有慢性肺系疾病病史,以呼吸困难、咳、痰、喘为特征,痰液黏稠、无粉红色泡沫痰,可无端坐呼吸,雾化吸入 β₂ 受体激动剂或注射氨茶碱后症状明显缓解;

3. 急性大块肺栓塞 呼吸困难伴胸痛、咯血,无粉红色泡沫样痰,血浆 D-dimer

150

升高,肺动脉造影可见血管无显影。

4.急性呼吸窘迫综合征(ARDS)　呼吸困难、发绀、出汗、焦虑与左心衰症状相似。发病前有严重感染、创伤、休克等病史,呼吸困难与体位无关,血痰为非泡沫稀血水样,常规吸氧后低氧血症难以纠正,病情严重时胸部 X 片可见肺实变(大白肺)。

（四）西医诊断

1.原有心脏基础疾病,也可不伴基础心脏病。

2.突发呼吸困难,呈端坐呼吸,频繁咳嗽,咳粉红色泡沫痰,肺部听诊为哮鸣音伴细湿啰音,严重时双肺布满大、中水泡音。

3.患者面色灰白,口唇发绀,大汗淋漓,严重时意识模糊、甚至昏迷。

4.心率加快,心尖区可闻及舒张期奔马律。

5.血压升高,舒张压常 >90mmHg,重症者血压下降,甚至休克。

6.X 线胸片显示肺间质水肿。

7.动脉血气分析　PO_2 明显下降,PCO_2 正常或下降。

四、治疗

（一）急救处理与原则

急性左心衰危及生命,应积极、迅速地抢救。

1.纠正缺氧　缺氧是急性左心衰竭的突出症状,它使肺毛细血管通透性增加,如不及时纠正,可进一步加重肺水肿,从而形成恶性循环。因此,迅速而有效地纠正缺氧,消除呼吸困难,是抢救急性左心衰竭的关键措施之一。

要求高浓度、高流量鼻导管吸氧 4～8L/min,急性肺水肿有泡沫痰时,可在湿化瓶内加入 40%～70% 乙醇,有利于改善肺泡通气。

2.建立静脉通道　静脉内置套管以保证静脉通路,应即刻留取动静脉血气分析、血尿素氮或肌酐、血糖、心肌生化标记物、电解质,以及血常规等各种血标本。

3.立即床旁超声评估心脏功能,完善心电图等检查。

（二）西医治疗

1.一般处理

（1）体位:患者取坐位或半卧位、双腿下垂,以减少静脉回流,降低心脏前负荷。

（2）四肢交换加压:四肢轮流绑扎止血带或血压计袖带,通常同一时间只绑扎三肢,每隔 15～20 分钟轮流放松一肢。

（3）有效吸氧,见急救处理。

（4）必要时深静脉穿刺置管,CVP 监测。

（5）饮食:适当限制钠盐量,用襻利尿剂情况下不要过分限制可以适当放宽。

（6）出入量管理:严格限制饮水量和控制静脉输液速度,每日摄入量一般宜在 1 500ml 以内,量出而入。

2.药物治疗

（1）扩血管药物:血管扩张药可降低心脏前、后负荷及心肌耗氧量。血压正常而伴低灌注状态或有明显淤血且尿量显著减少的患者应尽早应用。收缩压 >110mmHg 的患者可以安全使用;收缩压 <90mmHg 的患者则禁忌使用。

1）硝酸甘油:尤其适用于急性心肌梗死合并高血压患者,可立即舌下含服 0.4～

笔记

0.6mg，5～10分钟后可重复，用药15分钟后呼吸困难减轻和肺部啰音减少。如效果不明显，应改用硝酸甘油10～30μg/min静脉滴注或泵入。

2）硝普钠：可在血压维持恰当的条件下使用，初始剂量为10～15μg/min，每5～10分钟增加5～10μg/min，直至肺水肿缓解或动脉收缩压降至100mmHg。硝普钠可降低心脏收缩期室壁张力和肺毛细血管楔压，对急性心源性肺水肿特别有效，且作用快、半衰期短。注意疗程不要超过72小时。

3）rhBNP：其主要药理作用是扩张静脉和动脉（包括冠状动脉）。先给予负荷剂量1.5μg/kg，静脉缓慢推注，继以0.007 5～0.015 0μg/(kg·min)静脉滴注；也可不用负荷剂量而直接静脉滴注。疗程一般3天，不超过7天。

4）乌拉地尔：用于高血压性心脏病、缺血性心肌病（包括急性心肌梗死）和扩张型心肌病引起的急性左心衰；可用于CO降低、PCWP＞18mmHg的患者。通常静脉滴注100～400μg/min。伴严重高血压患者可缓慢静脉注射12.5～25mg。

5）ACEI：急性心衰病情尚未稳定的患者不宜应用。

（2）利尿剂：可产生快速利尿效应，且有扩张静脉作用，减少循环血容量，改善氧供。呋塞米（速尿）20～40mg，2分钟静脉推注。必要时增加剂量或重复使用。利尿作用一般5分钟内开始，持续约2小时。对心力衰竭患者建议呋塞米持续静脉泵入。

（3）镇静剂：吗啡对急性左心衰治疗极为有效，可减轻疼痛和焦虑，减弱中枢交感冲动，扩张外周静脉和小动脉，降低心脏负荷，降低心脏需氧量。即刻静脉推注2.5～5mg，亦可皮下或肌内注射。

注意：①伴CO_2潴留者则不宜应用，可产生呼吸抑制而加重CO_2潴留。②不宜应用大剂量，可促使内源性组胺释放，使外周血管扩张导致血压下降。③应密切观察疗效和呼吸抑制的不良反应。④伴明显和持续低血压、休克、意识障碍、COPD等患者禁忌使用。⑤老年患者慎用或减量。⑥亦可应用哌替啶50～100mg肌内注射。

（4）解痉平喘药：氨茶碱对解除支气管痉挛有效，可增加肺活量，减轻呼吸困难症状，且有正性肌力、扩张外周血管和加强利尿作用，对严重二尖瓣狭窄引起的急性左心衰竭慎用，急性左心衰竭伴低血压、休克时禁用。氨茶碱的一般用0.125～0.25g以葡萄糖水稀释后静脉推注（10分钟），4～6小时后可重复一次，或以0.25～0.5mg/(kg·h)静脉滴注。

（5）正性肌力药：此类药物适用于伴症状性低血压或心排血量降低伴有循环淤血的患者，可缓解组织低灌注所致的症状，保证重要脏器的血液供应。血压较低和对血管扩张药物及利尿剂不耐受或反应不佳的患者尤其有效。

1）洋地黄类：此类药物能轻度增加CO和降低左心室充盈压；对急性左心衰竭患者的治疗有一定帮助。一般选用西地兰0.2～0.4mg缓慢静脉注射，2～4小时后可重复，伴快速心室率的心房颤动（简称房颤）患者可酌情适当增加剂量。

2）多巴胺：急性心力衰竭伴低血压者可选用多巴胺250～500μg/min静脉滴注。此药应用个体差异较大，一般从小剂量开始，逐渐增加剂量，短期应用。

3）磷酸二酯酶抑制剂：①米力农：首剂25～50μg/kg静脉注射（＞10分钟），继以0.25～0.5μg/(kg·min)静脉滴注。②氨力农：首剂0.5～0.75mg/kg静脉注射（＞10分钟），继以0.25～0.5μg/(kg·min)静脉滴注。常见不良反应有低血压和心律失常。

4）左西孟旦：用法：首剂12～24μg/kg静脉注射（＞10分钟），继以0.1μg/(kg·min)

静脉滴注,可酌情减半或加倍。对于收缩压<100mmHg的患者,不需要负荷剂量,可直接用维持剂量,以防发生低血压。

（6）糖皮质激素的应用：可降低毛细血管通透性,减少渗出,扩张外周血管,增加心排血量,解除支气管痉挛,改善通气,促进利尿,稳定细胞溶酶体和线粒体,减轻细胞和机体对刺激性损伤所致的病理反应,对急性肺水肿的治疗有一定价值,尤其是伴通透性增加的肺水肿。糖皮质激素应在病程早期足量使用。

常用地塞米松5～10mg/次,静脉注射或溶于葡萄糖液内静脉滴注。或氢化可的松100～200mg/次,溶于5%～10%葡萄糖液内静脉滴注。

3. 非药物疗法

（1）动脉球囊反搏术（IABP）：是一种有效改善心肌灌注同时又降低心肌耗氧量和增加CO的治疗手段。

1）适应证：①急性心肌梗死或严重心肌缺血并发心源性休克,且不能由药物治疗纠正；②伴血流动力学障碍的严重冠心病（如急性心肌梗死伴机械并发症）；③心肌缺血伴顽固性肺水肿。

2）禁忌证：①存在严重的外周血管疾病；②主动脉瘤；③主动脉瓣关闭不全；④活动性出血或其他抗凝禁忌证；⑤严重血小板减少。

（2）无创性或气管插管呼吸机辅助通气：通过气道正压通气可改善患者通气状况,减轻肺水肿,纠正缺氧和CO_2潴留,从而缓解呼吸衰竭。

（3）血液净化治疗

1）机制：此法不仅可维持水、电解质和酸碱平衡,稳定内环境,还可清除尿毒症毒素（肌酐、尿素、尿酸等）、细胞因子、炎症介质以及心脏抑制因子等。治疗中的物质交换可通过血液滤过（超滤）、血液透析、连续血液净化和血液灌流等来完成。

2）适应证：本法对急性心衰有益,但并非常规应用的手段。

4. 病因、诱因及并发症处理

（1）经初步急诊处理后,及时对基础心脏病做出诊断并采取相应的处理措施。如高血压患者须紧急降血压,二尖瓣严重狭窄者必要时紧急行二尖瓣球囊成形术或二尖瓣分离术,感染者给予抗生素,严重心律失常者给予及时抗心律失常治疗。

（2）合并肾衰竭、呼吸衰竭等并发症时参照相关章节。

（三）中医辨证论治

本病病性为本虚标实,虚实夹杂,治疗原则应急则治其标,补虚祛邪。

1. 阳虚水泛

证候：心悸气喘,动则喘甚,不能平卧,全身浮肿,尿少,形寒肢冷,腰酸乏力,腹胀纳呆,舌体胖大有齿痕,舌苔水滑或白腻水滑,脉沉细或结代。

治法：温阳利水,泻肺平喘。

代表方：真武汤合葶苈大枣泻肺汤。

2. 气虚血瘀

证候：口唇青紫,神疲乏力,心悸怔忡,胸闷气短,甚则喘咳,动则尤甚,面白或暗红,自汗,甚则胁痛积块。舌质紫暗或有瘀斑,脉虚涩或结代。

治法：养心补肺,益气活血。

代表方：保元汤合桃红饮。

3. 痰饮阻肺

证候：心悸气急，咳嗽短促，不能平卧，咯白痰或痰黄黏稠，胸闷脘痞，头晕目眩，尿少浮肿，或伴痰鸣，或发热口渴，舌苔白腻或黄腻，脉弦滑或滑数。

治法：泻肺化痰，平喘利尿。

代表方：葶苈大枣泻肺汤。

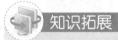

血流动力学监测

如严重呼吸困难持续存在，有条件的医院可使用漂浮导管或脉波指示剂连续心排血量（pulse indicator continuous cardiac output, PICCO）监测仪。PICCO 应用经肺热稀释技术（the transpulmonary thermodilution technique），通过一个中心静脉导管和一个带有热敏探头的动脉导管，可持续监测心排血量（CO），并同时可测得心脏前负荷（容量状况），可计算胸内血容量（ITBV）和血管外肺水（EVLW），使血管外肺水得以量化，有助于指导液体治疗。

（高培阳）

第六节　气　　胸

气胸（pneumothorax）是指因胸膜破损而使空气进入胸膜腔所导致的积气状态。正常情况下，胸膜腔为不含气体具有负压的腔隙，可使肺处于扩张状态，同时促进血液循环和淋巴液的回流。气胸发生后，随着气体的进入和增多，胸膜腔内压力升高，甚至负压变成正压，使肺发生萎陷，静脉回心血流受阻，产生不同程度的肺、心功能障碍。根据发病原因，气胸可分为原发性气胸（primary pneumothorax）、继发性气胸（secondary pneumothorax）和创伤性气胸（traumatic pneumothorax）；根据胸腔内压力变化情况，气胸又可分为闭合性气胸（closed pneumothorax）、开放性气胸（open pneumothorax）和张力性气胸（tension pneumothorax）。气胸是急诊常见病，男性多于女性。

本病无中医相应病名。气胸在中医属于"气血两伤""损伤咳喘""胸胁内伤"范畴，可参照呼吸困难所对应的中医学中的"哮病""喘证"和"肺胀"等病证辨证论治。

一、病因病理

（一）中医病因病机

本病发病多因久病肺虚或素体不强，每因再感外邪或受金刃外伤而发。

1. 素体不强　多为先天不足，肾气虚弱致使肺卫不固，易受邪侵，肺失宣降而发病。

2. 久病肺虚　内伤久咳，哮喘、肺胀、肺痨等疾患，迁延失治，痰浊内生，肺气闭阻，日久耗伤肺气阴，肺不主气而发病。

3. 复感外邪　肺虚外邪乘虚入侵，引动痰饮宿疾，致肺失宣发肃降，气机逆乱，肺气郁闭，上焦壅塞，脉络痹阻，病情急剧恶化，而见气急、剧咳、胸痛。

4. 外伤损肺　金刃之外伤致肺体失用，宣降失司。

（二）西医病因病理

1.病因 胸廓或胸膜腔的完整性被破坏，导致空气进入胸膜腔，从而改变了胸膜腔原有的负压状态。其中，原发性气胸通常是由于肺组织先天性发育不全，胸膜下存在着的肺大泡或肺小泡破壁后引起，病变常位于肺尖部；继发性气胸是由于原有疾病（例如慢性支气管炎、肺气肿、肺结核、肺癌等）使肺脏病变，形成胸膜下的肺大泡破裂或者是由于病变本身直接损伤胸膜所致；而创伤性气胸则是因胸部外伤（包括锐器伤、枪弹伤等）以及诊断治疗性医疗操作过程（例如针灸刺破胸膜脏层、肺活检等）中的肺损伤所引发。

2.病理机制 气胸时失去了负压对肺的牵引作用，甚至因正压对肺产生压迫，使肺失去膨胀能力。各种病因引起的气胸，依据积气量大小及不同临床类型，均可致胸腔内压改变，患侧肺脏不同程度受压萎陷，表现为肺活量减少、最大通气量降低的限制性通气功能障碍，严重时可使纵隔移向健侧，压迫对侧肺脏和大血管，减少回心血量和心搏出量，导致呼吸循环衰竭。

（1）闭合性气胸：多为肋骨骨折的并发症，因肋骨断端刺破胸膜致胸膜腔积气，或由肺大泡破裂或肺粘连带撕裂致胸膜腔积气。气胸形成后，胸膜腔内积气压迫肺裂口使之封闭，不再有气体进入胸膜腔，气胸趋于稳定，胸膜腔内压力低于大气压。

（2）开放性气胸：常由伤口深达胸膜腔的外伤引起，外界空气经胸壁伤口随呼吸自由进出胸膜腔，往往造成伤侧胸膜腔负压消失、纵隔扑动和胸膜肺休克以及有效呼吸量减少等病理生理改变。

（3）张力性气胸：又称高压性气胸（high pressure pneumothorax），由于肺大泡破裂、较大支气管破裂、较深肺裂伤或胸壁穿透伤等情况导致裂口与胸膜腔相通并形成单向活瓣，吸气时活瓣开放，呼气时活瓣关闭，导致气体单向进入胸膜腔，往往造成伤侧肺严重萎陷、纵隔显著向健侧移位、静脉回流障碍、纵隔气肿以及呼吸循环障碍加重等病理生理改变。

二、临床资料

（一）病史症状要点

1.病史 可有先天性肺发育不良、慢性支气管炎、严重哮喘、肺气肿、肺结核、肺癌等基础性肺部疾病，发病前有持重物、屏气、剧烈运动等诱发因素。也有的患者在正常活动或安静休息时发生，偶有在睡眠中发生气胸者。

2.症状

（1）起病突然，患侧胸部呈针刺样或刀割样疼痛，持续时间短暂。

（2）胸闷、呼吸困难，可伴有刺激性咳嗽，严重时患者不能平卧。程度与患者胸腔内积气量、速度、肺压缩程度和气胸类型有关。

（3）患者常伴恐惧、烦躁，并可出现脉搏细数、皮肤湿冷，甚至休克。

（二）查体要点

1.伤侧胸廓饱满，呼吸度减弱，气管向健侧移位，触觉震颤降低或者消失；伤侧胸部叩诊呈过清音或鼓音，肺下界下移；听诊患侧呼吸音降低或消失；严重时可见发绀、颈部静脉怒张。

2.右侧气胸时可致肝浊音界下移；左侧气胸并发纵隔气肿时，有时可在左心缘处听到与心跳一致的气泡破裂音（Hamman 征）；将听诊器放在胸骨或背部的胸椎处，然后在胸部左右两侧的对称处予以搔擦，则可在气胸发生侧听到搔擦声（scratch sign）。

3. 如果空气进入皮下组织成为皮下气肿，按压时会有捻发音和握雪感。

4. 有液气胸时，则可闻及胸内振水声。

（三）理化检查要点

1. 胸部 X 线检查　是诊断气胸的重要方法。气胸的典型 X 线表现为外凸弧形的细线条形阴影，即气胸线。线外透亮度增高，肺纹理消失，线内为压缩的肺组织。胸腔内积气量多时，肺向肺门回缩，呈圆球形阴影，纵隔和心脏移向健侧；合并纵隔气肿在纵隔旁和心缘旁可见透光带；合并胸腔积液时，可显示气液平面，透视下变动体位可见液面移动。因此，正面和侧面的 X 线检查不仅能显示肺萎陷程度、肺内病变情况，还能发现有无胸膜粘连、胸腔积液以及纵隔移位等。

2. 胸部 CT 检查　一般不作为常规检查，但其在诊断小于 0.5cm 病变时具有高准确性的优势。气胸的 CT 检查表现为胸膜腔内出现极低密度的气体影，并伴有肺组织不同程度的萎缩改变。

3. 胸腔穿刺测压　有助于判断气胸的类型。

4. 胸腔镜检查　有助于弄清慢性、反复发作的气胸肺表面和胸膜病变情况。

5. 心电图检查　气胸患者心电图变化主要表现为大量空气包绕在心脏的周围，两侧胸膜腔内的压力突然发生变化，导致心脏在胸腔中的位置发生变化，造成心电向胸壁传导减低。左侧气胸心电图较多出现低电压、重度顺时针向转位；右侧气胸可出现电轴右偏、低电压、轻度顺时针向转位。肺萎陷严重者心电图的变化更为明显。

6. 肺功能检查　肺容量减少，肺活量降低，肺顺应性下降，呈限制性通气障碍。

7. 血气分析　可以显示低氧血症和高碳酸血症，用于患者病情评估。

8. 痰涂片或培养　如系继发性气胸，原发病有细菌感染或气胸继发感染，可发现致病菌。

9. 血常规　单纯气胸多无明显改变。

三、诊断思路

（一）危险性评估

1. 突发一侧胸部针刺样疼痛、伴有严重的呼吸困难、胸闷、烦躁不安，甚至窒息、休克，提示病情危重。

2. 利用 X 线胸片来计算肺受压程度判断病情危重程度，计算公式如下：

Kircher 公式：肺萎陷程度 =（AB－ab）/AB×100%

其中 A 为被压缩侧胸腔的宽径，B 为被压缩侧胸腔的长径，a 为被压缩肺组织的宽径，b 为被压缩肺组织的长径。

（1）轻度：肺萎陷程度在 30%（含）以下，为少量气胸。

（2）中度：肺萎陷程度在 30%～50% 之间，为中量气胸。

（3）重度：肺萎陷程度在 50%（含）以上，为大量气胸。

（二）诊断流程

1. 问诊　询问患者的胸痛情况，是否有胸闷、呼吸困难或刺激性咳嗽等症状，明确病情是否与活动和体位有关，初步评估其危险性。

2．体格检查　重点检查呼吸、脉搏、血压、口唇情况，胸部叩诊，观察胸背部或上腹部有无伤口。

3．辅助检查　通过胸部X线、胸部CT等辅助检查支持气胸诊断。

4．诊断救治　根据检查结果，结合病史和症状体征综合评估其危险性，明确气胸类型，决定救治措施。

（三）鉴别诊断

气胸在诊断上应注意与下列疾病鉴别：

1．支气管哮喘和阻塞性肺气肿　均有气急和呼吸困难，当呼吸困难突然加重伴有针刺样胸痛时，要考虑并发气胸的可能，X线胸透可以鉴别。

2．巨型肺大泡　肺大泡起病缓慢，气急不剧烈，X线表现为局部透明度增高，泡内有细小纹理，无发线状气胸线，可与气胸鉴别。

3．急性心肌梗死　亦有急性胸痛、胸闷、呼吸困难、休克等表现，但常有高血压、动脉硬化、冠心病史，体征和X线胸透亦有助于鉴别。

4．肺栓塞　有胸痛、呼吸困难和发绀等酷似自发性气胸的临床表现，但患者常有咳血和低热，并常有下肢或盆腔栓塞性静脉炎、骨折、心房颤动、长期卧床的老年患者，体检、X线检查、肺血管造影可资鉴别。

四、治疗

（一）西医救治

1．急救处理　稳定生命体征，开展对症治疗。

（1）休息、吸氧，必要时给予监护治疗。

（2）根据气胸的不同类型适当排出胸腔积气，以解除胸腔积气对呼吸、循环所造成的障碍，改善呼吸困难，纠正低氧血症，使压缩的肺脏尽早复张，恢复功能，防止复发。

1）闭合性气胸：肺压缩≤30%者，单纯卧床休息，气胸即可自行吸收；肺压缩＞30%症状明显者，应胸腔穿刺抽气，每日或隔日抽气1次，每次600～800ml为宜，一次抽气量不宜超过1 000ml。

2）开放性气胸：采用消毒敷料封闭胸壁的开放伤口，敷料的三边用胶布封闭，将开放性气胸转变为闭合性气胸，同时防止张力性气胸的发生。如果出现张力性气胸征象，应及时开放覆盖的敷料减压，同时应用胸腔闭式引流排气，肺仍不能复张者，可加用负压持续吸引。

3）张力性气胸：立即采用针刺减压法，以迅速解除胸腔内正压以避免发生严重并发症。无其他抽气设备时，可用粗针头在锁骨中线第2肋间隙刺入胸膜腔以达到暂时解压的目的。随后尽快行胸腔闭式引流或负压持续吸引。

（3）治疗并发症和原发病，预防并发症。

2．一般处理　各型气胸患者均应卧床休息，限制活动，可给予镇咳、止痛等对症治疗，有感染存在时应视情况选用相应抗生素。

3．外科治疗　经内科治疗无效的气胸可为手术的适应证，主要适用于长期气胸、双侧气胸、复发性气胸、张力性气胸引流失败者、胸膜增厚致肺膨胀不全或影像学有多发性肺大泡者。手术目的第一是控制肺漏气，第二是处理肺病变，第三是使脏胸膜

笔记

和壁胸膜粘连以预防气胸复发。手术类型包括胸腔镜手术、剖胸手术、化学性胸膜固定术、气管内定位及阻塞术等。外科手术可以消除肺的破口，又可以从根本上处理原发病灶或通过手术确保胸膜固定。因此是治疗顽固性气胸的有效方法，也是预防复发的最有效措施。

（二）中医辨证论治

气胸多继发于慢性肺部疾患，临床表现多为肺气不足，肺阴亏虚及气阴两虚之证，可在西医治疗基础上辅以中药治疗以提高疗效。

1．肺气虚

证候：面色㿠白，自汗畏风，语声低怯，倦怠懒言，咳嗽有白稀痰，舌质淡胖、苔薄白。

治法：补益肺气。

选方：补肺汤加减。

2．肾虚不纳

证候：气急喘促，胸部憋闷或痛，呼多吸少，气不得续，汗出肢冷，脉细弱或沉弱，舌淡苔白或黑而润滑。

治法：补肾纳气。

选方：金匮肾气丸合参蛤散。

3．气滞血瘀

证候：外伤久病，出现的气促胸痛，舌质紫暗，有瘀斑，苔薄，脉弦涩。

治法：宽中理气，活血化瘀。

选方：血府逐瘀汤加减。

（严　军）

第七节　血　　胸

血胸（hemothorax）是指血液进入胸膜腔所导致的积血状态。根据发病原因，血胸可分为创伤性血胸（traumatic hemothorax）和非创伤性血胸（nontraumatic hemothorax）两大类。前者多由胸部锐器伤、枪弹伤等穿透性损伤或挤压、肋骨骨折等钝性胸部伤所引起，后者则继发于胸部或全身性疾病或医源性凝血功能紊乱或原因不明的血胸，又称自发性血胸（spontaneous hemothorax）。出血可来自肋间血管、胸廓内血管、肺裂伤或心脏和胸内大血管创伤。血胸的出血量取决于血管破口的大小、血压高低和出血持续的时间，肺组织出血大多数是由于肋骨骨折断端刺破胸膜和肺所引致。临床上，血胸常合并气胸，又称血气胸（hemopneumothorax）。

本病无中医相应病名。与气胸一样，血胸在中医上也属于"气血两伤""损伤咳喘"和"胸胁内伤"范畴。

一、病因病理

（一）中医病因病机

中医常将血胸和气胸所对应的范畴结合起来表述，按其证候有伤气为主和伤血为主之不同。

1. 血瘀气滞　损伤气血，肺气不利，上逆而致气短；气滞胸胁而见胀痛；瘀血停着，痹阻脉络，故胸胁刺痛不移；面青息促，唇舌紫暗，脉沉涩。

2. 血虚气滞　重伤气血，气少不足以息，故呼吸表浅；气血不能上荣则面色苍白；气随血脱，难以固外则大汗淋漓，不能温养肢体则四肢厥冷；脉道不充则脉微欲绝。

（二）西医病因病理

1. 病因　血胸是由胸部损伤致心脏、大血管及其分支、肺、胸壁或膈肌等处的血管破裂出血积于胸膜腔内而形成。绝大多数血胸为创伤性血胸，即由穿透性或钝性胸部创伤所引起。非创伤性血胸很少见，极少数患者可能找不到明确的引起出血的原因。此类患者均无外伤史，但有时可有咳嗽、腹压增加、负重、疲劳、运动、突然变换体位等诱因。除无外伤史外，非创伤性血胸的临床表现与创伤性血胸相似，主要也表现为内出血和胸腔内器官受压的征象。本节主要阐述创伤性血胸。

2. 病理机制　胸膜腔内大量积血压迫肺，可产生与气胸相同的病理生理变化，主要表现为内出血征象。

急性大量失血可使有效循环血容量锐减，心排出量降低，产生失血性休克，甚至死亡。胸腔内大量积血，导致胸腔内压增高，肺受压萎陷，纵隔向健侧移位，从而引起呼吸和循环功能障碍。一方面，由于胸腔内压力低，吸气时是负压，而且肺、膈肌和心脏不停地运动起到去除纤维蛋白的作用，可使胸腔出血不易停止和凝固，特别是在损伤较大血管时，常表现为持续性、进行性出血，一侧胸腔可蓄积约 40% 的循环血量。若出血过快，积血量大，也可导致去纤维蛋白作用不完全，从而发生血液凝固。血块机化后，形成纤维组织而束缚肺和胸廓，限制呼吸运动，损害呼吸功能。胸腔内积血或血块还可能成为从胸壁或肺部伤口侵入细菌的良好培养基，容易并发感染，形成脓胸。另一方面，由于肺循环的压力低，平均肺动脉压约为 2.0kPa（15mmHg），而胸腔是一个固定的封闭体腔，当胸腔内压由于种种原因，如气胸或胸腔内积血增多时，不严重的出血又常可自行停止。

二、临床资料

（一）病史症状要点

血胸的临床表现可因出血量、出血速度、胸腔内器官创伤情况以及伤员体质差异而有所不同。

1. 少量血胸　胸腔内积血少于（含）500ml，可无明显症状。

2. 中量血胸　胸腔内积血为 500～1 000ml，患者有明显大出血表现，可见面色苍白、脉搏细弱、血压下降、呼吸困难。

3. 大量血胸　胸腔内积血大于（含）1 000ml 以上，尤其是急性失血者，多出现面色苍白、脉搏快而弱、烦躁不安、呼吸急促、血压下降等低血容量休克症状，以及胸膜腔大量积血压迫肺和纵隔引致呼吸困难和缺氧等症状。

4. 血胸并发感染　常出现高热、寒战、疲乏、出汗等症状。

（二）查体要点

1. 少量血胸　常无异常体征。

2. 中量血胸　伤侧胸部呼吸运动减弱，叩诊为浊音。

3．大量血胸　可出现气管和心脏受压向健侧移位，伤侧肋间隙饱满，叩诊呈实音。

4．血气胸　上胸部呈鼓音，下胸部实音，呼吸音减弱或消失；如果失血过多，血压下降，可出现失血性休克体征。

（三）理化检查要点

1．胸部 X 线检查　少量血胸在积血量不足 200ml 时难做出诊断，但在积血量为 200～500ml 时行立位 X 线检查，可见肋膈角消失，下肺野欠清晰；中量血胸时可见积液阴影达肩胛角平面或肺门平面；大量血胸时可见伤侧胸腔膜内有大片积液阴影，严重时积液阴影超过肺门水平，纵隔向健侧移位。

2．胸部超声检查　伤侧胸膜腔内有积液形成的液性暗区，出血量大时，因存在不凝血，可出现不均质密度的液性暗区。

3．胸部 CT 检查　针对少量血胸的诊断精确度更高，能分辨小于 250ml 的胸腔积液，并根据密度判断是否为血液；典型的血气胸可见横贯一侧或双侧的气液平面。

4．血常规　大量出血患者外周血红细胞数量和血红蛋白含量均明显下降。

5．特殊检查　胸腔穿刺抽血；胸腔镜观察胸腔积血；电视胸腔镜和剖胸术探查紧急情况下进行性血胸和凝固性血胸的病情。

三、诊断思路

（一）危险性评估

1．患者气促、呼吸困难、面色苍白、脉搏快而弱、血压下降，穿刺未能抽出血液或仅能抽出少量血液，X 线检查胸膜腔积液量增多，为胸膜腔内血液凝固，可出现低血容量休克，应积极救治。

2．胸膜腔每小时引流量超过 200ml 并持续 2 小时以上者，提示有进行性出血，需及时处理。

（二）诊断流程

1．问诊　询问患者病史和症状，初步评估其危险性。

2．体格检查　重点检查肺部体征。

3．辅助检查　通过胸部 X 线、胸部超声、胸部 CT、实验室检查以及必要的特殊检查等辅助手段支持血胸或血气胸诊断。

4．诊断救治　根据检查结果，结合病史和症状体征综合评估其危险性，明确血胸或血气胸类型，决定救治措施。

（三）鉴别诊断

血胸在诊断上应注意与下列疾病鉴别。

1．结核性胸膜炎　自发性血胸在临床上最容易误诊为结核性胸膜炎。结核性胸膜炎是结核菌侵犯胸膜引起的胸膜炎症及变态反应。多见于青少年。可分为干性胸膜炎和湿性胸膜炎（结核性渗出性胸膜炎）两种。

（1）干性胸膜炎：可发生于胸膜腔的任何部分。主要症状是局限性针刺样胸痛。胸痛系因壁胸膜和脏胸膜互相摩擦所致，故胸痛多位于胸廓呼吸运动幅度最大的腋前线或腋后线下方，深呼吸和咳嗽时胸痛更甚。查体可见呼吸运动受限，局部有压痛，呼吸音减低，触到或听到胸膜摩擦音，此音以不论在呼气还是在吸气时均可听到，而咳嗽后不变为其特点。

（2）湿性胸膜炎：病变多为单侧，胸膜腔内有数量不等的渗出液，一般为浆液性，偶见血性或化脓性。典型渗出液胸膜炎起病多较急，有中度或重度发热、乏力、盗汗等结核中毒症状，发病初期有胸痛，多为刺激性剧痛，随胸腔积液出现和增多，阻碍了壁胸膜和脏胸膜的互相摩擦，胸痛反而减轻或消失。体征随积液多少而异，少量积液可无明显体征。积液吸收后，往往遗留胸膜粘连或增厚。

2．血气胸　本病较为凶险，大多数患者起病有较为明显的诱因，如剧烈活动、过度负重等。由于本病既有肺压缩又伴出血，故症状较重。患者既有气急、胸闷等呼吸道症状，又有心悸、休克等循环系统症状。患者症状的轻重与肺压缩及出血程度有关。

3．胸腔积液　在正常情况下，胸膜腔内含有微量润滑液体，其产生与吸收处于动态平衡状态。当有病理原因使其产生增加和／或吸收减少时，就会出现胸腔积液。胸腔积液分为漏出液和渗出液两种。积液小于（含）300ml 时，可无症状，中量或大量时呼吸困难明显，主要表现为患侧呼吸运动减弱，语颤消失，积液区叩诊呈浊音或实音，听诊呼吸音减弱或消失，气管及纵隔均向健侧偏移。

四、治疗

（一）西医救治

1．急救处理　吸氧，稳定生命体征，及时排出积血，促使肺复张，改善呼吸功能，并使用抗生素预防感染。

（1）进行性血胸应紧急行开胸探查手术。

（2）非进行性血胸可根据积血量多少，采用胸腔穿刺或胸腔闭式引流术治疗。由于血胸持续存在会增加发生凝固性或感染性血胸的可能性，因此胸腔闭式引流术的指征应放宽。

（3）监测生命体征及呼吸功能。

2．常规治疗　主要是根据血胸的病情发展情况排出胸腔膜内积血，恢复肺功能。

（1）非进行性血胸：少量血胸（例如肋骨骨折并发血胸）时，积血能迅速被吸收而不残留后遗症，无需特殊处理；中量及以上血胸时，如出血已自行停止，病情稳定者，可行胸膜腔穿刺术，尽可能抽净积血，或经肋间行胸腔闭式引流。每次穿刺抽血后也可于胸膜腔内注入抗生素，必要时适量输血或补液，纠正低血容量。另外，当胸腔内积血不足 200ml 时，应早期进行胸腔穿刺，尽量抽净积血，促使肺膨胀，改善呼吸功能；而对于积血量超过 500ml 的血胸，宜早期安置胸腔闭式引流，可以尽快排出积血和积气，使肺及时复张。

（2）进行性血胸：在进行输血、输液及抗休克治疗的同时，及时进行胸腔镜探查或开胸探查。根据术中所见对肋间血管或胸廓内血管破裂予以缝扎止血；对肺破裂出血做缝合止血，肺组织损伤严重时可行部分切除或肺叶切除术；对破裂的心脏、大血管进行修复。同时清除胸腔积血，防治感染和纤维板形成对肺组织的压迫。对暂时不能确定是否有活动性出血时，应放置胸腔闭式引流（穿刺部位多选择腋中线和腋后线之间的第 6～8 肋间隙），以利进一步观察和判断，也可防止血液在胸腔内积聚。

（3）凝固性血胸：应待伤员情况稳定后尽早手术，清除血块，并剥除胸膜表面血凝块机化而形成的包膜。机化血胸或纤维胸宜在创伤后 2～3 周，胸膜纤维层形成后施行剖胸术，剥除胸壁和肺表面胸膜上纤维组织板，使胸壁活动度增大，肺组织扩张，呼吸功能改善。过早施行手术则因纤维层尚未形成，难以整片剥除。手术过晚则纤维层与肺组织之间可能已产生紧密粘连，剥除时出血多，肺组织亦可多处受损。术后通常需引流胸膜腔。近年来，电视胸腔镜已用于凝固性血胸、感染性血胸的处理，具有手术创伤小、疗效确切及术后患者恢复快等优点。

（4）感染性血胸：应及时调整胸腔引流，排尽感染性积血积脓；若无明显效果或肺复张不良，应尽早手术清除感染性积血，剥离脓性纤维膜。

（二）中医辨证论治

中医治疗血胸以理气、活血、养血、固脱为主。临床运用又有开胸顺气、理气活血、逐瘀通络、益气养血固脱等治法。

1．肺气壅滞证

证候：呼吸急促，甚则不能平卧，胸部胀闷，面唇青紫，甚则神志恍惚，烦躁不安，表情淡漠，舌质淡红、脉弦。

治法：开胸顺气。

选方：理气止痛汤加减。

2．血瘀气滞证

证候：呼吸气短，胸胁胀痛或刺痛，固定不移，面青，舌紫暗，脉沉涩。

治法：理气活血，逐瘀通络。

选方：复元活血汤加减。

3．气脱证

证候：呼吸困难，呼吸音低微，发绀，大汗淋漓，四肢厥冷，舌淡苔白，脉微弱。

治法：益气固脱。

选方：参附汤加减。

4．血虚气脱证

证候：呼吸表浅，面色苍白，甚则大汗淋漓，四肢厥冷，脉微欲绝。

治法：益气养血固脱。

选方：当归补血汤合生脉散加减。

5．针灸治疗　取定喘穴、肺俞穴、膻中穴，据证之虚实施补泻之法，留针 20～30 分钟。

6．其他治疗　开胸顺气丸，每次 3g，每日 2～3 次，口服，可理气宽胸，用于气滞胸中引起的胸闷、喘促诸病。

（严　军）

学习小结

1. 学习内容

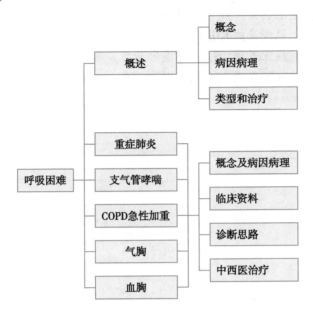

2. 学习方法

通过对呼吸困难概述的学习,掌握呼吸困难发生的病因、共同的病理机制,根据呼吸困难的临床表现,准确诊断,判断具体类型及程度,实施正确的处理方法。

理解重症肺炎发生的病理机制,然后从临床实际出发,明确如何根据患者的病史、症状、体征及相关检查结果迅速做出诊断与鉴别诊断,重点掌握重症肺炎的急救原则及急性期处理措施。

理解 COPD 和支气管哮喘的发病机制,收集患者的病史、症状、体征及相关检查结果,快速做出诊断,掌握急救原则及急性期处理措施。

通过急性左心衰的学习,掌握急性左心衰发生的病因、病理机制,根据急性左心衰的临床表现,准确诊断急性左心衰,判断急性左心衰的严重程度,实施正确的处理方法。

理解气胸、血胸(包括血气胸)发生的病理机制,然后从临床实际出发,明确如何根据患者的病史、症状、体征及相关检查结果迅速做出诊断与鉴别诊断, 重点掌握气胸、血胸(包括血气胸)的急救原则及急性期处理措施。

复习思考题

1. 简述急性呼吸困难的鉴别。
2. 重症肺炎发生的基本病理机制是什么?
3. 简述重症肺炎的诊断及救治原则。
4. 试述重症肺炎的急救处理及各型休克的治疗。
5. 重症肺炎的中医急救方法有哪些?
6. 支气管哮喘急性发作的救治原则及一般和急救处理措施有哪些?

笔记

7. 简述 AECOPD 的诊断与鉴别诊断。

8. 急性左心衰的救治原则及一般和急救处理措施有哪些？

9. 简述急性左心衰与哮喘大发作的鉴别诊断。

10. 降低心脏前后负荷一般包含哪些内容？

11. 简述急性心肌梗死的 Killip 法分级。

12. 简述气胸的临床表现、诊断、急救和治疗。

13. 简述血胸的临床表现、诊断、急救和治疗。

第九章

心 悸

学习目的

　　恶性心律失常是导致急性心力衰竭与猝死的重要原因,通过本章知识的学习,能识别恶性心律失常的临床特征,及时救治。

　　学习要点

　　掌握常见恶性心律失常的诊断要点、病情评估、急救原则及辨证论治。

　　心悸的原因很多,心律失常是重要的原因之一。本章主要讲述心律失常。心律失常是指心脏冲动的频率、节律、起源部位、传导速度或激动次序的异常。本章主要阐述危及生命的恶性心律失常。恶性心律失常指在短时间内引起血流动力学障碍,导致患者短暂意识丧失甚至猝死的一类心律失常,需要对其进行紧急处理。

　　心悸指患者自觉心中悸动,惊惕不安,甚则不能自主的一种病证。病情轻者为惊悸,病情重者为怔忡。

一、病因病理

(一)中医病因病机

1.病因

　　(1)外邪侵心:风、寒、湿三气杂至,合而为痹,痹证日久复感外邪,内舍于心发为心痹,心脉痹阻发为心悸。风寒暑湿,闭塞经脉,皆可发为心悸。

　　(2)情志所伤:心虚胆怯者,突遇惊恐,忤犯心神,心神失主而心悸;暴怒伤肝,怒则气上,气上冲胸,发为心悸;恐则精却,阴亏于下,火逆于上,动摇心神,引发心悸;情志抑郁,肝气郁结,化火生痰,痰火扰心,心神失宁而心悸;或忧思耗伤阴血,心神失养而心悸。

　　(3)饮食失节:嗜食膏粱厚味,蕴热化火生痰,痰火上扰心神则悸;恣食生冷寒凉,伤阳耗气化饮,水饮凌心;或因用药过量及滥用毒性较剧之药品,均可耗伤心气,损及心阴心阳,心神失养,发为心悸。

　　(4)体虚劳倦:禀赋不足,素体虚弱,久病或劳倦伤正,致脏腑功能失调,气血阴阳亏虚。脾不生血,心血不足,心神失养;肾阳亏虚,心阳失于温煦;肺失治节,心血运行不畅;肝气郁滞,气滞血瘀,心脉受阻,均可致心悸。

2. 病机　心悸的病机主要为气、血、阴、阳亏虚，心失所养，或痰、饮、瘀、火上犯，心神不宁。其病位在心，与肝、脾、肾及肺相关。病性主要有虚实两面，虚者为气、血、阴、阳亏损；实者为邪热侵袭、痰火扰心或瘀血痹阻等。虚实可相互夹杂或者转化。

（二）西医病因病理

1. 主要病因

（1）器质性心脏病：器质性心脏病是导致恶性心律失常的主要原因。如冠心病、风湿性心脏病、心肌疾病、高血压性心脏病、先天性心脏病、肺源性心脏病等。

（2）电解质与酸碱平衡紊乱：如低血钾、高血钾、低血镁、低血钙、酸中毒等，以血钾异常最为常见。

（3）直接刺激：侵入性导管检查或心脏手术。

（4）药物过量或中毒：如普鲁卡因、奎尼丁等抗心律失常药物；肾上腺素等拟交感神经、洋地黄制剂、三环类抗抑郁药物等也可引起心律失常。

（5）感染、高热、缺氧及低温。

（6）其他系统疾病：代谢性疾病如甲状腺功能亢进症、嗜铬细胞瘤、急性风湿热、贫血以及中枢神经系统疾病等。

（7）其他：酒精中毒、麻醉、先天性或获得性长 Q-T 间期综合征。

（8）特发性：患者常无器质性心脏病或其他系统疾病的客观依据，发病与年龄、性别无确切相关性，常见于室上性心动过速患者。

2. 病理机制　冲动形成异常和传导异常是导致心律失常的主要病理机制。

（1）冲动形成异常自律性增高：具有自律性的心肌细胞由于自主神经系统兴奋改变或其内在的病变使其自律性增高，导致不适当的冲动发放。此外，原来无自律性的心肌细胞如心房、心室肌细胞由于心肌缺血、药物、电解质紊乱、儿茶酚胺增多等均可导致异常自律性的形成。

触发活动异常：触发活动（triggered activity）是由一次正常的动作电位所触发的后除极，若后除极振幅增高并达到阈值，引起反复激动触发新的动作电位，即导致快速性心律失常。

（2）冲动传导异常

折返激动：当激动从某处一条径路传出后，又从另外一条径路返回原处，使该处再次发生激动的现象称为折返激动，是所有快速心律失常最常见的发生机制。冲动在折返环内反复循环，产生持续而快速的心律失常。

传导障碍：主要是冲动传导系统传导的速度减慢（传导延迟）或传导中断（传导阻滞）。主要发病机制有：①组织不应期病理性延长；②递减性传导；③不均匀的传导。

二、临床资料

（一）病史症状要点

1. 病史

（1）多有器质性心脏病（如冠心病、心肌疾病、高血压性心脏病等）、代谢性疾病、药物使用史等相关病史。

（2）可有类似发作病史。

2. 症状

（1）自觉心脏跳动不适如心悸、心慌、停搏感，时发时止。

（2）可伴胸闷、头晕、乏力、黑蒙等症状，甚者晕厥、心绞痛、休克。

（二）查体要点

1. 脉搏　触诊桡动脉搏动的次数、强弱，快速判断心率。

2. 心率、心律　心脏检查明确心率变化，每分钟超过 100 次判断为心动过速，少于 60 次判断为心动过缓；听诊时分辨节律是否整齐。

3. 杂音　听诊心脏有无杂音，初步判断病因，若有 3/6 级及以上杂音则考虑存在器质性病变；若有 2/6 级以下杂音或无则考虑功能性改变。

4. 血压　心率过快或过慢时，血压都有可能下降，密切监测血压是必要的。

（三）理化检查要点

1. 常规心电图　是诊断心律失常最重要的非侵入性检查，有助于心律失常的分型（参考各型心律失常的心电图特点）。缺点是记录时间较短，对某些类型心律失常如室上性心动过速、阵发性心房颤动等的检出率欠佳。

2. 动态心电图　能连续记录 24～72 小时的心电图，便于检查症状的出现与心律失常有无关系，或检出无症状性的心律失常；可以提高对非持续性心律失常的检出率。

3. 超声心动图　可观察心腔大小、室壁厚度、节段运动、瓣膜活动度，分析血流性质、方向等，评价心脏舒缩功能，帮助确定有无器质性心脏病。

4. 心脏电生理检查　是明确心律失常的性质、提供诊断依据和治疗措施以及评价治疗效果以及预后的一种方法。

5. 食管导联心电图　与体表心电图一起同步记录食管内心电图，有助于房性与室性心律失常的鉴别，还可测定窦房结功能。

6. X 线胸片　检查心胸比例，初步了解心脏形态，为进一步检查有无器质性心脏病提供依据。

7. 其他　心脏 CT、心脏 MRI、核素扫描、腔内成像等技术对器质性心脏病具有一定的诊断意义。

三、诊断思路

（一）危险性评估

需要快速对发生心律失常的患者进行血流动力学评估。

1. 血流动力学不稳定　多发生于器质性心脏病，患者可能出现进行性胸痛、低血压、晕厥甚至休克等。病情危重，需要紧急干预，预后欠佳。

2. 血流动力学稳定　患者未出现神志改变，无低血压、休克等症状，此时可密切监测心电变化情况，明确心律失常性质。针对快速性心律失常可参考 Brugada 四步法或依据心电图 QRS 波宽窄和整齐度快速判断室性或室上性。

（1）Brugada 四步法

1）若胸导联 V_1～V_6 的 QRS 均无 RS（包括 rS、Rs）图形，即波群一致向下，则诊断室速，否则转下一步。

2）若胸导联有 RS，任一导联 R-S 间期 >100 毫秒，则诊断室速，否则转下一步。

3）若发现房室分离，则诊断室速，否则转下一步。

4）宽 QRS 波群心动过速为 RBBB 时，V₁ 呈 R、qR、Rs，同时 V₆ 呈 QS，或 R/S<1；或宽 QRS 波群心动过速为 LBBB 时，V₁ 或 V₂ 的 R 波宽度>30 毫秒，或 R-S 间期>60 毫秒，同时 V₆ 呈 QR 或 QS，则诊断室速。

（2）心电图 QRS 波宽窄和整齐度

1）窄 QRS 波心动过速（QRS<0.12 秒）：如果 QRS 波群整齐，多为折返性室上性心动过速；如果 QRS 波群不整齐，多为房颤、房扑、多源性房性心动过速。

2）宽 QRS 波心动过速（QRS≥0.12 秒）：如果 QRS 波群整齐，多为室性心动过速或类型不确定，也有可能是折返性室上性心动过速伴差异性传导，此时需注意鉴别；如果 QRS 波群不整齐，多考虑为心房颤动伴差异传导、预激综合征伴心房颤动、复杂性多形性室性心动过速以及尖端扭转型室性心动过速。

（二）诊断流程

1. 病史要点　诱发因素，类似发作史，发作时间、频率、程度，症状如有无心前区疼痛、发热、头晕、晕厥，有无心脏病或相关系统病史为判断是否恶性心律失常提供客观证据。

2. 查体要点　重点查心脏的大小，心率的快慢，心律的整齐与否，同时还要注重肺部、甲状腺、周围血管的查体等。

3. 理化检查　首选常规心电图，根据病情可完善动态心电图、心脏超声、心脏电生理检查等检查。

4. 快速而准确地判断血流动力学的情况，宽窄 QRS 波群的特殊意义。

（三）鉴别诊断

主要与非恶性心律失常鉴别。非恶性心律失常症状较轻，血流动力学稳定，多发生于无器质性心脏病及偶发、阵发性发作的患者。如在吸烟、饮酒、情绪激动、强体力活动后可出现窦性心动过速；运动员常见窦性心动过缓；偶发的房性期前收缩、室性期前收缩也可发生于无器质性心脏病患者。

（四）西医诊断

恶性心律失常分为快速性心律失常和缓慢性心律失常，前者包括心室颤动、心室扑动、室性心动过速、阵发性室上性心动过速、心房颤动，后者主要有病态窦房结综合征、二度Ⅱ型和三度房室传导阻滞。

1. 快速性心律失常

（1）心室扑动与心室颤动（ventricular flutter and ventricular fibrillation，VF）

1）症状体征：一旦出现室扑或室颤，患者迅速出现阿-斯综合征，即心源性脑缺血综合征，表现为意识丧失、颜面苍白、青紫、抽搐、呼吸停止，甚至死亡。查体心音消失、脉搏触不到、瞳孔散大、血压测不出。

2）心电图特点：①P 波与 QRS-T 波完全消失，出现振幅不等、形态不一的心电波形；②心室颤动为频率 250～500 次/min 的颤动波，心室扑动频率为 180～250 次/min 的室扑波。

（2）室性心动过速（ventricular tachycardia，VT）

1）症状与体征：持续时间<30 秒，可自行终止者为非持续性室速，患者常无特殊症状。发作持续时间>30 秒，需药物或电复律才能终止者为持续性室性心动过速，常伴明显血流动力学障碍，患者可出现心慌、气促、胸闷、心绞痛、低血压、精神异常、乏力等症，甚至意识丧失、休克、急性心力衰竭、猝死等。

2）心电图特点：①3个或以上室性期前收缩连续出现；②QRS波群宽大畸形，QRS>0.12秒，T波与QRS波主波方向相反；③心室率100～250次/min，心律齐或轻度不齐；④可有房室分离的表现，出现心室激动逆传夺获心房；⑤少数室上性冲动传导至心室时，可出现心室夺获和室性融合波。

尖端扭转型室性心动过速（torsa de dipointes，TdP）：是多形性室速的一种特殊类型，多继发于Q-T间期延长，TdP反复发作合并Q-T间期延长称为长Q-T间期综合征。

1）临床症状：一旦出现TdP，患者多突发意识丧失、晕厥、四肢抽搐等症状。

2）心电图特点：①Q-T间期延长（常超过0.5秒），T波宽大、U波明显、TU波可融合；②多于舒张早期的室性期前收缩（RonT）诱发，发作时心室率多在200～250次/min；③一系列增宽变形的QRS波群，以每3～10个不等的QRS波群围绕基线不断扭转其主波的正负方向，每次发作持续数秒到数十秒不等，易发展为心室颤动，危险度高。

（3）阵发性室上性心动过速：阵发性室上性心动过速（paroxysmal supraventr-icular tachycardia，PSVT）中90%以上为房室结折返性心动过速（atrioventri-cular node reentry tachycardia，AVNRT）与房室折返性心动过速（atrioven-tricular reentry tachycardia，AVRT）。自律性房性心动过速（automaticat-rial tachycardia，AAT）、房内折返性心动过速（intra atrial reentrant tachy-cardia，，ART）、紊乱性房性心动过速（chaotic atrial tachycardia，CAT）、窦房结折返性心动过速（sinus modis reentrant tachycardia，SNRT）者不足10%。

1）症状与体征：AVNRT与AVRT发作具有"突然发作、突然终止"的特点，持续时间长短不一，短则几秒，长则数小时，甚至数天，可有反复类似发作的病史。发作时常有心悸、紧张、焦虑、恐惧、眩晕、乏力等症状，严重者可导致心绞痛、晕厥、休克等。

AAT、IART发作时亦有心悸、胸闷、气促等表现，一般不会导致血流动力学障碍。CAT发作时可使心力衰竭加重，易发展为心房颤动。SNRT多发生于病态窦房结综合征的患者。

2）心电图特点：AVNRT心电图特点：①QRS频率160～220次/min，节律规则；②QRS波形态、时限正常，发生室内差异性传导时，可有QRS波宽大畸形；③P波为逆传型，常重叠于QRS波群内，或位于其终末端，逆行P'波与QRS波群保持固定关系；④可由一个房性期前收缩或单纯心动过速触发，下传的PR间期显著延长（≥50毫秒），继而产生心动过速；⑤可能出现房室分离或房室传导阻滞。

AVRT心电图特点：①QRS频率150～240次/min，节律规则；②QRS波形态与时限正常，为顺向型AVRT。QRS波宽大畸形或有δ波时为逆向型AVRT，ST-T呈继发性改变；③常见逆行P'波，AVRT的QRS波形态一致时，R-P时间固定不变，R-P'间期>110毫秒。

（4）心房颤动

1）症状与体征：患者自觉心跳加快，心悸不安，头晕眼花或者昏倒；进行性胸闷或胸痛，轻度体力活动或休息时即感呼吸困难等。查体心尖部第一心音强弱不等，心律绝对不齐，脉搏短绌。

2）心电图表现：①P波消失，代之以振幅形态节律不一的f波，频率350~600次/min；②R-R间距绝对不规则；③QRS波形态多数正常，当心室率过快，发生室内差异性传导，QRS波群增宽变形。

2. 缓慢性心律失常 严重的缓慢性心律失常主要包括病态窦房结综合征、高度房室传导阻滞（二度Ⅱ型房室传导阻滞、三度房室传导阻滞），这类心律失多影响血流动力学。

（1）临床表现：患者易感头晕、乏力、胸闷、心悸、黑蒙，可伴有心排出量降低引起的其他系统症状，如少尿、食欲减退、消化不良等，严重者可能发生阿-斯综合征甚至猝死。

（2）心电图特点

1）病态窦房结综合征（sick sinus syndrome，SSS）：①严重而持续的窦性心动过缓，心率多在50次/min以下，可合并有窦房传导阻滞和短暂窦性停搏，在24小时动态心电图心率可低于35次/min；②在心动过缓的基础上，可以出现逸搏或逸搏心律；③较常出现"慢-快综合征"（bradycardia-tachycardia syndrome），快速心律失常可表现为心房颤动、心房扑动或房性心动过速，窦性心律常于2秒以上间歇后出现。

2）二度Ⅱ型房室传导阻滞（称莫氏Ⅱ型）：①PR间期固定；②突然出现长R-R间期；③长R-R间期是短R-R间期的2倍；④长R-R间期内无P-QRS-T波。此型易发展为三度房室传导阻滞。

3）三度房室传导阻滞：①P波完全不能下传，P波与QRS波无固定关系（PR间期不固定）；②心房率快于心室率；③可出现交界性逸搏（QRS形态正常，频率一般为40~60次/min，心律一般稳定）或室性逸搏心律（QRS形态宽大畸形，频率一般为20~40次/min，心律常不稳定）。

四、治疗

（一）急救处理与原则

1. 西医急救原则与处理

（1）原则：①迅速终止引起血流动力学紊乱的恶性心律失常，采取电复律或药物治疗；②改善血流动力学状态；③解除诱因，治疗原发疾病。

（2）处理：迅速评价血流动力学是否稳定：①血流动力学不稳定的心动过速可直接电复律，药物首选胺碘酮；②患者神志不清、大动脉搏动消失，考虑为心脏骤停者，立即展开基本生命支持（心肺复苏）。

2. 中医急救原则与处理 根据急则治其标的原则，病情危重者首先消除症状与复脉。常用中药有：

（1）参附注射液：每次20~100ml，稀释后静脉滴注。

（2）参麦注射液（或生脉注射液）：每次20~60ml，稀释后静脉滴注。

（二）西医治疗

1. 快速性心律失常

（1）心室扑动或心室颤动：均为心脏电除颤的适应证。电除颤强调争分夺秒，室颤发生至第1次电击时间至关重要，它直接影响除颤成功率及患者存活率。室颤发生1分钟内除颤成功率在90%以上；5分钟后心肌因缺血、缺氧及酸中毒可由粗颤转为细颤,除颤成功率降低 50% 左右,超过 12 分钟,患者存活率仅为 2%～5%。因此,应争取在院内 <3 分钟、院外 <5 分钟完成第一次电除颤。能量选择:首次单相波除颤能量为 360J,双相波除颤能量为 120～200J;儿童 2J/kg。对于无目击条件下的心脏骤停患者,电除颤应与心肺复苏同步进行,主张先进行 5 个周期的心肺复苏再行电除颤。在无立即电复律的条件下,对无脉性室颤患者可采用捶击复律。

(2)室性心动过速:根据心律失常发作时有无血流动力学紊乱而分别采取药物、电复律治疗。同时积极治疗基础心脏疾病,纠正室速的诱发因素,包括心功能不全、心肌缺血、电解质紊乱和酸碱失衡等。

1)血流动力学不稳定:此种情况极易发生心室颤动、心脏骤停,需立即行同步直流电复律。无脉性或多形性室速视同心室颤动,处理流程见上述。若 VF 或 VT 除颤后无效,可应用胺碘酮 300mg,快速静脉推注后再重复除颤,电击能量同前。转复成功后,应注意纠正水、电解质紊乱。洋地黄引起的室速不宜使用电复律。

2)血流动力学稳定:选用药物治疗。

利多卡因:1～1.5mg/kg 静脉注射作为首剂负荷剂量,随后 1～4mg/min 维持,每 5～10 分钟以 0.5～0.75mg/kg 静脉注射,最大剂量为 3mg/kg,1 小时之内的总量不得超过 300mg。禁用于严重心力衰竭、休克、高度房室传导阻滞及肝肾功能严重受损者。

胺碘酮:150mg 静脉注射,10 分钟以上,然后 1mg/min 持续 6 小时,随后 0.5mg/min 超过 18 小时,如果为复发性或难治性心律失常,可以每 10 分钟重复 150mg,24 小时最大剂量 2.2g。心功能不全者首选胺碘酮。治疗时可有心动过缓、尖端扭转型室速等出现。应用前需排除低钾血症、长 Q-T 间期综合征,并禁用于严重心动过缓、高度房室传导阻滞患者。

3)安装埋藏式心律转复除颤器(implantable cardiovertor defibrillator,ICD):ICD 具有支持性起搏、抗心动过速起搏、低能量心脏转复和高能量除颤等作用,能在几秒内识别患者的快速室性心律失常并能自动放电除颤,明显减少恶性室性心律失常导致的猝死发生率。

尖端扭转型室性心动过速:首先停用可能引起心律失常的药物,严密监测心电图,警惕室颤的发生,纠正电解质紊乱,选择恰当的抗心律失常药物。

1)静脉补镁补钾:首选药物为硫酸镁,剂量 2～5g,用 5% 葡萄糖液 40ml 稀释,缓慢推注,然后以 8mg/min 静脉滴注;根据缺钾程度静脉补充氯化钾注射液。

2)Ⅰa 类或Ⅲ类抗心律失常药物可使 Q-T 间期延长,不宜使用。

3)可试用Ⅰb 类抗心律失常药物如利多卡因、苯妥英钠等;先天性长 Q-T 间期综合征治疗应选用 β 受体阻滞剂。

4)当 TdP 持续发作时,需按心脏骤停处理,有室颤倾向者,立即电复律。

(3)阵发性室上性心动过速:

1)兴奋迷走神经:①刺激悬腭垂:以手指或压舌板刺激悬雍垂及舌根部,诱发恶心呕吐。②压迫眼球:嘱患者取平卧位,闭目向下看,用拇指在眼眶下缘压迫右侧或左侧的眼球上部,逐渐加力达一定程度,一侧持续按压 10 秒或直到心动过速终止;有青光眼及高度近视患者禁用。③颈动脉窦部按摩:患者卧位,用手指探测颈部颌下约甲状软骨上缘同一水平的颈动脉搏动最明显处,向后紧压并稍加按摩,单侧进行,每次不超过 6～7 秒；通常按摩前应行颈动脉听诊，如有血管杂音应避免进行；对高血压、脑血管病、老年人慎用。④ Valsalva 动作：嘱患者深吸气后屏气，直至无法耐受时再做深呼气动作。

2）经食管心房调搏：是终止室上性心动过速的有效、安全的方法。

3）药物治疗：首选三磷酸腺苷（ATP），可强力抑制窦房结及房室结的传导及自律性，用于治疗 AVNRT、AVRT、SART 等有效率可达 80%～90%，但禁用于支气管哮喘、阻塞性肺部疾病、心绞痛、窦房结动能低下者、房性心动过速、室性心动过速。剂量：10mg 在 1～2 秒内快速静脉注射，多数患者在 20 秒左右转复。若无效可在 1 分钟后重复。对于不是导管消融的候选者或不愿接受消融患者，如上述处理无效可根据患者情况选用 β 受体阻滞剂、地尔硫䓬、多非利特、氟卡尼、普罗帕酮、索他洛尔、维拉帕米或胺碘酮。

4）电复律治疗：对药物难以终止发作或伴有严重血流动力学障碍者，首选同步直流电复律。可予静脉浅麻醉后同步直流电复律，能量一般为 25～50J。已给予洋地黄治疗者，禁用电复律治疗。

5）射频消融术及外科手术：射频消融术目前已成为治疗室上速最安全有效的手段，外科手术主要应用于心脏手术患者合并有室上速。

（4）心房颤动：阵发性房颤（≤48 小时），首先控制心室率，若药物治疗后心室率仍过快，且左室功能尚可，考虑小剂量 β 受体阻滞剂，如口服美托洛尔 50mg/12h，左室功能减退改为 10mg/8h，然后逐渐加量。如仍不能解决，考虑药物转复或电转复。

1）药物转复：常用药物有胺碘酮、普罗帕酮和伊布利特。对心功能不全或器质性心脏病患者首选胺碘酮，剂量 5～7mg/kg 在 30～60 分钟内给药，随后 1 天中 1.2～1.8g 继续静脉维持或分次口服，累计总量达到 10g 后，以 0.2～0.4g/d 维持剂量继续口服。使用时注意监测血压。在无禁忌条件下，氟卡尼、多非利特、普罗帕酮和静脉用伊布利特均可用于房颤复律。

2）电复律适应证：①紧急且危及患者生命；②对于药物复律无反应的房颤或房扑合并快速心室反应患者；③房颤或房扑合并预激且血流动力学不稳定。

需要注意的是，房颤患者发生体循环栓塞的风险高，非瓣膜性心脏病合并房颤患者发生脑卒中的风险较无房颤者高出 5～7 倍。因房颤机械复律晚于电复律，所以房颤复律前，应该至少进行 3 周的抗凝治疗，复律后维持抗凝治疗 4 周。

2. 缓慢性心律失常　缓慢性心律失常导致血流动力学紊乱时，需要紧急救治。除给予提高心室率的药物，必要时安装临时起搏器对症治疗，积极针对病因治疗，如及时控制各种感染性疾病，纠正电解质紊乱，治疗器质性心脏病等原发病。

（1）应用提高心率和促进传导的药物：对于症状明显或阻滞部位在房室结以下者，或阻滞部位虽在希氏束以上而心室率 <45 次 /min 者，可选用下列药物。需要注意的是，针对病窦综合征患者，提高心室率治疗仅能作为缓解症状的应急处理，并为安置起搏器争取时间，对长期治疗无确切作用。

1）阿托品：每 4 小时口服 0.3mg，适用于房室束分支以上的阻滞，尤其是迷走神经张力增高者，必要时肌内或静脉注射 0.5～1.0mg，每 4～6 小时 1 次，或静脉滴注。阿托品可引起排尿困难、尿潴留，加重青光眼。

2）异丙肾上腺素：心率较慢者异丙肾上腺素 5～10mg，每 4～6 小时舌下含服。

预防或治疗房室传导阻滞引起的阿 - 斯综合征发作，宜用 0.5% 异丙肾上腺素溶液连续静脉滴注，2μg/min。一般维持心率在 50～60 次/min。药物过量不仅不能明显增加心率反而使传导阻滞加重，而且还能导致快速性室性心律失常发生。如能加快心室率而又不引起室性期前收缩等副作用，可继续短期应用数天。对心绞痛、急性心肌梗死患者慎用或禁用。

阿托品与异丙肾上腺素使心率加快、心肌耗氧量增加与所用剂量呈正相关。异丙肾上腺素可增加异位心律，甚至扩大梗死面积，因此使用时应以达到适当的疗效为止。

3）氨茶碱：有拮抗腺苷受体的作用，可逆转腺苷对心脏的异常电生理效应，能提高高位起搏点的心率及改善心脏传导。口服 100mg，3～4 次/d。必要时可静脉滴注（250mg 加入 500ml 5% 葡萄糖液中缓慢静脉滴注，4 小时滴完，1 次/d）。睡前可加服氨茶碱缓释片 200mg。

4）肾上腺皮质激素：能消除房室传导系统的水肿，有利于改善某些病因所致的房室传导障碍。地塞米松 5～10mg 静脉滴注，1～2 次/d。可连续应用 2～3 天。

（2）人工心脏起搏治疗：通过植入永久性人工心脏起搏器，其发放一定形式的电脉冲，刺激心脏，模拟正常心脏的冲动形成和传导，治疗由于心律失常所致的心脏功能异常。

3．急救疗效评估去向　阵发性室上性心动过速发作终止后患者可离开急诊室或住院治疗择期行射频消融术。所有室性心动过速的患者经初步急救处理病情稳定后均应进入心血管内科专科治疗，以进一步评估预后。

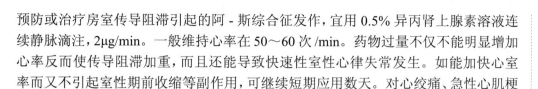

知识拓展

心脏起搏器

自从 1962 年我国植入第一台人工心脏起搏器以来，起搏器植入量逐年增加，据 2015 年第十五届世界心律失常大会报告，目前我国每百万人口的起搏器植入量为 38 例，植入总量 5 万余例，但与欧美国家仍有差距。

心脏起搏器（cardiac pacemaker），就是一个人为的"司令部"，它能替代心脏的起搏点，使心脏有节律地跳动起来。抗心动过缓永久起搏器的适应证包括房室传导阻滞、病态窦房结综合征及心脏神经源性晕厥。根据起搏方式，一般分为单腔、双腔和三腔触发型起搏器。

单腔起搏器包括心房触发型（AAT）和心室触发型（VVT），属于心脏同步起搏，起搏脉冲落在心房（室）有效不应期内，不会引起自身搏动产生竞争和干扰，但会影响自身心脏搏动的心电图图形，目前应用较少。双腔起搏器即在心房和心室分别置有电极导线，进行房室顺序的起搏，包括房室双腔顺序起搏（DDD）、房室顺序起搏（DDI）和心房同步心室抑制型起搏（VDD）型。其中 DDD 因具有房室双腔起搏、感知及感知后触发、抑制等接近生理性的功能，成为临床上使用最为广泛的起搏模式。三腔起搏器又称为心脏再同步化治疗（CRT），指在双腔起搏的基础上增加左室起搏，实现生理性的心房、心室的电生理传导，主要用于一些顽固性心力衰竭及心肌疾病（如扩张型心肌病），改善心脏的不协调活动，恢复各心腔活动的同步性，改善心脏功能。

（三）中医辨证论治

首先区分虚实。虚证多予以益气、养血、滋阴、温阳；实证当以清火、化痰、行瘀。

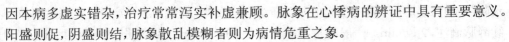

因本病多虚实错杂，治疗常常泻实补虚兼顾。脉象在心悸病的辨证中具有重要意义。阳盛则促，阴盛则结，脉象散乱模糊者则为病情危重之象。

1. 邪热伤阴证

证候：心悸不宁，甚则心中澹澹大动，心中疼痛，神情倦怠无力，胸闷气短，大便干，小便黄，舌红干绛，脉细促。

治法：滋阴潜阳，定悸安神。

代表方：三甲复脉汤。

2. 痰火扰心证

证候：心悸时发时止，烦躁胸闷，失眠多梦，口干苦，大便秘结，小便短赤，舌红苔黄腻，脉滑数。

治法：清热化痰，宁心安神。

代表方：黄连温胆汤。

3. 阴虚火旺证

证候：心悸怔忡，惊悸不安，虚烦不寐，五心烦热，口干盗汗，伴耳鸣腰酸，头晕目眩，舌红少苔，脉细数。

治法：滋阴清火，养心安神。

代表方：天王补心丹。

4. 气血亏虚证

证候：心悸不宁，少气懒言，动则加剧，胸闷气短，神疲乏力，面色无华，头晕自汗，舌质淡，苔薄白，脉结代。

治法：补血养心，益气安神。

代表方：炙甘草汤。

5. 心阳不振证

证候：心悸怔忡，胸闷气短，劳则加重，体倦懒言，面色㿠白，形寒肢冷，遇冷加重，舌淡苔白，脉沉迟、虚弱无力。

治法：温补心阳，安神定悸。

代表方：桂枝甘草龙骨牡蛎汤合参附汤。

6. 心脉瘀阻证

证候：心悸怔忡，胸闷不舒，胸痛如绞，唇面晦暗，爪甲青紫，肤糙发枯，舌质紫暗或瘀斑，脉结代。

治法：活血化瘀，理气通络。

代表方：血府逐瘀汤。

7. 心阳暴脱证

证候：突然眩晕昏仆，面色苍白，四肢厥冷，汗出如珠，呼吸低微，舌淡，脉微欲绝。

治法：益气回阳救逆。

代表方：独参汤。

（白　雪）

学习小结

1. 学习内容

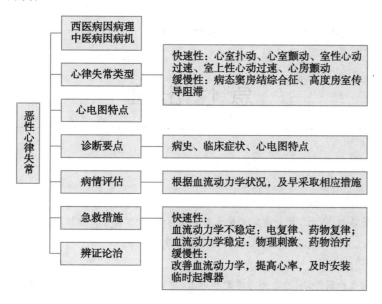

2. 学习方法

明确恶性心律失常的分类,结合临床表现和心电图特点,准确诊断恶性心律失常,迅速判断血流动力学情况,从而采取相应的急救措施。

复习思考题

1. 试述宽 QRS 心动过速的诊断要点及急救处理原则。
2. 试述心律失常治疗的器械治疗方法及适应证、最新进展。
3. 试述缓慢性心律失常的药物使用原则。

笔记

第十章

急 性 出 血

学习目的

通过对咯血、呕血、便血的定义及诊查要点的学习,掌握常见急性出血的临床诊断思路及救治方案,为临床处理急性出血性疾病奠定基础。

学习要点

急性出血诊断思路、急救处理原则和方法,消化道出血与呼吸道出血的鉴别方法。

第一节 咯 血

喉及喉以下呼吸道任何部位(包括气管、支气管及肺组织)出血经咳嗽由口腔咯出称咯血。咯血患者可因窒息、大面积肺不张、失血性休克而死亡。

咯血属中医"血证"之"咳血"范畴,是因损伤肺及气道脉络而引起痰血相兼、唾液与血液同出的病证。如《丹溪心法·咳血》说:"咳血者,嗽出痰内有血者是"。

一、病因病理

(一) 中医病因病机

咳血病位在肺。肺为娇脏,脏腑之华盖,喜润恶燥,喜清恶浊,不耐寒热。内外之邪扰肺,肺气上逆则为咳,损伤肺络血溢脉外则致咳血。与肝、脾密切相关。其病因病机可概括如下:

1. 外感六淫 外邪侵袭,多为燥、热之邪,损伤肺窍及肺之络脉迫血上溢而引起咳血。

2. 情志过极 肝失条达,气郁化火,肝火上炎,循经犯肺,木火刑金,损伤肺窍及肺之络脉而致咳血。

3. 阴虚肺热 久病亏耗,劳伤过度,津液消耗,肺失濡养,宣降失职,虚热内生,阴虚火旺,灼伤肺络见咳嗽、咯血、潮热颧红等虚损之症。

4. 气虚不摄 过度劳累,久病失养,情志内伤,耗伤元气则气虚,而血无所主,血不循经,形成咳血。

（二）西医病因与发病机制

1. 病因

（1）肿瘤：常见肺癌、支气管肺癌、肺转移瘤等；较罕见的肿瘤如 Kaposi 肉瘤累及肺脏时，亦可出现咯血。

（2）支气管疾病：常见的有支气管扩张、慢性支气管结核和慢性支气管炎等；少见的有支气管结石、支气管腺瘤、支气管黏膜非特异性溃疡等。

（3）血管相关性疾病：较常见于二尖瓣狭窄，其次为肺动静脉畸形、肺栓塞、肺动脉高压、支气管毛细血管扩张症、充血性心力衰竭等。

（4）感染：常见的有肺结核、肺炎、肺脓肿等。其中肺结核即结核分枝杆菌感染，是我国引起咯血的首要原因；肺炎出现的咯血常见于肺炎球菌肺炎、金黄色葡萄球菌肺炎、肺炎杆菌肺炎和军团菌肺炎，其他如支原体肺炎、病毒感染和寄生虫病有时也可出现痰中带血。

（5）出凝血障碍：白血病、血友病、血小板减少性紫癜、弥散性血管内凝血、再生障碍性贫血等。

（6）其他：全身疾病的伴随症状，包括某些急性传染病（如肺出血型钩端螺旋体病、流行性出血热）、风湿性疾病（如系统性红斑狼疮、Wegener 肉芽肿、白塞病、结节性多动脉炎）、医源性损伤、异物吸入、子宫内膜异位、淀粉样变、肺隔离症等。

2. 发病机制 肺是由体循环的支气管动脉系统及肺循环的肺动脉构成双重供血。肺动脉血管床血流量大，但内压力较低，支气管动脉来自体循环压力较高，破裂后可引起大量出血。

（1）血管通透性的增加：肺部感染、中毒或血管栓塞时，病原体及其他谢产物可直接损害或通过血管活性物质的作用使微血管壁通透性增加，红细胞自扩张的微血管内皮细胞间隙进入肺泡而造成少量咯血。

（2）血管壁侵蚀、破裂：因肺部慢性感染致血管壁弹性纤维受损，可在局部形成小动脉血管瘤。在剧烈咳嗽或剧烈运动时，小血管瘤破裂而大量出血，易造成窒息，多见于空洞性肺结核。

（3）肺血管内压力增高：风湿性心脏病二尖瓣狭窄、肺动脉高压、高血压心脏病等致肺血管内压力增高，造成血液外渗或小血管破裂而咯血。

（4）凝血功能障碍：由于血小板减少、凝血因子缺陷或凝血过程障碍及血管收缩不良等因素，在全身性出血倾向的同时，可见咯血。

（5）机械性损伤：外伤或肺结核钙化灶，支气管结石对血管的机械性损伤也会引起咯血。

二、临床资料

（一）病史、症状要点

1. 病史 咯血因其病因不同病史各异，详细地询问病史可为诊断与鉴别诊断提供重要的依据。如询问患者有无肺结核、其他呼吸系统疾病（如支气管扩张、支气管肺癌）及出血性疾病（如血小板减少性紫癜、再生障碍性贫血）等病史。女性患者月经周期咳血或流产葡萄胎后咯血，需要警惕子宫内膜异位或绒毛膜癌肺转移。同时还需询问咯血前有无用力过度、剧烈运动及屏气动作,以及每次咯血的量、颜色和持续天数。并需要仔细鉴别究竟是口腔、鼻腔、上消化道的出血还是咯血。

2. 症状要点

(1)咯血、咳痰:①鲜红色多由肺结核、支气管扩张和出血性疾病所致;②铁锈色血痰见于肺炎球菌肺炎、肺吸虫病和肺泡出血;③砖红色胶冻样痰血提示肺炎克雷伯菌肺炎;④黏稠暗红色血痰多由二尖瓣狭窄、肺栓塞引起;⑤粉红泡沫痰为左心衰竭肺水肿特征;⑥脓性痰伴咯血则见于支气管炎、支气管扩张症、肺脓肿、空洞型肺结核继发细菌感染等。

(2)伴随症状:①伴发热:多见于肺结核、肺炎、肺脓肿、肺出血型钩端螺旋体病、支气管肺癌等;②伴胸痛:多见于肺炎球菌肺炎、肺结核、肺梗死、支气管肺癌等;③伴呛咳:多见于支气管肺癌、支原体肺炎等;④伴脓痰:多见于支气管扩张、肺脓肿;⑤伴皮肤黏膜出血:多见于血液病、风湿病、流行性出血热、肺出血型钩端螺旋体病;⑥伴心脏症状:多见于心脏瓣膜病、肺梗死等;⑦伴进行性消瘦:多见于活动性肺结核、支气管肺癌等。

(二)查体要点

叩诊肺脏,听诊心脏各瓣膜区及肺和支气管的呼吸音。

1. 检查口腔、牙龈、咽喉、鼻等部位,排除这些部位的出血。

2. 慢性心、肺疾病如发绀型先天性心脏病、亚急性感染性心内膜炎、肺部肿瘤、支气管扩张等可见杵状指(趾)。

3. 浅表淋巴结、锁骨及前斜角肌淋巴结肿大,则首先考虑肺部转移癌。

4. 心、肺部查体重点是病变部位的喘鸣音或湿性啰音、支气管的呼吸音。通常在出血的一侧肺部可听到中大的水泡音,大咯血患者往往因出血播散至健侧而两侧肺部都能听到中大水泡音;二尖瓣狭窄者在心脏各瓣膜区听诊可闻及杂音。

5. 检查皮下及黏膜有无出血性瘀斑,可与全身性疾病相鉴别。

(三)理化检查要点

1. 血液学检查 血常规、血型、凝血功能、动脉血气分析、肝肾功能、电解质、BNP等。

2. 痰液检查 痰涂片与培养,查找致病原,如结核分枝杆菌、细菌、真菌、寄生虫卵及肿瘤细胞等。

3. 胸部X线 是咯血最基本的检查方法,可发现肺部局灶性或弥漫性病变和胸膜异常,如肺部肿瘤、肺炎、肺不张、空洞病变等,可对咯血病灶定位,为进一步检查提供依据。但是胸片显示的阴影不是特异性病因的表现,需与病史、体征及其他检查综合分析、判断咯血的原因。约有1/3咯血者胸部X线检查可表现正常,必要时行胸部CT检查。

4. 胸部CT 胸部CT尤其是高分辨CT或MRI检查可以提高气管、支气管和肺部疾病诊断阳性率,有助于明确咯血的原因。

5. 支气管碘油造影 是诊断支气管扩张症的主要方法,选择性支气管动脉造影,以显示区域性支气管动脉异常,确定出血部位。对于大咯血者,必须在停止咯血2周以上才能进行该操作。

6. 纤维支气管镜(纤支镜)检查 纤维支气管镜检查可以明确出血部位,通过活检及细菌和细胞学检查，可显著提高咯血的病因诊断。还可直接对出血部位进行局部止血，为治疗方法的选择提供依据（如外科手术、支气管动脉栓塞术等）。

7. 其他检查 如心脏超声、血液及免疫系统的相关检查等有助于咯血的诊断。

三、诊断思路

（一）危险性评估

1. 大量咯血 评估出血量：咯血量多少的标准目前尚无明确界定，但一般认为小量咯血指 24 小时咯血量 <100ml，包括痰中带血丝；中量咯血为 24 小时咯血量在 100～500ml；大量为 24 小时咯血量大于 500ml 或一次咯血量大于 100ml。但是咯血量的多少与病变程度并不完全一致，临床上需要综合评估出血速度、患者咯出积血的能力以及肺基础疾病的严重程度，对于肺功能严重障碍或发生血块阻塞窒息时，即使少量咯血也可致命。

2. 出现头晕、心慌、出冷汗、少尿或无尿、意识障碍、面色苍白等症状，心率 >100 次/min，收缩压 <90mmHg 或比平时血压降低 >30mmHg 时，考虑失血性休克，应及予补液、输血治疗。

3. 咯吐大量粉红色泡沫血痰，端坐，呼吸困难，考虑急性左心衰的可能。

4. 咯血伴呼吸困难、意识改变 咯血骤然减少或中止，出现极度烦躁不安、表情恐怖或精神呆滞、喉头作响、呼吸浅速或骤停、一侧或双侧呼吸音消失、面色及皮肤发绀、大汗淋漓等症状或体征时，应考虑发生窒息、大面积肺不张的可能。

（二）诊断流程

1. 细问现病史及既往史。

2. 判断出血量的多少及颜色，观察生命体征并维持稳定。

3. 重点突出的体格检查，尽快完善相关理化检查。

4. 明确出血部位。

5. 明确咯血原因。

6. 鉴别诊断 主要与呕血鉴别。咯血出血前常有喉部痒感、胸闷、咳嗽等症状，咯出血液一般为鲜红色，多混有痰液；呕血属上消化道出血，常伴有上腹部不适、恶心、呕吐等症状，血液颜色暗红或呈咖啡色，可混有食物残渣，常伴有柏油样便。

（三）西医诊断要点

1. 咯血鲜红，常呈泡沫状或与痰液混杂。

2. 多数患者有反复咯血史，或有明显消瘦史，或有潮热盗汗史，或有心脏病史等。

3. 胸部 X 线及 CT 有助于明确诊断。

4. 可行痰液病原微生物、痰液脱落细胞、血清肿瘤抗原等检查以明确咯血原因。

四、治疗

（一）急救处理与原则

原则：及时止血，维持患者的生命体征，救治失血性休克；保持气道通畅，预防气道阻塞所致窒息、大面积肺不张。

1. 西医急救处理

（1）有效止血：针对不同病因选择相应的药物及方法。

（2）保证气道通畅：发生气道阻塞者，应尽早开放气道，清除口腔、咽喉部积存的血块，用吸引器吸引上段气道内积存的残血，恢复呼吸道通畅，必要时考虑行气管插管或切开。

（3）发生较大面积的肺不张，应立即采用体位引流（取头低足高45°俯卧位）、拍击背部及吸痰等，以利于血块、血液的咯出；若深部不易引出者可用纤维支气管镜吸引，清除血块、血液。

（4）维持循环稳定：对大咯血或存在容量不足的患者，应立即建立静脉通路补液，配血和输血支持，维持循环的稳定。

2. 中医急救处理　云南白药每次0.3～0.5g，口服，每日3次。中药三七粉每次2～3g，温水吞服，每日2次；白及粉每次6～9g，温水吞服，每日3次。失血性休克者可给予生脉注射液、参附注射液静脉滴注。

（二）西医治疗

1. 一般治疗

（1）小量咯血无需特殊处理，让患者休息，按需给予对症治疗；中量以上咯血需严格卧床休息。解除患者恐惧和紧张心理，鼓励患者咯出血痰，避免气道阻塞；必要时可给予小剂量镇静剂，如地西泮10mg或苯巴比妥0.1～0.2g肌内注射以消除患者的紧张情绪，慎用镇咳药以免抑制咳嗽反射和呼吸中枢，使血块不能咳出而窒息；禁用吗啡等，以免抑制咳嗽反射引起窒息。

（2）患侧卧位：若为大咯血急性期，建议患者患侧卧位，以免将健侧的支气管阻塞引起窒息；出血部位不明时采取平卧位或半卧位；呼吸困难者采取半卧位。

2. 药物止血治疗

（1）垂体后叶素：大咯血时的首选用药。5～10U加入20～40ml的5%葡萄糖注射液中，缓慢静脉注射（10分钟以上），或10～20U加入5%葡萄糖注射液250ml中缓慢静脉滴注；也可以用静脉泵入方法给药。慎用于高血压、冠心病患者。

（2）酚妥拉明：第1天10mg加入10%葡萄糖注射液250ml中静脉滴注，避免明显的血压下降和心率增快。可20mg加入10%葡萄糖注射液500ml中静脉滴注，使用5～7天。也可用静脉泵入法给药，2mg/h。

（3）普鲁卡因：具有扩张血管、镇静作用，200～300mg加入5%葡萄糖溶液500ml中静脉滴注，根据病情需要可重复给予。

（4）糖皮质激素类：具有非特异性抗炎作用，减少血管通透性，可短期及少量应用，甲泼尼松龙20～40mg或地塞米松5mg静脉注射。

（5）其他药物：可酌情选用维生素K_1、注射用血凝酶、酚磺乙胺、6-氨基己酸等，对于有出凝血障碍者，需及早给予相应的处理。

3. 急诊纤维支气管镜及镜下处理　急诊纤维支气管镜可以帮助明确出血部位，有针对性的治疗。

4. 支气管动脉栓塞　该技术应用数字减影技术行支气管动脉造影显示病变支气管动脉，然后再进入靶支气管动脉，用可吸收明胶海绵、聚乙烯醇栓塞止血。

5. 急诊胸外科手术　少数大咯血患者经各种非手术治疗难以止血时需实施手术治疗。

6. 基础病的处理　一旦咯血原因明确，需同时积极治疗原发病。

（三）中医辨证论治

《景岳全书·血证》说："凡治血证,须知其要,而血动之由,惟火惟气耳。故察火者但察其有火无火,察气者但察其气虚气实。知此四者而得其所以,则治血之法无余义矣。"对咳血的治疗也要遵循治火、治气、治血的原则。

1. 燥热伤肺

证候:喉痒咳嗽,痰中带血,口干鼻燥,或有身热,舌红,少津,苔薄黄,脉数。

治法:清热润肺,宁络止血。

代表方:桑杏汤。

2. 肝火犯肺

证候:咳嗽阵作,痰中带血或纯血鲜红,胸胁胀痛,烦躁易怒,口苦,舌质红,苔薄黄,脉弦数。

治法:清肝泻火,凉血止血。

代表方:泻白散合黛蛤散。

3. 阴虚肺热

证候:咳嗽,痰少难咯,痰中带血或反复咳血,血色鲜红。伴胸闷胸痛,口咽干燥,颧红,潮热盗汗,五心烦热,舌红少苔,脉细数。

治法:滋阴润肺,宁络止血。

代表方:百合固金汤加藕节、白茅根、茜草、侧柏叶、白及粉等止血,或合十灰散凉血止血。

4. 气不摄血

证候:咳血,伴全身肌肤瘀斑样出血点,或见他脏出血。伴面色无华,神疲乏力,气短懒言,畏寒自汗,舌淡,脉弱。

治法:益气摄血,补益心脾。

代表方:归脾汤加仙鹤草、阿胶、地榆炭。

(齐文升)

第二节 呕 血

呕血(hematemesis)是指患者呕吐血液,由于上消化道(屈氏韧带以上的消化道,包括食管、胃、十二指肠、胆道和胰管等)急性出血所致,是上消化道出血的特征性表现,也可见于某些全身性疾病。呕血属中医"血证"中"吐血"范畴,是血由胃而来,经呕吐而出,颜色暗红或咖啡色,多夹有食物残渣,并常伴有脘胁胀闷疼痛的病证。

一、病因病理

（一）中医病因病机

1. 病因 呕血主要属脾胃病变。胃为水谷之海、多气多血之腑,脾主运化统摄。病因多与外感病邪、饮食不节、情志不和、劳倦过度、脾胃虚弱等因素均可使胃的脉络损伤,而见吐血。

2. 病机

(1)热伤胃络:外感风热燥火之阳邪或风寒之邪郁而化热,热伤营血,邪热迫血妄行,随胃气上逆而吐血。饮食不节,如饮酒过度,或嗜食酸辣煎炸之品,热蕴胃肠,胃火内炽,损伤胃络;或燥热伤阴,虚火扰动血络,血因火动而出血。忧思恼怒,情志失和致肝郁化火,横逆犯胃,灼伤胃络,络破血溢,胃失和降,血随气逆则吐血。

(2)脾虚不摄:劳倦久病,或肝病、胃病日久,导致脾胃虚弱;脾主统血,虚则统摄无权,血无所归,血不循经,溢于脉外,若上逆则呕血。

(3)瘀阻胃络:肝病日久迁延不愈,见气滞与血瘀;肝主藏血,性喜条达疏泄,气郁则瘀血阻络,血行失常;或因胃病反复不愈,久病入络,都使血不循经而外溢,随胃气上逆而呕血。

本病若血随气火上逆,从口而出,则为呕血;若失血甚则气血不足,可见神疲乏力,头晕心悸等,倘若出血量大,可致气随血脱,乃见昏厥、汗出肢冷等危症。

(二)西医病因与发病机制

1. 病因　呕血最常见的三大病因为消化性溃疡、食管胃底静脉曲张破裂出血、急性胃黏膜出血。

(1)消化性溃疡病:呕血是溃疡病的常见并发症。溃疡病出血约占上消化道出血病例的50%,其中尤以十二指肠球部溃疡居多。

(2)食管胃底静脉曲张破裂:多由于肝硬化、门脉高压所致,是由曲张静脉壁张力超过一定限度后发生破裂造成的。临床上往往出血量大,呕出鲜血伴血块,病情凶险,是呕血病死率最高的病因。

(3)急性上消化道黏膜损害

1)急性应激性溃疡:指在应激状态下,胃和十二指肠发生的急性溃疡。应激会引起交感神经强烈兴奋,血中儿茶酚胺水平增高,导致胃、十二指肠黏膜缺血。胃酸和胃蛋白酶分泌增高,胃黏膜自身消化。

2)急、慢性上消化道黏膜炎症:如酗酒或服用某些药物(阿司匹林、吲哚美辛、肾上腺皮质激素类药物等)可引起急性糜烂性胃炎。

(4)胃癌及消化道其他肿瘤:如壶腹周围肿瘤、胰腺肿瘤、胆管肿瘤等,多数情况下伴有慢性、少量出血,但当癌组织糜烂或溃疡侵蚀血管时可引起大出血。

(5)食管-贲门黏膜撕裂症:多数发生在剧烈干呕或呕吐后,造成贲门或食管下端黏膜下层的纵行性裂伤,出血量大时可发生休克。

少见有上消化道血管畸形、食管裂孔疝、胃黏膜脱垂或套叠、急性胃扩张或扭转、理化和放射损伤等。某些全身性疾病,如感染、肝肾功能障碍、凝血机制障碍、结缔组织病等也可引起本病。

2. 病理机制　近年来研究证实,呕血与下列机制有关:

(1)机械损伤:如异物对食管的损伤、药物片剂对曲张静脉的擦伤、剧烈吐引起食管贲门黏膜撕裂等。

(2)胃酸或其他化学因素的作用:后者如摄入的酸碱腐蚀剂、酸碱性药物等。

(3)黏膜保护和修复功能的减退:非甾体抗炎药、类固醇激素、感染、应激等可使消化道黏膜的保护和修复功能受破坏。

(4)血管破坏:炎症、溃疡、恶性肿瘤等可破坏动脉和静脉血管,引起出血。

(5)局部或全身凝血障碍:胃液的酸性环境不利于血小板聚集和血凝块形成,抗凝药物、全身性的出血性疾病或凝血障碍疾病则易引起消化道和身体其他部位的出血。

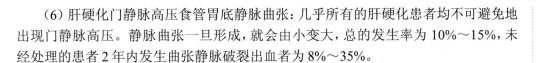

（6）肝硬化门静脉高压食管胃底静脉曲张：几乎所有的肝硬化患者均不可避免地出现门静脉高压。静脉曲张一旦形成，就会由小变大，总的发生率为10%～15%，未经处理的患者2年内发生曲张静脉破裂出血者为8%～35%。

二、临床资料

（一）病史、症状要点

1. 病史要点

（1）口腔、鼻咽部出血和咯血。

（2）有饮食不节，慢性、周期性、节律性上腹痛史，出血前疼痛加剧，出血后减轻或缓解者，或患有消化性溃疡。

（3）服用非甾体类解热镇痛剂、酗酒、严重创伤、严重感染性疾病史。

（4）酒后呕吐或妊娠呕吐，先呕吐食物残渣继而呕出鲜血者。

（5）伴食欲减退和体重减轻的上消化道出血。

（6）有肝病，呕血或与黑便兼有。

（7）大面积烧伤、颅脑手术、脑血管疾病和严重外伤史。

2. 症状要点

（1）呕血伴上腹痛，或消瘦，或贫血。

（2）伴肝脾肿大，皮肤有蜘蛛痣，肝掌，腹壁静脉曲张或有腹水。

（3）伴黄疸、寒战、发热，右上腹绞痛呕血者。

（4）伴发热及全身皮肤黏膜有出血倾向。

（5）伴皮肤黏膜出血。

（6）伴头晕、黑蒙、口渴、冷汗。

（二）查体要点

1. 生命体征　血压、脉搏、呼吸、体温、皮肤黏膜色泽、面色、出血量的多少等。

2. 消化系统查体　胃肠型、肝界、脾界、肝颈静脉回流征、肠鸣音、腹水征等。

（三）理化检查要点

1. 大便或呕吐物潜血试验、血常规、血型、凝血功能、肝功能、肾功能、电解质。

2. 鼻胃管抽吸检查　有助于出血部位的初步判断。鼻胃管吸出新鲜红色血液，提示活动性出血或近期出血。

3. 胃镜检查　急诊胃镜检查是诊断上消化道出血的首选方法，在补充血容量纠正休克、改善贫血、稳定生命体征的原则下，应争取行急诊胃镜检查，以确定出血部位和性质。

4. 选择性动脉造影　如上消化道内镜检查未能发现出血灶，可行选择性动脉造影，若动脉出血量＞0.5ml/min时，约90%患者可显示出血部位有造影剂外溢，有助于活动性出血的定位和血管瘤、血管畸形的诊断。

5. 放射性核素检查　能检出0.05～0.1ml/min的出血灶，尤其是怀疑小肠出血时。

三、诊断思路

（一）危险性评估

1. 呕血口渴、头晕，立位时有心悸、心率变化，晕厥或昏倒，血压下降者，少尿或无尿,或伴意识障碍者,提示血容量不足或失血性休克。

2. 血压下降,心率增快,伴有肠鸣、黑便,甚至便血者,提示有活动性出血。

3. 一次呕血＞500ml或短时间出血量超过1 000ml。

4. 呕血伴肝脾肿大、黄疸、腹水者,多为门脉高压所致的食管胃底静脉曲张破裂出血,注意会大出血。

5. 呕吐鲜红色血液,经内科保守治疗无效,血压持续下降者,提示胃内小动脉出血。

6. 出血量初步估计

(1)成人每日胃肠道出血量＞5ml,大便潜血试验可出现阳性。

(2)出血量达50ml以上,可出现黑便。

(3)胃内积血量超过250ml可引起呕血。

(4)一般1次出血量不超过400ml可无全身症状,反之可出现头昏、心悸、乏力、晕厥等表现。

(5)短时间出血量超过1 000ml,有脉搏细弱、呼吸加快、血压下降等循环衰竭或休克的表现。

(二)诊断流程

1. 细问与呕血相关的现病史及既往史,进行吐泻物性状的观察或化验检查。

2. 动态观察生命体征变化并监护,重点掌握出血量的多少,判断有无继续出血及伴便血。

3. 重点突出消化道体格检查,做包括肛门指检在内的全面体格检查。

4. 完善血常规、血型、尿常规、大便常规、大便潜血,凝血功能、生化、心电图、纤维胃镜、十二指肠镜、腹部平片、钡剂造影等检查。

5. 确定是否存在消化道出血需遵循诊断疾病的定位与定性原则,迅速做出判断,排除口腔、鼻咽部出血和肺部咯血,明确出血部位。

6. 判断有无外科手术指征情况。

(三)鉴别诊断

1. 咯血 有心肺疾病史如支气管扩张、肺结核或心脏病等,伴随症状如咽痒咳嗽、胸闷,咯血颜色多鲜红伴泡沫痰或脓痰,一般无黑便等。

2. 消化道外或全身疾病呕血

(1)尿毒症、结节性多动脉炎、血管瘤、抗凝剂过量等亦可出现呕血,有相关病史。

(2)各型白血病、血小板减少性紫癜、血友病、霍奇金病、真性红细胞增多症、遗传性出血性毛细血管扩张症等均可能出现呕血,并有相关疾病伴随症状。

(3)钩端螺旋体病、出血性麻疹等急性传染病可出现呕血,但有发热及流行情况等。

(四)西医诊断

1. 有胃痛、胁痛、黄疸等病史。

2. 发病急骤,吐血前多有恶心、胃脘不适、头晕等症。

3. 血随呕吐而出,常会有食物残渣等胃内容物,血色多为咖啡色或暗红色,排柏油便或暗红色便。

4. 实验室检查,呕吐物及大便潜血试验阳性。胃镜、B超等检查可进一步明确呕血的病因。

5．先有呕血或呕血与黑便兼有者，出血的部位多在胃或食管，单纯黑便常为十二指肠出血。

6．如患者有服用非甾体类解热镇痛剂、酗酒、严重创伤、严重感染性疾病史，上消化道出血最可能为急性胃黏膜病变。

7．有慢性、周期性、节律性上腹痛史，尤其出血前疼痛加剧，出血后疼痛减轻或缓解者，提示消化性溃疡出血。

8．酒后呕吐或妊娠呕吐，尤其先呕吐食物残渣继而呕出鲜血者，常提示食管-贲门黏膜撕裂症。

9．有慢性病毒性肝炎、血吸虫病、慢性酒精中毒、肝硬化或肝癌病史，并有门脉高压体征者，提示食管胃底静脉曲张破裂出血。

10．伴食欲减退和体重减轻的上消化道出血，应考虑胃癌可能。

四、治疗

（一）急救处理

1．西医急救处理

（1）卧床、禁食、导尿、监测尿量、保持呼吸道通畅、吸氧、加强监护等。

（2）建立静脉通路：置入大口径静脉导管，如有休克，应建立2条或2条以上静脉通路或深静脉置管。

（3）扩容：快速补充容量、维持血压，保证组织灌注。

（4）输血：失血量过多者需要申请输注血制品。

（5）插入鼻胃管：置入鼻胃管持续引流。引流液如显示持续快速出血，常提示危及生命的上消化道出血，需要外科手术或三腔二囊管压迫止血。

2．中医急救处理　气随血脱之危重证候，急用生脉注射液或参附注射液回阳救逆，益气固脱，用云南白药、三七粉止血。

（二）西医治疗

1．药物治疗

（1）止血剂：临床上常用氨甲环酸、抗血纤溶芳酸、6-氨基己酸、酚磺乙胺等。

（2）垂体加压素：可显著抑制静脉曲张的出血，适用于食管胃底静脉曲张破裂出血或其他原因的上消化道大出血。

（3）生长抑素：能减少内脏血流，降低门静脉压力，抑制胃酸和胃蛋白酶分泌，抑制胃肠道及胰腺肽类激素分泌等，可用于食管静脉曲张破裂出血和其他上消化道出血。

（4）抑酸剂：临床常用 PPI 和 H_2 受体拮抗剂抑制胃酸、胃蛋白酶分泌，提高胃内的 pH 值，减少黏膜损伤，促进溃疡愈合，并能稳定血凝块，防止或减少因纤维素或血凝块被消化引起再出血。以胃内 pH 值维持在 4 以上为宜。

（5）胃黏膜保护剂：可选硫糖铝、氢氧化铝凝胶等。

2．内镜下局部止血　内镜下有活动性出血或近期出血灶者可选用。

3．选择性动脉栓塞疗法　适用于内科治疗无效，而又不能耐受手术的患者。在选择性动脉造影确定出血部位后，行高选择性栓塞止血。

4. 三腔二囊管压迫止血 本法仍为食管胃底静脉曲张破裂大出血的有效止血方法之一。目前多主张压迫止血后即拔除三腔二囊管,并进行内镜下硬化治疗或套扎治疗。三腔二囊管压迫治疗的并发症有吸入性肺炎、食管破裂、食管狭窄和窒息等,应予警惕。

5. 外科手术治疗 适用于内科治疗无效或有合并症的患者。

（三）中医辨证论治

血从胃或食管而来,随呕吐而出,常夹有食物残渣等胃内容物,血多呈紫红、紫暗色,也可呈鲜红色,大便常色黑如漆或呈暗红色。吐血前多有恶心、胃脘不适、头晕等先兆症状。多有胃痛、嗳气、吞酸、胁痛、黄疸、癥积等宿疾。

呕血一证,初起大多由热迫血上行,虽有胃热和肝火之别,但两者均属实证。日久不愈者,可由实转虚。或因出血量多,正气已虚而热邪未清,或脉络瘀滞,虚实夹杂。临床上虚辨别虚实,结合病情确立治则。

1. 胃热壅盛

证候:吐血色红或紫暗,常夹有食物残渣,脘腹胀闷,甚则作痛,口臭,便秘,大便色黑,舌质红,苔黄腻,脉滑数。

治法:清胃泻火,化瘀止血。

代表方:泻心汤合十灰散。

2. 肝火犯胃

证候:吐血色红或紫暗,口苦胁痛,心烦易怒,寐少梦多,舌质红绛,脉弦数。

治法:泻肝清胃,凉血止血。

代表方:龙胆泻肝汤。

3. 脾虚失摄

证候:吐血缠绵不止,时轻时重,血色暗淡,神疲乏力,心悸气短,面色苍白,舌质淡,脉细弱。

治法:健脾养心,益气摄血。

代表方:归脾汤。

4. 瘀阻胃络

证候:吐血色暗,或夹有食物残渣,胃脘疼痛如刺,固定不移,或胁下有痞块,面色黧黑,肌肤甲错,舌质紫暗或边有瘀点,脉涩。

治法:活血化瘀,和络止血。

代表方:膈下逐瘀汤。

（黄小民）

第三节 便 血

便血是消化道出血的常见症状,见于上消化道出血及下消化道出血。此处"便血"特指下消化道出血。下消化道出血指屈氏韧带以下的空肠、回肠、盲肠、结肠、直肠出血。

"便血"属于中医"血证"范畴,"便血"之名,首见于《黄帝内经》,历代医家有相关论述。

一、病因病理

（一）中医病因病机

1. 病因

（1）外邪侵袭，内风扰动：风邪外感或肝风内生，侵袭阳明经脉，郁而化热，风热相合，或感受湿热之邪，湿邪化热化火，湿热火毒下注大肠，热伤肠络，使血液下溢发生便血。

（2）饮食不节，内生湿热：过食辛辣肥甘厚味，损伤中焦脾土，湿从内生，蕴热化毒，下注大肠，损伤肠络发生便血，或饮酒嗜辛，热积于胃，扰动脏络聚血之所，迫血下行。

（3）情志过极，气机失调：忧思郁怒，五志过火，耗伤阴血，水亏火旺，扰动阴经，发生便血；或由于恼怒，肝失条达疏泄，气郁及血，气滞血瘀，癥块形成，脉络瘀阻，血不循经，下渗肠道而成便血。

（4）劳逸失度，久病体虚：多由劳倦过度，大病未复等因素，损伤脾胃阳气，中焦虚寒，统血无力，血溢胃肠；或久病脾虚，气虚不能摄血，血无所归离于脉道，下渗大肠而为便血。

2. 病机 便血的基本病机为外感湿热、饮食不节、情志失调、劳倦内伤等导致胃肠积热、胃肠脉络受损，或瘀血阻络、血不循经，或气不摄血，血液下溢入肠道由肛门排出体外。

（二）西医病因病理

下消化道范围广，出血病因繁多，分类各异。

1. 小肠疾病 小肠肿瘤、克罗恩病、小肠憩室与 Meckel 憩室、肠套叠、小肠血管畸形、急性出血坏死性肠炎、缺血性小肠炎和肠结核等。

2. 大肠疾病 溃疡性结肠炎、结肠息肉、结肠憩室、细菌性痢疾、阿米巴痢疾、结肠癌、克罗恩病、缺血性结肠炎、结肠血管畸形等。

3. 直肠疾病 直肠溃疡、非特异性炎症、肿瘤、息肉、腹盆腔和邻近脏器恶性肿瘤或脓肿侵及直肠等。

4. 肛管疾病 痔疮、肛裂、肛瘘等。

5. 全身性疾病 如血液系统疾病、血管疾病、肝脏疾病或某些中毒性疾病伴有凝血功能障碍、凝血因子缺乏、血管脆性增加、血管收缩障碍等均可导致下消化道出血。

二、临床资料

（一）病史症状要点

1. 既往史 反复小量显性出血，提示痔疮、息肉、憩室等；大便习惯改变或大便变细、有切迹，应警惕结肠、直肠肿瘤；反复血性腹泻史提示炎症性肠病可能。曾患疾病与用药：曾患肺结核者应考虑肠结核；应用抗生素过程中出血应考虑假膜性肠炎、出血性结肠炎。

2. 年龄与病因 儿童便血多为直肠息肉、肠套叠；家族性息肉病多于青春期发病，多为黏液血便；成年人便血多是内痔、肛裂、炎性肠病等，内痔出血男性多见，肛裂出血则多见于年轻妇女和便秘患者；中老年便血则要排除结直肠恶变。

3. 便血特点与伴随症状 便后滴血或喷血常为痔或肛裂；脓血黏液便伴里急后

重或坠胀感,大便次数增多,应考虑痢疾和直肠癌可能;中小量出血,色较红而呈间断性附于大便表面,要注意息肉出血可能;便血伴剧烈腹痛者,尤其是老年人心血管病患者,应警惕肠系膜血管栓塞;便血伴发热应考虑感染性肠炎、炎症性肠病、肠结核、肠伤寒、出血坏死性肠炎、血液系统疾病(白血病、恶性淋巴瘤、恶性组织细胞病等)等;便血伴腹部肿块应考虑肿瘤、肠结核、肠套叠等。

(二)查体要点

1. 腹部查体 观察腹部外形、有无腹壁静脉曲张、有无蜘蛛痣、有无肠型及蠕动波,触诊腹部有无压痛及腹部包块,触肝界、脾界,叩诊有无移动性浊音,听诊肠鸣音等。

2. 肛门视诊和直肠指检 注意观察有无肛裂、痔疮、瘘管等,直肠指检有无肿物。

3. 全身体检 观察患者生命体征、神志情况,皮肤黏膜有无皮疹、紫癜,浅表淋巴结有无肿大等。

(三)理化检查要点

1. 血尿素氮(BUN) 来自高位小肠出血可能有血 BUN 升高,而结肠出血 BUN 常不升高;上消化道出血时血 BUN 升高较下消化道出血明显。

2. 胃管冲洗抽吸 如鼻胃管冲洗无血性液体,引流出液体为胃液和胆汁,则可排除上消化道出血诊断。

3. 内镜检查 结肠镜检查是诊断大肠和回肠末端病变的首选检查方法。应尽量在出血停止后近期或出血间歇期进行。

4. X 线钡剂造影检查 一般要求在大出血停止至少 3 天后进行。主张进行双重气钡造影。但是该检查对于较平坦病变、广泛而较轻炎症性病变易漏诊,且有时无法确定病变性质。对 X 线钡剂灌肠检查阴性的下消化道出血患者仍需行结肠镜检查。

5. 胶囊内镜或双气囊小肠镜检查 适用于常规内镜检查和 X 线钡剂造影检查不能确定出血来源的不明原因出血,出血活动期和静止期均可进行,可视病情及医疗条件选用。

6. 放射性核素检查 必须在活动性出血时进行,当出血量约 0.1ml/min 时,放射性核素检查即有阳性显示,但该项检查不能准确定位。

7. 选择性腹腔动脉造影 该项检查对肠血管畸形、肠系膜上动脉梗塞有很高的诊断价值。对持续大出血患者经上述检查不能明确出血病灶时应及时选用该方法。

三、诊断思路

(一)危险性评估

(参照上消化道出血)。

(二)诊断流程

1. 细问现病史及既往史。

2. 观察生命征并维持稳定。

3. 进行重点突出的体格检查、相关理化检查。

4. 明确出血部位,评价出血量和出血速度,做出胃肠道出血判断及鉴别是否为下消化道出血。

5. 必要时请消化科、肛肠科会诊。

（三）西医诊断

1．有肠道溃疡、炎症、息肉、憩室或肝硬化、痔疮等病史。

2．大便色鲜红、暗红或紫暗，一般不伴有呕血。

3．实验室检查如大便潜血试验阳性或可见大量红细胞。

四、治疗

（一）西医治疗原则

下消化道出血在治疗上除了止血、补充血容量以外，寻找下消化道出血部位、疾病性质进行原发病病因治疗最为重要。

1．一般措施　当患者下消化道大出血时，急救措施与上消化道出血相同。应积极补液、输血治疗，同时还应使用注射用血凝酶、垂体后叶素、生长抑素、酚磺乙胺等止血药物。

2．局部止血　对结肠出血患者，可予正肾冰盐水（去甲肾上腺素 8mg 加入 100～200ml 生理盐水）、凝血酶等灌肠治疗。

3．内镜下止血　内镜下向出血病灶喷洒止血药物、高频电凝止血、激光止血、息肉电凝止血、黏膜和黏膜下注射硬化剂等措施止血。

4．放射性介入治疗　在选择性动脉造影时，若发现造影剂有渗出，即可通过导管给予垂体后叶素 0.1～0.4U/min 滴注。对结肠出血垂体后叶素治疗无效的患者，可行栓塞治疗。

5．手术治疗　经内科保守治疗仍出血不止危及生命的患者，无论出血病变是否确诊，均是紧急手术指征。此外，下列情况可行手术治疗：Meckel 憩室、肠重复畸形、恶性肿瘤、先天动静脉畸形等；息肉病、家族性息肉病或有高度恶化倾向的息肉；溃疡性结肠炎引起的大出血是次全或全结肠切除的手术指征。

（二）中医辨证论治

便血系胃肠脉络受损，出现血液随大便而下，或大便显鲜红色或暗红色为主要临床表现的病证。

治疗上，主要针对便血的各种病因，结合证候虚实辨证施治。

1．外邪侵袭，内风扰动

证候：外感风邪者先血后便、便血色鲜或血下如溅，兼有口渴饮冷、牙龈肿痛、舌红苔黄、脉数实等；肝经风热者除有便血外，常见胁腹胀满、口苦多怒。

治法：清火养血，疏肝泄热。

代表方：槐角丸。

2．肠道湿热

证候：下血紫黑、晦暗不鲜，兼见脘腹胀痛、呕恶少食、大便不畅或稀溏，肛门灼痛，苔黄腻，脉濡数或滑数。

治法：清化湿热，凉血止血。

代表方：地榆散合槐角丸。

3．瘀血阻络

证候：血色暗，甚或成块，久久不愈，多伴有肛门坠胀，兼有烦热易怒，腹痛或有包块，痛处不移，舌质紫暗，脉沉涩等。

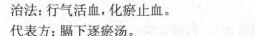

治法：行气活血，化瘀止血。

代表方：膈下逐瘀汤。

4．气虚不摄

证候：便血色红或紫暗，食少，体倦，面色萎黄，心悸，少寐，舌质淡，脉细。

治法：益气摄血。

代表方：归脾汤。

5．脾胃虚寒

证候：便血紫暗，甚则黑色，畏寒肢冷，喜热饮，腹部隐痛，喜按喜暖，面色不华，神倦懒言，便溏，舌质淡，苔薄白，脉细弱无力。

治法：健脾温中，养血止血。

代表方：黄土汤。

（陈海铭）

学习小结

1. 学习内容

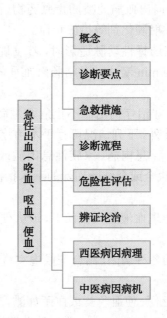

2. 学习方法

本章急性出血包括咯血、呕血、便血三种疾病，在学习过程中，首先要了解急性出血的病因，然后根据病史、症状、体征、辅助检查归纳总结各种出血的不同特点，注意鉴别。联系已学药理学、中医相关理论，理解和掌握急性出血的急救措施。

复习思考题

1．请写出咯血与呕血的区别。

2．咯血的急救处理原则有哪些？如何定义咯血量？咯血量的评估对临床有何意义？

3．试述呕血的常见病因及常用治疗。

4．请举例列出5个止血药并说明其在止血过程中的作用靶点。

第十一章

眩晕与晕厥

学习目的

通过对本章的学习，认识不同疾病引起眩晕与晕厥的危险性差异，理解和掌握眩晕与晕厥的诊疗思路、急诊处理原则及中西医结合治疗方法。

学习要点

重点掌握后循环缺血、小脑出血、心源性晕厥的诊断要点和急救处理。

第一节　眩　　晕

眩晕是多种疾病的临床症状，是机体对于空间关系的定向感觉障碍或平衡感觉障碍，是一种运动性或位置性错觉。患者感受到外界环境或自身在旋转、移动或摇晃。在眩晕症状出现的同时，常伴有站立不稳、眼球震颤、指物偏向、恶心、呕吐、面色苍白、出汗及心率和血压的改变。

中医古代文献中，眩晕是目眩与头晕的总称。目眩以眼花或眼前发黑、视物模糊为特征；头晕以感觉自身或外界景物旋转、站立不稳为特征。两者常同时并见，故称眩晕。历代文献中有关该病证的相关病名记述有"眩冒""风眩""虚眩""风晕"等，而"眩晕"始见于唐代孙思邈《备急千金要方》。

一、病因病理

（一）中医病因病机

眩晕中医病因主要有情志因素、饮食不节、跌仆外伤等，常见病理因素为风、火、痰、瘀，而常兼夹有虚证。常见证型为肝阳上亢、风痰上扰、瘀血阻窍、气血亏虚、肾精不足。

1. 肝阳上亢　素体阳盛，或长期忧郁恼怒，郁而化热，暗耗肝阴，阴不制阳，肝阳上亢，上扰清窍，发为眩晕。

2. 风痰上扰　饮食不节，嗜食肥甘厚腻，饥饱失调，伤于脾胃，健运失司，以致水谷不化精微，聚湿生痰，痰湿中阻，郁久化热，则清阳不升，浊阴不降，引起眩晕。

3. 瘀血阻窍　跌仆外伤，损伤脑络，气滞血瘀，瘀血停留，阻滞经脉，气血不能上荣于头目,发为眩晕。

4. 气血亏虚 劳倦伤脾,气血生化乏源、清气不升,浊气不降、升降失常,清窍失养,上扰脑窍,引发眩晕。

5. 肾精不足 年老脾胃虚弱,肾精亏虚,导致气血虚衰,脑髓失养而发眩晕。

（二）西医病因病理

1. 病因（表 11-1）

表 11-1 眩晕的主要病因分类及常见疾病

眩晕分类	病因	常见疾病
中枢性眩晕	血管源性	椎基底动脉系统的短暂性脑缺血发作（transient ischemic attack, TIA）、锁骨下动脉窃血综合征、小脑或脑干梗死、小脑或脑干出血
	肿瘤	小脑或脑干肿瘤（桥小脑角肿瘤）
	感染	脑干或小脑炎
	脱髓鞘病变	多发性硬化
	颅颈交界区畸形	Chari 畸形、颅底凹陷、齿状突半脱位等
	药物性眩晕	卡马西平、苯妥英钠、汞、铅、砷、氨基糖苷类、万古霉素等
	其他原因	前庭性偏头痛（vestibular migraine, VM）、癫痫性眩晕、颈性眩晕、外伤后眩晕
周围性眩晕	无听力障碍	良性阵发性位置性眩晕（benign paroxysmal positional vertigo, BPPV）、前庭神经元炎（vestibular neuronitis, VN）、上半规管裂综合征、双侧前庭病、家族性眩晕、变压性眩晕
	伴听力障碍	梅尼埃病（Meniere disease, MD）、迷路炎、外淋巴瘘、大前庭水管综合征、突发性聋、前庭阵发症、耳硬化症、自身免疫性内耳病

在以上的各种病因中,良性阵发性位置性眩晕是最常见而且以往常常被忽视的病因。而中枢性眩晕相对少见,但往往病情危急,特别是其中的血管源性疾病,应该引起我们的足够重视。其次,循环系统疾病、急性出血导致的贫血、低血糖等引起的类似眩晕的头晕症状有可能是致命性的,同样需引起重视。尽管眩晕的诊断技术在不断发展,目前仍有 15%～25% 眩晕患者病因未明。

2. 病理机制 人体的平衡机制涉及前庭系统、视觉系统以及本体感觉系统的协调以及神经中枢（大脑、小脑）对上述系统的不同刺激的整合功能。其中前庭系统包括周围部分（主要是指内耳迷路）和中枢部分（前庭神经核及其该核以上的前庭通路）,视觉系统（主要指前庭眼束）包括周围部分（三对眼外肌）和中枢部分（支配眼球运动各神经核和内侧纵束以及眼球运动神经核平面以上的前庭中枢径路）,而本体感觉即是通过皮肤、关节和肌肉感受器传输外周信息的躯体感觉系统,这一系统间接和前庭神经核相连。上述三个与平衡相关的系统通常称为"平衡三联"。三个系统互相重叠,部分或者完全的代偿彼此的功能不足,当其中任何一个环节发生过度生理刺激或者病理改变,而其他系统不能充分代偿其功能时均可产生眩晕。临床上分为前庭中枢性眩晕、周围性眩晕。

二、临床资料

眩晕是各种疾病表现出来的一种临床综合征,通过对患者全面系统而重点突出的问诊、查体、理化检查,是明确病因、治疗眩晕的关键。

（一）病史症状要点

1. 病史　详细询问有无神经科、内科、耳鼻喉科以及其他可能引起眩晕的有关病史（药物中毒、外伤史）等。

2. 眩晕发作持续时间

（1）数秒或数十秒：BPPV、前庭阵发症、变压性眩晕、癫痫性眩晕和晕厥前兆等。

（2）数分钟：TIA、VM、前庭阵发症、癫痫性眩晕、上半规管裂、变压性眩晕等。

（3）20分钟以上：MD和VM。

（4）数天：脑卒中、前庭神经元炎和VM等。

（5）持续性头晕：双侧前庭功能低下和精神疾患。

3. 伴随症状

（1）脑神经症状或肢体瘫痪：后颅窝或颅底病变。

（2）耳聋、耳鸣或耳胀：MD、听神经瘤、突发性聋、迷路炎、外淋巴瘘、大前庭水管综合征、前庭阵发症、耳硬化症和自体免疫性内耳病。

（3）畏光、头痛或视觉先兆：VM。

4. 诱发因素

（1）头位变化：BPPV、后颅窝肿瘤和VM等。

（2）月经相关或睡眠剥夺：VM等。

（3）大声或瓦氏动作：上半规管裂和外淋巴瘘。

（4）站立位：体位性低血压等。

（5）视野内的物体运动：双侧前庭病。

5. 发作频率

（1）单次或首次：VN、脑干或小脑卒中或脱髓鞘、首次发作的VM、首次发作的MD、迷路炎、外淋巴瘘和药物性。

（2）复发性：BPPV、MD、TIA、VM、前庭阵发症、外淋巴瘘、癫痫性眩晕、自体免疫内耳病、听神经瘤、耳石功能障碍、单侧前庭功能低下代偿不全。

（二）查体要点

1. 心血管系统　心律（识别恶性心律失常）、心率（有无急性失血）、血压（注意双侧对比）。

2. 眼震　类型（水平、垂直、旋转性）、频率（快、慢）、强度（粗大、细小）、方向（健侧、患侧）。

3. 神经系统　脑神经检查、肌力、共济运动（指鼻试验、Romberg征等）。

4. 床边前庭功能检查　位置试验（Dix-hallpike试验,roll-test试验）、摇头试验、甩头试验、星状踏步试验。

5. 血管检查　乳突、眼眶、颞部、枕部、颈部血管杂音,椎动脉压迫试验。

知识拓展

快速鉴别诊断眩晕的前庭功能检查组合——HINTS

HINTS（head impulse-nystagmus-test of skew）是由美国学者 Jorge C.Kattah 等 2009 年提出的急性眩晕患者进行中风诊断的前庭功能检查组合，比 MRI 的弥散成像还要敏感，近年来被广泛认可。

HI 代表 head impulse test，即头脉冲试验，也称甩头实验。患者面对检查者而坐，紧盯检查者鼻尖，将患者头部快速转向一侧。甩头过程中，正常人双眼始终能紧盯检查者的鼻尖，如眼球不能紧盯目标而出现了捕捉性的扫视动作，则提示头甩向侧的周围前庭功能障碍。N 代表 nystagmus，或 gaze-evoked nystagmus，即凝视诱发眼震，让患者固定方向凝视判断有无诱发眼震。单一方向凝视诱发眼震是周围性眩晕的常见体征，多方向凝视诱发眼震常为神经抑制药物副作用或小脑及中枢性前庭功能障碍。TS 即 test of skew，眼偏斜实验，临床表现为病理性眼偏斜反应（skew deviation），即因前庭传导通路上的病变，导致患者以为自己的身体朝一侧倾斜，从而反射性调整头颈和眼睛的位置以适应这种感知异常。

水平头脉冲实验（h-HI）阳性但凝视诱发眼震实验（N）和眼偏斜实验（TS）阴性提示周围性眩晕。满足以下条件之一考虑为中枢性眩晕：①水平头脉冲实验（h-HI）阴性；②凝视诱发眼震实验（N）阳性；③眼偏斜实验（TS）阳性；④以上三项中有任何一项因为患者昏迷或者眼球异常运动明显而无法测试。

（三）理化检查要点

1．血常规、电解质、肾功能、血糖、心肌酶、心肌酶学、肌红蛋白、肌钙蛋白、心电图等。

2．听力检查　了解听力障碍性质（感音性、传导性）及程度；必要时做电测听检查。

3．前庭功能检查　包括旋转试验、直流电试验、视动性眼震试验、眼震电图。

4．头颅 CT、头颅 MR、TCD，中枢性眩晕多选用，有颈椎病者应颈椎拍 X 片或颈椎 CT、颈椎 MR。

三、诊断思路

首先了解判断生命体征，尽快明确致命性疾病引起的眩晕和具有明确治疗时间窗，需紧急处理的疾病。综合病史、症状、体征和辅助检查逐步明确眩晕诊断。病情复杂的，可请专科会诊，协助判断。

（一）危险性评估

1．判断意识状态、瞳孔情况　如出现意识障碍须迅速排除大脑广泛病变或脑干直接或间接受损等致命性疾病。瞳孔变化可能是脑干受损的反映。

2．判断生命体征是否稳定　如出现过度缓慢或者快速心率，须即刻进行心电图、心肌酶学、肌红蛋白、肌钙蛋白检查，排除恶性心律失常、急性冠脉综合征等威胁生命的循环系统疾病；监测血压，必须测定双侧动脉血压，若两侧收缩压差大于 20mmHg，可能提示锁骨下动脉窃血综合征。

3．初步判断是否晕厥前兆和非特异头晕感　如是则应多考虑全身情况，查血糖、血常规、电解质、立卧位血压、有无心脏因素引起心脏输出量降低等。

4. **注意有无神经系统定位体征** 特别关注第八对脑神经外其他脑神经体征、共济运动检查（如指鼻试验、Romberg 征）。如有神经系统定位体征，必须马上行头颅 CT 或 MR 检查。

（二）诊断流程（图 11-1）

1. 区别中枢性眩晕及周围性眩晕（表 11-2）。

2. **周围性眩晕进一步判断有无听力受损** 单纯半规管和 / 或前庭神经系统的病变多无听力受损。

3. **综合判断** 疾病的确诊必须综合患者的病史，根据眩晕的特点（发作持续时间、伴随症状、诱发因素、发作频率）、体格检查、必要的理化检查来判断。

表 11-2 中枢性眩晕、周围性眩晕鉴别点

	周围性	中枢性
眩晕	较重，发作性，病程短	较轻，持续性，病程长
眼球震颤	有潜伏期，持续时间短，较快适应，细小，无垂直方向	无潜伏期，持续时间长，无适应性，粗大，可有垂直方向
平衡功能	倒向前庭功能低下侧	方向不定
自主神经症状	多有，而且较重	多无
耳蜗症状	多有听力障碍，耳鸣	听力大多正常，可有耳鸣
意识障碍	多无	常有
脑神经体征（除第Ⅷ对外）	无	可有

（三）鉴别诊断

1. **头昏** 以持续的头脑昏昏沉沉不清晰感为主症，多伴头重、头闷、头胀、健忘、乏力和其他精神症状，劳累时加重，多由焦虑、抑郁或慢性躯体性疾病所致等。

2. **头晕** 以间歇性或持续性的头重脚轻和摇摆不稳感为主症的平衡失调，多于行立起坐中或用眼时加重。如眼性头晕、深感觉性头晕等。

3. **晕厥** 强调的是以突发一过性意识障碍为主，可能在发病之初有眩晕或头晕、视物不清、站立不稳和恶心等不适。由多种原因导致一过性血压低、心跳慢、短暂性脑缺血所致。如血管反射性晕厥、心源性晕厥。

此外，对于育龄期妇女，应注意询问月经情况，早孕患者可能以眩晕、呕吐为主诉来就诊。

（四）引起眩晕常见疾病的诊断要点

1. **后循环缺血** 后循环缺血（posterior circulation ischemia，PCI）是指供应脑部的椎基底动脉缺血引起的病变，是常见的缺血性脑血管病，根据缺血的程度和有无脑组织梗死，可分为短暂性脑缺血发作（TIA）和脑梗死。其中的脑干和小脑梗死可能有致命危险，必须早期识别、紧急救治。

（1）临床表现

1）眩晕特点：突然发生，TIA 持续时间一般较短，多在 1 小时以内，脑梗死持续时间长，眩晕症状较轻，出现不易疲劳的眼震，可伴恶心、呕吐程度相对较轻等中枢性眩晕特点。

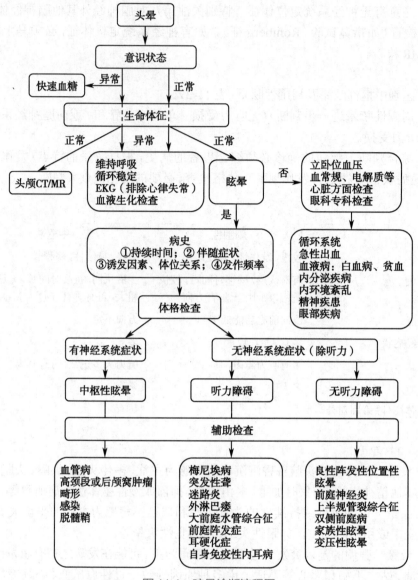

图 11-1　眩晕诊断流程图

2）其他症状：伴随神经功能缺损症状，可能包括单侧或双侧感觉或运动障碍、共济失调、辨距不良、构音困难或偏盲等，甚至出现意识障碍。

3）后循环缺血的常见综合征：延髓背外侧综合征、基底动脉尖综合征、Weber 综合征、闭锁综合征、大脑后动脉梗死、腔隙性梗死（运动性轻偏瘫、共济失调轻偏瘫、构音障碍 - 手笨拙综合征、纯感觉性卒中等）。

（2）查体：颈部、枕部、眼部、锁骨上窝等处，听诊可能闻及血管杂音。基底动脉闭塞血管听诊主要是锁骨下、枕骨大孔。可有局灶性脑神经功能缺损体征。

（3）理化检查：头、颈影像学检查具有重要的诊断意义。头颅 CT 检查可排除脑出血，头颅 MRI 可明确急性梗死灶。脑血管检查椎动脉彩超、经颅多普勒、MRA、CTA 可进一步明确病因。

2. 小脑出血　多发生在一侧小脑半球，由小脑齿状核动脉破裂所致。高血压性

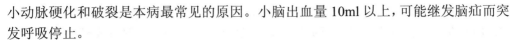

小动脉硬化和破裂是本病最常见的原因。小脑出血量 10ml 以上，可能继发脑疝而突发呼吸停止。

（1）临床表现

1）眩晕特点：急性或亚急性起病，眩晕难缓解，伴频繁呕吐，可伴有眼震。

2）其他症状：伴有枕部头痛或言语障碍。如脑干受压可出现脑神经功能缺失症状，如脑疝形成，患者可迅速转入意识模糊或昏迷。

（2）查体：共济失调步态、行走向患侧偏倒、意向性震颤、轮替动作不能等小脑性共济失调。

（3）理化检查：头颅 CT 平扫可确诊，并明确出血病灶。

3. 良性阵发性位置性眩晕（benign paroxysmal positional vertigo，BPPV）　是一种与头部或身体姿势变动相关的短暂的眩晕发作，是常见的内耳自限性疾病，亦称耳石症或壶腹嵴帽积石。病理学表现为耳石器病变，椭圆囊斑上的耳石脱落，沉积于后半规管或水平半规管壶腹嵴顶，头位改变时耳石受重力作用而导致眩晕。此病在周围性眩晕中最常见，具有自限性，眩晕症状严重，但无生命危险。

（1）临床表现：突然发病，在取某一头位（患耳朝下）即出现旋转性或摇晃性眩晕，严重者有恐惧感。持续时间一般持续数十秒。改变头位后眩晕可减轻或消失。严重时伴有恶心、呕吐、肢冷汗出等自主神经症状，不伴有耳鸣、耳聋及不稳症状。

（2）查体：通过位置试验，如 Dix-hallpike 试验、Roll-test 试验，在特定头位出现眼震或眩晕，眼震出现前有数秒的潜伏期，持续约 30 秒。改变头位后眼震消失。反复试验，反应具有疲劳性。无神经系统体征。缓解期可无任何不适。

4. 前庭神经元炎（vestibular neuronitis，VN）　是末梢神经炎的一种，病变发生在前庭神经节或前庭通路的向心部分，病因可能主要为病毒感染。

（1）临床表现：病前 2 周左右多有上呼吸道病毒感染史，多发于中年人。突然发生，一般持续 3～4 周，或至数月，活动时症状加重。症状较重者，伴恶心、呕吐等自主神经症状。与体位改变无明显相关性，不伴耳鸣或听力障碍。半数患者有自发性眼震，快相向健侧。

（2）查体：前庭功能检查，如甩头试验等，患侧功能减退或丧失。

5. 梅尼埃病（Meniere disease，MD）　是一种特发性膜迷路积水的内耳病，表现为反复发作的旋转性眩晕，波动性感音神经性听力损失，耳鸣和 / 或耳闷胀感。

（1）临床表现

1）眩晕特点：起病急，持续 20 分钟至 12 小时，反复发作，听力下降后可减轻，伴自发水平旋转眼震和位置性眼震、恶心呕吐、面色苍白、汗出等。

2）其他症状：波动性感音神经性听力耳聋是主要症状，同时有耳鸣、耳内闷胀感、平衡障碍。发病时神志始终清楚，除第Ⅷ脑神经外无其他脑神经受损症状。反复发作旋转性眩晕、波动性听力减退、耳鸣和耳胀称为梅尼埃病四联征。

（2）理化检查：病情允许时可进一步做听功能检查、甘油试验等进一步明确诊断，或者行颞部 CT 及 MRI 检查，排除其他导致眩晕的相关疾病。

6. 突发性耳聋（sudden deafness）　是指突然发生的原因不明的感音神经性听力损失。可在数分钟、数小时或 3 天以内发生，至少在相连的 2 个频率听力下降 20dB 以上。

笔记

（1）临床表现：1/3～1/2 的患者可出现眩晕，并可有恶心、呕吐，但多为一过性发作，伴有非波动性感音神经性听力损失是主要特点，可伴耳鸣、耳堵塞感。除第Ⅷ脑神经外无其他脑神经受损症状。

（2）理化检查：纯音听阈测验至少在相连的 2 个频率听力下降 20dB 以上。

 病案分析

　　案例：患者，女性，60 岁。因"眩晕 2 天，吞咽困难 1 天"就诊。2 天前患者突然出现眩晕，头部昏沉感，偶有轻微天旋地转，坐立时明显，伴行走漂浮感，时有恶心，无呕吐，饮水呛咳，间有咳嗽，口腔痰涎较多，无肢体偏瘫麻木乏力及活动障碍。查体：神清，言语流利，构音不清，双瞳孔等大等圆，对光反射灵敏，眼震（+），眼球各向活动正常，咽反射减弱，饮水试验Ⅳ级，四肢肌力、肌张力正常，未引出病理征。

　　分析：眩晕特点：①持续时间数天，眩晕症状轻，恶心呕吐轻。②伴有脑神经功能缺损症状体征。如吞咽困难，行走不稳，构音不清，眼震（+）。

　　根据以上两个特点，考虑中枢性眩晕可能性大。因急性起病考虑脑血管意外可能性大，立即行头颅 CT 检查排除急性脑出血，必要时进一步头颅磁共振检查。

四、治疗

（一）急救处理

1. 西医急救处理

原则：遵循"先治疗，后查因；边治疗，边查因"的原则。首先是稳定生命体征，对症处理，缓解症状；其次对明确病因的疾病给予病因治疗，尤其紧急处理致命性疾病（如恶性心律失常、严重低血糖）、有明确治疗时间窗的脑血管疾病等引起的眩晕。

（1）一般护理：保持环境安静，患者选择最舒适的体位，避免声光刺激，解除思想顾虑，进行适当的心理辅导，防止患者跌倒。

（2）维护生命体征平稳：对于生命体征不稳定患者，首先立即给予呼吸循环支持，维持生命体征稳定后再进一步处理。

（3）前庭抑制剂：眩晕剧烈者，可选用苯海拉明、异丙嗪（非那根）肌内注射，尽快控制眩晕发作，减轻患者痛苦。

（4）镇静抗焦虑：烦躁，情绪紧张者，可选用地西泮、苯巴比妥肌内注射。

（5）止呕：呕吐剧烈者，可选用甲氧氯普胺、山莨菪碱、阿托品肌内注射。

（6）改善循环：盐酸倍他司汀、低分子右旋糖酐静脉滴注。

2. 中医急救处理　　遵循"急则治其标"的原则，以息风、泻火、化痰、祛瘀为主要治法。

（1）急救中成药：痰火上扰证：予清热、化痰、醒神中药针剂，如痰热清注射液等。瘀血证：予活血化瘀中药针剂，但应注意在未明确诊断前，须选用对脑出血、溶栓治疗无禁忌证的药物，如选用丹参注射液等。而对于虚证者可予参麦注射液等。

注意中药针剂溶媒无特殊要求的，尽量选用葡萄糖溶液，适当控制补液量，避免如梅尼埃病等疾病因过多的补水补钠而加重病情。后循环缺血疾病，则急性期避免使用含葡萄糖溶液。

（2）针灸治疗

1）平衡针治疗：主穴：头痛穴。配穴：升提穴、颈痛穴；呕吐可配胃痛穴；耳鸣耳聋可配耳聋穴。

2）腹针治疗：引气归元、商曲（双侧）、气穴（双侧）。实证：刺激略强，或可每隔5分钟行针1次，以泄其热；胃部胀满、呕吐加梁门（右侧）；肝阳上亢与痰浊中阻加调脾气；耳鸣眼花加气旁（双）。

3）药枕疗法：当归、川芎、辛夷花、羌活、藁本、菖蒲、细辛、白芷、冰片、乳香、没药、葛根各30g，研为细末，装枕芯，微波炉加热，置于患者颈下，保持热度，每次治疗1小时。

（二）引起眩晕常见疾病的西医治疗

1．后循环缺血

（1）注重血压、血糖、血脂的调控。

（2）抗血小板聚集、抗凝以及降纤药物的应用（具体参见脑血管意外章节）。

（3）血管再通治疗：后循环缺血患者在发病6小时内应积极准备溶栓治疗，另外，根据发病时间及患者具体情况考虑血管内介入治疗协助血管再通，并严密监护各脏器功能及生命体征（具体参见脑血管意外章节）。

（4）对压迫脑干的大面积小脑梗死患者常规内科降颅内压治疗效果不佳者，尽早请脑外科手术减压处理。

（5）神经保护药物：如胞磷胆碱、依达拉奉等。

2．小脑出血

（1）积极控制血压。

（2）控制体温、血糖，维持生命体征稳定。

（3）控制脑水肿、降低颅内压。根据情况适当使用脱水药物，避免糖皮质激素的应用。

（4）由于凝血功能障碍引起脑出血，应同时积极纠正凝血功能。

（5）小脑出血伴神经功能恶化、脑干受压和／或脑室梗阻致脑积水者应立即神经外科会诊，行血肿清除术和／或重症监护治疗。

3．良性阵发性位置性眩晕

（1）治疗上除一般处理外，避免诱发体位。

（2）因耳石会自溶，大多数患者眩晕症状可自行缓解。当眩晕持续不能缓解时，可通过特殊的复位手法使耳石自半规管排空，复位到椭圆囊斑内，从而使症状得到好转。

复位手法包括Epley、Semont、Barbecue等，其中后半规管性BPPV复位治疗效果尤佳。本病可复发，因此对患者进行临床宣教，通过音像和现场演示等方式教患者掌握复位方法，在复发后进行自我治疗，对减轻病情具有重要意义。

（3）长期治疗无效，影响工作和生活者，可行手术治疗。

4．前庭神经元炎

（1）病因治疗：控制病毒感染或者细菌感染，并适当用类固醇激素。此外，可应用神经营养及血管扩张药物。

（2）药物治疗无效，持续眩晕者，可考虑前庭神经切断术。

5. 梅尼埃病

（1）限制水、盐的摄入，可给予利尿脱水治疗，明确存在自身免疫紊乱表现者可使用糖皮质激素治疗。

（2）对于发作频繁，保守治疗无效，在间歇期可选择手术治疗。

6. 突发性耳聋

（1）糖皮质激素类药物治疗。

（2）降低血液黏稠度和抗凝药物治疗。

（3）神经营养类药物治疗。

（4）混合氧、高压氧等治疗。

（三）中医辨证论治

急性眩晕治疗以泻实祛邪为原则，以祛风、泻火、涤痰、化瘀为治法；缓解期其病变多以虚实夹杂为主，治疗上应补虚泻实，调整阴阳。

1. 肝阳上亢

证候：眩晕，耳鸣，头目胀痛，口苦，失眠多梦，遇烦劳郁怒而加重，甚则仆倒，颜面潮红，急躁易怒，肢麻震颤，舌质红苔黄，脉弦或数。

治法：平肝潜阳，清火息风。

代表方：天麻钩藤饮加减。

2. 风痰上扰

证候：头重昏蒙，或伴视物旋转，胸闷恶心，呕吐痰涎，食少多寐，舌苔白腻，脉濡滑。

治法：化痰息风，健脾祛湿。

代表方：半夏白术天麻汤加减。

3. 瘀血阻窍

证候：眩晕，头痛，兼见健忘脉涩或细涩。失眠，心悸，精神不振，耳鸣耳聋，面唇紫暗，舌暗有瘀斑，脉弦涩。

治法：祛瘀生新，活血通窍。

代表方：通窍活血汤加减。

4. 气血亏虚

证候：眩晕，动则加甚，劳累则发，神疲乏力，气短懒言，心悸怔忡，失眠健忘，舌质淡嫩，边有齿痕，苔薄白，脉细弱。

治法：补益气血，调养心脾。

代表方：归脾汤加减。

5. 肾精不足

证候：眩晕日久不愈，耳鸣，精神萎靡，腰膝酸软，健忘，少寐多梦，两目干涩，视力减退；或遗精滑泄，耳鸣。偏于阴虚者，五心烦热，颧红咽干，舌嫩红，少苔，脉细数；偏于阳虚者，形寒肢冷，面色㿠白或黧黑，舌质胖嫩，苔白，脉沉细。

治法：滋养肝肾，填精补髓。偏于阴虚者滋阴，偏于阳虚者温阳。

代表方：偏于阴虚者用左归丸加减，偏于阳虚者用右归丸加减。

第二节 晕 厥

晕厥（syncope）是指一过性全脑血液低灌注导致的短暂意识丧失（transient loss of consciousness，T-LOC），特点为发生迅速，一过性，自限性，并能够完全恢复。

晕厥属中医"厥证"范畴。轻者一般在短时间内苏醒，重者昏厥时间较长。《黄帝内经》《伤寒论》《景岳全书》等均有关于"厥证"的相关论述。

一、病因病理

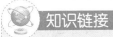 知识链接

在正常情况下，大脑获得的血流供应除依靠充足血容量、脑灌注压外还有有效的侧支循环系统，后者包括自一侧的颈动脉到另一侧的颈动脉，自一侧的椎动脉到另一侧的椎动脉；或通过 Willis 环吻合支将两侧颈、椎动脉等进行沟通，以及通过大脑半球内的侧支循环。先天性血管发育畸形或后天的动脉粥样硬化都能阻断颅内或颅外的动脉血流，妨碍侧支循环，造成脑缺血与继发的神经功能缺损症状。

（一）中医病因病机

1. 病因

（1）情志所伤：主要是指恼怒、惊骇、恐吓的情志变动，使心肝功能失调，心气不舒，肝失条达，而致心肝气郁；或因大怒而气血并走于上，以致气机突然逆乱，阴阳不相顺接而发病。

（2）瘀血阻滞：五脏功能障碍，气机运行失常，导致瘀血内生。瘀血内阻，闭阻经络，瘀塞心窍，使营卫不通，加之情志刺激，阴阳气血不能顺接而形成厥证。

（3）痰邪内伏：多见于形盛气弱之人，嗜食酒酪肥甘，脾胃受伤，运化失常，以致聚湿生痰，痰阻中焦，气机不利。如遇恼怒气逆，痰随气升，清阳被阻则可发为昏厥。

（4）体虚劳倦：体质虚弱是形成厥证的内在因素，亦可因多种慢性疾病而致阳气虚弱，营血内耗，加上劳累、饥饿、睡眠不足或体位骤然变动时，发生昏厥。或先天不足，又房事无节，纵欲竭精，气随精而暴脱发为厥证。

2. 病机 厥证根据不同的病因而有气厥、血厥、痰厥、暑厥、寒厥、酒厥、色厥、食厥等的不同，其病性概而言之，不外乎虚、实、寒、热几个方面。病位虽涉及五脏六腑，但与肝的关系尤为密切。总的病机为突然气机逆乱，升降失常，气血阴阳不相顺接，发为厥证。

（二）西医病因病理

1. 病因

（1）神经介导反射性晕厥：见于血管迷走性晕厥，颈动脉窦性晕厥，情境性晕厥（急性出血；咳嗽、打喷嚏；胃肠道刺激，包括吞咽、排便、腹痛；排尿；运动后；餐后；其他如举重等），还有舌咽神经痛性晕厥。

（2）体位性低血压性（orthostatic hypotension，OH）晕厥：见于自主神经功能障碍（ANF）、药物（和酒精）诱发的直立性晕厥、血容量不足（出血、腹泻、Addison 病）。自

 笔记

主神经调节失常分为原发性自主神经调节失常综合征（如单纯自主神经调节失常、多系统萎缩、伴有自主神经功能障碍的帕金森病）、继发性自主神经调节失常综合征（如糖尿病性神经病变、淀粉样变性神经病变）。

（3）心源性晕厥

1）心律失常性晕厥：心动过速（室性心动过速、阵发性心房颤动等）、心动过缓（病态窦房结综合征、高度房室传导阻滞等），药物引起的心动过速和心动过缓，遗传性心律失常（如长QT综合征、Brugade综合征、儿茶酚胺依赖性室速）。

2）器质性心脏病或心肺疾患所致晕厥：如梗阻性心脏瓣膜病、心绞痛与急性心肌梗死、心肌病、心房黏液瘤、主动脉夹层、心脏压塞、肺栓塞、肺动脉高压。

2. 病理机制

（1）神经介导反射性晕厥：由于神经调节反射异常，导致交感性或迷走神经传出障碍，引起血管扩张和心动过缓，导致外周血管阻力减低，表现为血管抑制、心脏抑制或混合型反射性晕厥。

（2）体位性低血压性晕厥：自主神经系统结构或功能受损（药物引起、原发或继发性自主神经功能衰竭等），此时交感神经血管舒缩反射不能在直立体位时增加外周血管阻力，重力的作用加上血管舒缩功能障碍导致膈以下静脉血液淤积，引起静脉回流减少，最终导致心排血量减低。

（3）心源性晕厥：心律失常引起血流动力学障碍，一过性心排血量减低导致全脑血流低灌注；当血液循环的需求超过心脏代偿能力，心排血量不能相应增加时，器质性心血管疾病患者就会出现晕厥。

二、临床资料

晕厥是短暂的发作性意识丧失的临床综合征，通过对患者全面系统而重点突出的问诊、查体、理化检查，是明确病因，治疗晕厥的关键。

（一）病史症状要点

病史、诱发因素、伴随症状这三项对晕厥的鉴别诊断常能提供比较重要的线索，分述如下：

1. 病史　应详细询问晕厥在何种情况下发生，发生时的体位，发生的时间，发作时的面色，血压及脉搏情况，晕厥前期与晕厥后期的表现，晕厥与用药的关系，既往有无相似的发作，有无心律失常及器质性心血管病病史，家族中有无类似的病史等。

2. 诱发因素　血管迷走性晕厥常由恐惧、疼痛、操作、恐血症情绪引起和直立体引起。颈动脉窦过敏综合征的晕厥常伴随转头动作、颈动脉窦受压出现。主动脉狭窄以及法洛四联症等患者常在用力后晕厥。低血糖性晕厥的每次发生常与空腹有密切关系。

3. 症状要点　发作前，常出现恶心呕吐、腹部不适、出冷汗、头晕、视物模糊，意识丧失后出现强直阵挛持续时间较短（<15s），意识逐渐恢复，发作后常伴随恶心、呕吐、面色苍白。

4. 伴随症状　伴有明显的自主神经功能障碍（如面色苍白、出冷汗、恶心、乏力等）者，多见于血管抑制性晕厥或低血糖性晕厥；伴有面色苍白、发绀、呼吸困难，见于急性左心衰竭；伴有心率和心律明显改变，见于心源性晕厥；伴有胸痛、呼吸困难、咯血提示肺栓塞。

笔记

（二）查体要点

1. 判断意识,注意晕厥持续时间,注意发作时血压降低情况、心率及脉搏变化、瞳孔改变、皮肤温度及体温变化。

2. 注意清醒后精神状态,颜面、皮肤色泽改变及出汗情况有无异常。

3. 心血管系统　心脏节律、心率、杂音、血压(卧位和立位血压),判断有无心源性晕厥。

4. 神经系统　颅神经检查、运动及感觉功能、生理反射、病理反射及脑膜刺激征,与短暂性脑缺血发作等脑血管疾病鉴别。

5. 血管检查　双侧上肢脉搏、血压对比,颈部血管杂音,明确有无血管迷走性晕厥。

（三）辅助检查要点

1. 血常规、电解质、血糖、肝功能、肾功能、血气分析、粪便常规 + 隐血实验等检查。

2. 颈动脉窦按摩诱发试验有助于颈动脉窦过敏综合征晕厥的诊断。

3. 直立位评价　包括卧立位试验和直立倾斜试验对反射性晕厥有诊断价值。

4. 肌钙蛋白、心电图、超声心动图、动态心电图、心脏导管检查、心脏电生理检查、三磷酸腺苷试验、运动试验等排除心源性晕厥。

5. 当怀疑 T-LOC 为非晕厥性原因时,查头颅 CT 及 MRI、颈动脉超声、动态脑电图、脑脊液检查排除颅内病变。

6. 精神心理评估,以排除癔症性晕厥。

三、诊断思路

（一）危险性评估

1. 初步评估　详细询问病史、体格检查、心电图等检查,首先明确是否晕厥,诊断晕厥需注意以下 4 项:是否完全意识丧失?是否发作较快且时间短暂?是否完全自行恢复且无后遗症?是否有肌紧张消失?如果该 4 项均具备,则晕厥可能性极大;如果 1 项不具备,应先排除其他原因引起的意识丧失;同时明确是否能确定晕厥的病因及是否为高危患者,高危患者常具有意识障碍较重、持续时间较长,生命体征异常,神经系统定位体征阳性,辅助检查结果阳性的特点,如二度Ⅱ型及三度房室传导阻滞、室速、主动脉夹层等,病情危重、凶险。而血管迷走性晕厥、颈动脉窦过敏综合征及情境性晕厥等低危晕厥,一般病情较轻、预后较好。

2. 危险分层　当初步评估后尚无法明确晕厥的原因时,应立即对患者的主要心血管事件及心脏性猝死风险进行评估(表 11-3)。具备一个重要危险因素者应紧急(2 周内)心脏评估,具备一个或多个次要危险因素这也应考虑紧急心脏评估。

（二）诊断流程

1. 注意了解发作的诱因、场所、体位,发作前有无面色苍白、皮肤湿冷及出汗情况;发作时有无强直性痉挛,发作持续时长,发作后有无乏力、恶心呕吐、头晕头痛。

2. 询问病史,是否反复发作,既往有无糖尿病、尿毒症及心血管疾病、神经系统疾病,询问近期服用药品及酒精制品,家族是否有相似病史。

3. 重点观察心率、血压、血糖变化,查体注重心脏和神经系统检查。

表 11-3 晕厥的短期危险因素

	危险因素	表现
主要	心电图异常	心动过缓、心动过速或传导系统疾病
		新发的心肌缺血或陈旧性心肌梗死
	心脏疾病史	心肌缺血、心律失常、心肌梗死、瓣膜性疾病
	低血压	收缩压<90mmHg
	心力衰竭	既往史或目前发生
次要	年龄>60岁	
	呼吸困难	
	贫血	血细胞比容<0.30
	高血压	
	脑血管疾病	
	早发猝死家族史	猝死年龄<50岁
	特殊情境	卧位、运动或没有先兆症状的晕厥

4.在病情稳定后或在监护下进行相关辅助检查。

5.对诊断未明者,评估其复发危险性(图 11-2)。

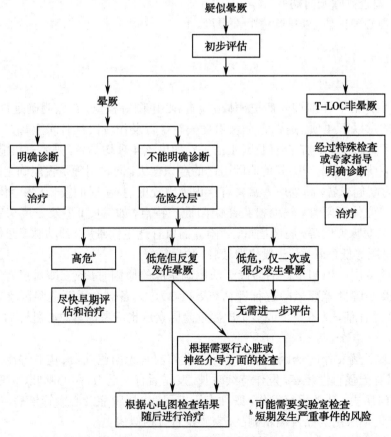

图 11-2 晕厥诊断与评估流程

（三）鉴别诊断

晕厥需与下列疾病进行鉴别：

1. 短暂性脑缺血发作（TIA）　均突然起病，意识丧失，但 TIA 可伴肢体无力、步态和肢体的共济失调、眼球运动失调和口咽功能失调等神经系统体征，可持续 2～3 分钟至 30 分钟或更长时间（但很少长于 1 小时）。

2. 癫痫强直 - 阵挛发作　均有短暂意识丧失，但癫痫发作时多有双眼上翻、口吐白沫、肢体强直 - 阵挛抽搐，且口中发出怪叫声，且发作多与体位无关，发病前常有先兆，过去有类似发作史，多数有癫痫家族史，结合脑电图异常可与晕厥进行鉴别。

3. 失神发作　无明显诱因及发作，常见于儿童期；意识丧失时间甚短，仅数秒，动作中断而不跌倒，发作时血压正常，脑电图有助于诊断。

4. 癔症　发病前常有明显情绪激动或精神因素，发作时无意识丧失，表现为双目紧闭，对外界无反应，检查时可见眼球逃避动作，发作时间长（数小时或数天）；发作时无血压改变，不会伤到自己，暗示治疗效果良好。

5. 眩晕　主观感觉自身或外物运动，常伴有恶心、呕吐或耳鸣，可因平衡失调而跌倒，但无意识障碍。

6. 发作性睡病　在任何情况下反复发生的不可抑制的睡眠，持续时间可长可短，可被唤醒，无意识丧失。

7. 昏迷　逐渐意识丧失，持续时间较长，不易迅速恢复，根据病史和检查不难鉴别。

（四）常见危险性晕厥诊断要点

1. 心源性晕厥　任何心脏疾患引起心排血量突然减少或暂停导致脑缺血而引起的短暂意识丧失称为心源性晕厥，主要有心律失常、急性心脏排血受阻和心肌病变三种类型。

（1）临床表现：晕厥可在任何体位发作，但平卧位发作常提示为心源性；用力常为发作诱因；前驱症状多不明显或可有很短暂的心悸；主要伴随症状是面色苍白、发绀、呼吸困难以及有心率、心律、心音与脉搏等改变；常有心脏病病史及心脏病体征。

（2）理化检查：①心电图与 24 小时动态心电监护：能发现相应的异常变化如二度Ⅱ型及三度房室传导阻滞、病态窦房结综合征、室颤、室速、尖端扭转型室速、急性心肌梗死、急性心肌缺血。②超声心动图：可发现如扩张性心肌病、心肌收缩功能异常、急性心肌梗死、心肌缺血、肺栓塞等。③电生理检查：对窦房结和心室结功能异常、房性或室性快速心律失常有重要诊断价值。④三磷酸腺苷（ATP）试验诱发的房室性传导阻滞伴室性停搏持续时间 >6 秒，或诱发的房室性传导阻滞 >10 秒为异常。

2. 神经介导的反射性晕厥　由于各种因素导致神经介导的反射性异常，引起血压急骤下降和 / 或心率减慢，心排血量突然减少，一过性脑供血不足，出现短暂意识丧失。

（1）临床表现

1）血管迷走性晕厥：晕厥由情绪紧张和长时间站立诱发，并有典型表现如伴有出汗、面色苍白、恶心及呕吐等，一般无心脏病史。

2）情境性晕厥：晕厥发生在特定触发因素之后，如咳嗽、打喷嚏、排便排尿、餐后等。

3）颈动脉窦性晕厥：常伴随转头动作或颈动脉窦受压时（如局部肿瘤、剃须、衣领过紧）出现。

（2）理化检查：颈动脉窦按摩试验排除颈动脉窦性晕厥，直立位试验、运动试验协助明确诊断。

3. 体位性低血压性晕厥　由原发性或继发性因素引起的自主神经功能衰竭导致的晕厥，如药物因素或者容量不足等引起的晕厥。

（1）临床表现：①发生在起立动作后；②晕厥时记录到血压降低；③可发生在开始应用或调整引起血压降低的药物剂量之后；④常存在自主神经疾病或帕金森病；⑤可能有出血，如消化道出血、宫外孕破裂出血。

4. 肺栓塞　晕厥在肺栓塞中虽不常见，但无论是否存在血流动力学障碍均可发生，有时可为肺栓塞的唯一或首发症状，发生率为11%～20%。

（1）临床表现：晕厥可能为唯一表现。可伴有呼吸困难、胸痛、咯血、心悸等症状。多有重大创伤、外科手术、下肢骨折、中心静脉置管、长期卧床、久坐不动、下肢静脉曲张或血栓形成等病史。

（2）理化检查：肺动脉造影是诊断急性肺栓塞的"金标准"。心电图可出现电轴右偏，表现为 $S_1Q_{III}T_{III}$ 综合征。胸部 X 线、胸部 CTA、超声心动图、静脉超声、血气分析、血浆 D- 二聚体检查有助于辅助诊断肺栓塞。

5. 主动脉夹层　大约15%的 Stanford A 型患者和小于 5% 的 Stanford B 型患者会出现晕厥症状，晕厥与心脏压塞或主动脉上部三分支夹层等危及生命的并发症有关。

（1）临床表现：多伴有主动脉夹层最常见的突发的严重胸痛和 / 或背痛症状。伴血压升高、偏瘫、声音嘶哑、Horner 综合征等，可出现心脏压塞、胸腔积液、心功能衰竭、休克等症状。

（2）理化检查：超声心动图（TTE）、CT 血管造影检查（CTA）和磁共振成像（MRI）、主动脉造影可协助诊断。

四、治疗

（一）急救处理

1. 西医急救处理　晕厥的治疗原则要以恢复脑的血流灌注，防止躯体损伤，预防复发为目的。

（1）发生晕厥后立即平卧，采取头低脚高的姿势，使脑部得到较好的供血。

（2）吸氧（过度换气例外），松解衣领及裤带，保持呼吸道通畅，纠正低氧血症。

（3）治疗原发病：如心室颤动者立即行非同步直流电除颤术，由缓慢性心律失常所致者，应立即静脉注射阿托品 0.5～2mg 或肾上腺素 0.3～0.5mg，房室传导阻滞所发生的晕厥安装心脏起搏器等。

（4）但当病因不明确或目前治疗无效时，则应根据危险分层，选择教育预防复发或干预防治心脏性猝死，如图 11-3。

2. 中医急救处理　厥证乃急危之候，当及时救治，以"醒神回厥"为治则，实证以"开窍、化痰、辟秽"为治法；虚证以"益气、回阳、救逆"为治法。

（1）急救中成药：对脑源性晕厥，属实证、痰证、火证者予清热、化痰、醒神中药针剂，如醒脑静、清开灵注射液、天麻素注射液等；瘀证者予活血化瘀中药针剂，但应注意在未明确诊断前,须选用对脑出血、溶栓治疗无禁忌证药物。

对心源性晕厥、低血压性、血糖过低等属虚证:予补虚益气中药针剂,如参麦注射液、参附注射液等。

（2）针灸治疗

1）平衡针治疗:主穴:急救穴。配穴:头痛穴、胸痛穴。

2）体针治疗:主穴:百会、人中、十宣、内关、足三里。方法:先刺人中穴,用强刺激,然后刺内关、足三里。进针后强刺激,每隔3～5分钟行针一次,2～3次效果不显著者,再加内关、涌泉。

3）耳针疗法:主穴:心、皮质下、肾上腺、神门。

4）灸法:用艾灸,先灸百会,效果不显著加灸气海。如果阳虚欲脱,灸气海、神阙以温中回阳。

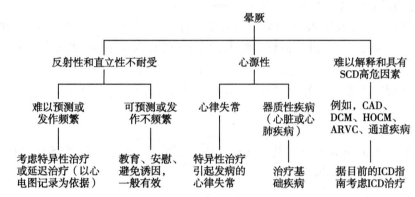

图11-3　晕厥治疗原则

注:SCD为心脏性猝死,CAD为冠状动脉疾病,DCM为扩张型心肌病,HOCM为肥厚型梗阻性心肌病,ARVC为致心律失常性右室心肌病,ICD为植入式心脏复律除颤器

（二）常见危险性晕厥的西医治疗

1.心源性晕厥

（1）快速型心律失常性晕厥:血流动力学不稳定的,使用心脏电复律。快速性心房颤动时可用普罗帕酮、洋地黄等;室上性心动过速引起的晕厥可应用腺苷、普罗帕酮、奎尼丁、胺碘酮等。尖端扭转型室性心动过速可用硫酸镁、异丙肾上腺素、利多卡因;尖端扭转型室型心动过速持续发作、心室颤动者立即行非同步直流电除颤术。

（2）缓慢型心律失常性晕厥:可立即静脉注射阿托品0.5～2mg或肾上腺素0.3～0.5mg。房室传导阻滞所发生的晕厥安装心脏起搏器。

（3）治疗基础疾病,针对不同的病因可行射频消融、起搏器植入、外科手术等,对于心脏性猝死高危患者应针对疾病进行特异性治疗,如植入心脏复律除颤器等,以减少威胁患者生命的不良事件发生。

2.神经介导反射性晕厥

（1）以非药物治疗为主:如双腿或双上肢绷紧做肌肉等长收缩,倾斜训练等。

（2）避免诱发因素:如避免处于闷热而拥挤的环境,避免出现血容量不足情况,避免使用引起血压降低的药物,包括α受体阻滞剂、利尿药和酒精。

（3）早期识别前驱症状，采取措施终止发作：如及时仰卧，但对不可预测、频繁发作的晕厥需予其他治疗。

3．体位性低血压性晕厥

（1）非药物治疗：健康教育和生活方式的改变等可显著改善症状。药物诱发的体位性低血压性晕厥则消除药物作用和扩张细胞外液容量，无高血压者可摄入足量的盐和水；重力性静脉淤滞者可使用腹带或弹力袜治疗。

（2）药物治疗：可口服肾上腺素α受体的激动剂米多君，但不能治愈，疗效也有差异。

4．肺栓塞

（1）绝对卧床休息，密切监测生命体征，吸氧，必要时镇静、镇痛等。

（2）抗凝治疗：标准的抗凝疗程至少为3个月，常用的抗凝药物有普通肝素、低分子量肝素、磺达肝癸钠、华法林、利伐沙班等。

（3）溶栓治疗：发病48小时内溶栓效果最好，常用药物有尿激酶、阿替普酶。

（4）外科治疗：包括外科血栓清除术、经皮导管介入治疗、静脉滤器植入术等。

5．主动脉夹层

（1）密切监测生命体征，维持血流动力学稳定等对症支持治疗。

（2）镇痛。

（3）控制血压。

（4）对于Stanford A型主动脉夹层目前主要推荐采用急诊手术治疗，Stanford B型主动脉夹层主要推荐腔内治疗。

（三）中医辨证论治

以醒神回厥为治疗原则，分清气、血、痰、火、暑、食及病性虚实，分证而治。

1．气厥实证

证候：由情志异常、精神刺激而发作，突然昏倒，不知人事，或四肢厥冷，呼吸气粗，口噤拳握，舌苔薄白，脉伏或沉弦。

治法：开窍，解郁，理气。

代表方：通关散合五磨饮子。

2．气厥虚证

证候：头晕昏仆，不省人事，四肢逆冷，面色苍白，汗出肢冷，呼吸微弱，舌淡，苔薄，脉沉细弱。

治法：补气，回阳，醒神。

代表方：生脉散合四味回阳饮。

3．血厥实证

证候：多因急躁恼怒而发，突然昏倒，不知人事，牙关紧闭，面赤唇紫，舌暗红，脉弦有力。

治法：平肝潜阳，理气通瘀。

代表方：羚角钩藤汤。

4．血厥虚证

证候：平素血虚或失血过多等诱因而发，头晕，面白，心悸，夜难成寐，神疲乏力，气短，舌淡、苔薄白，脉虚数无力。

笔记

208

治法：补养气血。

代表方：急用独参汤，继服人参养荣汤。

5. 痰厥

证候：素有咳喘宿痰，多湿多痰，恼怒或剧烈咳嗽后突然昏厥，喉有痰声，或呕吐涎沫，呼吸气粗，舌苔白腻，脉沉滑。

治法：行气豁痰。

代表方：导痰汤。

（覃小兰）

学习小结

1. 学习内容

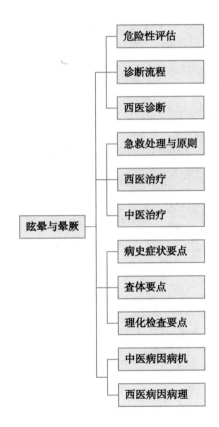

危险性评估
诊断流程
西医诊断
急救处理与原则
西医治疗
中医治疗
眩晕与晕厥
病史症状要点
查体要点
理化检查要点
中医病因病机
西医病因病理

2. 学习方法

首先理解眩晕和晕厥发生的病理机制，复习脑干、内耳生理解剖；从急诊临床出发，掌握如何从"眩晕""晕厥"主诉展开进一步的问诊，拓宽诊断思路，进行系统而又重点突出的查体及理化检查，迅速排除危重病情。归纳总结各种疾病眩晕的不同特点。掌握晕厥的急救原则及处理措施。

复习思考题

1. 什么是眩晕？头晕与眩晕的关系是什么？

2. 从眩晕的持续时间、伴随症状、诱发因素、发作频率几个方面比较后循环缺血

（PCI）及良性阵发性位置性眩晕（BPPV）的特点。

3. 在院前接诊眩晕患者，应该如何进行初步诊治？

4. 晕厥的分类和可能引起晕厥的原因有哪些？

5. 晕厥的急救处理原则和方法有哪些？

笔记

第十二章

急性意识障碍

学习目的

急性意识障碍是急诊常见病症,昏迷是最严重的意识障碍,多会危及生命,需要紧急救治。通过本章知识的学习,把握昏迷的临床特征,明确诊断思路从而达到及时准确救治的目的。

学习要点

昏迷的概念、诊查要点、诊断思路、急救原则与处理、治疗措施。

意识(consciousness)是指大脑的觉醒程度,是中枢神经系统对自身和周围环境进行感知、理解,并对内外环境刺激做出有意义应答反应的能力,主要通过语言、躯体运动和行为等表达出来。人的意识需要完整而正常的中枢神经系统维持,其中较重要的部分为:①脑干上行网状激活系统;②丘脑弥散投射系统;③大脑皮质。因此,凡上述各部发生器质性或可逆性病变时,则不能维持觉醒状态,出现意识障碍。

意识障碍可分为以下几类:①以觉醒度改变为主的意识障碍,包括嗜睡、昏睡、昏迷(浅昏迷、中度昏迷、深昏迷);②以意识内容改变为主的意识障碍,包括意识模糊、谵妄状态;③以意识范围改变为主的意识障碍,包括朦胧状态、漫游性自动症;④特殊类型的意识障碍:包括最低意识状态、去大脑皮质状态、植物状态。

急性意识障碍是常见急症,其病因复杂,且往往导致生命危险,因此,对意识障碍患者进行快速、系统的检查,对潜在疾病和发展预后进行判断,迅速采取诊治措施,避免脑组织造成更为严重或不可逆的损害尤为重要。下文仅着重讨论昏迷。

昏　迷

昏迷是最严重的意识障碍,表现为意识完全丧失,对内外界刺激不能做出有意识的反应,随意运动消失,生理反射减弱或消失,出现病理反射,是急诊科常见的急症之一。病死率高,应及时做出判断和处理。

中医古代文献中,昏迷常称之为"神昏""昏蒙""昏愦""昏谵"等,亦可见于内伤杂病中的"中风""厥脱""癫痫"等病证。系温病营血阶段、中风、厥脱、痫病、痰证、消渴、急黄和喘逆疾病等发展到严重阶段而出现的一种危急证候。

一、病因病理

（一）中医病因病机

1. 病因

（1）感受外邪：外感时邪，蕴结化热，传变入里，或热结胃肠，邪热炽盛，扰及神明，而致神昏；或邪热入营，内陷心包；或风热闭肺，邪热壅滞上焦，热毒逆传心包；或传染疫毒，热毒炽盛，内陷心营；或卒冒秽浊之气，郁闭气机，清窍不利；或酷暑高温，热郁气逆，闭塞清窍等均可扰乱神明，神明失守导致昏迷。

（2）饮食不节：嗜食酒酪肥甘，损伤脾胃，脾虚不运，湿聚成痰，痰湿内阻，或痰郁化热，痰热互结，上蒙清窍，神明不用，导致昏迷。

（3）五志过极：心火偏盛，肝阳暴亢，阴虚阳实，阳热上扰，或夹痰火，上扰清窍，令神明瞀乱而致昏迷。

（4）久病、重病：久病脾肾阳虚，体内精微和水液的运化、输布功能发生严重障碍，产生水湿浊阴之邪，浊阴上犯，蒙闭清窍，导致昏迷；重病正气消耗，邪盛正衰，或邪已去而正将亡，元气耗竭，心神耗散，表现为阳气欲脱，或真阴欲绝的昏迷脱证。

（5）外伤：头部受到撞击后，脑络损伤，导致气血逆乱，周流不畅，瘀血痹阻脑窍，或出血占据脑窍，神明失用，故见伤后昏迷。

2. 病机　昏迷的形成与心、脑有关。心主神明，神志活动为心所司，脑为元神之府，清窍之所，脏腑清阳之气均会于此而出于五官，故凡病邪蒙蔽神明，或上扰清窍，或脏腑内伤导致心、脑受邪，阴阳气血逆乱而窍络不通，以及阴虚阳脱，心神耗散均可导致昏迷。

（二）西医病因病理

1. 主要病因

（1）颅内病变

1）颅内幕上病变：颅内血肿、脑梗死、脑肿瘤、脑脓肿、脑寄生虫病等。

2）颅内幕下病变：脑干梗死、脑干出血、脑干肿瘤、小脑出血、桥脑小脑角肿瘤等。

3）颅内弥漫性病变：颅内感染、脑震荡、广泛性脑损伤、蛛网膜下腔出血、癫痫发作后昏迷、Wernicke脑病等。

（2）颅外病变：全身性疾病是引发昏迷的常见病因，通常包括各种原因所致的代谢性脑病和各种中毒引起的中毒性脑病两大类。

1）代谢性脑病：①肝性脑病；②肾性脑病（尿毒症脑病、透析脑病等）；③肺性脑病；④心源性昏迷（严重心律失常、急性大面积心肌梗死、心搏骤停）；⑤糖尿病酮症酸中毒、高渗性高血糖状态；⑥低血糖昏迷；⑦休克；⑧电解质紊乱、酸碱失衡；⑨中暑昏迷；⑩其他内科疾患（甲亢危象、肾上腺危象、垂体危象，营养缺乏性脑病等）。

2）中毒性脑病：①感染中毒性脑病；②药物中毒；③一氧化碳中毒；④农药中毒；⑤急性酒精中毒；⑥重金属中毒；⑦霉变甘蔗中毒。

2. 病理机制　针对上述不同病因，产生意识障碍的机制亦不同，概括其发病机制如下：①大脑皮质广泛、弥漫性损害或功能抑制，见于颅内弥漫性疾病及全身性疾病；②尾侧间脑和脑桥以上结构受压迫或缺血均可损害上行性激活系统而阻断正常的皮质激活，多见于占位性病变等；③神经递质和脑的能量代谢发生障碍可间接或直接影响脑干网状激活系统或大脑皮质功能,而致意识障碍。

二、临床资料

（一）病史、症状要点

1. 病史

（1）外伤史:脑震荡、脑挫伤、硬膜下血肿、硬膜外血肿等。

（2）发热史:脑脓肿、血栓性静脉炎、各种脑炎、急性播散性脑脊髓炎、急性出血性白质脑病、中暑等。

（3）内脏慢性疾病史:严重肺部疾患应注意肺性脑病,心脏病史应注意脑栓塞、阿-斯综合征,肝病史应注意肝性脑病,肾病史应注意尿毒症性昏迷、透析性脑病。

2. 症状要点

（1）注意昏迷发生的缓急、持续时间及演变。①急发、历时短暂:颅脑外伤、阿-斯综合征、癫痫发作等;②急发、持久:颅脑外伤、脑出血、脑梗死、急性脑炎、脑膜炎、急性药物中毒等;③缓发、持久:肿瘤、脓肿、脑寄生虫病、慢性硬膜下血肿、某些中毒性脑病以及各种慢性器官功能衰竭所致的代谢性脑病。

（2）重视环境和现场特点:①季节:冬季要考虑一氧化碳中毒,夏季要考虑中暑;②晨起发现患者意识障碍应想到服毒或低血糖昏迷的可能性;③公共场所发现的患者多为急骤发病者,如癫痫、脑血管意外和阿-斯综合征等;④注意可能发生头部外伤的病史和现场;⑤患者周围的药瓶、未服完的药片、呕吐物等。

（二）查体要点

1. 生命体征　体温增高是否为中枢性高热;呼吸气味可以判断尿毒症昏迷、糖尿病性昏迷、有机磷农药中毒等;血压增高是否有颅压增高或高血压脑病,血压降低有镇静安眠药中毒可能。

2. 皮肤黏膜　观察肤色、出汗、皮疹、出血点及外伤等。

3. 头颈部　观察有无外伤、黑眼圈、脑脊液漏、有无舌咬伤等,鉴别颅脑外伤及癫痫大发作。

4. 四肢　有无骨折脂肪栓子引起的脑栓塞等。

5. 神经系统

1）瞳孔大小和对光反射:判断脑干病变及有无脑疝形成。

2）眼球运动:判断有无中脑及脑桥损害。

3）眼底改变:判断高颅压及蛛网膜下腔出血。

4）脑膜刺激征:阳性见于脑膜炎及蛛网膜下腔出血。

5）反射检查:一侧减弱或消失或两侧不对称,提示脑局限性病变;浅反射由存在到消失及深反射由亢进到消失提示昏迷程度加重;深昏迷时,患者所有反射消失。

（三）理化检查要点

1. 一般检查　血常规、尿常规、粪便常规、血气分析、电解质、肝肾功能、心肌酶、肌红蛋白、肌钙蛋白、血糖、糖化血红蛋白、酮体检查。

2. 脑脊液（CSF）检查　对了解颅压、中枢神经系统感染及出血意义重大。

3. 心电图　对心肌梗死、严重心律失常、阿-斯综合征、心脏停搏有诊断价值。

4. 脑电图　昏迷患者脑电图为广泛性慢波或波幅低平等。

5．诱发电位颅脑损伤可引起听觉诱发电位成分缺失。

6．脑彩超（TCD）、脑血管造影（DSA） 评价颅内外血管情况及提供有益证据。

7．头颅 CT、MRI 可显示颅内病变的部位、大小及性质，对颅脑损伤、脑出血、颅内占位性病变及脑水肿等都有定位、定性意义。

三、诊断思路

（一）危险性评估

1．根据病情严重程度分级

（1）浅昏迷：仅对强烈痛觉刺激才能引起肢体做些简单的防御回避反应，眼睑多半开。对语言、声音、强光等刺激均无反应，无自发性语言，自发性动作也极少。脑干的生理反射如瞳孔对光反射、角膜、吞咽、咳嗽及眶上压痛等反射均正常存在。血压、脉搏、呼吸等生命体征多无明显改变。

（2）中昏迷：对强烈疼痛刺激的防御反应、角膜与瞳孔对光等反射均减弱，眼球无转动，大小便失禁或潴留，呼吸、脉搏、血压也有改变。

（3）深昏迷：对外界一切刺激包括强烈的痛觉刺激都无反应，各种深、浅反射包括角膜、瞳孔对光等反射均消失，病理反射也多消失。瞳孔散大，大小便多失禁，偶有潴留，四肢肌肉松软、张力低。血压可下降，脉搏细弱、呼吸不规律等不同程度的生命体征异常。

2．根据格拉斯哥昏迷量表评分分级 格拉斯哥昏迷量表（Glasgow coma scale，GCS）评分（表 12-1）是目前临床应用最多的一种昏迷程度分级量表，根据检查者对患者眼球活动、语言反应及肢体运动反应三项内容将昏迷程度由轻到重分为四个等级。正常：15 分；轻度昏迷：14～12 分；中度昏迷：11～9 分；重度昏迷：8 分以下为，其中4～7 分患者预后极差，3 分以下患者生存罕见。

表 12-1　格拉斯哥昏迷量表（GCS）

检查项目	功能状态	评分
睁眼反应	自动睁眼	4
	呼唤睁眼	3
	刺激睁眼	2
	无反应	1
语言反应	定向力正常	5
	定向力障碍	4
	不恰当的字词	3
	不能理解的声音	2
	无反应	1
运动反应	遵从命令	6
	刺激定位	5
	疼痛躲避	4
	刺激时呈屈曲反应	3
	刺激时呈伸展反应	2
	刺激时无反应	1

（二）诊断流程

昏迷患者诊断流程见图12-1。

1. 迅速确定昏迷程度。

2. 观察并维持生命体征稳定。

3. 边检查、边治疗、边观察，治疗的同时详细进行神经系统检查及必要的实验室检查和其他辅助检查。

4. 尽快明确病因及诊断，采取行之有效的治疗手段。

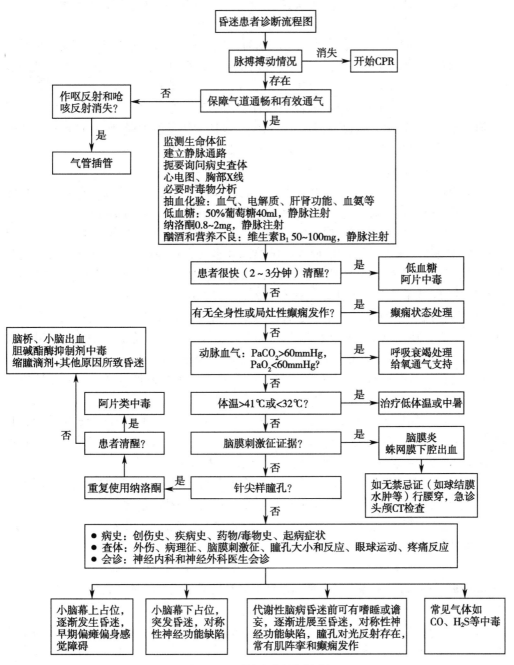

图 12-1 昏迷患者诊断流程

5. 对于暂时无法明确何种原因导致的昏迷，应该积极进行支持疗法，避免各脏器尤其是脑部进一步损害。

6. 酌情组织及时会诊。

（三）鉴别诊断

1. 闭锁综合征（locked-in syndrome）　四肢瘫痪，意识清醒，不能言语，只能用眨眼和眼的垂直运动示意表达其思维方式，又称失传出状态（deafferent state）。

2. 精神抑制状态　常见于癔症或受到严重精神打击后。突然起病，可对外界刺激全无反应，僵卧不语，呼吸急促或屏气，四肢挺直或乱动，双目睁眼瞪视或紧闭，眼球游动，检查可见眼球活动回避。神经系统检查正常。

3. 木僵　高度的精神抑制状态，表现为四肢不动，不语，不吃不喝，躯体呈蜡样屈曲；伴有自主神经功能紊乱的表现，如流涎、尿潴留、低体温等。常见于精神分裂症患者。

4. 晕厥　突然而短暂的意识丧失伴有躯体姿势不能保持，并能很快恢复的一类临床综合征。多数由大脑血液灌注不足引起，包括神经反射性晕厥、体位性低血压晕厥、心源性晕厥和脑源性晕厥等（见第十一章第二节晕厥）。

（四）引起昏迷的常见病诊断要点

1. 急性脑血管病　急性脑血管病是昏迷的常见原因之一。出血性脑血管疾病包括蛛网膜下腔出血和脑出血。缺血性脑血管疾病包括脑血栓形成、脑栓塞。

（1）临床表现：急性脑血管病出现意识障碍或昏迷，一般见于出血性脑血管病，但大面积脑梗死及大的栓子脱落形成的脑栓塞亦多见意识障碍。常有高血压、脑动脉粥样硬化病史，突然出现意识障碍、偏瘫、失语等主要症状，可伴或不伴头痛、呕吐、痫性发作等，严重者合并瞳孔散大或不等大、脑疝形成及生命体征改变。

（2）理化检查：对于急性卒中患者，头颅 CT 是最常用的检查，它对于发现早期梗死及出血的识别很重要；头颅 MRI 检查可显示发病数小时后的脑梗死；数字减影血管造影、颈动脉及椎动脉彩超、头颅 MRA、CTA 对评估颅内外血管狭窄、闭塞、血管痉挛程度有帮助；脑脊液检查有助于鉴别蛛网膜下腔出血或怀疑卒中继发于感染性疾病。

2. 糖尿病酮症酸中毒（diabetic ketoacidosis，DKA）　是由于胰岛素缺乏或存在胰岛素抵抗、升糖激素不适当升高引起的糖、脂肪和蛋白质代谢严重紊乱，水、电解质和酸碱平衡失调，表现为高血糖、高血酮和代谢性酸中毒的综合征。

酮症酸中毒时机体病理生理改变主要包括以下几个方面：①酸中毒；②严重失水；③电解质平衡紊乱；④循环衰竭和肾衰竭；⑤中枢神经功能障碍。

（1）临床表现：重度糖尿病酮症酸中毒患者常先有烦渴、尿量多、恶心、食欲减退、头痛、腹痛、视力减退和嗜睡等症状，之后进入昏迷。

（2）理化检查：尿糖、尿酮明显增高，血糖高（一般在 16.7～33.3mmol/L，超过 33.3mmol/L 时多伴有高渗性高血糖状态或有肾功能障碍），血酮体升高（多在 4.8mmol/L 以上），代谢性酸中毒。

3. 高渗性高血糖状态（hyperosmolar hyperglycemic state，HHS）　是糖尿病急性并发症的特殊类型，又称高渗性昏迷。临床以严重高血糖而无明显酮症酸中毒、血浆渗透压显著升高、失水和意识障碍为特征。

（1）临床表现：一般从开始发病到出现意识障碍需 1～2 周，偶急性起病。由于严重的失水引起血浆高渗和血容量减少，主要表现为严重的脱水和神经系统症状：①唇舌干裂，血压下降，心率加速；少数呈休克状态，更严重者伴少尿或无尿。②意识障碍，可有定向障碍、幻觉、上肢拍击样粗震颤、癫痫样抽搐、失语、偏盲、肢体瘫痪、昏迷及锥体束征阳性等表现，病情严重者可并发脑血管意外或遗留永久性脑功能障碍。

（2）理化检查：血糖≥33.3mmol/L（600mg/dl）；血钠 > 145mmol/L；血浆渗透压≥350mmol/L 或有效渗透压 > 320mmol/L；尿糖强阳性；尿酮体阴性或弱阳性。

4. 低血糖昏迷　是血葡萄糖浓度低于正常的一种病理状态。对成人而言，当血糖低于 2.8mmol/L 时，患者可有交感神经和心血管系统功能异常，严重者造成低血糖昏迷，导致永久性脑损伤甚至死亡，应该进行紧急处理。

（1）临床表现：一般先出现发作性和进行性的极度饥饿，大汗、焦虑、躁动、易怒、心悸、面色苍白等交感神经兴奋症候群，然后出现脑功能障碍，如低血糖严重而持久，患者则进入昏迷状态，各种反射消失，甚至死亡。新生儿和婴儿低血糖往往以惊厥为主要表现。

（2）理化检查：血糖≤2.8mmol/L，尿糖、尿酮（－）。

5. 中枢神经系统感染　为病原微生物侵犯中枢神经系统的实质、被膜及血管等引起的急性或慢性炎症（或非炎症性疾病），这些病原微生物包括病毒、细菌、真菌、螺旋体、立克次体和朊蛋白等，严重的中枢神经系统感染可引起意识障碍或昏迷。

（1）单纯疱疹病毒性脑炎

1）临床表现：多数患者突然起病，表现头痛、头晕、肌痛、恶心呕吐，以及咽喉痛及全身不适等上呼吸道感染症状。早期症状是发热（可达 40℃）和头痛，意识障碍表现为意识模糊、嗜睡、昏睡、谵妄和神经错乱等，随疾病进展可出现昏迷。神经系统体征：偏瘫、失语、偏身感觉障碍、偏盲、眼球偏斜、眼睑下垂、瞳孔不等大、不自主运动和共济失调等，脑膜刺激征和颅内压增高症，严重者可发生脑疝，亦可出现脑干脑炎和良性复发性脑膜炎。

2）理化检查：①血常规：白细胞和中性粒细胞增多，血沉加快，无特殊意义。②脑脊液检查：压力增高，细胞数增多，达（10～500）× 10^6/L，通常 < 200 × 10^6/L，呈淋巴样细胞反应，脑脊液免疫学检查 ELISA 法检测 HSV 抗原，P/N＝2∶1 为阳性。③病原学检查：PCR 诊断 HSE 特异性和敏感性高。④影像学检查：90% 以上的患者 CT 检测可见局灶性低密度灶，多在颞叶皮质，有占位效应如中线移位和线性增强，但发病 1 周内多为正常；MRI 检查较 CT 敏感，对 HSE 有较高诊断价值。

（2）结核性脑膜炎

1）临床表现：①结核中毒症状：如低热、盗汗、食欲减退、全身倦怠无力、精神萎靡不振；②颅内压增高和脑膜刺激症状：发热、头痛、呕吐、视乳头水肿和脑膜刺激征阳性；③脑神经损害：复视、视力减退和面神经麻痹等；④脑实质损害：精神萎靡、淡漠、谵妄、癫痫发作或癫痫持续状态、昏睡或意识模糊，肢体瘫痪；⑤老年性结核性脑膜炎特点：头痛、呕吐较轻，颅内压增高症状不明显，约半数患者脑脊液改变不典型，但发生结核性动脉内膜炎而引起脑梗死的较多。

2）理化检查：①实验室检查：血沉可增高，可出现低钠和低氯血症。②结核菌素试验：提示活动性结核。③脑脊液检查：常规检查外观无色透明或浑浊呈毛玻璃状，放置数小时后可有薄膜形成；脑脊液压力常升高；细胞数增高，以淋巴细胞为主；糖和氯化物含量降低，特别是氯化物降低比其他性质的脑膜炎明显；蛋白含量多中度增高。④PCR检测脑脊液中分枝杆菌的DNA片段：是目前诊断结核性脑膜炎最快的方法，其缺点是容易出现假阳性。

6. 重度颅脑损伤　主要包括广泛颅骨骨折、广泛脑挫裂伤及脑干损伤或颅内血肿。重度颅脑损伤引起昏迷的特点：①伤后昏迷持续时间较长，意识障碍逐渐加重或再次出现昏迷；②有明显神经系统阳性体征；③体温、呼吸、血压、脉搏有明显改变。

（1）临床表现：颅脑外伤后出现：①意识障碍：多较严重，持续时间较长。②局灶症状与体征：伤后常立即出现与病灶相应的神经系统定位体征，运动区损伤则出现锥体束征或偏瘫。脑干损伤时，两侧瞳孔不等大或极度缩小，眼球位置不正、分离或同向偏斜，两侧锥体束征阳性，肢体肌张力增高及去大脑强直等；③颅内压增高症状：剧烈头痛与喷射性呕吐。④生命体征变化较明显，脉搏、呼吸增快，血压正常或偏高。

（2）理化检查：头颅CT、血常规、尿常规、粪便常规、电解质、肝功能、肾功能、血糖、血气分析、心电图、脑电图、头颅MRI、脑彩超、脑脊液（CSF）检查等。

（3）诊断流程：记录受伤的时间、受伤的原因与经过；检查头部伤情、五官与瞳孔等；测量呼吸、脉搏及血压；检查意识状态，进行GCS计分记录；神经系统及全身简要检查；检查是否有其他合并伤。行头颅CT检查了解有无颅内出血或颅骨骨折。

7. 中毒性昏迷　各种毒物经呼吸道、消化道和皮肤黏膜等途径进入人体，可通过麻醉作用、抑制酶的活力、影响氧的供给和利用、干扰脑细胞代谢等多种机制致人昏迷。

（1）临床表现：熟悉中毒的临床表现，有助于对中毒的诊断和判断毒物的种类，如镇静安眠药和阿片类药物中毒瞳孔缩小，有机磷农药中毒呼吸有大蒜味、大汗、肌束震颤，一氧化碳中毒口唇呈樱桃红色。

（2）理化检查：对剩余毒物或含毒标本如排泄物（呕吐物、胃内容物、血液、尿及粪便等）以及其他可疑含毒物品检验，可以确定毒物性质和种类。

四、治疗

（一）急救处理

1. 西医急救处理

（1）维持生命体征、对症与支持治疗，甚至在未完全确诊前即需要采取必要的治疗措施，诊断与治疗同时进行。

1）保持呼吸道通畅：必要时行气管插管及呼吸管理。

2）维持循环功能：应该尽早开放静脉，建立输液通道，以利于输注抢救药物和提供维持生命的能量。有休克者应该迅速扩容，尽快使收缩压维持在100mmHg左右；恶性心律失常需要及时纠正；心肌收缩力弱者予强心剂；心搏骤停者立即进行心肺复苏。

3）保持酸碱、渗透压及电解质平衡。

4）防治脑水肿：对颅内病变引起意识障碍或昏迷患者伴大面积脑损伤或继发脑水肿，脱水疗法很重要。常用20%甘露醇250ml在20分钟内快速静脉滴注，合并心功能不全或肾病患者可用呋塞米20mg静脉注射。

5）防治感染和控制高热。

6）防治各种并发症：急性心力衰竭、急性呼吸衰竭、消化道出血、急性肾衰竭、急性肝功能衰竭等。

7）加强营养支持。

（2）病因治疗：迅速查明病因，对因治疗。如脑肿瘤行手术切除、糖尿病用胰岛素、低血糖者补糖、中毒者排毒解毒等。

2．中医急救原则与处理

（1）原则：本病多属闭证和脱证的变证或兼证，或伤后神昏，处理起来需要分清主次，审识标本。

1）分主次：即分辨神昏不同证候中，何者为导致神昏的主症，以指导方药。如若感受邪毒致昏，高热为主证，高热一退，神昏即好转。

2）审标本：神昏为病，神昏为标，导致神昏的病因为本，祛除病因，才可治其本而缓解神昏之标。如腑实燥结之神昏，其主要病机是热与胃肠糟粕结合，致上扰心神，当以攻下通腑为先。

（2）处理

1）急救中成药注射液：①阳闭证：选用醒脑静注射液醒脑开窍；②脱证：亡阴用参麦注射液或生脉注射液益气养阴固脱，亡阳用参附注射液益气回阳固脱。

2）急救中医三宝：①安宫牛黄丸：属"凉开三宝"之首，清热解毒力强，多用于高热昏迷、热重神昏、热入心包等证；②至宝丹：以清热豁痰见长，凡痰热内闭、痰浊蒙蔽心窍而见身热、神昏谵语、痰盛气粗等适用；③紫雪丹：重在清热解毒、镇惊开窍，常用于各种发热性传染病及感染性疾病。

3）针灸昏迷抢救时配穴：手十二井穴、百会、水沟、涌泉、承浆、神阙、关元、四神聪。①热证：针刺十二井穴、人中、百会、涌泉、十宣等穴；②亡阴：重补涌泉、关元、悬钟，针刺人中、内关、复溜，加灸神阙；③亡阳：重灸神阙，温针关元，灸人中、百会、涌泉、足三里等穴。

4）点舌疗法：将紫雪丹、至宝丹、安宫牛黄丸、苏合香丸或冰片、麝香等开窍醒脑的药物水溶后，用棉签蘸药点在舌头上，用药厚铺舌上时，再用温开水化之，化薄后继续点药。药力从舌部吸收，有助于调节患者吞咽反射的作用，为下一步救治创造良好条件。这是根据中医"舌为心之苗""心主神明"的基础理论而创立的传统疗法，具有简便、廉效等特点。

（二）引起昏迷的常见病的西医治疗

1．急性脑血管病

（1）急性脑出血

1）脱水降颅压，减轻脑水肿，调整血压，防止继续出血，减轻血肿造成的继发性损伤，促进神经功能恢复，防治应激性溃疡等并发症。

2）对发病时出血量大，小脑出血量大于10ml或血肿直径大于3cm者，壳核出血量大于30ml，或颅内压明显增高，保守治疗无效的重症患者，以及少数病情不断恶化，CT证实血肿继续扩大者，应及时手术清除血肿。

3）蛛网膜下腔出血可用抗纤溶药物减少出血，同时采用钙通道阻滞剂如尼莫地平预防和治疗脑血管痉挛；脑动脉瘤或血管畸形可行外科手术或介入治疗。

（2）急性脑梗死

1）脑血栓：在一般内科支持治疗的基础上，可酌情选用抗血小板聚集、超早期溶栓治疗（静脉溶栓或动脉溶栓），改善脑循环、脑保护、抗脑水肿降颅压；外科治疗幕上大面积脑梗死伴严重脑水肿、占位效应和脑疝形成征象者，可行开颅减压术；小脑梗死脑干受压导致病情恶化的患者通过抽吸梗死小脑组织和后颅窝减压术可挽救生命，或进行血管内介入治疗，有条件的医院应组建卒中单元。

2）脑栓塞：①颈内动脉栓塞或大脑中动脉主干栓塞可导致大面积梗死，引起严重的脑水肿和继发脑疝。小脑梗死也易发生脑疝，应积极给予脱水、降颅压治疗，必要时进行大骨瓣切除减压术。②心源性脑栓塞需杜绝栓子来源，预防新血栓形成，防止栓塞部位继发血栓扩散，给予华法林抗凝治疗。③其他如主动脉弓或颈动脉粥样硬化斑块导致脑栓塞，可口服抗血小板药如阿司匹林、氯吡格雷等。④颈动脉狭窄大于 70% 者应行颈动脉内膜切除术，风心病合并瓣膜病患者可行瓣膜成形术，心内膜炎患者可切除瓣膜上赘生物，先天心脏病患者可行心间隔缺损修补术，瓣膜钙化者可行瓣膜置换术。

2. 糖尿病酮症酸中毒昏迷

（1）一般处理：保持呼吸道通畅，吸氧，注意保暖与口腔、皮肤清洁；严密观察病情变化。

（2）胰岛素治疗：治疗糖尿病酮症酸中毒（DKA）的根本措施是迅速补充胰岛素，纠正糖和脂肪代谢紊乱，纠正高酮血症。

（3）补液治疗：迅速扩张血容量；纠正高渗状态；恢复肾脏血流灌注；通过肾脏排泄酮体。

（4）纠正电解质紊乱，纠正酸中毒。

（5）消除诱因和并发症的防治：感染常为诱因，又是 DKA 的常见并发症，应积极抗感染治疗。

3. 高渗性昏迷

（1）补液治疗：迅速扩张血容量、纠正高渗和脱水状态是抢救成败的关键。

（2）胰岛素治疗：输液开始的同时给予小剂量胰岛素静脉滴注。

（3）纠正电解质紊乱、纠正酸中毒。

（4）消除诱因和并发症的防治：感染常是患者晚期死亡的主要原因，应积极抗感染治疗。

4. 低血糖昏迷

（1）急诊处理

1）已明确低血糖而神志尚未完全丧失者，可给予口服葡萄糖或含糖食物，同时采血测血糖浓度。

2）病情严重、神志不清者，立即静脉注射 50% 葡萄糖 40～60ml，必要时可重复使用，并需继续静脉滴注 5%～10% 葡萄糖并及时进食以维持血糖正常。

3）如血糖恢复并维持正常水平后，昏迷持续超过 30 分钟者，需考虑有脑水肿的可能。应加用 20% 甘露醇 250ml 或地塞米松 10mg，根据情况再增减用量。

（2）对症处理：加强昏迷护理，对行为异常者要加强保护，以免出现意外；神志不清者可酌情加用抗生素，减少感染；腺垂体功能低下或甲状腺功能低下引起的低血糖，应给予静脉滴注氢化可的松或服用甲状腺素片。

知识链接

引起低血糖急症的原因中最多的是药物，尤其是糖尿病患者应用胰岛素或口服降糖药是最常见的医源性低血糖急症原因，以磺脲类药物最常见，如格列本脲（优降糖）、格列吡嗪（美吡达）、格列喹酮（糖适平）等，可在剂量不变的情况下，服药数周至数月后出现低血糖。磺脲类降糖药引起的低血糖经及时抢救后即使患者恢复意识，再陷入昏迷的可能性仍很大，宜继续静脉滴注葡萄糖，根据病情需要观察数小时至数天。

5. 中枢神经系统感染

（1）单纯疱疹病毒性脑炎

1）抗病毒治疗：可酌情选用阿昔洛韦、更昔洛韦等抗病毒药物。

2）免疫治疗：可选用干扰素如 α- 干扰素、IFN-β1a 或干扰素诱生剂聚肌胞苷酸、聚肌鸟苷酸等。

3）对症治疗：如头痛严重者可用止痛药；癫痫发作可用卡马西平或丙戊酸钠；若颅内压增高，可适当应用甘露醇。

4）支持治疗和防治并发症。

（2）结核性脑膜炎

1）抗结核治疗：异烟肼 + 利福平 + 吡嗪酰胺或异烟肼 + 利福平 + 吡嗪酰胺 + 链霉素治疗。

2）对症治疗：皮质类固醇激素适用于较严重的患者，以控制炎性反应和脑膜粘连；颅内压增高者应用 20% 甘露醇静脉快速滴注或呋塞米静脉推注。

6. 重度颅脑损伤

（1）非手术治疗：一般应卧床休养 1～2 周，并给予镇痛、镇静和神经营养药物治疗；休克患者要及时抗休克治疗；重症患者应保持呼吸道通畅，必要时行气管切开术并给予吸氧，用高渗脱水药物，使用激素、冬眠、抗癫痫及改善脑组织代谢药物；蛛网膜下腔出血严重者在病因去除后，可行腰穿引流血性脑脊液以减轻头痛；长期昏迷患者可用鼻饲，预防水、电解质失衡、应激性溃疡、肺部感染、尿路感染等；急性期要加强监护密切观察病情变化，必要时可复查头颅 CT。

（2）手术治疗：颅高压严重者，如药物治疗效果不佳出现脑受压严重，昏迷加深，症状加重时可进行手术治疗。手术可清除糜烂、水肿、液化坏死的脑组织以及伴随的血块、血肿，进行彻底止血，配合减压术可解除脑压迫症状以利于患者术后较稳定地度过急性脑水肿、脑肿胀阶段，取得治疗的最佳效果。

7. 中毒性昏迷

（1）终止接触毒物：脱离中毒现场，除去被毒物污染的衣物，清洗接触部位皮肤黏膜。

（2）对症及支持治疗：保持气道通畅，清理分泌物，氧疗，必要时呼吸机辅助呼吸。维持循环功能，保障组织灌注。处理脑水肿，保护脑功能，给予纳洛酮、醒脑静等促醒药物和保护脑细胞的药物。酒精中毒所致的昏迷给予维生素 B_1、B_6 肌内注射或静脉滴注。

（3）清除尚未吸收的毒物：食入非腐蚀性毒物者，可予引吐、洗胃、导泻、灌肠等清除消化道内毒物。食入强腐蚀性毒物者则不宜用上述方法，以免发生出血或胃肠穿孔等并发症，可酌情采用稀释、中和、氧化、吸附的方法以减轻食入毒物的毒力或损伤。

（4）促进已被吸收的毒物排出：如利尿、高压氧疗法、透析、血液灌流或血浆置换等。

（5）特效解毒剂：如能明确毒物品种，可选用相应解毒剂，如铅中毒可用依地酸二钠钙，砷、汞中毒可用二巯基丙磺酸钠，亚硝酸盐中毒可用亚甲蓝，有机磷农药中毒可用阿托品、解磷定，乙醇中毒可用纳洛酮，苯二氮䓬类中毒可用氟马西尼。

（三）中医辨证论治

治疗重点为开窍醒神。施治之时又须分实证与虚证之不同，实证以开窍启闭为主，虚证以回阳救逆固脱为主。

（1）热陷心包

证候：神昏谵语，高热烦躁，甚则昏愦不语，身热夜甚，心烦不寐，舌质红绛少津，苔黄干，脉滑数或细数。

治法：清心开窍。

代表方：清宫汤。

（2）腑实燥结

证候：神昏谵语，躁扰不宁，循衣摸床，日晡潮热，大便秘结，腹部胀满，舌质深红，苔黄燥、起芒刺，脉沉实有力。

治法：通腑泄热。

代表方：大承气汤。

（3）痰浊蒙窍

证候：神志昏蒙，或昏而时醒，身热不扬，胸闷恶心，舌苔白或黄而腻垢浊，脉濡。

治法：豁痰开窍，清化湿浊。

代表方：菖蒲郁金汤。

（4）瘀血阻窍

证候：昏迷谵语，或发热，口唇、爪甲青紫，舌质深绛、紫暗，脉弦数。或头部外伤，出血占据脑窍或瘀血痹阻脑窍而昏迷。

治法：活血通窍。

代表方：通窍活血汤。

（5）瘀热阻窍

证候：谵昏如狂，少腹满硬急痛，唇爪青紫。舌绛脉沉而涩。

治法：清热通瘀开窍。

代表方：清营汤。

（6）湿热急黄

证候：发病迅速而神昏，周身黄染急速加重，高热，烦躁不安。舌质红绛，脉弦数或细数。

治法：凉血开窍。

代表方：茵陈蒿汤。

（7）阳闭证

证候：突然昏仆，不省人事，牙关紧闭，口噤不开，两手握固，大小便闭，肢体强痉，兼见面赤身热，气粗口臭，躁扰不宁，苔黄腻，脉弦滑数。

治法：息风清火，豁痰开窍。

代表方：羚角钩藤汤。

（8）阴闭证

证候：突然昏仆，不省人事，牙关紧闭，口噤不开，两手握固，大小便闭，肢体强痉，兼见面白唇暗，静卧不烦，四肢不温，痰涎壅盛，苔白腻，脉沉滑缓。

治法：化痰息风，宣郁开窍。

代表方：涤痰汤。

（9）亡阴证

证候：神志昏迷，皮肤干皱，口唇无华、干燥，面色苍白，或面红身热，目陷睛迷，自汗肤冷，气息低微，舌淡或绛，少苔，脉芤或细数或结代。

治法：救阴益气固脱。

代表方：生脉散或固阴煎。

（10）亡阳证

证候：昏愦不语，面色苍白，口唇青紫、呼吸微弱，冷汗淋漓，四肢厥逆，二便失禁，唇舌淡润，脉微细欲绝。

治法：回阳固脱。

代表方：参附汤。

 病案分析

病案：患者男性，65岁，环卫工人。在烈日下工作4小时后感到头昏乏力，随后神志不清，昏倒在地，急送就近医院。

既往史：体健。

查体：体温41℃，血压90/60mmHg，心率130次/min，深昏迷状态，双侧瞳孔等大等圆，直径1.5mm，对光反射迟钝，皮肤干燥，双肺呼吸音清，未闻及干、湿啰音。双下肢阵发抽搐，大、小便失禁，舌红绛苔黄，脉虚数。

辅助检查：血气分析结果示I型呼吸衰竭（PaO_2 49mmHg，PCO_2 31mmHg），呼吸性碱中毒。血生化显示血Na^+ 128mmol/L，血K^+ 3.0mmol/L。头颅CT未见异常。常规心电图提示：窦性心动过速。

分析：①高温环境下昏迷；②患者无既往史，头颅CT未见异常；③格拉斯哥昏迷量表（GCS）评分6分。

诊断：热射病，I型呼衰，呼吸性碱中毒，电解质紊乱。

中医诊断：神昏——热陷心包。

处理：吸氧，心电监护；快速降温（物理降温、药物降温）；补液扩容、纠正电解质紊乱；抗抽搐。

汤药：清营汤送服安宫牛黄丸

课堂互动

患者，男性，62 岁。

主诉：言语不利、流涎半天，意识不清 3 小时。

现病史：患者因半天前与家人争吵后感言语不利、流涎，3 小时前突感头晕头痛，恶心呕吐 3 次，均为内容物，随即意识丧失，舌红苔黄腻，脉滑数。随即急诊入院。

既往史：高血压病史 10 年，血压控制不详。无药物过敏史。生命体征：BP 190/110mmHg，T 38.2℃，P 105 次 /min，R 22 次 /min。

（1）如果你为现场急救医生，你将如何快速简单而重要地查体和处理？

诊查结果：患者神志昏迷，GCS 评分 6，颈僵，双侧瞳孔等大等圆，直径约 3mm，对光反射存在。左侧鼻唇沟变浅，嘴角及呼吸道无异物。胸廓对称，双肺呼吸音对称，双肺遍布痰鸣音，双下肺可闻及细湿啰音。HR：105 次 / 分，律齐，无病理性杂音。腹软，肠鸣音减弱。四肢痛刺激无反应、肌力检查不能配合，脑膜刺激征（+）。

处理：吸氧，心电监护，保持呼吸道通畅，必要时气管插管。

（2）进一步必要的辅助检查有哪些？

进行头颅 CT 扫描、脑脊液检查、血气、心电图等检查。

头颅 CT 提示：侧脑室及中线移位，蛛网膜下腔致密性高密度影。CSF 脑脊液为均匀血性，压力高。

（3）初步诊断及诊断标准：脑出血（蛛网膜下腔出血）。

中老年突然起病，既往高血压病史，有颅高压征，CT 提示致密度影

（4）中医病名及证型

中医病名：神昏（中风中脏腑） 证型：痰热腑实证

（5）如何处理？

一般处理：绝对卧床；心电呼吸监护；维持水电解质平衡；防止并发症。

减轻脑水肿，降低颅压；应用止血剂；控制血压。必要时手术治疗。

（李桂伟）

学习小结

1. 学习内容

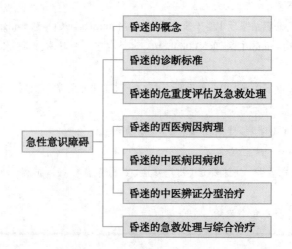

2. 学习方法

首先理解急性意识障碍发生的病理机制,然后从临床实际出发,明确如何根据患者的病史、症状、体征及相关检查结果迅速做出诊断与鉴别诊断,重点掌握产生急性意识障碍的各种常见疾病的急救原则及处理措施。

复习思考题

1. 昏迷的病因有哪些?

2. 试述昏迷的危险性评估标准。

3. 糖尿病酮症酸中毒昏迷如何治疗?

笔记

第十三章

抽　搐

📖 **学习目的**

抽搐是指全身或局部成群骨骼肌非自主的抽动或强烈收缩，常可引起关节运动或呈强直状态，伴或不伴意识障碍，因起病急、病情复杂和危重，要高度重视。通过本章知识的学习，把握抽搐诊断思路，从而达到及时、准确的救治。

学习要点

抽搐、癫痫、癫痫持续状态的概念、诊查要点、诊断思路、急救原则与处理、治疗措施。

抽搐是指全身或局部成群骨骼肌非自主的抽动或强烈收缩，常可引起关节运动或呈强直状态，伴或不伴意识障碍。

抽搐并不是一种疾病，常是疾病严重的表现，或是某些疾病（如癫痫、低血钙症、低血糖、颅内感染、中暑、破伤风等）的主要征象。

癫痫是指脑部神经元异常放电所引起的反复发作性疾病，常伴肢体抽搐、意识丧失或行为障碍或/和精神异常。而痫性发作是指因特殊诱因或原因而引起的单次癫痫发作，大多随这些外在因素的去除而发作终止。抽搐不一定就是癫痫发作；癫痫发作可有抽搐，也可以不伴有抽搐；一次痫性发作不一定就是癫痫病，但有癫痫者常伴有全身或局灶性抽搐或精神异常。

癫痫持续状态：是指癫痫大发作频繁发生，连续不断，一般每小时可达 4～5 次或更多，大多患者发作间歇时呈持续昏迷，如不及时予以控制，将威胁患者生命，故需立即救治。据报道，癫痫持续状态在癫痫患者中的发病率为 1%～5%，目前病死率可高达 13%～20%。

抽搐，中医学称瘛疭、痉病或痫病。皆因感受风、寒、暑、湿、疫毒之邪，引动肝风，或久病内耗津液，筋脉失养而拘急所致。凡筋脉拘急，手足时缩时伸，抽动不止者，称"瘛疭"。痫病是由先天或后天因素，使脏腑受伤，神机受损，元神失控所导致的，以突然意识丧失，发则仆倒，不省人事，两目上视，口吐涎沫，四肢抽搐，或口中怪叫，移时苏醒，醒后一如常人为主要临床表现的一种发作性疾病。又称为"痫证""癫痫"等。

一、病因病理

（一）中医病因病机

1. 病因

（1）先天因素

1）胎气受损：当在母腹时，母亲或受惊而精怯，或过分劳累而体虚导致小儿禀赋不足，致小儿脏气不能平衡协调，脾肾虚而生痰，肝气旺而生风。

2）父母禀赋虚弱或父母患痫证：因其脏气不平，影响小儿先天禀赋而易患痫证。

（2）后天因素

1）外感：由于感受风、暑、寒、湿、疫毒邪气，或金疮破伤感受风毒之邪，壅阻经络，气血不通，或温病高热，灼伤津液，引动肝风所致。

2）内伤：主要是由于久病之后，阴血亏损，津液耗伤，不能濡养经脉，以致虚风内动而抽搐。

2. 病机

（1）饮食失调，脾气素虚则痰浊内聚，适逢七情失调，尤以骤然大惊、大恐、大怒为甚。惊则气乱，肝失条达而横逆，或痰随气升，上冲于元神之府或蒙蔽心窍均可使神明丧失。恐则气下，精血不能随气上承，心神及元神之府失养而导致神明不用，神机失灵，水不涵木则导致肝风内动。大怒伤肝，怒则气上，肝气不舒，五志过极化火，若兼脾虚生痰，则痰火互结，火扰心，痰闭窍，痰火随气上冲于脑而抽搐神昏。

（2）外感六淫之邪干扰脏腑之气的平衡，轻者邪退而脏气渐平，重者素来脏腑之气偏颇者，则邪虽退而气机不能和顺。肝失条达，脾失健运，痰浊遂生，肝郁则化火、生风，风火痰相结侵犯心脑而成本病。

（3）跌仆或产伤伤及脑部，最易形成瘀血，气血不畅则神明遂失；血瘀不行，筋脉失养，则致血虚生风而抽搐。

综上所述，致病因素多由痰、热、惊、风、虚、瘀等致病因素造成脏腑功能失调，致气血逆乱，痰浊阻滞，蒙蔽清窍而发病。以心脑神机受损为本，脏腑功能失调为标，其脏气不平，阴阳偏胜，心脑所主之神明失用，神机失灵，元神失控是病机的关键所在。病机病位主要在脑，涉及心、肾、肝、脾。病理性质属本虚标实，以精气虚损为本，痰瘀阻滞为标。

（二）西医病因病理

1. 主要病因　抽搐的病因可分为特发性与症状性。

特发性常由于先天性脑部不稳定状态所致，症状性的常见病因如下。

（1）中枢神经系统疾病

1）颅内感染性疾病：各种病毒性或细菌性脑炎、脑膜炎、脑脓肿等；脑寄生虫病，如脑囊虫病、脑型疟疾、脑血吸虫病、脑肺吸虫病等。

2）颅内非感染性疾病：脑血管疾病如脑血管畸形（血管瘤）、颅内动脉瘤、脑出血、蛛网膜下腔出血、脑梗死、脑占位性疾病、癫痫、颅脑外伤等。

（2）全身性疾病：全身性感染致中毒性脑病、高热惊厥、破伤风、狂犬病。尿毒症、肝性脑病，高血压脑病，阿-斯综合征、子痫。低血糖、低血钙、高渗性非酮症糖尿病昏迷等代谢障碍疾病，系统性红斑狼疮等结缔组织病，热射病等。

（3）中毒：药物或食物中毒：如马钱子、白果、士的宁、麦角胺、毒蕈等中毒。有机化学剂及金属中毒：如苯、有机磷、有机氯、砷、铅、汞等中毒。酒精中毒、一氧化碳中毒等。

（4）精神心理性因素：癔症等。大多数患者发病前有精神刺激因素，伴有焦虑、多疑、烦躁不安等特点。

2. 病理机制　抽搐发生机制尚未完全明了，可能是由于运动神经元的异常放电所致。主要机制如下。

（1）大脑皮质抑制功能减弱，如小儿高热惊厥与抽搐是因为大脑皮质功能发育尚未完全，神经髓鞘未完全形成，皮质的抑制功能发育不全所致。

（2）外来刺激因素增强：如感染、脑出血、脑血栓形成等，导致大脑运动神经元异常放电。

（3）其他：如低钙血症所致骨骼肌兴奋性增高等。

各种病性抽搐是大脑运动神经元异常放电所致：①兴奋性冲动过多：直接增高脑神经元兴奋性。②抑制冲动不足：如脑器质性病变可阻断正常抑制冲动的通路和癫痫病灶及其周围组织中抑制性递质 γ-氨基丁酸减少。③膜电位不稳定：脑器质性病变可损害神经元的膜结构及其相对稳定的极化状态；全身性代谢疾病可产生兴奋性递质增加或抑制性递质减少，而影响神经元膜电位。低血钙、甲亢等可增强神经元细胞膜的兴奋性。神经细胞能量供应缺乏时，可影响钠泵功能，使神经元细胞膜去极化不能迅速恢复，致兴奋状态得以持续。这种病理性放电主要是神经元膜电位的不稳定引起，并与多种因素相关，可由代谢、营养、脑皮质肿物或瘢痕等激发，与遗传、免疫、内分泌、微量元素、精神因素等有关。

二、临床资料

（一）病史症状要点

1. 问诊要点

（1）抽搐发生年龄、病程；发作的诱因、持续时间，是否为孕妇；部位是全身性还是局限性，性质呈持续强直性还是间歇阵挛性。

（2）发作时意识状态，有无大小便失禁、舌咬伤、肌痛等。

（3）有无脑部疾病、全身性疾病、癔症、毒物接触、外伤等病史及相关症状。

（4）病儿应询问分娩史、生长发育异常史。

2. 发作的类型　由于病因不同，抽搐的临床表现形式也不一样，通常可分为全身性、局限性两种。

（1）全身性抽搐：以全身骨骼肌痉挛为主要表现，典型者为癫痫大发作，表现为患者突然意识模糊或丧失，全身强直，呼吸暂停，继而四肢发生阵挛性抽搐，呼吸不规则，尿便失控，发绀，发作约半分钟自行停止，也可反复发作或呈持续状态。

（2）局限性抽搐：以身体某一局部连续性肌肉收缩为主要表现，大多见于口角、眼睑、手足等。而手足搐搦症则表现间歇性双侧强直性肌痉挛，以上肢手部最典型，呈"助产士手"表现。

3. 伴随症状

（1）伴发热：多见于小儿的急性感染，也可见于胃肠功能紊乱、重度失水等。但须注意,惊厥也可引起发热。

(2)伴血压增高:可见于高血压、肾炎、子痫、铅中毒等。

(3)伴脑膜刺激征:可见于脑膜炎、脑膜脑炎、假性脑膜炎、蛛网膜下腔出血等。

(4)伴瞳孔扩大与舌咬伤:可见于癫痫大发作。

(5)惊厥发作前有剧烈头痛:可见于高血压、急性感染、蛛网膜下腔出血、颅脑外伤、颅内占位性病变等。

(6)伴意识丧失:见于癫痫大发作、重症颅脑疾病等。

(二)查体要点

1.生命体征 血压、脉搏、呼吸、体温和血氧饱和度。

2.体格检查 包括神志状态、瞳孔、眼底、运动系统检查、脑膜刺激征、神经系统定位征、生理、病理反射等。

(三)理化检查要点

1.一般检查 血尿常规,电解质,血糖,肝、肾功能,C反应蛋白,心肌酶谱,心电图,血气分析,脑脊液(CSF)检查等。

2.颅脑CT、MRI、脑彩超(TCD)、脑血管造影(DSA)等 在确定病因方面具有很大价值,可发现颅内占位病变、脑变性疾病、脑血管病变等多种疾病。

3.脑电图 绝大多数抽搐患者是在发作间期进行脑电图描记,其阳性率仅为40%～50%,可通过各种诱发方法,使其阳性率提高至80%～85%。脑电图检查也可区别抽搐发作类型,如强直-阵挛性发作,可于发作间期描记到对称性同步化棘波或棘-慢波等。

4.血液学特殊检查 甲状腺功能、肾上腺皮质激素、垂体功能检查;血中碳氧血红蛋白测定、药物或毒物浓度测定。

三、诊断思路

(一)危险性评估

抽搐并不是一种疾病,而是疾病严重的临床征象,需要认真对待。根据发病时病情及预后的严重性可对抽搐的危险性进行评估。要特别注意出现征象:抽搐伴严重心律失常、长时间持续抽搐、抽搐伴剧烈头痛呕吐、抽搐伴严重意识障碍时提示病情危重。

1.高危性抽搐 ①心血管疾病:严重心律失常如阿-斯综合征。②脑血管疾病:如脑出血、蛛网膜下腔出血、高血压脑病、脑栓塞、脑血栓形成等。③感染:如中毒性菌痢、链球菌败血症、狂犬病、破伤风等。④颅内感染:如脑炎、脑膜炎、脑脓肿、脊髓灰质炎等。⑤产伤、颅脑外伤等;⑥癫痫持续状态、电解质紊乱、低血糖等。⑦中毒:内源性如尿毒症、肝性脑病;外源性如酒精、苯、铅、阿托品、有机磷等。

2.低危性抽搐 癔症性抽搐,先天性脑发育障碍,癫痫,低钙、低镁等;颅内肿瘤如原发性肿瘤、脑转移瘤等,颅内寄生虫病如脑型疟疾、脑血吸虫病等。这些疾病相对病情较轻、预后较好。

(二)诊断流程

(1)询问现病史及既往史。

(2)观察生命体征并维持稳定。

（3）做重点突出的体格检查及常规理化检查。

（4）初步判断是真性抽搐还是假性抽搐，是颅内病变还是全身病变所致，并判断病情是否适合立即进行相关辅助检查，必要时病情稳定后或在监护下进行，获取急诊检查结果。

（5）综合判断明确抽搐的病因，并评估其危险程度。

（6）对诊断未明的患者，及时请相关科室会诊。

（三）鉴别诊断

首先明确患者为真性还是假性抽搐发作。假性抽搐指类似抽搐发作的一系列疾病，常有反常的躯体运动和意识障碍，脑电图检查一般无异常，且无神经定位体征。反常的躯体运动和／或意识状态易与抽搐相混淆，两者也可存在于同一患者中，鉴别主要依靠脑电图检查。临床中假性或低危性抽搐最常见于：

1. 癔症性抽搐　青年女性多见，抽搐时间长短不一，无规律，在人多的场合容易发作，可有双目紧闭、呼之不应，以肢体不规则抖动为主，伴明显的屏气或过度换气，可出现四肢麻木及手足抽搐，有时伴有强烈哭闹、缄默不语等，发作时多不引起跌伤，无咬破唇舌及大小便失禁等，大多数患者发病前有精神刺激因素，伴有焦虑、多疑、烦躁不安等特点，受暗示后可好转或加重，或强刺激可中断发作。脑电图及辅助检查均正常。

2. 晕厥引起的抽搐　由于各种原因所致大脑供血供氧不足而引起。晕厥时间大于30秒的患者大多伴有抽搐，但抽搐时间短，主要表现为角弓反张，面部和上肢阵挛抽动，抽搐时间短暂一般不超过20秒，发作时多有头晕、眼花、黑蒙、恶心、呕吐、出汗、面色苍白、脉率加快、血压短暂下降，平卧后即改善，意识可有短暂不清。经平卧休息、吸氧可逐渐缓解。

3. 手足抽搐症　也称为低钙性抽搐，抽搐具有典型的特点，血钙＜11.75mmol/L（或7mg/dl）常发作。表现为间歇性双侧强直性肌痉挛，上肢重于下肢，尤其是手部肌肉，呈最典型的"助产士手"，即发作时指间关节伸直，拇指对掌内收，掌指关节和腕部屈曲；常有肘伸直和外旋。下肢受累时，呈足趾和踝部屈曲，膝伸直。严重时可有口和眼轮匝肌的痉挛，全身骨骼肌均呈痉挛状态，可导致呼吸暂停、窒息。发作时意识清楚，面神经叩击征（Chvostek征）和束臂加压征（Trousseau征）阳性，血钙检查可明确诊断。

（四）常见高危性抽搐的诊断要点

1. 心源性抽搐　是指各种原因引起心排血量锐减或心脏骤停，使脑供血短期内急剧下降所致的突然意识丧失及抽搐，也称昏厥性抽搐。常见于严重心律失常、心排血受阻的心脏病或某些先天性心脏病。

（1）临床表现：抽搐时间多在10秒内，较少超过15秒，先有强直、躯体后仰，双手握拳，接着双上肢至面部阵挛性痉挛，伴有意识丧失，瞳孔散大、流涎，偶有大小便失禁。发作时心音及脉搏消失，血压明显下降或测不到。

（2）理化检查：心电图与24小时动态心电检测有心室颤动、室速、高度房室传导阻滞、心动过缓等异常，超声心动图可发现引起心源性抽搐的心脏病变。心律失常是预测心源性抽搐和死亡危险性的独立因素。

2. 急性脑血管病　常见的有脑出血、蛛网膜下腔出血、脑梗死等，抽搐仅是临床表现之一，大多有脑局灶性损害的征象，如头痛、呕吐、精神异常、偏瘫、失语、意识障碍、脑膜刺激征等表现。

（1）蛛网膜下腔出血

1）临床表现：剧烈头痛，喷射性呕吐，可伴意识障碍，部分患者有抽搐发作，脑膜刺激征阳性及局灶性神经功能缺失体征。

2）理化检查：脑脊液检查压力增高，脑脊液外观呈均匀血性；脑 CT 检查发现出血灶，脑 CT 增强扫描能显示脑血管畸形及大的动脉瘤；脑血管造影可确定出血原因与性质，如动脉瘤、动静脉畸形及脑血管痉挛等。

（2）脑出血

1）临床表现：①丘脑出血：丘脑出血的临床表现常呈多样性，其特点是上下肢瘫痪较均等，深感觉障碍较突出；但大量出血破入脑室可引起中枢性高热，意识障碍加重，可出现四肢强直性抽搐以及脑疝的表现。②额叶出血：以剧烈头痛、呕吐、抽搐发作及精神异常为主。③脑室内出血：重者可有剧烈头痛、频繁呕吐、昏迷、瞳孔缩小或大小不等、偏瘫、抽搐、双侧巴氏征阳性、脑膜刺激征及高热等症状及体征。

2）理化检查：结合颅脑 CT 或 MRI 检查可诊断。

3. 颅内感染　常见的有各种脑膜炎、脑膜脑炎。

（1）临床表现：抽搐多为强直性或阵挛性，有的随着颅脑病变的加剧而增多，甚至发展为癫痫持续状态。抽搐仅是临床表现之一，大多有脑弥散损害的征象，发热、头痛、精神异常、意识障碍、呕吐，双侧巴氏征阳性、脑膜刺激征等表现。

（2）理化检查：脑脊液检查及脑 CT、MRI 等检查可有相应的阳性发现。

4. 破伤风　是破伤风梭菌侵入人体伤口并在局部生长繁殖产生毒素所引起的急性感染性疾病，以牙关紧闭、全身肌肉强直及阵发性痉挛为临床特征。喉痉挛窒息、严重肺部感染及全身衰竭为常见的致死原因。

（1）临床表现：潜伏期短于 7 天，表现为张口困难，牙关紧闭，腹肌僵硬、角弓反张。肌强直的特点是在抽搐间歇期仍存在，肌抽搐可为自发性，亦可因外界刺激而引起，面肌强直和痉挛形成苦笑面容，咽肌和膈肌受累导致饮水困难和呛咳。症状于 3 天内即发展至高峰。表现为呼吸困难，另外可有窒息、高热及交感神经功能亢进如多汗、肢端发冷、血压升高、心动过速、阵发性期前收缩等。肌痉挛发作频繁，破伤风的抽搐虽可十分严重，但神志清楚。

（2）理化检查：伤口分泌物可分离到需氧性化脓性细菌，亦可经厌氧培养分离出破伤风杆菌。

5. 癫痫持续状态　癫痫持续状态是指：癫痫全身性发作在两次发作间意识不清楚，单次发作持续 30 分钟或在短时间内频繁发作。

（1）临床表现：连续强直 - 阵挛发作，大发作连续反复出现，间歇期意识并不恢复，或一次发作持续超过 30 分钟，其病死率高达 13%～20%。开始时一般呈大发作相，以后症状加重，发作时强直期持续时间延长，而阵挛期持续时间减少，两次发作之间间隔时间缩短，昏迷不断加深，出现严重的自主神经功能紊乱症状，如发烧，心动过速或心律失常，呼吸加快或呼吸不整，血压在开始升高，后期下降，腺体分泌增加，唾液增多，气管、支气管分泌物壅塞，以致上呼吸道梗阻，发生青紫缺氧症状。此外，常有瞳孔散大，对光发射、角膜反射消失，并出现病理反射。

（2）理化检查：在癫痫状态时，脑电图均有癫痫性电活动。癫痫样波：即棘波、棘慢波、多棘慢波、尖波、尖慢波、阵发性高波幅慢活动或阵发性一侧异常放电等。

6. 发热抽搐 发热抽搐伴随呼吸道或消化道感染，体温>38℃，出现全身抽搐发作，持续数分钟，发作后无神经系统症状和体征，排除中枢神经系统感染及其他脑损伤的临床综合征，某些急性传染病如麻疹、菌痢等也会诱发。好发人群为幼儿，成年人较为少见。

单纯的发热抽搐，多见于6个月至3岁儿童。大多数发生急性热病中，体温短时间内上升至39℃以上，其表现为全身强直、阵挛性发作，持续时间在30秒以内，一般不超过10分钟，脑电图常有节律变慢或枕区高幅慢波，热退1周后脑电图正常。多为单次发作，也可能数次同样发作，及时降温可以预防。但若无脑损害征象，并不导致癫痫。

复杂性发热抽搐：首次抽搐发作年龄<6个月或>6岁。低热时也可出现抽搐，发作持续时间>15分钟，呈局限性抽搐或左右不对称性抽搐，清醒后可能有神经系统异常体征，24小时内反复多次发作，热退1周后脑电图仍有异常，并有遗传倾向。

四、治疗

（一）急救处理与原则

1. 西医急救原则与处理

（1）急救处理原则：①有效的生命支持及从速控制发作。②病情控制稳定后，尽快行脑电图、脑脊液、影像学检查（脑血管造影、CT、MRI）以病因诊断。③对症及病因治疗。

（2）具体处理措施

1）一般处理：将外裹纱布的压舌板置于患者上下臼齿之间，防止舌尖咬伤；对伴意识障碍的患者要加强护理防止坠床；头部应转向一侧，下颌托起，防止舌头后坠引起窒息；及时给氧、吸痰，维持呼吸道通畅。抽搐发作时不要强行制止肌肉抽动，以防骨折。

2）控制抽搐发作：严重频繁的全身性抽搐发作，常可加重脑水肿和心脏负担，甚至危及生命，必须迅速采取措施以控制抽搐发作。通常是选用能迅速起作用的抗惊厥药。地西泮10mg，肌内注射或稀释后静脉注射，每日2～3次。苯巴比妥钠0.1～0.2g，肌内注射，视病情需要可重复使用。2%水合氯醛50ml，保留灌肠。25%硫酸镁5～10ml，深部肌内注射，或加入50%葡萄糖溶液40ml，缓慢静脉注射（主要用于高血压脑病、破伤风和子痫引起的抽搐）。

3）对症处理及病因治疗

①对频繁抽搐伴意识障碍者，及时给予脱水剂，20%甘露醇250ml，快速静脉滴注；地塞米松10～20mg，稀释后静脉注射或静脉滴注；呋塞米20～40mg静脉注射或肌内注射，同时纠正酸碱失衡及电解质紊乱等。②急性脑血管病给予相应治疗，高血压脑病予降压治疗等。③急性感染性疾病：依据不同的病原给予抗感染治疗，控制感染。④高热抽搐：积极地使用药物或物理降温，使体温控制在38℃以下。⑤心源性抽搐：针对其病因予除颤、人工心脏起搏、电生理治疗等，应尽快建立有效循环。⑥中毒性抽搐：对食入性中毒者采取催吐、洗胃、导泻、利尿等方法去除体内毒物，同时针对不同的毒物应用特效的解毒剂。

2.中医急救原则与处理

（1）原则：遵"急则治其标"的原则，给予舒筋解痉治法。

（2）处理

1）急救中成药：①痰证、火证给予清热、化痰、醒神中药针剂，如清开灵注射液、醒脑静注射液等。高热、昏迷者可选用安宫牛黄丸或至宝丹，灌服或鼻饲。②瘀证给予活血化瘀中药针剂，如血塞通注射剂、丹参注射液、丹红注射液、脉络宁注射液等，可酌情选用。③虚证给予补虚益气中药针剂，如参麦注射液、参附注射液等。

2）针灸治疗：《针灸甲乙经》中对痫症的病因上提出："在母腹中时，其母数有大惊，气上而不下，精气并居，故令子发为癫疾"，治则治法提出了："治之，补其不足，泻其有余，调其虚实，以通其道，而去其邪"，实证用泻法，虚证用补法。主穴：选人中、风池、合谷、十宣、阳陵泉、太冲等。配穴：选内关、曲泽、后溪、颊车、丰隆、下关等。药物穴位注射：可选用地龙注射液、当归注射液、柴胡注射液。选穴大椎、合谷、内关、曲池等，每穴分别注入 0.5～1ml。

（二）常见高危性抽搐的治疗

1.心源性抽搐　参阅第十一章第二节晕厥。

2.急性脑血管病　参阅第十二章急性意识障碍之昏迷内容。

3.颅内感染　参阅第十二章急性意识障碍之昏迷内容。

4.破伤风

（1）一般治疗：病室宜保持安静和温暖，避免各种刺激如声响、阵风、强光灯，最好有单独房间和专人护理。各项治疗宜在使用镇静剂、肌肉松弛剂后集中进行。防止患者从床上坠地。

（2）病因治疗：①抗毒素（TAT）和/或破伤风免疫球蛋白；②抗生素：对破伤风梭菌有效的抗生素有青霉素、四环素、红霉素等。

（3）对症治疗：①呼吸监护及处理；②中枢抑制剂和外周神经肌肉阻滞剂的应用，药物有地西泮、氯丙嗪、苯巴比妥钠、水合氯醛、硫喷妥钠等，外周肌肉松弛剂有筒箭毒碱和氯化琥珀胆碱等；③营养支持。

5.癫痫持续状态

治疗目标：①稳定生命体征和心肺功能支持；②终止癫痫持续状态，减少发作对脑神经元的损害；③寻找并尽可能根除及诱因；④处理并发症。

（1）护理：①防止跌伤，让患者平卧于软床上，不强压其抽动的肢体以免骨折；②避免咬伤舌头；③取出义齿，防止下落入气管引起窒息；④及时清除或吸出呕吐物、分泌物以防窒息，必要时气管切开进行人工呼吸；⑤吸氧；⑥注意水电解质紊乱、酸碱平衡，及时补充所需液体。

（2）控制症状发作：首选地西泮，可酌情选用丙戊酸钠、异戊巴比妥、10% 水合氯醛溶液、副醛等。

（3）控制脑水肿、降低颅内压：常用 20% 甘露醇、地塞米松或氢化可的松、呋塞米等。

如果药物治疗仍不能控制发作，可使用用肌松剂，为避免自主呼吸停止，使用前行气管插管，机械通气来保证生命体征的稳定。

6.高热惊厥

（1）对症治疗：对过高热或高热伴惊厥、谵妄者可应用冬眠疗法。若因高热引起脑水肿，在积极治疗原发病同时，可选用 20% 甘露醇加地塞米松快速静脉滴注，有利于降低体温和减轻脑水肿。

1）物理降温

2）药物降温：① 10%～25% 安乃近滴鼻；②复方氨基比林或柴胡注射液肌内注射；③酌情选用阿司匹林片、对乙酰氨基酚、肾上腺糖皮质激素等。

（2）病因治疗：针对原发病积极治疗，如细菌感染予抗生素抗感染治疗，病毒感染予抗病毒治疗。中药清热解毒针剂及清开灵注射液、醒脑静注射液等对高热有较好的疗效。

（三）中医辨证治疗

抽搐起病急骤，变化迅速，表现复杂，临证须详审病因、病机及其兼症，以免犯虚其虚、实其实之戒。急则治其标，缓则治其本。治实宜祛风、散寒、除湿、清热，治虚当滋阴养血，或标本虚实并举。常采用镇肝息风，豁痰开窍，益气化瘀等治疗原则，辨证论治。

（1）热极生风

证候：壮热汗出，项背强急，手足挛急，神昏谵语，四肢抽搐，项背强急，甚则角弓反张，腹满便结，渴欲冷饮。舌质红，苔黄燥，脉洪数。

治法：清热解毒，凉肝息风。

代表方：羚羊角钩藤汤加减。

若兼见腹胀、便秘等热郁阳明者，宜用泄热生津法，方用增液承气汤加减。如兼见神识昏蒙者，加用安宫牛黄丸或至宝丹、紫雪丹灌服。抽搐甚者加用止痉散内服。

（2）肝风内动

证候：抽搐伴剧烈头痛，呕吐，口噤齘齿，面赤气粗，手足躁动，甚则项背强急，四肢抽搐，角弓反张。舌质红绛，舌苔薄黄或少苔，脉弦或弦数。

治法：清肝潜阳，息风镇痉。

代表方：镇肝熄风汤。

方中重用牛膝，引血下行，为治标之主药；赭石能沉降上逆之胃气；龙骨、牡蛎、龟板、芍药以潜阳降逆，柔肝息风；玄参、天冬以清肃肺气，滋阴潜阳，镇制肝木；生麦芽、茵陈蒿、川楝子平降肝阳，疏泄肝气，诸药共奏镇肝息风、滋阴潜阳之功。

（3）风痰闭阻

证候：在发作前有眩晕、胸闷、乏力、咯痰不爽等症，亦有并无明显先兆者。发则突然跌倒，神志不清，抽搐吐涎，痰多或有尖叫与二便失禁等，舌苔白腻，脉多弦滑。

治法：涤痰息风，开窍定痫。

代表方：定痫丸或涤痰汤加减。

方中竹沥能清热滑痰，镇惊利窍，配姜汁用其温以助化痰利窍；胆南星清火化痰，镇惊定痫；半夏、陈皮、贝母、茯苓、麦冬祛痰降逆，兼防伤阴；丹参、石菖蒲开瘀利窍；全蝎、僵蚕息风止痉；天麻化痰息风；朱砂、琥珀、远志、灯心草、茯神镇惊宁神；甘草调和诸药。

（4）虚风内动

证候：头部刺痛，精神恍惚，头晕气短，手足蠕动，时有轻度抽搐，并伴有低热，心烦不宁，口干舌燥，精神疲乏，舌绛或舌有瘀点、瘀斑，无苔或少苔，脉细数或弦而涩。

治法:滋阴息风,补气化瘀

代表方:大定风珠加减。

本病的发生与气血瘀滞和肝肾阴虚有关。治法采用补气化瘀,滋养肝肾。气虚血瘀者加人参、黄芪、山药、当归补益气血,赤芍、川芎、丹参、郁金活血化瘀。肝肾阴虚者以熟地黄、枸杞子、山茱萸、杜仲补益肝肾;可加鹿角胶、龟板胶养阴益髓,牡蛎、鳖甲滋阴潜阳。上述各证的处方中,加入适量地龙、全蝎、蜈蚣等虫类药物,以息风解毒、活络解痉,可提高疗效。

课堂互动

患者,男,50岁,发作性双下肢抽搐1天。无意识丧失及二便失禁,无跌仆、被动物咬伤病史。查体:生命体征:BP 156/75mmHg,T 36.2℃,P 115 次/min,R 22 次/min。患者神志清,双侧瞳孔等大等圆,直径约 3mm,对光反射灵敏。心脏各瓣膜区未闻及病理性杂音,两肺呼吸音粗,未闻及干、湿性啰音及哮鸣音。双上肢肌力减退,双下肢抽搐、肌张力明显增高,左侧巴氏征可疑阳性。既往史:脑出血病史,长期在针灸康复科复健,发病前无外伤史。

(1)如果你为现场急救医生,你将如何进行下一步诊疗?

答:①防止跌伤,让患者平卧于软床上,不强压其抽动的肢体以免骨折;②避免咬伤舌头;③取出义齿,防止下落入气管引起窒息;④及时清除或吸出呕吐物、分泌物以防窒息;⑤吸氧;⑥及时补充所需液体。

(2)进一步检查结果,辅助检查:头颅 CT 未见明显异常,心电图提示:窦性心律,偶发室性期前收缩。初步诊断是什么?

初步诊断:继发性癫痫(单纯部分性发作)

如何处理?

在一般治疗的基础上,控制症状发作:首选地西泮;进一步完善头核磁、脑电图检查。如抽搐无法控制,进一步出现意识减退,在行气管插管的情况下给予镇静和肌松药物。

(芮庆林)

学习小结

1. 学习内容

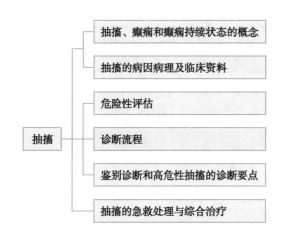

2. 学习方法

首先理解抽搐发生的病理机制,然后从临床实际出发,明确如何根据患者的病史、症状、体征及相关检查结果迅速做出诊断与鉴别诊断,重点掌握抽搐的各种常见疾病的急救原则及处理措施。

复习思考题

1. 抽搐的病因有哪些?
2. 癫痫持续状态的治疗目标是什么?
3. 高危性抽搐有哪些?

第十四章

急 性 瘫 痪

📖 学习目的

　　急性瘫痪是急诊常见的病症,通过本章知识的学习,把握急性瘫痪的临床特征,明确诊断思路,从而达到及时准确的救治。

　　学习要点

　　急性瘫痪的概念、诊断思路及急救处理原则;常见危险性疾病诊断要点、急救处理。

　　急性瘫痪是指肌肉活动能力的突然或急剧减退甚至丧失,从而造成随意运动的障碍。系由于神经传导径路的损害或肌肉疾病引起,是神经系统疾病的常见症状之一。

　　急性瘫痪属中医"痿证""中风"等范畴。轻者仅有单个肢体或部分肌群不能活动,重者四肢瘫痪,甚至累及呼吸肌而导致死亡。《黄帝内经》《儒门事亲》《景岳全书》等均有相关论证。

一、病因病理

(一)中医病因病机

1. 病因

　　(1)感受温毒:温热毒邪内侵,或病后余邪未尽,低热不解,或温病高热持续不退,皆令内热燔灼,伤津耗气,肺热叶焦,津伤失布,不能润泽五脏,五体失养而痿弱不用。

　　(2)湿热浸淫:感受外来湿邪,湿热浸淫经脉,营卫运行受阻,或郁遏生热,或痰热内停蕴湿积热,导致湿热相蒸,浸淫筋脉,气血运行不畅,致筋脉失于滋养而成痿。

　　(3)内伤积损:素体阴亏血虚,阳盛火旺,风火易炽,或年老体衰,肝肾阴虚,肝阳偏亢,以致阴虚阳亢,气血上逆,上蒙神窍,机体失主,但见肢体活动不遂。

　　(4)饮食毒物所伤:素体脾胃虚弱或饮食不节,思虑过度,脾胃运化失常,气血津液生化乏源,无以濡养五脏,以致筋骨肌肉失养;脾胃虚弱,不能运化水湿,聚湿成痰,痰湿内停,客于经脉;或饮食不节,过食肥甘,嗜食肥甘,嗜酒辛辣,损伤脾胃,运化失职,湿热内生,均可致痿。此外,服用或接触毒性药物,损伤气血经脉,经气运行不利,脉道失畅致痿。

　　(5)跌仆瘀阻:跌打损伤,瘀血阻络,新血不生,经气运行不利,脑失神明之用,发为痿证。

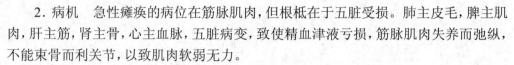

2. 病机　急性瘫痪的病位在筋脉肌肉，但根柢在于五脏受损。肺主皮毛，脾主肌肉，肝主筋，肾主骨，心主血脉，五脏病变，致使精血津液亏损，筋脉肌肉失养而弛纵，不能束骨而利关节，以致肌肉软弱无力。

（二）西医病因病理

1. 病因　由于引起急性瘫痪的病因很多，病变部位不同，其临床表现也不尽相同，几乎涉及神经病学的各个领域。故而，在此从临床症状分布上来展开考虑其病因，分为偏瘫、截瘫、四肢瘫、单瘫及多肢瘫等几个方面。

（1）偏瘫：①脑出血：脑出血，尤其是基底节出血，常引起偏瘫；②短暂性脑缺血发作：常出现短暂性的偏瘫症状；③脑梗死：脑梗死，包括脑血栓形成及脑栓塞均可引起偏瘫；④颅内占位性病变：脑肿瘤、脑脓肿、结核性肉芽肿等均可引起偏瘫；⑤脑外伤：引起颅内血肿、硬膜外血肿、硬膜下血肿可引起偏瘫；⑥脑干病变：脑干肿瘤、出血、炎症可引起交叉性瘫痪；⑦脊髓病变：脊髓由于外伤、内出血、压迫、结核等原因引起脊髓一侧病损，可出现损伤侧病变平面以下肢体瘫痪。

（2）截瘫：①脊髓非炎性病变：脊髓外伤、肿瘤压迫、椎管狭窄、脊髓出血、脊髓空洞症、粘连性脊髓蛛网膜炎等均可引起截瘫；②急性脊髓炎：病变部位常见于胸段脊髓，是引起截瘫的常见原因；③急性感染性多发性神经根炎：常先引起双下肢瘫痪，呈上行性发展引起四肢瘫痪，并可致呼吸肌麻痹危及生命；④多发性神经炎：发病急并可引起不完全性或完全性截瘫；⑤马尾神经病变：包括马尾神经肿瘤、脊髓蛛网膜炎、腰骶部神经根炎均可引起双下肢截瘫；⑥脑性截瘫：由双侧大脑半球病变引起。

（3）四肢瘫：运动神经元病、重症肌无力、周期性瘫痪、急性感染性多发性神经根炎、多发性神经炎、多发性肌炎、进行性肌营养不良等引起四肢瘫。

（4）单瘫或多肢瘫：①脊髓灰质炎：主要累及脊髓前角细胞，可引起一个或多个肢体瘫痪；②脊柱疾病：颈椎病、腰椎间盘突出、脊柱裂均可压迫神经根，可出现单个肢体瘫痪；③臂丛神经麻痹：由外伤或炎症等原因引起上肢瘫痪。

2. 病理机制　骨骼肌的随意活动由上、下运动神经元共同支配。下运动神经元的胞体位于脊髓前角，其轴突组成脊神经，支配躯、肢体随意肌。位于脑干内的脑神经运动核也属下运动神经元，它的轴突组成相应的脑神经，支配有关的脑神经肌。下运动神经元的活动除受节段性装置影响外，更受位于大脑皮质的上运动神经元调控。

当随意肌或任何一级神经元有病时，即可影响随意肌的正常收缩，导致瘫痪。造成各具特征的上运动神经元性或下运动神经元性瘫痪。

（1）上运动神经元性瘫痪：上运动神经元对下运动神经元产生影响，并组成锥体系以及参与构成锥体外系。锥体系由主要位于皮质运动区胞体及其发出的轴突组成，包括皮质脑干束与皮质脊髓束两部分。皮质脑干束经内囊进入脑干，在与各脑神经运动核大致相应的水平交叉，与各有关脑神经的运动核发生突触。皮质脊髓束经内囊、脑干下行，大部分纤维在延髓尾端交叉后进入对侧脊髓，构成皮质脊髓束；小部分纤维进入同侧脊髓前角，构成皮质脊髓侧束；小部分纤维进入同侧脊髓前角，下行，组成皮质脊髓前束与皮质脊髓前侧束，前者在下行过程中逐次发出纤维，经前联合交叉至对侧，与对侧皮质脊髓束共同支配该前角 α 细胞；皮质脊髓前侧束，在下行过程中,也不断发出纤维,不再交叉,支配同侧躯干肌的前角运动,而后者又接受来自对侧大脑半球的信息。故而损害皮质运动区或锥体束均会导致相应肌群瘫痪。

(2)下运动神经元性瘫痪:脊髓前角 α 神经元可分为大、小两类。前者与白肌纤维相连,主管随意运动;后者与红肌纤维联系,与维持肌张力、调整姿势有关。当对完全放松的正常随意肌进行被动活动时,由于牵引作用使该肌神经肌梭产生冲动,传入脊髓,兴奋有关 α 运动神经元,引起受测肌的反射性收缩,使其具有一定张力,此为正常肌张力。故肌张力的增高或减退均可提示瘫痪属性。

二、临床资料

(一)病史症状要点

1. 病史　急性瘫痪的发病主要有血管性、外伤性、感染性、肿瘤性、脱髓鞘性、中毒性以及物理因素损伤性等方面原因。

(1)血管性疾病史:包括血管痉挛、血栓形成、栓塞等引起的缺血性疾病,以及由血管破裂引起的出血性疾病。

(2)外伤史:常有颅脑、脊髓、周围神经等外伤后,紧接发生神经系统病征。

(3)感染史:可见急性起病的或伴发热等急性感染症(征),例如急性播散性脑脊髓炎,常见于出疹性疾病,如麻疹、风疹、腮腺炎、猩红热、流行性感冒等之后,或偶发于某些疫苗,如狂犬病疫苗、牛痘接种后。

(4)髓鞘病变史:多发性硬化、急性感染性脱髓鞘性多发性神经病等病后出现急性瘫痪症状。

(5)肌肉疾病史:有周期性瘫痪、重症肌无力、多发性肌炎、药源性肌病史。

(6)中毒与物理因素损伤:食物性毒物、植物性毒物、药物过量性毒物等,另物理因素损伤中的射频辐射亦可造成中枢神经系统的急性损伤而致瘫。

(7)肿瘤史:既往脑内的肿瘤或肿瘤占位导致瘫痪,但若该肿瘤突然囊变或出血,则可能累及运动系统而致瘫。

2. 症状要点

(1)上运动神经元性瘫痪:肌力减弱,腱反射活跃或亢进,浅反射减退或消失,肌张力增高,出现两侧病理反射,无明显肌肉萎缩。

(2)下运动神经元性瘫痪:两下肢完全性瘫痪,肌张力下降,腱反射消失,病理反射阴性,肌肉萎缩明显。

(二)查体要点

1. 生命体征　血压、脉搏、呼吸、体温等。

2. 神经系统　脑神经检查,感觉、运动功能检查,脑膜刺激征,病理反射,周围神经检查等。

(三)理化检查要点

颅脑 CT、MRI、X 线平片、经颅多普勒超声技术、脑血流图、脑脊液(CSF)检查、脑电图、脑地形图、脑诱发电位、肌电图、肌肉活检、肌酶、血生化检查、血抗核抗体、抗 Sm 抗体、抗核糖核酸抗体、类风湿因子、抗双链 DNA 抗体、血和骨髓涂片,根据瘫痪的可能原因做出相应检查,以明确诊断。

三、诊断思路

(一) 危险性评估

急性瘫痪发生时,首先确保生命体征平稳,尽早明确引起瘫痪的疾病,尽快处理致命性疾病。

1. 高危瘫痪　常存在意识障碍、血压异常升高、颅脑及脊髓外伤史、神经系统定位体征及脑膜刺激征阳性、辅助检查如颅脑 CT、脊髓 MRI 等提示阳性结果等,属于病情危重。如急性横贯性脊髓炎、重症肌无力、脑出血、急性脑梗死、颅脑损伤、脊髓休克等。

2. 低危瘫痪　患者神志清楚、生命征稳定、瘫痪肌群少等,多属于病情较轻,如面神经炎。

(二) 诊断流程

对于急性瘫痪患者,必须详细询问病史,进行全面的体格检查以及必要的实验室检查和器械检查,然后根据有关资料综合分析,做出疾病诊断。

1. 确认真性瘫痪　即要注意瘫痪的鉴别诊断,尤其注意区分真性瘫痪与失用、骨关节病引起的随意运动障碍以及癔症性瘫痪等。

2. 识别瘫痪属性　根据临床特征、必要的实验室检查与病史资料区分其属性,具体是上运动神经元性瘫痪、下运动神经元性瘫痪、肌性瘫痪哪一类。但必须注意患者是否处于脊髓休克状态,此时瘫痪的根本原因是有关的上运动神经元的急性病况,但其表现却属下运动神经元性瘫痪的特征,即瘫肌肌张力减低,反射消失、无病理反射。

3. 考虑病变部位　瘫痪可作为考虑定位诊断的线索,结合神经系统其他阳性体征与病史综合分析,设想病变所在位置,按需进行辅助检查,最终得出定位诊断。

4. 定性诊断　神经系统疾病性质不外乎感染性、血管性、外伤性、肿瘤性、脱髓鞘性、变性性、营养代谢障碍性、中毒性、物理因素损伤性、先天性或遗传性,尚包括肌肉疾病。急性发病主要有外伤性与血管性、感染性、肿瘤性、脱髓鞘性以及中毒性、物理因素损伤性,在病史上各具特点,可供定性诊断。

(三) 常见危险性瘫痪诊断要点

1. 周期性瘫痪　是以反复发作的骨骼肌弛缓性瘫痪为特征的一组疾病,发作时大都伴有血清钾浓度的改变。根据血清钾离子浓度的变化可将周期性瘫痪分为低钾型、正常钾型和高钾型 3 种类型,其中以低钾型周期性瘫痪最为常见。

(1) 临床表现:发作性骨骼肌弛缓型麻痹而无感觉障碍。

(2) 理化检查:最常见的低钾型周期性瘫痪发作时血清钾低于 3.5mmol/L,予钾盐治疗有效,排除其他疾病所致继发性低血钾麻痹。

2. 格林 - 巴利综合征(Guillain-Barre syndrome,GBS)　也称为急性感染性多发性神经根神经炎,属于周围神经的自身免疫性疾病。

(1) 临床表现:为急性或亚急性起病的进行性、弛缓性,两侧基本对称肢体瘫痪。双下肢无力,呈上行性发展,远端麻痹重于近端;逐渐累及上肢和脑神经;重症甚至出现呼吸肌麻痹导致死亡;腱反射减弱或者消失。感觉障碍表现为神经根痛和感觉迟钝或过敏,常出现背部、臀部和下肢的疼痛。此外,还有自主神经功能紊乱表现。

（2）理化检查：脑脊液检查，典型的脑脊液改变为"蛋白 - 细胞分离"现象。神经传导功能检查：神经电生理检查是辅助诊断 GBS 的敏感指标。

3．急性横贯性脊髓炎　是多种原因所致，以累及数个节段的脊髓横贯性损害为主的急性脊髓病。

（1）临床特征：急性起病；常有脊髓休克期，呈急性弛缓性麻痹；感觉障碍平面及尿潴留。

（2）理化检查：CSF 无色透明，淋巴细胞及蛋白含量可有轻度增高。脊髓 MRI 检查有助区别脊髓病变性质及范围（常规检查视力及眼底，除外视神经脊髓炎）。

4．重症肌无力　是一种发生在神经 - 肌肉接头处，由乙酰胆碱受体抗体介导、细胞免疫依赖的获得性自身免疫性疾病。

（1）临床特征：骨骼肌活动后容易疲劳，休息或使用胆碱酯酶抑制剂可以缓解。肌无力通常表现为晨轻暮重，波动性明显 2/3 病例累及眼外肌，颜面肌、咽喉肌、躯干肌和肢体肌均可受累。

（2）理化检查：新斯的明实验、胸腺 CT 和 MRI、重复电刺激、单纤维肌电图、乙酰胆碱受体抗体滴度的检测。

5．外伤性瘫痪　急性颅脑、脊髓损伤可出现瘫痪，可伴意识障碍、昏迷、呕吐、二便失禁等，此时注意切不可随意改变患者体位。颅脑 CT、MRI 是常用的辅助检查。

6．急性脑出血　指原发性非外伤性脑实质内血管破裂引起的出血，可发生于基底节区、内囊区、脑叶、脑干、小脑、脑室等。基底节区和内囊区出血易导致偏瘫。颅脑 CT 扫描是常用检查方法。

7．急性脑梗死　是指由于脑血栓形成或脑栓塞导致脑组织局部供血动脉血流灌注减少或血流完全中断，使局部脑组织缺血坏死而发生的脑卒中。急性脑梗死发生于皮质、内囊、脑干等部位可有偏瘫症状，结合颅脑 CT 或 MRI 检查可诊断。

8．感染性瘫痪　感染性的脑炎、脊髓炎等，除瘫痪症状外，常伴有发热、呕吐等症状，脑膜刺激征阳性，脑脊液呈炎症性改变。

9．颅内占位　脑肿瘤、脑寄生虫病及其他占位性病变，可表现为局灶性体征，瘫痪、失语和小脑性共济失调、癫痫和精神症状等。颅脑 CT 和 MRI 可帮助诊断。

四、治疗

（一）急救处理与原则

1．西医急救处理

（1）稳定生命体征，对症支持治疗：如卧床休息，维持呼吸道通畅，吸氧，调整血压，降低颅内压、减轻脑水肿、补充血容量、恢复微循环、减少细胞损伤，控制感染等。

（2）积极治疗原发病：如中枢神经系统感染所致的瘫痪，可针对病原体尽早实施抗感染治疗，对于急性脊髓炎、格林 - 巴利综合征、面神经麻痹等可使用大剂量丙种球蛋白、血浆置换、糖皮质激素、免疫抑制剂等，积极治疗脑卒中等。

2．中医急救处理

（1）急救中成药：若热邪深重兼有神昏，可用清开灵、醒脑静注射液清热、醒神。若以虚证、脱证为主，可用参脉注射液、参附注射液以补虚固脱。若以脉络瘀阻为主，可用丹参注射液、血塞通注射液等。

（2）针灸治疗：以手足阳明经穴和夹脊穴为主。

主穴　上肢：肩髃、曲池、合谷、颈胸段夹脊穴

　　　　下肢：髀关、伏兔、阳陵泉、足三里、三阴交、腰部夹脊穴

配穴　肺热津伤加尺泽、肺俞、二间；湿热袭络加阴陵泉、大椎、内庭；脾胃虚弱加脾俞、胃俞、关元；肝肾亏损加太溪、肾俞、肝俞。

（二）常见危险性瘫痪的西医治疗

1. 周期性瘫痪

（1）低钾型发作时，给予 10% 氯化钾或 10% 枸橼酸钾口服，也可静脉滴注氯化钾溶液以纠正低血钾状态。避免各种诱因，如劳累过度、精神刺激、低钠饮食、过多摄入高碳水化合物等。严重者呼吸肌麻痹时给予辅助呼吸，心律失常者应予以纠正。

（2）高钾型一般不需特殊治疗，症状重时可给予 10% 葡萄糖酸钙静脉注射或胰岛素静脉滴注以降低血钾。

（3）正钾型可给予大量生理盐水静脉滴注，葡萄糖酸钙静脉滴注，口服及静脉补钠，乙酰唑胺口服。

2. 格林-巴利综合征

（1）血浆置换：直接去除血浆中的致病因子。

（2）免疫球蛋白静脉注射：成人剂量 0.4g/（kg·d），连用 5 日。

（3）皮质类固醇：甲泼尼龙 500mg/d，静脉滴注，连用 5 日，或地塞米松 10mg/d，静脉滴注，7～10 日为一个疗程。

（4）对症治疗及预防并发症：累及呼吸肌时需及时辅助呼吸，并保持呼吸道通畅，预防感染。调整血压，尿潴留者予导尿，便秘者给予缓泻剂和润肠剂。并及早进行康复治疗。

3. 急性横贯性脊髓炎

（1）一般治疗：加强护理，有呼吸困难者，保持呼吸道通畅，吸氧，预防感染，必要时气管切开。排尿障碍者给予保留无菌导尿管。防止压疮发生。

（2）药物治疗：皮质类固醇激素、大剂量免疫球蛋白、维生素 B 族等。

（3）康复治疗。

4. 重症肌无力

（1）胸腺治疗：胸腺切除；胸腺放射治疗。

（2）药物治疗：胆碱酯酶抑制剂、肾上腺皮质激素、免疫抑制剂。

（3）血浆置换。

（4）大剂量静脉注射免疫球蛋白。

5. 外伤性瘫痪

（1）手术治疗：有明确手术指征者，尽早实施。

（2）改善神经功能：可予胞磷胆碱、脑蛋白水解物、维生素 B_{12} 等。

6. 急性脑出血、急性脑梗死　参见第十二章急性意识障碍之中"昏迷"内容。

7. 感染性瘫痪　参见第四章急性发热。

8. 颅内占位　参见第五章急性头痛。

（三）中医辨证论治

虚证宜扶正补虚为主，虚实兼夹者，又当兼顾之。《黄帝内经》提出"治痿者独取阳明"，是指从补脾胃、清胃火、祛湿热以滋养五脏以治痿。

（1）肺热津伤

证候：发病急，病起发热，或热后突然出现肢体软弱无力，可较快发生肌肉瘦削，皮肤干燥，心烦口渴，咳呛少痰，咽干不利，小便黄赤或热痛，大便干燥。舌质红，苔黄，脉细数。

治法：清热润燥，养阴生津。

代表方：清燥救肺汤加减。

（2）湿热浸淫

证候：肢体困重，痿软无力，尤以下肢或两足痿弱为甚，兼见微肿，手足麻木，扪及微热，喜凉恶热，或有发热，胸脘痞闷，小便赤涩热痛。舌质红，舌苔黄腻，脉濡数或滑数。

治法：清热利湿，通利经脉。

代表方：加味二妙散加减。

（3）脾胃虚弱

证候：肢体软弱无力或逐渐加重，神疲肢倦，肌肉萎缩，少气懒言，纳呆便溏，面色㿠白或萎黄无华，面浮。舌淡苔薄白，脉细弱。

治法：补中益气，健脾升清。

代表方：参苓白术散合补中益气汤加减。

（4）肝肾亏损

证候：肢体痿软无力，尤以下肢明显，腰膝酸软，不能久立，甚至步履全废，腿胫大肉渐脱，或伴有眩晕耳鸣，舌咽干燥，遗精或遗尿，或妇女月经不调。舌红少苔，脉细数。

治法：补益肝肾，滋阴清热。

代表方：虎潜丸加减。

（5）脉络瘀阻

证候：跌打损伤致四肢痿软不用，可伴有肌肉活动时隐痛不适。舌质暗淡或有瘀点、瘀斑，脉细涩。

治法：益气养营，活血行瘀。

代表方：圣愈汤合补阳还五汤加减。

（闫咏梅）

学习小结

1. 学习内容

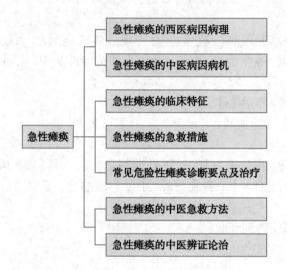

急性瘫痪
- 急性瘫痪的西医病因病理
- 急性瘫痪的中医病因病机
- 急性瘫痪的临床特征
- 急性瘫痪的急救措施
- 常见危险性瘫痪诊断要点及治疗
- 急性瘫痪的中医急救方法
- 急性瘫痪的中医辨证论治

2. 学习方法

通过急性瘫痪的学习,掌握急性瘫痪发生的病因、共同的病理机制,根据急性瘫痪的临床特征,准确定性定位,实施正确的处理方法。

复习思考题

1. 试述上运动神经元性瘫痪和下运动神经元性瘫痪的鉴别要点。
2. 试述常见危险性瘫痪诊断要点及治疗。
3. 试述中医治疗痿证的分型及治法。

第十五章

排 尿 困 难

学习目的

　　排尿困难主要表现为少尿与无尿，多与重要脏器的损害相关。通过急性肾损伤和急性尿潴留的学习，能对排尿困难的病因、病情做出快速、准确的诊断和评估，从而进行急救处理。

学习要点

掌握急性肾损伤和急性尿潴留的临床诊断思路和处理原则。

　　排尿困难是指排尿不畅、排尿费力，主要表现为少尿与无尿。健康成人昼夜（24 小时）尿量为 1 000～2 000ml。若 24 小时尿量小于 400ml 或每小时尿量少于 17ml 者，称为少尿（oliguria）；24 小时尿量少于 100ml，或 12 小时内完全无尿者，称为无尿（anuria）或尿闭。临床上突然发生的少尿或无尿常见于急性肾损伤、急性尿潴留等，持续少尿或无尿患者常伴有氮质血症、水电解质和酸碱平衡紊乱。

第一节　急性肾损伤

　　急性肾损伤（acute kidney injury，AKI）以往称为急性肾衰竭（acute renal failure，ARF），是指由各种原因引起的肾功能在短时间（数小时或数天）内快速下降而出现的临床综合征。可发生于既往无肾脏病者，也可发生在原有慢性肾脏病的基础上，临床主要表现为少尿或无尿、氮质血症、高钾血症和代谢性酸中毒。与 ARF 相比，AKI 的提出更强调对这一综合征早期诊断、早期治疗的重要性。

　　根据临床表现，急性肾损伤多归属于中医学"癃闭""关格"等范畴。"癃闭"之名，首见于《黄帝内经》，而后《伤寒论》《景岳全书》《证治准绳》和《医门法律》等古代文献均有相关论述。

一、病因病理

（一）中医病因病机

1. 病因

（1）六淫疫毒：外感六淫疫毒，邪热炽盛，肺热壅滞，膀胱湿热，入气入血，损伤肾络，气化失司，而见少尿、血尿。如《证治汇补·癃闭》所言："有热结下焦，壅塞胞内，

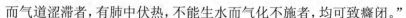

而气道涩滞者,有肺中伏热,不能生水而气化不施者,均可致癃闭。"

(2)饮食不当:误食鱼胆、毒蕈等,致使邪毒入内,湿毒中阻,气机升降失常,内犯于肾,经络气血瘀阻,气化不行而见少尿或尿闭。

(3)意外伤害:失血、失液、挤压伤、外科手术等导致阴血亏耗,水无化源而致尿闭不通。

(4)药毒伤肾:药物、虫毒意外伤肾,致使气血瘀滞,肾络损伤,气化失司,水液不行。《景岳全书·癃闭》言:"或以败精,或以槁血,阻塞水道而不通也。"

2.病机　本病起病急,来势凶猛,变化迅速,病性多属于邪盛正衰、标实本虚。其病位在肾,涉及肺、脾(胃)、三焦、膀胱,病机关键在于肾失气化,水湿浊瘀不能排出体外。

(二)西医病因病理

1.病因

(1)肾前性 AKI:最常见,由肾脏血流灌注不足所致。常见病因包括有效血容量不足(严重呕吐、腹泻、大面积创伤等)、心排血量降低(心肌梗死、心律失常、心力衰竭等)、全身血管扩张(感染性休克等)、肾内血流动力学改变等。

(2)肾性 AKI:为肾实质损伤。根据损伤部位,肾性 AKI 可分为肾小管性、肾间质性、肾小球性及肾血管性,其中以急性肾小管坏死(ATN)最为常见,多由肾缺血或肾毒性物质(如生物毒素、化学毒素、抗菌药物、血红蛋白、肌红蛋白等)损伤肾小管上皮细胞所致。

(3)肾后性 AKI:源于急性尿路梗阻,从肾盂到尿道任一水平尿路上均可发生梗阻,常见有尿路结石、前列腺增生、神经性膀胱、肿瘤等。

2.病理机制　不同病因、不同病理损害类型导致的急性肾损伤有不同的始动机制,但肾血流动力学改变和急性肾小管损害等为主要因素。

(1)肾脏血流动力学改变:不同原因引起的 AKI 起始期的共同特点是肾血流灌注量的减少,GFR 极具下降,持续的肾血管收缩使肾血流量减少。其可能的机制是各种致病因素引起的有效血容量减少导致肾缺血,刺激球旁细胞分泌肾素增多,通过血管紧张素Ⅱ的作用,导致入球小动脉收缩和痉挛,使肾小球毛细血管内血流量减少,有效滤过压下降及肾小球内皮细胞肿胀,滤过膜通透性减低,使肾小球滤过率(GFR)明显下降,当肾血流量减少至正常的1/3时,甚至可使滤过停止,引起少尿或无尿。

(2)肾小管的损伤

1)反漏学说:当肾小管发生急性严重损伤时,导致肾小管上皮细胞坏死,基膜断裂,使肾小管内液扩散至肾间质,引起间质水肿,肾小静脉压力升高,压迫肾单位,加重肾缺血,使 GFR 减低。

2)肾小管阻塞学说:肾小管损伤后肾小管上皮细胞变性、坏死并脱落入肾小管腔,形成管型堵塞了肾小管腔,使肾小管腔内压增加,使 GFR 减少,造成少尿。

(3)再灌注性肾损伤:发生缺血性肾损伤后,若使肾血流再通过时,可见细胞损伤继续加重,此即再灌注损伤。再灌注使细胞内 ATP 大量分解,生成大量黄嘌呤和尿酸,同时产生大量超氧阴离子,产生大量氧自由基及细胞内钙超负荷,使肾小管上皮细胞内膜发生脂质过氧化,导致细胞功能紊乱,甚至死亡。

(4)细胞内钙离子浓度的改变:肾脏缺血后,肾小管上皮细胞内 Ca^{2+} 浓度明显增

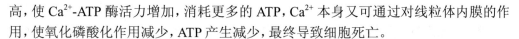

高，使 Ca^{2+}-ATP 酶活力增加，消耗更多的 ATP，Ca^{2+} 本身又可通过对线粒体内膜的作用，使氧化磷酸化作用减少，ATP 产生减少，最终导致细胞死亡。

（5）炎症因子的参与：炎症介质（IL-6、IL-18、TNF-α、MCP-1、RANTES）等使内皮细胞受损，导致肾组织进一步损伤，GFR 下降。

二、临床资料

（一）病史症状要点

1. 病史　手术、创伤、休克、出血等病因基础上发生的少尿或无尿是诊断急性肾损伤的线索。

2. 症状

（1）尿量异常

1）少尿期：多数患者表现为数小时或数天内尿量减少甚至无尿。少尿期长短不一，短者只有数小时，亦有长达数周者，一般持续 7～14 天。值得注意的是，临床上并非所有患者均会出现少（无）尿，也有些患者尿量在 400ml/d 以上，称为非少尿型 AKI，其病情大多较轻，预后较好。故应避免将少（无）尿作为急性肾衰的必要条件，以免延误早期急性肾功能损伤的诊治。

2）多尿期：在恢复期 GFR 逐渐恢复正常或接近正常范围。少尿型患者开始出现利尿，可有多尿表现，在不使用利尿剂的情况下，每日尿量可达 3 000～5 000ml，或更多。通常维持 1～3 周，继而逐渐恢复正常。

（2）水、电解质和酸碱平衡紊乱

1）高钾血症：心悸、胸闷，甚至心律失常、心搏骤停等。

2）低钠血症：疲乏、淡漠、嗜睡、晕厥、抽搐甚至昏迷。

3）代谢性酸中毒：乏力、厌食、恶心、呕吐甚至出现呼吸障碍。

（3）体液潴留：心力衰竭和急性肺水肿是体液潴留的重要并发症，临床表现为水肿、呼吸困难、端坐不能平卧、咳嗽、咯粉红色泡沫痰。

（4）全身症状

1）消化系统：早期可表现为厌食、恶心、呕吐、腹胀、腹泻等，严重者可出现消化道溃疡和出血。

2）呼吸系统：主要是急性肺水肿，表现为呼吸困难、咳嗽、胸痛、憋气等。

3）循环系统：血压不同程度升高，重者可发生高血压脑病，见烦躁、头痛、呕吐，甚至昏迷；病情发展可出现心力衰竭和肺水肿表现，如咳嗽、咯粉红色泡沫痰、呼吸困难等；还可因毒素蓄积、电解质紊乱引起各种心律失常及心肌病变。

4）神经系统：嗜睡和共济失调是急性肾衰早期表现，随着病情进展，可出现意识障碍、昏睡、抽搐、甚至昏迷等尿毒症脑病症状。

5）血液系统：贫血、出血倾向。

（二）查体要点

1. 循环系统　心脏扩大，电解质紊乱，酸中毒等引起各种心律失常。

2. 呼吸系统　呼吸深快，或伴氨味，肺部啰音。

3. 神经系统　肌力减低，共济运动失调等。

4. 皮肤检查　水肿，皮肤干燥、脱屑、无光泽、有色素沉着，顽固性皮肤瘙痒与尿素及钙盐沉积有关。

5. 泌尿系统 尿量是否减少,有无肾区叩击痛,肋腰点、肋脊点有无压痛,输尿管行径压痛,膀胱叩诊情况。

（三）辅助检查要点

1. 血液检查 有轻、中度贫血;血肌酐、尿素氮进行性升高;高血钾（常大于5.5mmol/L）,低血钠,低血钙;血 pH 值小于 7.35,有不同程度的代谢性酸中毒。

2. 尿液检查 尿蛋白多为（+）～（++）;尿沉渣见肾小管上皮细胞、上皮细胞管型和颗粒管型及少许红、白细胞;尿比重降低且较固定（多在 1.015 以下）;尿钠含量增高（多在 20～60mmol/L）。应注意尿液指标检查须在输液、使用利尿药、高渗药物前进行,否则会影响结果。

3. 影像学检查 尿路超声或 CT 检查对排除尿路梗阻和慢性肾功能不全很有帮助。如有足够理由怀疑由梗阻所致,可做逆行性造影。

4. 肾活检 是重要的诊断手段。在排除了肾前性及肾后性因素后,对不明原因的急性肾损伤都有肾穿刺活检指征。

三、诊断思路

（一）危险性评估

1. 急性肾损伤少尿期,产生稀释性低钠血症和高血容量,重者水中毒,引起心力衰竭、肺水肿、脑水肿而死亡。

2. 合并呼吸道、泌尿道或伤口感染的常导致败血症而死亡。

3. 患者出现疲倦,嗜睡,深而快的呼吸时处于代谢性酸中毒状态,容易导致昏迷。

4. 保守治疗无效出现以下情况需要及时透析,否则可能危及生命。

（1）急性肺水肿。

（2）高钾血症,血钾≥6.5mmol/L。

（3）高分解代谢状态,血 BUN 每天升高 10.1～17.9mmol/L,Cr 每日升高 176.8μmol/L以上。

（4）无高分解代谢状态,但无尿 2 天或少尿 4 天以上。

（5）二氧化碳结合力小于 13mmol/L。

（6）血 BUN＞21.4mmol/L 或血 Cr＞442μmol/L。

（7）少尿 2 天,并伴有体液过多（球结膜水肿、胸腔积液、心音呈奔马律或中心静脉压高于正常）、持续呕吐、烦躁或嗜睡、血钾＞6mmol/L、心电图疑有高血钾表现等任何一种情况者。

（二）诊断流程

1. 病史 要点包括:有无导致血容量不足的原因;有无严重肝脏和心脏病史;有无肾脏病史;有无肾毒性药物用药史;有无尿路梗阻史;少尿或无尿的发展过程及持续时间。

2. 症状体征 突发的少尿或无尿;不明原因充血性心衰、肺水肿;电解质紊乱及酸中毒;突发水肿或水肿加重。有无颜面水肿、心力衰竭体征及浆膜腔积液等体液潴留体征,包括膀胱尿潴留、下腹包块,肾区叩痛、压痛、叩击痛等;系统检查主要是生命体征、循环状态和皮肤黏膜、皮肤弹性等。

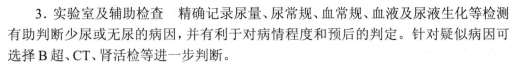

3. **实验室及辅助检查** 精确记录尿量、尿常规、血常规、血液及尿液生化等检测有助判断少尿或无尿的病因，并有利于对病情程度和预后的判定。针对疑似病因可选择 B 超、CT、肾活检等进一步判断。

4. **鉴别诊断**

（1）慢性肾脏病（CKD）基础上的 AKI：有 CKD 病史，或存在老年、高血压、糖尿病等 CKD 易患因素，双肾体积缩小，显著贫血、肾性骨病和神经病变等提示 CKD 基础上的 AKI。

（2）肾前性 AKI 与急性肾小管坏死（ATN）：常根据尿液检测指标即可鉴别（表 15-1）。

（3）ATN 与肾后性尿路梗阻：有结石、肿瘤或前列腺肥大病史患者，突发完全无尿或间歇性无尿；肾绞痛，季肋部或下腹部疼痛；肾区叩击痛阳性；如膀胱出口梗阻，则膀胱区因积尿而膨胀，叩诊呈浊音均提示存在尿路梗阻的可能。超声显像和 X 线检查等可帮助确诊。

表 15-1 鉴别肾前性 AKI 及 ATN 的尿液诊断指标

诊断指标	肾前性 AKI	ATN
尿比重	>1.020	<1.010
尿蛋白	(±)~(+)	(+)~(+++)
尿沉渣	透明管型	棕色颗粒管型
尿钠浓度（mmol/L）	<20	>40
血尿素氮/血肌酐	>20	<10~15
尿尿素氮/血尿素氮	>20	<10
尿肌酐/血肌酐	>40	<20
肾衰指数	<1	>1
钠排泄分数（%）	<1	>2
中心静脉压	降低（<5cmH$_2$O）	正常或增高
补液试验	尿量增加	尿量不增

（三）西医诊断

以下任一表现即可诊断急性肾损伤：

1. 48 小时内血肌酐上升≥0.3mg/dl（26.5mmol/L）。

2. 确定或推测 7 天内血肌酐增至≥1.5 倍基础值。

3. 尿量<0.5ml/(kg•h)，持续时间>6 小时。

四、治疗

（一）急救处理与原则

1. **急救原则**

（1）去除病因，纠正血容量，维持内环境稳定，排除肾血管痉挛，排除肾毒素。

（2）严格控制液体输入量，纠正酸中毒和水电解质紊乱。

（3）防治感染，配合营养饮食疗法。

2. **西医急救处理** 首先考虑处理危及生命的严重液体过量或水不足、高血钾。

（1）监测生命体征和中心静脉压，评估血容量是否充足，不足者进行补液治疗。

（2）紧急血液滤过或透析：对于存在明显尿毒症综合征、高钾血症、严重酸中毒和容量负荷过重对利尿药无效者等符合急诊透析患者，如无禁忌证，应立即行肾脏替代治疗，以挽救生命为第一要务。

（3）积极处理高血钾：10% 葡萄碳酸钙 10～20ml 静脉注射，根据需要在 1 小时后重复使用；50% 葡萄糖 50ml 加入胰岛素 10U，15～30 分钟内静脉注射；必要时血液透析。

（4）在生命体征稳定的基础上，积极治疗原发病，快速确定和纠正可逆因素，防止肾脏进一步受损；同时维持水、电解质和酸碱平衡。

具体处理如下：

（1）注重病因，控制出血、脱水、失盐、过敏的原因，预防发生休克，去除中毒物质和应用解毒药物。

（2）补充血容量

1）先用 10% 葡萄糖 500ml 快速静脉滴注，如尿量增加，则表示血容量不足，应予补足，如无明显不足，补液时应严格控制输入液量，宁少勿多，每日需液量为前一日尿量＋其他显性失水量（每日 1 000ml 左右）。

2）观察尿量、尿比重，同时测中心静脉压。

（3）血管活性药物：常选用东莨菪碱 0.03～0.06mg/kg（或山莨菪碱 10～20mg）或多巴胺 40～80mg，或罂粟碱 30～60mg，或酚妥拉明 20～40mg，加入 10% 葡萄糖液中静滴，或酚妥拉明 10～15mg，多巴胺 5～10mg，加入 10% 葡萄糖 300ml 静脉滴注，2～3 小时内滴完。

（4）利尿剂

1）20% 甘露醇 100～200ml 静脉滴注，如注射后 3 小时内尿量不增加者，不宜重复使用。

2）呋塞米：开始 100～200mg，如尿量不增加时，可加大剂量 400～800mg 加入葡萄糖内静脉缓慢滴注，如尿量仍不增加则不宜再用。

（5）纠正高血钾

1）50% 葡萄糖 60ml 加普通胰岛素 10U 静脉注射，之后采用葡萄糖 - 胰岛素溶液静脉滴注，葡萄糖与胰岛素比例约 3～4g∶1U。

2）10% 葡萄糖酸钙 20～30ml 于 3～4 分钟内静脉注射，静脉注射后 5～7 分钟内无效可重复注射，有效后再用 2～4g 加入 10% 葡萄糖内静脉滴注维持。

3）血透或腹膜透析。

（6）防治感染：特别注意肺部及尿路感染，但应尽量避免应用肾毒性药物，抗生素用量须根据肾功能及药物半衰期调整。

（7）营养支持疗法

1）给以高碳水化合物为主，每日热量不低于 1 800～2 000kcal。

2）昏迷者，鼻饲供给营养，一般或从胃管滴入 20% 葡萄糖液，电解质及维生素类或采用全胃肠外营养（TPN）治疗。

3. 中医急救处理

（1）中药灌肠疗法

1）少尿期热甚：生大黄 15～20g，枳实 20g，芒硝 20g，厚朴 20g，蒲公英 30g，以上药浓煎成 200ml,调至适温,高位保留灌肠,保留时间以 30～60 分钟为宜,每日 2 次,3～7 天为一疗程。

2) 少尿期偏阳虚:生大黄 15～20g,炮附片 20g,枳实 20g,芒硝 20g,厚朴 20g,以上药浓煎成 200ml,调至适温,高位保留灌肠,保留时间以 30～60 分钟为宜,每日 2 次,3～7 天为一疗程。

(2) 中药注射剂:对于血容量不足引起的少尿、无尿,可予中药注射液补充容量,保证肾脏灌注,对于昏迷患者属阳气暴脱者可静脉滴注参附注射液回阳救脱,醒脑静注射液醒脑开窍。

1) 气阴两虚证:生脉或参麦注射液 40ml 加入 5% 葡萄糖注射液或生理盐水 250ml 中静脉滴注。

2) 阳气暴脱证:参附注射液 50ml 加入 5% 葡萄糖注射液或生理盐水 250ml 中静脉滴注。

3) 其他:如出现烦躁、神昏、谵语者,可用醒脑静注射液 20ml 加入 5% 葡萄糖注射液或生理盐水 250ml 中静脉滴注。

(二)西医治疗

1. 一般治疗

(1) 常规监测:重点是生命体征,尤其是尿量的监测。

(2) 饮食和营养:急性肾衰竭每日所需能量为 147kJ/kg,主要由碳水化合物和脂肪供应;蛋白质的摄入量限制在 0.8g/(kg·d);能进食者给予清淡流质或半流质食物,对于少尿或无尿的患者,应酌情限制水分、钠盐、钾盐摄入;不能进食的患者需静脉营养补充必需的氨基酸及葡萄糖。

2. 病因治疗
对于各种严重外伤、心力衰竭、急性失血等进行输血、等渗盐水扩容、抗感染、抗休克等治疗,停用影响肾灌注或肾毒性的药物。

3. 维持体液平衡
严格计算 24 小时出入水量,以"量出为入"控制液体入量。每日补液量为前一日显性失液量与不显性失液量之和减去内生水量。

4. 高钾血症
高钾血症可导致致死性心律失常。血钾大于 6.5mmol/L 时需要紧急处理,包括:① 10% 葡萄糖酸钙 10～20ml 稀释后缓慢静脉注射(5 分钟);② 11.2% 乳酸钠或 5% 碳酸氢钠 100～200ml 静脉滴注,纠正酸中毒同时促进钾离子向细胞内流动;③葡萄糖注射液加胰岛素(3:1～6:1)缓慢静脉滴注,促进糖原合成及钾离子向细胞内转移;④口服阳离子交换树脂;⑤以上措施无效,或有严重高钾血症、高分解代谢状态,血液透析是最有效的治疗。

5. 代谢性酸中毒
HCO_3^- 低于 15mmol/L,应予 5% 碳酸氢钠 100～250ml 静脉滴注。对于严重酸中毒患者,应立即开始透析。

6. 控制感染
应尽早使用抗生素,根据药物敏感试验结果选用肾毒性小的抗生素,并按 GFR 调整用药剂量。

7. 肾脏替代疗法

(1) 原则:①强调早期进行,尤其是伴有多脏器功能障碍综合征(MODS)患者应该尽早开始肾脏替代治疗;②应该根据患者的病情选择不同的血液净化方式,如血液透析、腹膜透析、连续性血液净化及杂合式肾脏替代治疗;③治疗方案个体化,根据患者的具体病情选择不同的透析剂量、透析器、抗凝剂等。

251

（2）适应证：①急性肾衰容量过多合并急性心力衰竭，药物不能控制者；②急性肾衰合并高钾血症，血钾＞6.5mmol/L，或者严重代谢性酸中毒；③急性肾衰合并高分解代谢者；④合并急性肾衰的脓毒血症、重症胰腺炎、MODS、急性呼吸窘迫综合征（ARDS）等危重患者。

8. 合并症的治疗　急性肾衰常可合并高血压、心力衰竭、肺水肿、感染以及消化道出血，针对并发症的治疗有助于改善患者的生存率。

9. 多尿的治疗　多尿开始时，由于 GFR 尚未恢复，仍应注意调节水、电解质和酸碱平衡，减少氮质潴留，供给适当营养，防治并发症和治疗原发病。部分急性肾小管坏死患者多尿期持续较长，每日尿量多在 4 000ml 以上，补充液体量应逐渐减少（比出量少 500～1 000ml），并尽可能经胃肠道补充，以缩短多尿期。

（三）中医辨证论治

根据本病不同时期、不同阶段采用相应的治则治法。在少尿期患者多以邪实为主，故以祛邪为原则，采用清热解毒、利水消肿、活血祛瘀的治法；多尿期患者以正虚为主，则以补虚为原则，采用益气养阴、健脾补肾的治法。

1. 湿热蕴结

证候：尿少尿闭，恶心呕吐，口中尿臭，发热口干而不欲饮，头痛烦躁，严重者可神昏抽搐，舌苔黄腻，脉滑数。

治法：清热利湿，降逆泄浊。

代表方：黄连温胆汤加减。

2. 火毒瘀滞

证候：尿点滴难出，或尿血、尿闭，高热谵语，吐血，衄血，斑疹紫黑或鲜红，舌质绛紫，苔焦黄或芒刺遍起，脉细数。

治法：清热解毒，活血化瘀。

代表方：清瘟败毒饮加减。

3. 气脱津伤，阳气暴脱

证候：尿少或无尿，汗出黏冷，气微欲绝，或喘咳息促，唇黑甲青，脉细数或沉伏。

治法：益气养阴，回阳固脱。

代表方：生脉饮合参附汤加减。

4. 其他　如多尿期的气阴两虚证可予参芪地黄汤益气养阴，肾阴亏虚证可予六味地黄丸滋阴补肾。

第二节　急性尿潴留

急性尿潴留（acute urinary retention，AUR）为尿液在膀胱内不能排出的急症，常常由排尿困难发展到一定程度引起，常伴有膀胱胀痛，如尿液完全潴留于膀胱，称为完全性尿潴留，是临床常见的需紧急处理的急症之一。前列腺增生症（benign prostatic hyperplasia，BPH）引起的膀胱出口梗阻是发生 AUR 最常见的原因。此外，AUR 还可继发于神经源性原因、外伤、泌尿系感染、结石、前列腺肿瘤等。

一、病因病理

（一）中医病因病机

"尿潴留"属于中医"癃闭"的范畴。《类证治裁·闭癃遗溺》曰："闭者小便不通,癃者小便不利。"凡小便排出甚少或完全无尿排出者,统称癃闭。

1. 膀胱湿热　外感湿热之邪,阻滞膀胱;或嗜酒成性,过食肥甘厚味,酿湿生热,流注下焦,蕴结膀胱,影响膀胱气化而致膀胱气化不利,小便不通。

2. 肺热壅盛　肺为水之上源。肺热壅滞,肃降功能失常,不能通调水道,下输膀胱;又因热气过盛,下移膀胱,以致上、下焦均为热气闭阻,引起排尿困难。

3. 肝郁气滞　七情所伤,引起肝气郁结,疏泄不及,三焦水液的运行和气化失司,水道通调受阻,形成癃闭。

4. 尿道阻塞　瘀血败精,或肿块结石,阻塞尿道,小便难以排出,因而形成癃闭。

5. 脾肾两虚　劳倦伤脾,饮食不节,或久病体弱,致脾虚清气不能上升,则浊气难以下降,小便因而不通,或因年老体弱,久病体虚,肾阳不足,命门火衰,气不化水,或因下焦炽热,日久不愈,耗损津液,以致肾阴亏虚,水府枯竭,而成癃闭。

（二）西医病因病理

1. 根据急性尿潴留发生的病因学特征分为机械性梗阻、动力性梗阻和混合性梗阻。急性尿潴留的病因主要为下尿路梗阻。问诊注意既往有无梗阻性排尿困难或尿路刺激征、前列腺增生症或前列腺癌、膀胱肿瘤、前尿道情况（如尿道狭窄）、肉眼血尿、中枢神经系统疾病（帕金森病、脑血管疾病）或糖尿病（神经病变）;应排除医源性因素引起或加重 AUR（脊髓麻醉、抗胆碱药、精神药物、解痉药、三环类抗抑郁药）,如有可能,停用引起 AUR 的药物。

（1）机械性梗阻:最多见。膀胱颈部和尿道的任何梗阻性病变,都可引起急性尿潴留。较常见的如前列腺增生、尿道损伤和尿道狭窄,膀胱、尿道的结石、肿瘤、异物等堵塞膀胱颈和尿道。少见的病因有盆内肿瘤、妊娠子宫压迫及阴道积血等。

（2）动力性梗阻:①麻醉、手术后,特别是腰麻和肛管直肠手术后。②中枢和周围神经系统损伤、炎症、肿瘤等;③松弛平滑肌的药物如阿托品、山莨菪碱等偶有引起急性尿潴留;④低血钾如醛固酮增多症、腹泻、长期应用利尿剂等可使膀胱尿道肌无力;⑤急性尿潴留也常见于高热、昏迷的患者,在小儿与老人尤为多见。

（3）混合性梗阻:脊柱损伤和骨盆骨折多见。

2. 根据发生于男性、女性,区别不同病因

（1）男性患者 AUR 的病因:良性前列腺增生症最常见,约为 53.0%,其次为便秘（7.5%）与前列腺腺瘤（7.0%）,尿道狭窄、血凝块引起梗阻也是较常见病因（约 3%）、中枢或外周神经病变、术后结石、医源性因素相对少见（约 2%）。

（2）女性患者 AUR 的病因:神经源性膀胱（糖尿病、脱髓鞘性疾病、脊髓压迫、脑积水所致）为主要病因,其次为经阴道尿道无张力吊带术（TVT）后、宫颈托、粪团、外在性压迫妇科肿瘤、卵巢囊肿、子宫脱垂、后倾子宫妊娠,此外,还有尿道病变（肿瘤、憩室、尿道口狭窄）、精神因素。

AUR 在女性相当少见。女性 AUR 最常继发于分娩之后,特别是硬膜外麻醉后,发生率占所有产妇的 0.2%～17.9%;年轻女性 AUR 的另一个常见原因为心理性因

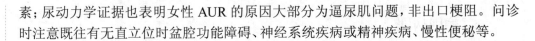

素;尿动力学证据也表明女性 AUR 的原因大部分为逼尿肌问题,非出口梗阻。问诊时注意既往有无直立位时盆腔功能障碍、神经系统疾病或精神疾病、慢性便秘等。

二、临床资料

(一)病史症状要点

1. 患者既往多有排尿无力、尿流变细、夜尿增加或失禁、排尿淋沥不尽感或有尿潴留、尿道扩张、前列腺手术等病史。

2. 发病突然,膀胱内充满尿液不能排出,胀痛难忍,辗转不安,有时从尿道溢出部分尿液,但不能减轻下腹疼痛。

3. 如尿潴留合并尿路感染,则有尿频、尿急、尿痛等膀胱刺激症状。

4. 并发症的相应症状和体征:伴发热、尿频、尿急、尿痛等提示可能继发尿路感染;伴肾功能损害提示可能继发反流性肾病;出现突发腹痛,腹膜刺激征阳性时需考虑膀胱破裂可能。

(二)查体要点

膀胱充盈 体检时耻骨上区常可见到半球形隆起,用手按压有明显疼痛和尿意,叩诊呈浊音。

(三)辅助检查要点

实验室检查包括肾功能检查(BUN、Cr)和尿常规检查。血尿提示存在感染、结石或肿瘤。膀胱 X 线平片、B 超、尿道、膀胱镜、CT、MRI 有助于诊断。

三、诊断思路

(一)危险性评估

1. 判断有无并发急性肾损伤的可能性。

2. 判断有无并发膀胱破裂的危险因素,如高龄、膀胱结核等。

3. 根据患者主观感觉及膀胱充盈度判断并发膀胱破裂的危险性。

(1)轻度充盈:患者产生尿意,提示膀胱内潴留尿液 200～300ml。

(2)中度充盈:患者小腹部胀满不适,提示膀胱内潴留尿液 350～450ml。

(3)重度充盈:患者产生难以忍受的憋尿感,提示膀胱内潴留尿液大于 700ml。

(二)诊断流程

1. 病史症状特点 以膀胱充盈、尿液不能排出为主要临床症状,多伴有难以耐受的憋尿感。

2. 体征

(1)全身:血压增高,心率加快,重者出现自主神经反射过度,可伴发热。

(2)腹部:小腹膨胀,或有肿块,叩诊呈现浊音,触之疼痛。

3. 辅助检查 如超声、腹部 CT。

4. 结合相关检查判断导致尿潴留的原因,如膀胱镜。

5. 判断是否存在并发症。

6. 与急性肾损伤、前列腺疾患、重症感染等导致的少尿、无尿鉴别。

(三)西医诊断

1. 根据病史及典型临床表现。

2．体格检查时耻骨上区常可见到半球形膨胀的膀胱，用手按压有明显尿意，叩诊为浊音。

3．B超、腹部CT检查可以明确诊断。

四、治疗

（一）急救处理与原则

急性尿潴留一旦诊断成立，治疗原则是解除病因，恢复排尿。急诊处理步骤包括：急诊导尿；行辅助检查评价AUR对上尿路的影响；明确尿潴留的病因；针灸治疗和其他辅助治疗；转诊至泌尿科。

（二）西医治疗

经尿道导尿或耻骨上膀胱穿刺置管是解决急性尿潴留行之有效的方法。任何情况下，必须保证导尿操作无菌；导尿管开放后注意尿液流出速度，避免过快放出大量尿液，同时注意观察生命体征，防止休克；尿液性状及总量须记录；导尿时应留置标本做细菌学检查。

1．尿道插管　尿道插管是最常用的方法，简便快捷，应首选16号或18号导尿管，全程涂抹润滑剂，插管时要保证完全无创伤，若遇到难以通过的梗阻，应请专科医师会诊或者通过耻骨上膀胱穿刺导尿。尿道插管禁忌证：可疑尿道损伤（盆底骨折、损伤后AUR、尿道出血）、急性前列腺炎（发热性AUR）、尿道狭窄。

尿道插管无禁忌时，导尿方法根据个人习惯选择，任何情况下，注意控制膀胱排空速度以防止减压后出现血尿和解阻综合征。特殊情况是血尿伴AUR，如果患者既往有膀胱肿瘤病史或AUR前数天或数小时有血尿史，应考虑为血尿伴AUR，此时应经尿道插入双腔导尿管，以保证血尿流出及膀胱冲洗。

2．耻骨上膀胱穿刺　与经尿道插管导尿相比有以下优点：感染概率小，不通过尿道狭窄处，可以在不拔管同时允许自主排尿。操作时需先对穿刺点进行局部麻醉（简称局麻）。耻骨上膀胱穿刺禁忌证：可疑膀胱肿瘤（肉眼血尿伴AUR）；凝血功能障碍或正在接受抗凝治疗；双侧股血管搭桥术后；耻骨上腹壁瘢痕；不确定膀胱是否充盈。

耻骨上膀胱穿刺术后注意事项。

（1）为保持导尿管清洁通畅，每日应常规进行冲洗，每次40～60ml，如膀胱内感染较重时，可短期应用抗感染溶液冲洗，如1∶5 000呋喃西林溶液或庆大霉素。

（2）注意造瘘口清洁干燥，每日应清洁造瘘口。

（3）如膀胱内出血不止，冲洗液中可加入少许0.03%麻黄碱，常可达到止血目的。

（4）引流袋一定要低于膀胱水平，以防止尿液回流膀胱造成感染。

（5）每2天更换引流袋一次，每20天更换引流管一次。

（6）如发生导尿管梗阻时，应请医生处理。

（7）多饮水，以防止产生膀胱结石。

任何情况下应把急性尿潴留患者转诊至泌尿科医生以完善病因学检查及相应的病因治疗。对于"复杂"AUR患者（女性或儿童AUR、前列腺炎合并AUR）应将其收治入院，寻求专科意见；对于"非复杂"AUR患者（老年人AUR，上尿路受累），仍需建议患者到泌尿专科门诊就诊或者短期住院部留观48小时。

笔记

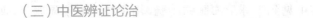

（三）中医辨证论治

1. 中药汤剂

（1）膀胱湿热证

证候：小便点滴不畅，短赤灼热，口苦口黏，舌质红，苔根黄腻，脉数。

治法：清利湿热，通利小便。

代表方：八正散加减。

（2）肺热壅盛证

证候：小便不畅或点滴不通，咽干，烦渴欲饮，呼吸急促，苔薄黄，脉数。

治法：清肺热，利水道。

代表方：清肺饮加减。

（3）肝郁气滞证

证候：小便不通，或通而不爽，胁肋胀满，多烦善怒，苔薄黄，脉弦。

治法：疏利气机，通利小便。

代表方：逍遥散加减。

（4）尿道阻塞证

证候：小便点滴而下，或尿如细线，甚则阻塞不通，舌暗有瘀斑，脉细涩。

治法：行瘀散结，清利水道。

代表方：代抵当丸加减。

（5）脾肾两虚证

证候：小便不爽，偶有尿痛，胃脘部及小腹两侧胀满，手足心热，腰酸乏力，舌红有裂纹，脉细弱。

治法：益气养阴，健脾补肾，通利小便。

代表方：参芪地黄汤合春泽汤加减。

2. 针灸治疗 采用针刺阴陵泉、足三里、三阴交、关元、中极、水道等穴位，可在较短时间内使尿排出。

3. 其他辅助治疗

（1）热敷法：热敷耻骨上膀胱区及会阴，对尿潴留时间较短，膀胱充盈不严重的患者常有很好的疗效，也可采用热水浴，如在热水中有排尿感，可在水中试排，不要坚持出浴盆排尿，防止失去自行排尿的机会。

（2）按摩法：顺脐至耻骨联合中点处轻轻按摩，并逐渐加压，可用拇指点按关元穴部位约1分钟，并以手掌自膀胱上方向下轻压膀胱，以助排尿，切忌用力过猛，以免造成膀胱破裂。

（3）敷脐疗法：用食盐半斤炒热，布包熨脐腹，冷后炒热敷脐。或用独头蒜1个、栀子3枚、盐少许，捣烂，摊纸上贴脐。

课堂互动

患者，男性，72岁，至急诊科就诊，主诉：下腹部剧烈疼痛伴排尿困难12小时。患者诉疼痛的主要部位是下腹部，疼痛感逐渐增强，至发展为持续疼痛，难以忍受。

病史摘要：

（1）老年男性患者，既往有排尿困难病史2年余，病情呈逐渐加重趋势。

（2）夜尿次数多,2～3 次 / 夜。

（3）排尿迟缓、断续,尿细无力、射程短。

（4）终末滴沥、尿不尽感。

（5）一般情况尚佳,未服用任何药物。

（6）少量饮酒,不吸烟。

体格检查:老年男性患者骨盆上方到肚脐之间隆起,腹部平软。直肠指检发现,双侧前列腺肿大,表明平滑,触摸到一大块粪块,但未发现粪嵌塞。

生命体征:体温 37℃,脉搏 90 次 /min,血压 140/90mmHg,呼吸 16 次 /min。

请分析:

（1）针对该老年男性患者,你认为是可能是什么原因或诱因造成的急性尿潴留?

答:前列腺增生导致的急性尿潴留可能性大;便秘可能是诱因。

（2）对这位患者,你应该采取什么样的治疗措施?

答:导尿,通便,观察病情变化;急性尿潴留解除后针对前列腺增生治疗。

（宋恩峰 项 琼）

学习小结

1. 学习内容

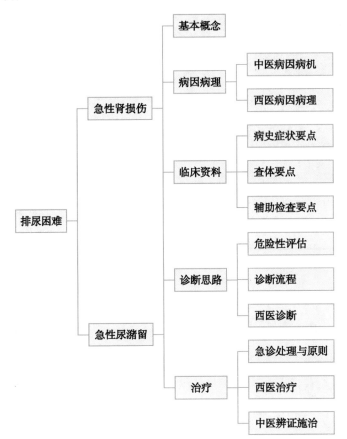

2. 学习方法

通过对肾脏的生理功能和泌尿系统解剖学知识的复习，了解引起排尿困难的病因及临床表现。结合临床实例，学习急性肾损伤和急性尿潴留的诊断和鉴别诊断及急救治处理原则和中西医结合救治方法。

复习思考题

1. 试述急性肾损伤高钾血症血液透析前的急救处理。
2. 试述急性肾衰的中医治疗原则。
3. 试述脾肾两虚型癃闭主症及代表方。

第十六章

急 性 中 毒

学习目的

急性中毒可导致生命危险,通过本章学习,能够快速识别急性有机磷农药中毒、急性毒品中毒、急性灭鼠药中毒、急性镇静催眠药及抗精神病药中毒、急性有害气体中毒、急性有毒动植物药中毒和毒蛇咬伤,并及时救治。

学习要点

重点掌握急性中毒的诊断要点、急救处理。

第一节 概 述

有毒化学物质进入人体,达到中毒量而产生化学和物理作用以致引起正常生理功能破坏,造成机体损害甚至危及生命的全身性疾病称中毒。中毒可分为急性和慢性中毒两大类。急性中毒是指人体在短时间内一次或数次接触大量高浓度的毒物或服用超过中毒量的药物后迅速产生的一系列病理生理变化。急性中毒病情复杂、变化急骤,严重危害患者生活质量和身体健康,重者甚至危及生命,属于危急重症范畴。

中医最早有关中毒的记载见于《金匮要略·禽兽鱼虫禁忌并治》,继后《诸病源候论》《圣济总论》《太平圣惠方》等医著皆有诸食、诸肉、诸鱼、诸药及疮疡等中毒的记载,并详细阐述了该病的病因病机、证候分类、急救措施及有效方药。

一、病因病理

(一)中医病因病机

病因主要为外邪、毒物侵入体内,正气不足,脏腑功能紊乱感受毒邪发病,或毒邪壅盛,损伤正气,致使气血输布失常,造成脏器损伤。

临床常见毒邪外侵,蕴结脾胃致使腑气不通;毒犯血脉,积聚肝胆导致胆失舒畅;毒伤气血,肺肾受损致使肺气失宣,肾失调摄;毒陷心脑,脏腑虚衰致心脉瘀积,邪毒壅滞,脑失所养等重症。

(二)西医病因病理

毒物品种繁多,包括:①工业性毒物;②农业性毒物;③药物过量中毒;④动物性毒物；⑤食物性毒物；⑥植物性毒物；⑦其他：如强酸强碱、一氧化碳、化妆品、洗涤剂、灭虫药等。

毒物作用不一，主要的中毒机制有以下几种。

1. 局部刺激、腐蚀作用　强酸、强碱可吸收组织中的水分，并与蛋白质或脂肪相结合，使细胞变性、坏死。

2. 阻碍氧的吸收、输送和利用　如一氧化碳与血红蛋白结合形成不易解离的碳氧血红蛋白，使血红蛋白丧失携氧功能。

3. 抑制酶的活性　如有机磷农药抑制胆碱酯酶，氰化物抑制细胞色素氧化酶，重金属抑制含巯基的酶等。

4. 中枢神经抑制作用　如有机溶剂可通过血脑屏障，作用于中枢神经系统。

5. 干扰细胞膜或细胞器的生理功能　如四氯化碳经代谢产生三氯甲烷及自由基，自由基作用于肝细胞膜中脂肪酸产生过氧化物，使线粒体、内质网变性，肝细胞坏死。

6. 受体的竞争　如阿托品阻断毒蕈碱受体。

7. 人体受到毒物作用，在体内毒性大小与毒物的理化性质、个体易感性有密切关系。如空气中毒物的颗粒愈小，吸入肺内的量愈多，毒性也愈大，个体对毒物敏感性不同，多与年龄、营养、健康状况等因素有关。

二、临床表现

（一）病史症状要点

1. 病史要点

（1）中毒时间、途径，药物种类及中毒量等。

（2）原发病史及中毒前后情况。

（3）中毒现场的救治资料及毒物证据。

2. 症状要点　不同种类的毒物中毒后的临床表现可各不相同，可影响和损害多系统、多器官，引起各种功能障碍。

（1）皮肤黏膜：可有皮肤黏膜的灼伤、发绀、黄疸以及一些特殊的皮肤颜色，如皮肤呈樱桃红。

（2）眼部表现：发红，流泪，眼睑水肿，角膜溃疡。可见瞳孔扩大（阿托品、乙醇），瞳孔缩小（有机磷、吗啡），复视（乌头碱）。

（3）神经系统：耳鸣、感觉异常、视觉和听力障碍。以非特异性症状为主，如昏迷、抽搐、惊厥、谵妄、瘫痪、精神失常和肌纤维颤动。

（4）呼吸系统：咳嗽、呼吸困难，可出现呼吸频率改变、异味（有机磷有蒜味，氰化物有杏仁味，乙醇中毒有酒精味），甚或出现肺水肿。

（5）循环系统：可出现各种类型心律失常，甚至出现心搏骤停和休克，危及生命。

（6）泌尿系统：多因肾脏缺血或肾小管中毒发生急性肾衰出现少尿和无尿、蛋白尿、血尿。

（7）血液系统：可引起溶血、贫血以及出血。

（8）消化系统：可出现恶心、呕吐、腹痛、腹泻、出血、腹胀、便秘等。

（二）查体要点

1. 重视监测患者生命体征及一般情况的变化　有机磷中毒患者多皮肤潮湿，瞳

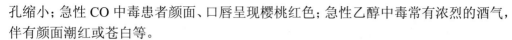

孔缩小；急性 CO 中毒患者颜面、口唇呈现樱桃红色；急性乙醇中毒常有浓烈的酒气，伴有颜面潮红或苍白等。

2. 评估患者器官功能

（1）呼吸系统：如急性有机磷中毒会导致支气管腺体分泌增加，听诊肺部明显湿啰音。

（2）血液循环系统：如急性 CO 中毒患者常有心率加快，初期血压升高，后期血压下降；毒蛇咬伤侵犯心脏可引起收缩压下降，室性期前收缩进而完全房室传导阻滞直至心脏停搏，查体表现为脉搏缓慢、节律不齐等。

（3）神经系统：急性有机磷中毒引起骨骼肌先兴奋后麻痹导致肌肉先震颤，肌张力增高，继而肌无力；急性 CO 中毒可引起精神障碍，定向力丧失，记忆力障碍，神经系统出现四肢感觉障碍，四肢肌张力增高、静止性震颤等；蛇毒毒素抑制运动终板上的乙酰胆碱能受体会导致肌肉松弛。

（4）消化系统：急性有机磷中毒引起消化腺分泌增加，查体腹部压痛，肠鸣音亢进；蛇毒毒素侵犯消化系统可引起消化道出血，腹部压痛。

（5）泌尿系统：急性有机磷中毒可见小便失禁；蛇毒侵害肾脏可导致血尿、蛋白尿，查体可见肾区叩击痛。

（三）实验室检查要点

1. 毒物检测　采集毒物剩余样本或呕吐物、血液、尿液等。

2. 特异性血液生化检测　如亚硝酸盐中毒的血高铁血红蛋白测定，有机磷中毒血胆碱酯酶测定等。

3. 常规检查　如血常规、生化、血气分析、心电图、X 线片等。

三、诊断思路

（一）危险性评估

及时动态评估患者生命指征，防治多脏器功能障碍甚至衰竭，及时发现威胁患者生命的征象，如：①急性中毒伴意识障碍或昏迷；②高热或体温过低；③呼吸急促甚者呼吸功能衰竭；④急性肺水肿；⑤吸入性肺炎；⑥心律失常；⑦癫痫发作；⑧少尿或肾衰竭。

（二）西医诊断

1. 详细询问中毒的毒物种类、进入途径、中毒时间、剂量、中毒后的症状、治疗经过、既往健康状况及现场遗留物品等。

2. 进行详细的体格检查，包括生命体征、皮肤黏膜变化，以及全身各个系统的表现。

3. 进行理化检查，检测中毒的生物标志物。

4. 对原因不明的发绀、呕吐、惊厥、昏迷、休克、呼吸困难要考虑急性中毒的可能。

四、治疗

（一）急救处理与原则

1. 切断毒源，将患者转移出现场，清除异物及皮肤黏膜的毒物。

2. 阻滞毒物继续吸收，催吐，洗胃，导泻，吸氧。服毒 6 小时以内洗胃最有效，液体以清水为宜,忌热水。

中医催吐可用三圣散(藜芦、防风、瓜蒂);也可取生鸡蛋 10～20 个,用蛋清加明矾搅匀后口服或灌胃,白矾或胆矾温水冲服。可用番泻叶 15g 泡水冲服,中医导泻可用大黄水煎 200～300ml 灌肠;或大承气汤水煎 300～500ml 灌肠。

3．消除威胁生命的毒效应,包括严重心律失常、急性肺水肿、呼吸衰竭、脑水肿、脑疝等。

4．明确毒物接触史:毒物名称、理化性质、接触方式及时间等。

5．足量使用特效解毒药物。

6．毒物不明者,早期对症处理,器官支持治疗。

(二)西医治疗

1．清除尚未吸收的毒物

(1)催吐:适用清醒患者,让患者饮 500ml 温水,用压舌板刺激咽后壁诱发呕吐。

(2)洗胃:在服毒 6 小时内进行为好,超过 6 小时也不应放弃洗胃。洗液用温水,也可用绿豆汤,每次 300ml 左右,反复进行直至无色、无味为止,一般总量可达 10 000ml。同时要避免洗胃对胃黏膜的损伤和注意一些禁忌证(深昏迷、腐蚀性毒物中毒、挥发类化学毒物口服中毒等)。

(3)导泻:常用 25% 的硫酸镁或硫酸钠 15～30g 口服。

(4)灌肠:服药时间超过 6 小时以上者,常用 1% 的肥皂水 500ml 连续多次灌肠;

2．促进已吸收毒物的排出

(1)利尿解毒及毒物离子化:常用袢利尿剂(呋塞米)、渗透性利尿剂(甘露醇)促进毒物更快排出。可用弱酸或弱碱物质使毒素离子化以排出体外,常用的有碱化尿液的碳酸氢钠,酸化尿液的维生素 C 和氯化铵。

(2)氧疗:高压氧是解救一氧化碳中毒的特效方法,可加速碳氧血红蛋白解离。

(3)透析:常用腹透或血透,在中毒 12 小时内效佳,对脂溶性毒物效果不好。

(4)血液灌流:其特点是用于治疗脂溶性或与蛋白质结合的毒物。

3．特殊解毒药的应用

(1)中枢神经抑制药中毒解毒药:常用纳洛酮(阿片受体拮抗剂,对呼吸抑制有特异的拮抗作用,用于阿片类药物及各种镇静、催眠药的中毒)。

(2)金属中毒解毒药:此类药物多是螯合剂,常用的有依地酸钙钠(氨羧螯合剂,用于铅中毒)和二巯丙醇(巯基螯合剂,用于砷、汞中毒)。

(3)氰化物中毒解毒药:常用亚硝酸盐 - 硫代硫酸钠疗法:亚硝酸盐使血红蛋白氧化,产生高铁血红蛋白,后者与氰化物形成氰化高铁血红蛋白,与硫代硫酸钠作用,变为低毒的硫氰盐排出。

(4)高铁血红蛋白血症解毒剂:常用亚甲蓝使高铁血红蛋白还原为正常血红蛋白。

4．对症治疗 根据临床出现的症状采取相应的对症措施,对重症患者严密观察,维持生命体征,保护脏器,防治感染;纠正水、电解质及酸碱失衡;吸氧,必要时给予呼吸兴奋剂、行气管插管或切开、机械通气。

(三)中医辨证论治

中医认为中毒是指毒物经人体食管、气道、皮肤、血脉侵入体内,致使气血失调,津液、水精施布功能受阻,甚者损伤脏器的急性病证。实者祛邪解毒,虚者扶正祛邪。

1. 实证

证候：恶心，呕吐，呕吐物或呼出气有特殊气味，腹痛，腹泻，头晕，头痛，烦躁不安，肌肉震颤，甚则谵语神昏，舌红苔腻，脉滑数。

治法：祛邪解毒。

代表方：银花三豆饮。

2. 虚证

证候：头晕，耳鸣，筋惕肉瞤，呕恶清涎，腹痛，腹泻，惊悸或怔忡，甚则汗出肢凉，呼吸气微，二便自遗，脉微细欲绝。

治法：扶正祛邪。

代表方：参附汤。

（路晓光）

第二节 急性有机磷杀虫药中毒

有机磷杀虫药是广谱杀虫剂，多呈油状液体，有大蒜味，其中毒发生率居常见中毒药物之首。

一、病因病理

（一）病因

1. 生产性中毒 即生产过程中的防护不足，使生产工人中毒。

2. 生活性中毒 主要由于误服、自服、他杀等中毒。

（二）病理机制

有机磷杀虫药经过胃肠道、呼吸道、皮肤和黏膜吸收，吸收后迅速分布全身，其毒性主要是对乙酰胆碱酯酶的抑制，引起乙酰胆碱蓄积，使胆碱能神经受到持续刺激，导致先兴奋后衰竭的一系列毒蕈碱样、烟碱样和中枢神经系统症状，严重患者可因昏迷和呼吸衰竭而死亡。

二、临床资料

（一）病史症状要点

1. 毒蕈碱样表现 乙酰胆碱使副交感神经末梢兴奋引起平滑肌痉挛和腺体分泌增加，表现为恶心、呕吐、多汗、多泪、多涎、腹痛、腹泻、心率减慢、瞳孔缩小、尿失禁。

2. 烟碱样表现 为乙酰胆碱作用于全身横纹肌导致肌纤维颤动，出现眼睑、面部、舌、四肢甚至全身肌肉痉挛，而后发生肌力减退和瘫痪。呼吸肌麻痹可引起呼吸衰竭，乙酰胆碱刺激交感神经节，其节后神经纤维末梢释放儿茶酚胺，可引起血压升高、心跳加快和心律失常。

3. 中枢神经系统症状 主要表现为头晕、头痛、疲乏、共济失调、烦躁不安、抽搐和昏迷。

4. 胆碱能危象 患者在一般中毒症状基础上，出现严重肺水肿、缺氧、呼吸衰竭、抽搐、昏迷，甚至心跳呼吸骤停，称之为胆碱能危象。

5. 反跳现象 部分有机磷农药如乐果和马拉硫磷口服中毒后，经治疗症状好转，

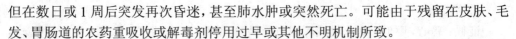

但在数日或 1 周后突发再次昏迷,甚至肺水肿或突然死亡。可能由于残留在皮肤、毛发、胃肠道的农药重吸收或解毒剂停用过早或其他不明机制所致。

6. 中间综合征 多在 24~96 小时发病,主要为突触后神经肌肉接头功能障碍,引起四肢近端、Ⅲ~Ⅶ和Ⅹ对颅神经支配的肌肉及呼吸肌麻痹的一组综合征。

（二）查体要点

1. 生命体征 呼吸、脉搏、体温、血压,瞳孔针尖样缩小。

2. 气味 刺鼻大蒜味。

3. 呼吸循环系统 呼吸频率、湿啰音,有机磷中毒早期交感神经短期兴奋,可引起心率增快,重度中毒患者可发生室上性心动过速,室性期前收缩甚至室颤。

4. 神经系统 神志、共济运动、生理反射、病理反射。

5. 皮肤 副交感兴奋,脂质分泌旺盛、皮肤潮湿。

（三）理化检查要点

血、尿常规、胆碱酯酶活性、肝肾功能、电解质、心肌酶谱、肌红蛋白、肌钙蛋白、心电图、血气分析、腹部彩超、头颅、肺部 CT。

三、诊断思路

（一）危险性评估

有机磷中毒出现以下情况属于病情危重:

1. 双肺广泛湿啰音,呼吸道分泌物黏稠而多,不易排出。

2. 呼吸肌麻痹,出现呼吸抑制。

3. 机体吸收有机磷农药量大,深度昏迷 8 小时以上。

4. 血压升高,顽固的四肢强直性抽搐。

5. 心动过速,或出现心律失常甚或急性心力衰竭。

6. 病情反跳,经治疗清醒后,再度昏迷。

（二）诊断流程

1. 病史要点 毒物接触史。现场可见的盛放毒物的器具。

2. 临床线索 ①大蒜味、瞳孔缩小、皮肤潮湿多汗。②突发的肺水肿、呼吸衰竭、肌纤维震颤、强直痉挛;③不明原因的心动过速、心律失常;④不明原因的意识障碍。

3. 测定全血胆碱酯酶活性,对中毒程度进行分级。

4. 判断无并发症,有机磷农药中毒主要并发症常见呼吸衰竭、脑水肿及昏迷、心肌损害、上消化道出血等。

（三）鉴别诊断

注意与氨基甲酸类农药中毒的鉴别,及其他除虫菊酯类中毒、杀虫脒中毒。急性有机磷中毒者体表或呕吐物可闻及大蒜臭味,而后者一般无蒜臭味。还要排除中暑、急性胃肠炎、脑血管疾病、脑炎。

（四）西医诊断

1. 根据有机磷农药接触史,典型的中毒症状、体征,以及患者皮肤、衣物、呕吐物有特殊的大蒜味,全血胆碱酯酶活力降低,毒物鉴定阳性,可诊断。

2. 中毒程度临床分为三级

(1) 轻度中毒:只表现为毒蕈样作用和中枢神经系统症状,胆碱酯酶活力值为

笔记

50%～70%。

（2）中度中毒：除以上症状加重外还出现烟碱样作用，但意识尚清，胆碱酯酶活力值为30%～50%。

（3）重度中毒：除上述症状外，并出现昏迷、脑水肿、肺水肿、呼吸肌麻痹等症状之一者，胆碱酯酶活力值在30%以下。

四、治疗

（一）西医急救治疗

1．迅速清除毒物　包括用肥皂水清洗污染的皮肤，洗胃，导泻，血液灌流等。1∶5 000的高锰酸钾液禁用于对硫磷中毒者，2%的碳酸氢钠液禁用于敌百虫中毒者。

2．特效解毒药的应用

（1）胆碱酯酶复活剂：恢复被抑制的胆碱酯酶的活性，对解除烟碱样症状作用明显，以碘解磷定和氯解磷定最常用。应用剂量以碘解磷定为例：一般轻度中毒0.25g，中度中毒0.5g，重度中毒1.0g，稀释后每小时静脉注射1次，连续3次，以后每6小时1次。24小时总量一般控制在轻度中毒1.5～2.0g，中度中毒3～4g，重度中毒6～8g，连用3～5天，3天后可减量应用。

（2）阿托品：能与乙酰胆碱争夺胆碱受体，可拮抗乙酰胆碱对交感神经和中枢神经的作用，减轻毒蕈碱样症状及中枢抑制。

原则：早期、足量、反复使用，尽快达到阿托品化（临床出现瞳孔较前扩大、口干、皮肤干燥、颜面潮红、肺湿啰音消失及心率加快）。

应用：轻度中毒，1～2mg皮下注射，每1～2小时重复1次；中度中毒，2～4mg静脉注射，每半小时1次；重度中毒，3～10mg静脉注射，每10～30分钟1次。

知识拓展

在胆碱能危象明显时，阿托品应在常用量的基础上积极应用，可加大剂量，争取2～4小时达阿托品化。一旦胆碱能危象缓解，宜采取减量—观察—延长时间—观察的"半半减量法"，谨防阿托品中毒。阿托品用量可调整，不变的是持续保持阿托品化。

盐酸戊乙奎醚注射液：是我国自行研制的新型抗胆碱药。与阿托品相比特异性强，作用时间长，毒副作用小。轻度、中度和重度中毒，首次使用剂量分别为1.0～2.0mg、2.0～4.0mg和4.0～6.0mg，根据症状可重复半量。

盐酸戊乙奎醚注射液的应用剂量充足的标准主要以口干、皮肤干燥和气管分泌物消失为主，而与传统的"阿托品化"概念有所区别。

3．对症处理　维持生命体征稳定，消除脑水肿、肺水肿，预防和治疗呼吸肌麻痹，必要时应用呼吸机人工辅助呼吸。注意支持营养，维持水电解质平衡，防治休克，适当应用肾上腺皮质激素，危重患者可用输血疗法。

（二）中医辨证论治

排毒醒脑，开窍固脱，除前述用中药催吐、洗胃、灌肠外，按虚实辨证使用中成药静脉制剂以急救。

实证：高热神昏者可用安宫牛黄丸1丸化水灌入或鼻饲，醒脑静注射液20ml加入

5%～10% 葡萄糖注射液 250～500ml 中静脉滴注。虚证：参附注射液 10～20ml 静脉注射，或 40～60ml 加入 5%～10% 葡萄糖注射液 250～500ml 中静脉滴注；黄芪注射液 30～50ml 加入 5%～10% 葡萄糖注射液 250～500ml 中静脉滴注。

1. 毒邪外侵，蕴积脾胃

证候：恶心呕吐，脘腹胀痛，肠鸣，便秘或腹泻，甚而午后潮热，呕血，便血，舌质深红，苔黄腻或花剥苔，脉弦数。

治法：和中解毒，健脾和胃。

代表方：甘草泻心汤。

2. 毒犯血脉，聚积肝胆

证候：两胁胀痛，恶心，呕吐苦水，咽干口燥，头目眩晕，甚而黄疸、抽搐，舌质红，苔黄微黑，脉弦数。

治法：清解邪毒。

代表方：四逆散。

3. 毒损气血，肺肾受损

证候：咳嗽气急，不能平卧，小便短赤，或有浮肿，甚则尿闭，尿血，舌质红，苔薄白，脉沉缓。

治法：清宣降浊。

代表方：陈氏四虎饮。

4. 毒陷心脑，脏腑虚衰

证候：心悸气短，心烦，夜不能寐，或时清时寐，表情淡漠，嗜睡，甚则昏迷，谵语或郑声，项背强直，角弓反张，瞳仁乍大乍小，或大小不等，舌质红绛，无苔，脉数疾，或雀啄，或屋漏。

治法；清毒醒脑。

代表方：菖蒲郁金汤。

（路晓光）

第三节　急性毒品中毒

毒品（narcotics）是指国家规定管制的，能使人成瘾的麻醉（镇痛）药和精神类药物，其具有药物依赖性、危害性和非法性。毒品是一个相对概念，用作治疗目的即为药品，滥用即为毒品。我国毒品不包括烟草和酒类中成瘾物质。国际上通称的药物滥用即我国俗称的"吸毒"。短时间内滥用、误用或故意使用大量毒品超过耐受量产生相应临床表现时称为急性毒品中毒（acute narcotics poisoning）。急性毒品中毒者常死于呼吸或循环衰竭、意外损伤等。我国将毒品分为麻醉（镇痛）药和精神药两类。麻醉（镇痛）药主要分为阿片类、可卡因类和大麻类；精神药主要分为中枢抑制药、中枢兴奋药和致幻药。

一、病因病理

（一）病因

绝大多数毒品中毒为滥用引起。滥用方式包括口服、吸入（如鼻吸、烟吸或烫吸)、注射(如皮下、肌内、静脉或动脉)或黏膜摩擦(如口腔、鼻腔或直肠)。有时误食、误用或故意大量使用也可中毒。毒品中毒也包括治疗用药过量或频繁用药超过人体耐受所致。使用毒品者伴以下情况时易发生中毒:①严重肝、肾疾病;②严重肺部疾病;③胃排空延迟;④严重甲状腺或肾上腺皮质功能减低;⑤阿片类与酒精或镇静催眠药同时服用时;⑥体质衰弱的老年人。滥用中毒绝大多数为青少年。

（二）病理机制

1. 麻醉药

(1)阿片类药:阿片类药进入人体途径不同,其毒性作用起始时间也不同。口服1～2小时、鼻腔黏膜吸入10～15分钟、静脉注射10分钟、肌内注射30分钟或皮下注射约90分钟发生作用。阿片类药作用时间取决于肝脏代谢速度,约90%以无活性代谢物经尿排出,小部分以原形经尿及胆汁、胃液随粪便排出。一次用药后,24小时绝大部分排出体外,48小时后尿中几乎测不出。脂溶性阿片类药(如吗啡、海洛因、丙氧芬、芬太尼和丁丙诺啡)入血液后很快分布于体内组织,包括胎盘组织,贮存于脂肪组织,多次给药可延长作用时间。在体内,吗啡在肝脏与葡萄糖醛酸结合或脱甲基形成去甲基吗啡;海洛因与阿片受体亲和力低,较吗啡亲脂性大,易通过血脑屏障,血中半衰期3～9分钟,经体内酯酶水解成6-单乙酰吗啡,45分钟代谢为吗啡在脑内起作用;去甲哌替啶为哌替啶活性代谢产物,神经毒性强,易致抽搐。

体内阿片受体(opioid receptor)主要有μ(μ1、μ2)、κ和δ三类,集中在痛觉传导通路及相关区域(导水管周围灰质、蓝斑、边缘系统和中缝大核),此外,还分布于感觉神经末梢、肥大细胞和胃肠道。阿片类受体的遗传变异能解释个体间对内源或外源性阿片类物质反应的某些差异。阿片受体介导阿片类药的药理效应。成年人与儿童体内阿片受体数目相似。阿片类药分为阿片受体激动药和部分激动药。激动药主要激动μ受体,包括吗啡、哌替啶、美沙酮、芬太尼和可待因等;部分激动药主要激动κ受体,对μ受体有不同程度拮抗作用,此类药有喷他佐辛、丁丙诺啡和布托啡诺等。进入体内的阿片类药通过激活中枢神经系统内阿片受体起作用,产生镇痛、镇静、抑制呼吸、致幻或欣快等作用。长期应用者易产生药物依赖性。阿片依赖性或戒断综合征可能具有共同发病机制,主要是摄入的阿片类药与阿片受体结合,使内源性阿片样物质(内啡肽)生成受抑制,停用阿片类药后,内啡肽不能很快生成补充,即会出现戒断现象。

通常成年人阿片口服致死量为2～5g;吗啡肌内注射急性中毒量为60mg,致死量约为250～300mg,首次应用者口服120mg或肌内注射30mg以上即可发生中毒,药物依赖者24小时静脉注射硫酸吗啡5g也可不出现中毒;可待因中毒剂量200mg,致死量800mg;海洛因中毒量为50～100mg,致死量为750～1 200mg;哌替啶致死剂量为1.0g。

(2)可卡因:是一种脂溶性物质,为古老的局麻药,有很强的中枢兴奋作用。通过黏膜吸收后迅速进入血液循环,容易通过血脑屏障,有中枢兴奋和拟交感神经作用,通过使脑内5-羟色胺和多巴胺转运体失去活性产生作用。滥用者常有很强的精神依赖性,反复大量应用还会产生生理依赖性,断药后可出现戒断症状,但成瘾性较吗啡和海洛因小。急性中毒剂量和致死量个体差异较大,中毒剂量为20mg,致死量为1 200mg,但有时体重70kg的成年人摄入纯可卡因70mg即可立刻死亡。急性可卡因

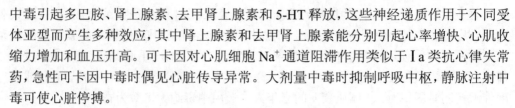

中毒引起多巴胺、肾上腺素、去甲肾上腺素和 5-HT 释放，这些神经递质作用于不同受体亚型而产生多种效应，其中肾上腺素和去甲肾上腺素能分别引起心率增快、心肌收缩力增加和血压升高。可卡因对心肌细胞 Na^+ 通道阻滞作用类似于 Ⅰa 类抗心律失常药，急性可卡因中毒时偶见心脏传导异常。大剂量中毒时抑制呼吸中枢，静脉注射中毒可使心脏停搏。

（3）大麻：作用机制尚不清楚，急性中毒时与酒精作用相似，产生神经、精神、呼吸和循环系统损害。长期应用产生精神依赖性，而非生理依赖性。

2．精神类药

（1）苯丙胺（amphetamine，AA）类：AA 是一种非儿茶酚胺的拟交感神经胺，分子量低，吸收后易通过血脑屏障。主要作用机制是促进脑内儿茶酚胺递质（多巴胺和去甲肾上腺素）释放，减少抑制性神经递质 5- 羟色胺的含量，产生神经兴奋和欣快感。急性中毒剂量个体差异很大。健康成年人口服 AA 致死量为 20～25mg/kg。MA 毒性是 AA 的 2 倍，静脉注射 10mg 数分钟可出现急性中毒，有时 2mg 即可中毒；吸毒者静脉注射 30～50mg、耐药者静脉注射 1 000mg 以上才能发生中毒。

（2）氯胺酮：为新的非巴比妥类静脉麻醉药，静脉给药后首先进入脑组织发挥麻醉作用，绝大部分在肝内代谢转化为去甲氯胺酮，然后进一步代谢为具有活性的脱氢去甲氯胺酮。此外，在肝内尚可与葡萄糖醛酸结合。进入体内的氯胺酮小量以原形和绝大部分以代谢物通过肾脏排泄。氯胺酮为中枢兴奋性氨基酸递质甲基 - 天冬氨酸受体特异性阻断药，选择性阻断痛觉冲动向丘脑 - 新皮层传导，具有镇痛作用，对脑干和边缘系统有兴奋作用，能使意识与感觉分离。对交感神经有兴奋作用，快速大剂量给予时抑制呼吸；尚有拮抗 μ 受体和激动 κ 受体作用。

二、临床资料

（一）病史症状要点

1．麻醉药

（1）阿片类中毒：常出现"三联征"，即昏迷、呼吸抑制和瞳孔缩小。吗啡中毒时"三联征"典型，并伴发绀和血压降低；海洛因中毒尚可出现非心源性肺水肿；哌替啶中毒时可出现抽搐、惊厥或谵妄、心动过速及瞳孔扩大；芬太尼中毒常引起胸壁肌强直；美沙酮中毒出现失明及下肢瘫痪。急性阿片类中毒者，大多数 12 小时内死于呼吸衰竭，存活 48 小时以上者预后较好。此外，阿片类中毒昏迷者尚可出现横纹肌溶解、肌球蛋白尿肾衰竭及腔隙综合征。

（2）可卡因中毒：急性重症中毒时，表现奇痒难忍、肢体震颤、肌肉抽搐、癫痫大发作、体温和血压升高、瞳孔扩大、心率增快、呼吸急促和反射亢进等。

（3）大麻中毒：一次大量吸食会引起急性中毒，表现精神和行为异常，如高热性谵妄、惊恐、躁动不安、意识障碍或昏迷。有的出现短暂抑郁状态，悲观绝望，有自杀念头。检查可发现球结膜充血、心率增快和血压升高等。

2．精神类药

（1）苯丙胺类中毒：表现精神兴奋、动作多、焦虑、紧张、幻觉和神志混乱等；严重者出现大汗、瞳孔扩大、血压升高、心动过速或室性心律失常、呼吸急促、高热、震颤、肌肉抽搐、惊厥或昏迷，也可发生高血压伴颅内出血，常见死亡原因为 DIC、循环或

肝、肾衰竭。

（2）氯胺酮中毒：表现神经精神症状，如精神错乱、语言含糊不清、幻觉、高热及谵妄、肌颤和木僵等。

（二）查体要点

1. 神经系统 重点是意识变化，精神和行为异常，语言含糊不清、幻觉，意识障碍或昏迷等。同时注意是否存在震颤、肌肉抽搐等。

2. 基本生命体征 呼吸、脉搏、体温、血压异常。

（三）理化检查要点

1. 毒物检测 口服中毒时，留取胃内容物、呕吐物或尿液、血液进行毒物定性检查，有条件时测定血药浓度协助诊断。

（1）尿液检查：怀疑海洛因中毒时，可在 4 小时后留尿检查毒物。应用高效液相色谱法可检测尿液 AA 及代谢产物。尿液检出氯胺酮及其代谢产物也可协助诊断。

（2）血液检测：①吗啡：治疗血药浓度为 0.01~0.07mg/L，中毒的血药浓度为 0.1~1.0mg/L，致死的血药浓度大于 4.0mg/L。②美沙酮：治疗血药浓度为 0.48~0.85mg/L，中毒血药浓度为 2.0mg/L，致死血药浓度为 74.0mg/L。③苯丙胺：中毒血药浓度为 0.5mg/L，致死血药浓度大于 2.0mg/L。

2. 其他检查

（1）动脉血气分析：严重麻醉药类中毒者表现低氧血症和呼吸性酸中毒。

（2）血液生化检查：血糖、电解质和肝肾功能检查。

三、诊断思路

（一）危险性评估

1. 中毒症状的轻重取决于进入体内的药物的剂量，作用时间的长短及患者对药物的敏感性，病情较重者可引起肝肾衰竭，甚至危及生命。

2. 查体见昏迷、呼吸抑制和瞳孔缩小，并伴高热、发绀和血压降低等提示病情危重。

（二）诊断流程

1. 依据病史 用药或吸食史。

2. 临床线索 精神和行为异常，语言含糊不清、幻觉，意识障碍甚至昏迷等。可伴有震颤、肌肉抽搐等。

3. 留取胃内容物、呕吐物或尿液、血液进行毒物定性检查，有条件时测定血药浓度协助诊断。

（三）鉴别诊断

阿片类镇痛药中毒患者出现谵妄时，可能同时使用其他精神药物或合并脑疾病所致。瞳孔缩小患者应鉴别有无镇静催眠药、吩噻嗪、有机磷杀虫药、可乐定中毒或脑桥出血。海洛因常掺杂其他药（如奎宁、咖啡因或地西泮等），中毒表现不典型时，应想到掺杂物影响。阿片类物质戒断综合征患者无认知改变，出现认知改变者，应寻找其他可能原因。

（四）西医诊断

根据服药史、症状和体征，结合相关理化检查，综合做出诊断。

四、治疗

（一）复苏支持治疗

毒品中毒合并呼吸、循环衰竭时，首先应进行复苏治疗。

1. 呼吸支持　呼吸衰竭者应采取以下措施：①保持呼吸道通畅，必要时行气管插管或气管造口。②应用阿托品兴奋呼吸中枢，或应用中枢兴奋药苯甲酸钠咖啡因、尼可刹米。禁用士的宁或印防己毒素，因其能协同吗啡引起或加重惊厥。③机械通气：应用呼气末正压（PEEP）能有效纠正海洛因或美沙酮中毒的非心源性肺水肿。予高浓度吸氧、血管扩张药和袢利尿药。禁用氨茶碱。

2. 循环支持　血压降低者，取头低脚高位，静脉输液，必要时应用血管升压药。丙氧芬诱发的心律失常避免用Ⅰa类抗心律失常药。可卡因中毒引起的室性心律失常应用拉贝洛尔或苯妥英钠治疗。

3. 纠正代谢紊乱　伴有低血糖、酸中毒和电解质平衡失常者应给予相应处理。

（二）清除毒物

1. 催吐　神志清楚者禁用阿扑吗啡催吐，以防加重毒性。

2. 洗胃　摄入致命剂量毒品时，1小时内洗胃，先用0.02%～0.05%高锰酸钾溶液洗胃，后用50%硫酸镁导泻。

3. 活性炭吸附　应用活性炭混悬液吸附未吸收的毒物。丙氧芬过量或中毒时，由于存在肠肝循环，多次给予活性炭疗效较好。

4. 血液滤过治疗　对生命体征有异常表现，或并发肝肾功能障碍的患者，可用血液滤过治疗清除入血的毒物。

（三）解毒药

1. 纳洛酮（naloxone）　可静脉、肌肉、皮下注射或气管内给药。阿片中毒者，静脉注射2mg。阿片依赖中毒者3～10分钟重复，非依赖性中毒者2～3分钟重复应用，总剂量达15～20mg仍无效时，应注意合并非阿片类毒品（如巴比妥等）中毒、头部外伤、其他中枢神经系统疾病或严重脑缺氧。长半衰期阿片类（如美沙酮）或强效阿片类（如芬太尼）中毒时，需静脉输注纳洛酮。纳洛酮对吗啡的拮抗作用是烯丙吗啡的30倍，较烯丙左吗南强6倍。1mg纳洛酮能对抗静脉25mg海洛因的作用。

纳洛酮对芬太尼中毒肌肉强直有效，但不能拮抗哌替啶中毒引起的癫痫发作和惊厥，对海洛因、美沙酮中毒致非心源性肺水肿无效。

2. 纳美芬（nalmefene）　治疗吗啡中毒优于纳洛酮。静脉注射0.1～0.5mg，2～3分钟渐增剂量，最大剂量每次1.6mg。

3. 烯丙吗啡（nalorphine，纳洛芬）　化学结构与吗啡相似，对吗啡有直接拮抗作用。用于吗啡及其衍生物或其他镇痛药急性中毒的治疗。肌内注射或静脉注射5～10mg，必要时每20分钟重复，总量不超过40mg。

4. 左洛啡烷（levallorphine，丙烯左吗南）　为阿片拮抗药，能逆转阿片中毒引起的呼吸抑制。对于非阿片类中枢抑制药（如乙醇等）中毒的呼吸抑制非但不能逆转，反而加重病情。首次1～2mg静脉注射，继而5～15分钟注射0.5mg，连用1～2次。

5. 纳曲酮（naltrexone）　与纳洛酮结构相似，与阿片受体亲和力强，与阿片受体的亲和力是纳洛酮的3.6倍，作用强度是纳洛酮的2倍、烯丙吗啡的17倍。口服吸收迅速，半衰期4～10小时，作用持续时间24小时，主要代谢物和原形由肾脏排除。适用于阿片类药中毒的解毒和预防复吸。推荐用量50mg/d。

（四）对症治疗

1. 高热 应用物理降温，如酒精、冰袋或冰帽等。

2. 惊厥 精神类毒品中毒惊厥者可应用硫喷妥钠或地西泮。

3. 胸壁肌肉强直 应用肌肉松弛药。

4. 严重营养不良者 应给予营养支持治疗。

（路晓光）

第四节 急性灭鼠药中毒

灭鼠药（rodenticide）是指可以杀灭啮齿类动物（如鼠类）的化合物。国内外已有十余种灭鼠药。目前，灭鼠药广泛用于农村和城市，而绝大多数灭鼠药在摄入后对人畜产生很强的毒力，因此国内群体和散发灭鼠药中毒事件屡有发生。

一、病因病理

（一）病因

1. 误食、误用灭鼠药制成的毒饵。

2. 有意服毒或投毒。

3. 二次中毒 灭鼠药被动、植物摄取后，以原形存留其体内，当人食用或使用中毒的动物或植物后，造成二次中毒。

4. 皮肤接触或呼吸道吸入 在生产加工过程中，经皮肤接触或呼吸道吸入引起中毒。

（二）病理机制

1. 毒鼠强 对人致死量为一次日服5～12mg（0.1～0.2mg/kg），对中枢神经系统有强烈的兴奋性，中毒后出现剧烈的惊厥。有研究显示导致惊厥的中毒机制是毒鼠强拮抗中枢神经系统抑制性神经递质、γ-氨基丁酸（GABA）。当GABA对中枢神经系统的抑制作用被毒鼠强拮抗后，出现过度兴奋而导致惊厥。由于其剧烈的毒性和化学稳定性，易造成二次中毒，且目前无解毒药。

2. 氟乙酰胺 人口服致死量为0.1～0.5g，经消化道、呼吸道及皮肤接触进入机体，经脱胺（钠）后形成氟乙酸，氟乙酸与三磷酸腺苷和辅酶结合，在草酰乙酸作用下生成氟柠檬酸。由于氟柠檬酸与柠檬酸虽在化学结构上相似，但不能被乌头酸酶作用，反而拮抗乌头酸酶，使柠檬酸不能代谢产生乌头酸，中断三羧酸循环，称之为"致死代谢合成"。同时，因柠檬酸代谢堆积，丙酮酸代谢受阻，使心、脑、肺、肝和肾脏细胞发生变性、坏死，导致肺、脑水肿。氟乙酰胺也易造成二次中毒。

3. 溴鼠隆 干扰肝脏利用维生素K，抑制凝血因子Ⅱ、Ⅶ、Ⅸ、Ⅹ及影响凝血酶原合成，导致凝血时间延长。其分解产物苄叉丙酮能严重破坏毛细血管内皮作用。

4. 磷化锌 人致死量4.0mg/kg。口服后在胃酸作用下分解产生磷化氢和氯化锌。磷化氢抑制细胞色素氧化酶，使神经细胞内呼吸功能障碍。氯化锌对胃黏膜的强烈刺激与腐蚀作用导致胃出血、溃疡。磷化锌吸入后会对心血管、内分泌、肝和肾功能

笔记

产生严重损害,发生多脏器功能衰竭。

二、临床资料

(一)病史症状要点

1. 毒鼠强 经呼吸道或消化道黏膜迅速吸收后导致严重阵挛性惊厥和脑干刺激癫痫大发作。

2. 氟乙酰胺 潜伏期短,起病迅速临床分三型:①轻型:头痛、头晕、视力模糊、乏力、四肢麻木、抽动、口渴、呕吐、上腹痛;②中型:除上述症状,尚有分泌物多、烦躁、呼吸困难、肢体痉挛、心肌损害、血压下降;③重型:昏迷、惊厥、严重心律失常、瞳孔缩小、肠麻痹、二便失禁、心肺功能衰竭。

3. 溴鼠隆 ①早期:恶心、呕吐、腹痛、低热、食欲不佳、情绪不好。②中晚期:皮下广泛出血、血尿、鼻和牙龈出血、咯血、呕血、便血和心、脑、肺出血以及休克等。

4. 磷化锌 ①轻者表现:胸闷、咳嗽、口咽/鼻咽发干和灼痛、呕吐、腹痛;②重者表现:惊厥、抽搐、肌肉抽动、口腔黏膜糜烂、呕吐物有大蒜味;严重者表现:肺水肿、脑水肿、心律失常、昏迷、休克。

(二)查体要点

1. 生命体征 观察呼吸、脉搏、体温、血压。
2. 消化系统 腹痛,恶心、呕吐,磷化锌中毒呕吐物有大蒜味,呕血、便血。
3. 呼吸循环系统 呼吸急促、湿啰音,心律失常。
4. 神经系统 神志、共济运动、生理反射、病理反射。
5. 皮肤黏膜 皮下广泛出血,口腔黏膜糜烂,鼻和牙龈出血。

(三)理化检查要点

标本中毒物检测,血常规、尿常规、凝血机制化验、肝肾功能、电解质、心肌酶谱、肌红蛋白、肌钙蛋白、血气分析等化验,心电图、腹部彩超、头及胸部 CT 等检查。

三、诊断思路

(一)危险性评估

出现以下情况提示病情危重:
(1)昏迷、惊厥、严重心律失常、瞳孔缩小、肠麻痹、心肺功能衰竭。
(2)皮下广泛出血、血尿、咯血、呕血、便血和心、脑、肺出血以及休克。

(二)诊断流程

1. 依据病史 毒物接触史。
2. 临床线索 腹痛,恶心、呕吐,头痛、头晕,阵挛性惊厥或癫痫大发作,呼吸急促、湿啰音,严重心律失常,皮下广泛出血,鼻和牙龈出血等。
3. 毒物检测及其他相关理化检查。

(三)鉴别诊断

注意不同灭鼠药之间的鉴别诊断,还要排除急腹症、心脑血管疾病及血液系统疾病等。

(四)西医诊断

根据毒物接触史、症状和体征,结合相关理化检查,综合做出诊断。

四、治疗

1. 轻症患者，可留急诊观察室观察治疗。

2. 抽搐发作频繁，尤其是癫痫持续状态者，合并心、肝等脏器损伤、呼吸衰竭者，应收入 ICU 严密监护治疗。抗凝血杀鼠剂中毒如有严重内脏出血或颅内出血者、血流动力学不稳者可收入 ICU。

3. 清除毒物　口服中毒者及早催吐、洗胃和导泻。

4. 毒鼠强中毒和氟乙酰胺中毒控制抽搐是抢救成功的关键，一般苯巴比妥钠和地西泮联用。苯巴比妥钠用法：0.1～0.2g，肌内注射，每 6～8 小时一次；地西泮首剂 10mg，静脉注射，以后酌情泵入或静脉滴注，以控制抽搐为度。

5. 氟乙酰胺中毒有特效解毒剂　①解氟灵（乙酰胺）：为氟乙酰胺中毒的特效解毒剂，应尽早应用，每次 2.5～5.0g，肌内注射，每天 2～4 次，维持 5～7 天。危重者首剂 5～10g，即全天量的 1/2。②若无乙酰胺，可用无水乙醇 5ml 加入 10% 葡萄糖溶液 100ml 中，静脉滴注，每天 2～4 次。或醋精（又名甘油乙酸酯）0.1～0.5mg/kg 体重（成人一般用 6～30mg），肌内注射，每隔 30 分钟可重复注射一次。口服适量白酒或食醋也有一定作用。

6. 毒鼠强中毒目前尚无特效解毒剂，二巯基丙磺酸钠（Na-DMPS）和大剂量维生素 B_6 可能有效。在毒物检测结果出来前，如不能排除氟乙酰胺中毒，可加用乙酰胺治疗，防止延误治疗。

7. 抗凝血杀鼠剂特效解毒剂　维生素 K：10～20mg 肌内注射或静脉注射，每天 2～3 次。严重者可用维生素 K_1 120mg 加入葡萄糖溶液中静脉滴注，每天用量可达 300mg。症状改善后可改为肌内注射。重症患者，可输新鲜血、血浆、冷沉淀或凝血酶原复合物等补充凝血因子。

8. 血液净化特别是血液灌流可加速毒鼠强的排出，减轻中毒症状、缩短病程。中毒 48 小时以上行血液灌流仍然有效。

9. 加强综合支持治疗、保护脏器功能是治疗的必要措施。如防治脑水肿，保持呼吸道通畅，维持水电解质平衡，保护心脏、肝、肾功能等。

（路晓光）

第五节　急性镇静催眠药及抗精神病药中毒

镇静催眠药是抑制中枢神经系统功能，具有镇静催眠作用的一类药物。短期内口服过量镇静催眠药或 / 及抗精神病药产生中枢神经抑制表现，称为急性镇静催眠药或 / 及抗精神病药中毒，病情严重者可危及生命。常用的镇静催眠药可分为苯二氮䓬类、巴比妥类、非巴比妥非苯二氮䓬类。抗精神病药物，如吩噻嗪类（氯丙嗪、奋乃静等），也具有镇静作用，故也在本章讨论。

一、病因病理

（一）病因

1. 误服过量药物中毒。

2．自服过量药物中毒（自杀）。

3．投毒中毒（他杀）。

（二）病理机制

苯二氮䓬类主要作用于脑干网状结构和大脑边缘系统，该类药物激动苯二氮䓬受体，从而增强 γ- 氨基丁酸（GABA）与其受体的亲和力，使氯离子通道开放频率增加，大量氯离子进入细胞内，突触后膜超极化，最终增强 GABA 介导的中枢神经系统抑制作用。大剂量时还可抑制心血管系统。

巴比妥类对 GABA 能神经有与苯二氮䓬类相似的作用。巴比妥类分布广泛，但主要作用于网状结构上行激活系统而引起意识障碍，巴比妥类对中枢神经系统的抑制有剂量 - 效应关系，随着剂量的增加，由镇静、催眠到麻醉，以致延脑中枢麻痹。延脑呼吸中枢及心血管运动中枢麻痹导致呼吸衰竭、循环衰竭是致死的主要原因。低血压休克常导致肾衰竭。可见喉头痉挛、肺水肿、肺不张、坠积性肺炎等肺部并发症。可降低胃肠道平滑肌张力。大剂量巴比妥类药物可直接造成大脑皮质及基底神经节的损害，同时使肝脏、肾脏及毛细血管发生脂肪变性，严重者可导致肝肾功能障碍。

非巴比妥非苯二氮䓬类镇静催眠药对中枢神经系统有与巴比妥类相似的作用。

吩噻嗪类主要作用于网状结构，通过抑制中枢神经系统多巴胺受体、减少邻苯二酚氨生成发挥作用。吩噻嗪类还可抑制脑干血管运动中枢和呕吐反射，阻断 α- 肾上腺素能受体，具有抗组胺和抗胆碱能作用。

二、临床资料

（一）病史症状要点

1．有过量用药病史。

2．症状要点

（1）苯二氮䓬类中毒主要症状是嗜睡、头晕、言语含糊不清、意识模糊、共济失调，重度中毒可出现昏迷、血压下降甚至呼吸抑制等。但中枢神经系统抑制较轻，致死患者少。

（2）巴比妥类中毒轻者表现为头晕、嗜睡、意识模糊、躁动、共济失调，严重者可出现昏迷；中毒早期表现为呼吸浅快或浅慢，重度中毒可出现潮式呼吸甚至呼吸停止；少尿甚至无尿；食欲不振，便秘。

（3）非巴比妥非苯二氮䓬类中毒：症状与巴比妥类中毒相似。

（4）吩噻嗪类中毒：常见锥体外系反应、震颤麻痹综合征、静坐不能、急性肌张力障碍反应。

（二）查体要点

1．神经系统　可见嗜睡、意识模糊、烦躁、共济失调、昏迷；中毒早期瞳孔缩小，对光反射迟钝，晚期则可能出现缺氧性麻痹瞳孔扩张；肌张力增高或降低，腱反射亢进、腱反射减弱或消失，可出现巴宾斯基征等锥体束征阳性；锥体外系反应。

2．呼吸系统　呼吸浅、慢或不规则（叹息样呼吸或潮式呼吸），甚至呼吸衰竭；并发肺水肿时，听诊可闻及双肺湿啰音。肝大、黄疸。后期全身迟缓，各种反射消失，对光反射消失。

3．循环系统　脉搏细速，血压下降，重度患者出现严重血压下降、休克。

4．消化系统　腹部查体肠鸣音可减弱。

（三）理化检查要点

动脉血气分析、血糖、血常规、尿常规、电解质、肝肾功能、出凝血时间，必要时可做尿液、胃抽取物的药物定性试验或血药浓度的测定。

三、诊断思路

（一）危险性评估

目前暂无专门针对镇静催眠药及抗精神病药中毒的分级标准。推荐参考中毒严重度评分（poisoning severity score，PSS），将病情分为五级。

无症状（0分）：没有中毒的症状体征。

轻度（1分）：一过性、自限性症状或体征。

中度（2分）：明显、持续性症状或体征；出现器官功能障碍。

重度（3分）：严重的威胁生命的症状或体征；出现器官功能严重障碍。

死亡（4分）：死亡。

（二）诊断流程

1．有明确的过量服药史，出现中枢抑制临床表现，并排除有相似临床表现的其他疾病，即可做出临床诊断。在临床诊断的基础上有确凿的毒检证据可临床确诊。

2．无法获得过量镇静催眠药及抗精神病药服药史，出现中枢抑制临床表现排除有相似临床表现的其他疾病可做出疑似诊断，若高度怀疑苯二氮䓬类中毒，可用氟马西尼做诊断性试验。毒物检测分析有确凿的毒检证据，即便缺乏服药史，仍可确诊。

（三）鉴别诊断

苯二氮䓬类中毒症状较轻，当出现严重的意识障碍、低血压、呼吸抑制时应除外酒精、三环抗抑郁药等药物复合性中毒。此外，当与脑血管意外、癫痫、糖尿病酮症酸中毒、糖尿病高渗性昏迷、尿毒症性昏迷等意识障碍为主要表现的疾病相鉴别。

四、治疗

（一）西医急救与治疗

1．迅速评估和保护重要器官功能　保持气道通畅，吸氧，呼吸缓慢者应用纳洛酮等呼吸兴奋剂；呼吸衰竭者行气管插管机械通气；循环衰竭者行扩容及应用血管活性药物；纠正水、电解质和酸碱失衡。

2．清除胃肠道的毒物

（1）催吐：清醒患者可考虑催吐，但不建议常规使用。

（2）洗胃：洗胃原则上愈早愈好。口服强酸、强碱及其他腐蚀剂，上消化道出血、穿孔是洗胃的禁忌证。应充分评估洗胃的风险，对于意识障碍患者，洗胃前先放置气管插管，避免误吸洗胃液。

（3）口服吸附剂：口服活性炭可有效减少毒物从胃肠道吸收。肠梗阻是活性炭治疗的禁忌证。

（4）导泻或全肠灌洗：不推荐单独使用导泻药物。常用导泻药有甘露醇、硫酸镁、复方聚乙二醇电解质散等。全肠灌洗通过促使大便快速排出而减少毒物吸收。方法是快速注入大量聚乙二醇溶液，从而产生稀便，直至排出物变清为止。

3. 排除血液中的毒物

（1）强化利尿：方法为快速大量补液，同时予呋塞米 20～80mg 静脉注射。对心、肺、肾功能不全者慎用。

（2）血液净化：常用方法有血液透析、血液滤过、血液灌流、血浆置换。重症患者应尽早进行。

4. 特异性解毒药 氟马西尼是苯二氮䓬类特异性拮抗剂，可用于苯二氮䓬类药物急性中毒，可重复注射使用。巴比妥类及吩噻嗪类中毒目前尚无特效解毒药。

5. 并发症防治

（1）出现肺部感染等并发症时给予相应治疗。

（2）肝功能异常时给予护肝药。

（二）中医辨证论治

本病为口服毒物，病性呈现由实到虚，病情由轻到重的发展过程，故以排毒解毒、醒脑开窍、救阴回阳为治疗原则。

1. 邪毒扰神

证候：困倦嗜睡，四肢无力，声低气微，目合口开，面色淡白，舌淡苔白，脉微。

治法：清毒醒脑。

代表方：菖蒲郁金汤。

2. 亡阴

证候：神昏，汗出，面红身热，手足温，唇舌干红，脉虚数。

治法：救阴敛阳。

代表方：生脉散。

3. 亡阳

证候：神昏，目合口开，鼻鼾息微，手撒肢厥，大汗淋漓，面色苍白，二便自遗，唇舌淡润，甚则口唇青紫，脉微欲绝。

治法：回阳救逆。

代表方：参附汤。

第六节 急性有害气体中毒

气体中毒大致分为窒息性气体中毒和刺激性气体中毒。窒息性气体又可分为单纯窒息性气体（二氧化碳、氮气）和化学性窒息性气体（一氧化碳、硫化氢、氰化物）。本节所述的有害气体，主要指的是化学性窒息性气体和刺激性气体。

一、急性一氧化碳中毒

一氧化碳（CO）是含碳物质不完全燃烧时产生的无色、无味的气体。经呼吸道吸入过量的一氧化碳即可引起急性一氧化碳中毒，是目前最常见的急性中毒致死原因。通风不良环境中燃烧取暖、燃气热水器使用、煤气泄漏是生活中 CO 中毒常见原因。炼钢、炼焦、矿井放炮、内燃机排放等生产过程防护不周或通风不良可发生急性 CO 中毒。

（一）病因病理

一氧化碳经呼吸道吸入后，通过肺泡进入血液循环，立即与血红蛋白结合，形成碳氧血红蛋白（COHb），使血红蛋白失去携带氧气的能力，碳氧血红蛋白还抑制氧合血红蛋白的解离，阻抑氧的释放和传递，造成机体急性缺氧。高浓度的一氧化碳还能与细胞色素氧化酶中的二价铁相结合，直接抑制细胞内呼吸。

CO中毒时，体内血管吻合支少而代谢旺盛的器官如脑和心最易遭受损害。脑内小血管迅速麻痹、扩张。脑内三磷酸腺苷（ATP）在无氧情况下迅速耗尽，钠泵运转不灵，钠离子蓄积于细胞内而诱发脑细胞内水肿。缺氧使血管内皮细胞发生肿胀而造成脑血管循环障碍。缺氧时，脑内酸性代谢产物蓄积，使血管通透性增加而产生脑细胞间质水肿。脑血循环障碍可造成血栓形成、缺血性坏死以及广泛的脱髓鞘病变。

急性CO中毒在24小时内死亡者，血呈樱桃红色。各脏器有充血、水肿和点状出血。昏迷数日后死亡者，脑明显充血、水肿。苍白球常有软化灶。大脑皮质可有坏死灶；海马区因血管供应少，受累明显。小脑有细胞变性。有少数患者大脑半球白质可发生散在性、局灶性脱髓鞘病变。心肌可见缺血性损害或内膜下多发性梗死。

（二）临床资料

1. 病史症状要点

（1）注意了解中毒时环境及其停留时间。注意同室其他人有无类似症状。

（2）根据血中COHb饱和度可将中毒程度分为三期。

1）轻度中毒：COHb饱和度10%～30%，主要症状表现为头昏头重，头痛，乏力，恶心呕吐，心悸，或短暂晕厥。

2）中度中毒：COHb饱和度30%～40%。除上述症状加重外，可出现面色潮红，多汗，烦躁，昏睡，口唇呈樱桃红色。

3）重度中毒：COHb饱和度大于40%，除上述症状外，患者迅速进入昏迷状态，二便失禁，四肢厥冷，面色呈樱桃红色（呈现苍白或发绀），大汗淋漓，呼吸频数，心率加快，血压下降，四肢软瘫或阵发性抽搐，瞳孔缩小或散大。

但COHb浓度与临床症状间可不完全呈平行关系。

（3）闪电样中毒：CO浓度很高时，患者几次深呼吸即可发生"闪电样中毒"。患者突然发生昏迷、痉挛、呼吸困难以致呼吸麻痹。少数重症患者经抢救苏醒后经2～60天的假愈期，可出现迟发性脑病的症状。

2. 查体要点

（1）生命体征：体温、脉搏、呼吸、血压、意识、瞳孔。

（2）皮肤黏膜：注意两颊、前胸皮肤及口唇是否呈樱桃红色。

（3）神经系统：颅神经检查，感觉、运动功能检查，生理反射、病理反射等。

3. 理化检查要点　碳氧血红蛋白饱和度（此项检测应在脱离接触8小时内进行）>10%、血糖、血常规、尿常规、肝功能、肾功能、动脉血气分析、头颅CT等有相应改变。

（三）诊断思路

1. 危险性评估　符合以下任何一点即病情危重。

（1）血中COHb浓度>25%，$PaO_2 < 36mmHg$，$PaCO_2 > 50mmHg$。

（2）血中COHb浓度>40%，患者迅速进入昏迷状态，反射消失，二便失禁，四肢厥冷，周身大汗，呼吸频数，血压下降，四肢瘫软，瞳孔缩小或散大。

（3）昏迷伴严重心律失常或心力衰竭。

（4）伴肺水肿、急性肾衰竭。

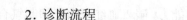

2. 诊断流程

（1）有通风不良、煤炭燃烧不完全情况下取暖等 CO 接触史。

（2）突发的中枢神经损害症状、体征。皮肤面色呈樱桃红色。

（3）理化检查中血液 COHb 超标。

（4）排除引起意识障碍的其他疾病。

3. 鉴别诊断　病史不确切或昏迷患者，注意与急性脑血管病、糖尿病酮症酸中毒、尿毒症、肺性脑病、肝性脑病及其他中毒所致的昏迷相鉴别。

（四）治疗

1. 西医急救治疗

（1）撤离中毒环境：开窗通风，将患者转移至空气新鲜地方。

（2）保持呼吸道通畅：观察意识状态并监测生命体征。昏迷、窒息或呼吸停止者，应立即行人工呼吸或气管插管机械通气。

（3）氧疗：高压氧疗和常压高流量氧疗均可用于一氧化碳中毒的治疗。高压氧治疗可促进一氧化碳清除，缩短病程，降低病死率，防止迟发性脑病的发生。高压氧禁忌证：未经控制的内出血（尤其是颅内出血）、严重休克、气胸、严重肺气肿、精神失常等。

（4）防治脑水肿，恢复脑功能：严重一氧化碳中毒后，24～48 小时脑水肿达到高峰。应积极防治脑水肿、降低颅内压，常给予甘露醇、呋塞米和糖皮质激素等。同时辅以 ATP、辅酶 A、胞磷胆碱等脑保护剂促进脑功能的恢复。

（5）对症支持治疗：防治肺水肿，高热抽搐者进行物理降温或冬眠疗法，纠正水电解质酸碱平衡紊乱等。

2. 中医辨证论治　中医辨证治疗一般在急救处理后进行。

（1）痰浊蕴阻

证候：头晕头痛，恶心呕吐，烦躁，倦怠乏力，脘痞，舌苔白腻，脉滑。

治法：涤痰化浊。

代表方：温胆汤或苏合香丸。

（2）余热留扰

证候：头痛昏胀，周身倦怠，四肢酸楚，口干舌燥，小便短少，脉细数。

治法：滋阴清热，生津养阴。

代表方：沙参麦冬汤合五汁饮。

二、急性其他有害气体中毒

（一）氯气中毒

氯气在呼吸道黏液中溶解产生酸，刺激呼吸道黏膜，引起黏膜炎症反应。较低浓度时作用于眼和上呼吸道，高浓度时作用于下呼吸道，极高浓度时刺激迷走神经，引起反射性呼吸、心脏骤停。

1. 诊断依据

（1）接触史。

（2）临床表现：眼部及呼吸道刺激表现，查体两肺可闻及干、湿啰音。严重时，可出现喉头、支气管痉挛或肺水肿、昏迷、休克表现，甚至呼吸、心脏骤停。

2. 救治要点

（1）脱离暴露环境，清除毒物。

（2）保持呼吸道通畅，解除支气管痉挛。防治喉头水肿，必要时气管切开。

（3）合理氧疗，高压氧治疗可改善缺氧和减轻肺水肿。

（4）对症处理，治疗并发症。呼吸、心脏骤停时立即心肺复苏。

（二）硫化氢中毒

硫化氢为无色、带臭鸡蛋样气味的气体，多为工业生产中排放的废气，亦可由有机物腐败产生，如污水池、下水道、粪窖、阴沟等。硫化氢是有刺激性和窒息性的有害气体，可选择性作用于呼吸链中细胞色素氧化酶，阻断电子传递，抑制细胞呼吸；抑制中枢神经系统，引起呼吸中枢麻痹。

1. 诊断依据

（1）接触史。

（2）临床表现：眼部和呼吸道刺激症状，发绀、呼吸困难等缺氧表现，中枢神经系统抑制症状，极高浓度吸入时可发生"闪电式"死亡。

（3）理化检查：血中硫化物含量增高。

2. 救治要点

（1）脱离中毒环境，清除毒物。

（2）吸氧、对症治疗；心跳呼吸骤停时立即进行 CPR。

（3）重度中毒时应用 4- 二甲氨基苯酚、亚硝酸钠等。

（三）火灾烟雾中毒

火灾烟雾含有多种有毒气体成分，如一氧化碳、氰化氢、氯气、氨气、二氧化硫等，因此火灾烟雾中毒大多为复合中毒，毒性大大增强，常同时合并高温烟雾导致的气管黏膜广泛热灼伤。烟雾吸入患者的紧急处理与吸入其他刺激性气体患者处理相同。

（李海林）

第七节　急性有毒动植物药中毒

2015 年《中华人民共和国药典》（一部）记载了 83 种有毒药物，其中大毒 10 种，小毒 31 种，有毒 42 种。有毒动物植物药所含毒性成分包含生物碱类、毒苷类、毒性蛋白类、萜及内酯类等，作用于人体不同系统、组织或器官，引起不良症状甚至威胁生命。

一、病因病理

（一）生物碱类

1. 乌头碱　含乌头碱类药物主要包括乌头、附子、草乌等。上述中药生品毒性较大，所含主要成分有乌头碱、次乌头碱和新乌头碱，其毒性作用主要影响中枢神经系统、心脏和肌肉组织，可使中枢神经系统先兴奋后抑制，甚至麻痹。还可直接作用于心肌，并兴奋迷走神经中枢，致使心律失常。

2. 番木鳖碱　含番木鳖碱药物主要包括马钱子。番木鳖碱对整个中枢神经系统都有兴奋作用，首先兴奋脊髓的反射功能，其次兴奋延髓呼吸中枢和血管运动中枢，并提高大脑皮质感觉中枢功能。中毒量的番木鳖碱能引起脊髓反射性兴奋显著亢进，导致特殊的强直性痉挛，常因呼吸肌的强直性收缩而窒息死亡。

3. 莨菪碱 含莨菪碱的药物主要包括天仙子、颠茄草、曼陀罗等。其毒性作用机制是对中枢神经系统有兴奋作用，对周围神经系统有阻滞 M 胆碱系统作用，抑制或麻痹迷走神经及副交感神经的作用。

（二）苷类

1. 皂苷 含皂苷类药物主要包括天南星、川楝子、黄药子、重楼、白头翁、商陆、皂荚等，其毒理机制主要是对人体黏膜有强烈的刺激作用，可抑制呼吸，损害心脏、肝脏及肾脏，有的还有溶血作用。

2. 强心苷 含强心苷类药物主要包括罗布麻、五加皮、蟾酥等。强心苷类中毒机制是刺激延脑呕吐中枢，引起胃肠功能紊乱；抑制脑细胞对氧的利用；减少肾血流量；抑制心脏的传导系统和兴奋异位节律点，从而导致各种心律失常。

3. 氰苷 含氰苷类药物主要包括苦杏仁、桃仁、白果仁、郁李仁等，其毒理作用主要是通过体内酶解产生氢氰酸。氢氰酸毒性可损害中枢神经，还可引起组织缺氧。

（三）毒蛋白类

含毒蛋白类药物主要包括巴豆、苍耳子、相思子、蓖麻子等，其毒性作用机制主要为肝肾损害，对胃肠黏膜具有强烈的刺激和腐蚀作用，能引起广泛性内脏出血。

（四）萜及内酯类

含萜及内酯的药物主要包括苦楝、艾叶、京大戟、甘遂、狼毒等，其毒理机制是对人体皮肤、黏膜有强烈的刺激性，出现局部急性炎性反应；对消化道毒理主要是溶解红细胞，使局部细胞坏死，引起消化道出血；对中枢神经系统有抑制作用。

（五）其他有毒植物药

常用药物有细辛、瓜蒂、鸦胆子等。细辛的主要毒性成分为挥发油，可直接作用于中枢神经系统，初期兴奋，后期抑制，特别是对呼吸系统的抑制。瓜蒂中毒主要表现为胃肠道症状，如胃部灼痛，剧烈呕吐，腹泻，血压下降，昏迷，甚至呼吸中枢麻痹而死亡。

（六）其他有毒动物药

常见药物有全蝎、斑蝥、红娘子等。全蝎用量过大可致头痛，心慌，血压升高，严重者可出现呼吸困难、昏迷，甚则呼吸麻痹而死亡。斑蝥可引起剧烈的消化道症状、神经系统的损害及肾毒性。

二、临床资料

（一）病史症状要点

1. 生物碱类中毒症状

（1）乌头碱类：中毒主要表现为神经、循环、消化系统症状，如口舌肢体麻木，感觉减退或消失，抽搐，意识障碍，呼吸麻痹，呕吐，腹泻，心律失常，休克甚至死亡。

（2）番木鳖碱类：起初出现头痛，舌麻，口唇发紫，全身发紧，对听、视、味等感觉过度敏感，继而发生典型的士的宁惊厥症状，从阵发性痉挛到强直性呈角弓反张，双拳紧握，双目凝视，口角向后牵引呈苦笑状态，呼吸肌痉挛引起窒息死亡。

（3）莨菪碱类：早期表现为头晕，口干，吞咽困难，烦躁不安，呼吸加快，视物模糊，

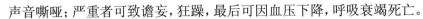

声音嘶哑；严重者可致谵妄，狂躁，最后可因血压下降，呼吸衰竭死亡。

2. 苷类中毒症状

（1）强心苷类：中毒时表现为消化道症状，如恶心、呕吐、腹痛等，有时出现腹泻；神经系统症状主要为头痛、头晕和视力障碍；对心脏电生理的影响主要表现为各种心律失常，如心动过速、期前收缩、房室纤颤、房室传导阻滞等。

（2）氰苷类：氰苷中毒的临床表现与氰化物中毒相似，中毒的严重程度与药物剂量有关，轻度中毒者出现恶心、呕吐、腹痛等症状；重度中毒者出现呼吸加快加深、心律不齐、脉搏加快、抽搐昏迷，最后意识丧失，呼吸衰竭而死亡。

3. 毒蛋白类中毒症状　轻度中毒表现为头晕头痛，乏力，恶心呕吐，便秘或腹泻，腹痛；中度中毒表现为肝脏损害，并有嗜睡或烦躁不安，发热，胃肠道大量出血等；重度中毒表现为昏迷、抽搐、休克、尿闭，甚则呼吸、循环或肾衰竭而死亡。

4. 萜及内酯类中毒症状　临床最常见的中毒表现消化系统症状，具体表现为恶心、呕吐、腹痛、腹泻，甚至出现休克。

（二）查体要点

1. 生命体征　体温、脉搏、呼吸、血压、意识、瞳孔。
2. 神经系统　颅神经检查、感觉、运动功能检查、生理反射、病理反射等。
3. 呼吸系统　呼吸困难，呼吸紧迫或变浅，可并发肺水肿，听诊可闻及双肺湿啰音。
4. 消化系统　主要表现为恶心呕吐、腹泻，腹部查体肠鸣音异常。
5. 皮肤黏膜　观察皮肤黏膜是否有出血点、发绀、黄疸以及一些特殊的皮肤颜色。

（三）理化检查要点

血常规、尿常规、电解质、肝功能、肾功能、血糖、出凝血时间，心电图、必要时可做尿液、胃抽取物的药物定性试验或血药浓度的测定。

三、诊断思路

（一）危险性评估

1. 中毒症状的轻重取决于进入体内的药物的剂量，作用时间的长短及患者对药物的敏感性。
2. 及时评估患者生命体征，发现威胁患者生命的危象。
3. 急性中毒伴意识障碍或昏迷。
4. 重要器官功能衰竭。

（二）诊断流程

1. 依据病史　有过量服用动物植物药物病史，明确药物种类、服药剂量、中毒时间。
2. 体格检查　进行详细的体格检查，包括生命体征、皮肤黏膜变化，全身各个系统的表现。
3. 相关理化检查。

（三）鉴别诊断

本病出现意识障碍时，应与脑血管意外、癫痫、破伤风、癔症、糖尿病酮症酸中毒性昏迷、尿毒症性昏迷相鉴别。

笔记

（四）西医诊断

根据服药史、症状、体征，结合血、尿、胃内容物的毒理分析，综合做出诊断。

四、治疗

（一）西医急救与治疗

1. 切断毒源，清除毒物

（1）阻止毒物继续吸收

1）洗胃：1∶5 000 高锰酸钾或温水或 2%～4% 的鞣酸液经胃管注入洗胃。（注：怀疑莨菪碱中毒者宜用 2%～4% 碳酸氢钠，或者用 2%～4% 活性炭混悬液，不宜使用高锰酸钾及鞣酸液。）

2）催吐：将压舌板包上纱布，或直接用开口器放在上下齿中间，用手指或压舌板探入咽喉部，使之作呕而吐；或用消毒的羽毛蘸蛋清探触喉咙，使之大吐。

3）导泻：选用硫酸镁 15～30g、硫酸钠 20～30g 加水 200ml 口服或胃管内注入。

4）灌肠：服药时间超过 6 小时以上者，常用 1% 的肥皂水 500ml 连续多次高位灌肠。

（2）促进已吸收毒物的排出。

1）利尿：呋塞米 20～40mg 静脉注射。

2）血液（或腹膜）透析或血液灌流疗法。

2. 消除威胁生命的毒效应，包括严重心律失常、急性肺水肿、呼吸衰竭、脑水肿、肝肾衰竭等。

3. 对症处理　维持生命体征稳定，保护脏器，防治感染，纠正水、电解质和酸碱失衡，呼吸明显受抑制时，适当选用呼吸兴奋剂，必要时行人工呼吸、气管插管或气管切开。番木鳖碱类中毒者需立刻将患者置于暗室，保持安静，避免光照、声音等外来刺激，减少诱发惊厥的因素。

4. 特殊解毒药物应用

（1）乌头碱类中毒：一般可用阿托品 1～2mg，每 4～6 小时 1 次，肌内注射或皮下注射，对重症患者酌情增大剂量及缩短间隔时间，必要时 0.5～1mg 静脉注射。

（2）莨菪碱类中毒：毛果芸香碱 5～10mg/ 次，皮下注射，严重中毒 5～15 分钟 1 次，中度中毒每隔 6 小时 1 次。还可使用新斯的明、毒扁豆碱。

（二）中医辨证论治

本病为口服毒物，病性呈现由实到虚，病情由轻到重的发展过程，故以排毒解毒、醒脑开窍、救阴回阳为治疗原则。

1. 实证

（1）热毒炽盛证

证候：腹部剧痛，恶心呕吐，呕吐胃内容物，或口唇青紫，或狂躁，气促，或呕血、便血、尿血，瞳仁或大或小，面红气粗，或神昏，抽搐，舌绛红，苔黄腻，脉弦数或结代或促。

治法：清热解毒，凉血止血。

代表方：犀角地黄汤（现犀角以水牛角代）。神志昏迷者，加安宫牛黄丸；便秘者，加大黄、芒硝。中成药：清开灵注射液 40ml 加入 5% 葡萄糖注射液 250ml 静脉滴注；

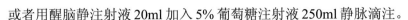

或者用醒脑静注射液 20ml 加入 5% 葡萄糖注射液 250ml 静脉滴注。

灌肠方：大承气汤。

针灸：针刺内关、足三里、中脘、天枢、公孙、梁门。

（2）痰蒙神窍证

证候：神志恍惚，表情淡漠或嗜睡昏迷，肢体抽搐，喉中痰鸣或呕吐涎沫，腹胀，唇甲青紫，舌质紫暗，苔腻，脉滑。

治法：涤痰，开窍，醒神。

代表方：涤痰汤。若痰湿化热，症见谵妄，烦躁不安，口干，大便秘结，苔黄腻，脉滑数者用礞石滚痰汤以清热豁痰开窍。

中成药：对于痰湿化热者宜选用痰热清注射液。静脉滴注，每次 20ml，加入 5% 葡萄糖注射液 500ml，注意控制滴数在 60 滴 /min 内，每日 1 次。

针灸：针刺丰隆、足三里、三阴交、中脘、阴陵泉。

灌肠方：以涤痰汤或礞石滚痰汤为主方，加枳壳、厚朴、青皮行气通便。

2. 虚证

（1）阴脱证

证候：神情恍惚或烦躁不安，面色潮红，心烦潮热，口干欲饮，便秘少尿，皮肤干燥而皱，舌红而干，脉微细数。

治法：救阴固脱。

代表方：生脉散。虚阳上浮而见潮热、心悸，加生牡蛎、鳖甲、五味子以滋阴摄阳；口干咽燥加石斛、天花粉、玄参养阴生津。

中成药：生脉注射液一次 20~60ml，用 5% 葡萄糖注射液 250~500ml 稀释后使用，静脉滴注。本品用药宜慢。

针灸：针刺关元、素髎、百会、太溪、涌泉。艾灸神阙、足三里、涌泉。

（2）阳脱证

证候：神志淡漠，心慌气促，声短息微，四肢厥冷伴有大汗淋漓，舌淡，脉微欲绝或不能触及。

治法：回阳救逆。

代表方：参附汤。汗脱不止加五味子、山萸肉，四肢逆冷加肉桂，气促加五味子、黄芪。

中成药：参麦注射液 20ml 加入 5% 葡萄糖注射液 250ml 静脉滴注。

针灸：回阳救逆法。针刺关元、素髎、气海、足三里。艾灸神阙、百会、大椎。

（苏　和）

第八节　毒蛇咬伤

全世界共有蛇类 2 500 种，其中毒蛇约 650 余种。已知我国的蛇类约有 216 种，其中毒蛇 65 种，分隶于 3 科 31 属。其中分布较广，有剧毒、危害很大的有 10 余种。如银环蛇、金环蛇、海蛇、蝰蛇、尖吻蝮蛇、竹叶青蛇、烙铁头蛇、眼镜蛇、眼镜王蛇、蝮蛇等。

中医最早有关毒蛇咬伤的记载见于《淮南子》"蝮蛇螫人，傅以和堇则愈"。此后，

《诸病源候论》详细记载了伤人毒蛇种类的区别"恶蛇之类甚多,而毒有瘥剧",《普济方》载"夫蛇,火虫也,热气炎极,为毒至甚",明确了蛇毒的火热性质。《神农本草经》《肘后备急方》《本草纲目》《外科正宗》《外科启玄》《医宗金鉴》等医著皆有毒蛇咬伤急救措施及蚤休、半枝莲、半边莲、雄黄、解毒紫金丹等有效方药等记载。

一、病因病理

(一)中医病因病机

中医认为毒蛇咬伤系感受风火邪毒,风者百病之长,风者善行数变,火为阳邪,易生风动血、耗伤阴津。风毒偏盛,每多化火;火毒炽盛,极易生风。蛇毒入体后,风邪入侵,经络阻塞,则麻木微痛;风邪内动,则吞咽不利,视物模糊;风入厥阴,则牙关紧闭,呼吸微弱,甚则死亡。火邪入侵,气血壅滞,迫血妄行,则患部剧痛肿胀出血,热盛肉腐,则肌肉溃烂。如风火相煽则邪毒鸱张,必客于营血或内陷厥阴、或闭肺或伤肾,形成严重的全身性中毒症状,如寒战高热、神昏谵语、呼吸困难、尿血尿闭等,甚则死亡。

(二)西医病因病理

蛇毒的成分主要为毒蛋白和酶类。不同蛇毒的毒性成分不同,依据蛇伤中毒后的毒理及临床表现主要分神经毒、血循毒、混合毒和酶。

1. 神经毒 毒蛇毒液当中包含的神经毒素,其作用机制有两种方式:一种是突触后神经 - 肌肉阻滞作用,抑制运动终板上的乙酰胆碱受体,使神经递质不能发挥作用,从而导致肌肉松弛;另一种是突触前神经 - 肌肉阻滞作用,即是某种神经毒素使运动神经末梢释放乙酰胆碱的功能发生障碍。

2. 血循毒 包括心脏毒素、凝血毒素、抗凝血毒素、出血毒素和溶血毒素等。

心脏毒素对心肌细胞直接毒性作用引起心肌细胞的持续去极化,且使心肌细胞内核糖核酸、蛋白质等渗漏到细胞外引起细胞的凋亡。

凝血毒素的作用机制是直接激活 X 因子不通过生理性凝血机制而发挥凝血作用;直接作用于纤维蛋白原变成纤维蛋白,加速血液凝固;激活凝血酶原加速变为凝血酶而使血液凝固。由于纤维蛋白与凝血酶等物质消耗过多,产生弥散性血管内凝血(DIC)。

出血毒素能损伤小静脉及毛细血管细胞间黏合质引起的血浆外渗,红细胞外漏出血。

溶血毒素能直接破坏红细胞膜引起溶血;并在卵磷脂酶 A_2 分解成具有强烈的溶血卵磷脂的协同作用下,引起极为严重的溶血。

3. 混合毒 兼有神经毒和血循毒两种毒素。

4. 酶 有报道的蛇毒酶多达 40 多种,主要包括卵磷脂酶 A_2、蛋白水解酶、三磷酸腺苷酶、透明质酸酶凝血酶样酶,可损害细胞壁内皮细胞,引起细胞膜卵磷脂水解,或协同心脏毒素、神经毒素的作用加重中毒症状。

二、临床资料

(一)病史症状要点

1. 病史

(1)咬伤的时间:询问患者被蛇咬伤的具体日期、时间、治疗经过。

（2）咬伤的地点及蛇之形态：根据不同蛇类活动的地点，结合患者所诉蛇之形态，协助判断蛇之所属。如能带蛇前来就诊，诊断依据则更为可靠。

（3）咬伤的部位：注意蛇咬伤部位，一般越靠近心脏毒素越易入血扩散，病情越重。此外还应了解局部伤口在自救、互救过程中做过什么方式的处理，均应特别注意。

（4）宿因：应着重询问伤者是否有其他系统的慢性疾病史，特别应询问是否有肝炎、肾炎、高血压、心脏病等。若合并这类疾病，对预后有影响。

2．症状

（1）神经毒：主要见于金环蛇、银环蛇、海蛇等，侵犯神经系统为主。

局部表现：有齿痕，不红不肿，无渗液，不痛或微痛，甚至麻木，所导向的淋巴结肿大和触痛。

全身表现：主要表现为头晕、头重、眼花、四肢无力、肌肉酸痛，继而出现眼睑下垂、吞咽困难、流涎、舌僵难语、肌张力下降、反射减弱、胸闷、呼吸急促由快变浅慢、呼吸无力、气管分泌物多、发绀等，最后呼吸肌麻痹，呼吸衰竭。

（2）血循毒：主要见于竹叶青、五步蛇、蝰蛇、烙铁头蛇等，侵犯血液系统为主。

局部表现：可见齿痕，伤口剧痛，似刀割、火燎、针刺样；局部肿胀严重，可迅速向肢体近心端扩展，并引起局部淋巴结炎和淋巴管炎；伤口出血不止或皮下出血，形成瘀点、瘀斑；局部发生水疱、血疱，甚至组织发黑坏死。

全身表现：头痛、胸闷、心悸、气促、畏寒、发热，严重者出现烦躁不安、谵语；全身广泛性的内外出血、皮肤和黏膜出现大片瘀斑；牙龈、鼻、眼结膜出血、吐血、咯血、便血、尿血等，甚至胸腔、腹腔和颅内出血。最后血压急剧下降，出现休克、循环衰竭、肾衰竭等。

（3）混合毒：见于蝮蛇、眼镜蛇、眼镜王蛇等。可以同时兼具上述两种症状。

（二）查体要点

1．生命体征　包括意识状态、大动脉搏动、瞳孔、血压、呼吸、脉搏等。

2．神经系统　颅神经检查，感觉、运动功能检查，生理反射、病理反射。常见上睑下垂、视糊复视，表情淡漠，张口困难，颈项强直、四肢软瘫等。

3．皮肤黏膜　局部有蛇咬齿痕，局部肿痛程度、水疱或局部组织坏死等。

4．血液系统　有无伤口出血、皮下出血，口鼻出血，便血、尿血及其他出血凝血症状等。

5．肝、肾、肺及心血管系统　有无黄疸、肝脏变大，肝、肾区有无叩击痛，呼吸有无三凹征，双肺有无啰音，心脏有无异常杂音。

（三）理化检查要点

1．血液检查　常见白细胞升高、红细胞和血红蛋白、血小板减少；出凝血指标异常等情况。

2．尿常规　注意有无血尿、蛋白尿、管型、尿比重改变等，应记录24小时尿量，危重患者记录每小时尿量。

3．粪常规　主要察看有无隐血。

4．血谷丙转氨酶、谷草转氨酶、尿素氮、肌酐、乳酸脱氢酶、肌酸激酶、肌酸激酶同工酶、肌钙蛋白、血糖等可增高，血清电解质失衡，重症患者有血气分析改变。

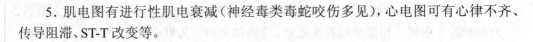

5. 肌电图有进行性肌电衰减(神经毒类毒蛇咬伤多见),心电图可有心律不齐、传导阻滞、ST-T 改变等。

三、诊断思路

(一)危险性评估

毒蛇咬伤后出现下列情况则情况危重:

1. 局部体征 组织坏死,导致功能障碍或致残。

2. 烦躁不安、谵妄、嗜睡、张口困难,意识障碍及抽搐。

3. 血压过高(>160mmHg),心动过速(>130 次/min)或心动过缓(<60 次/min)心律不齐或传导阻滞。

4. 胸闷气促,呼吸困难,PO_2<60mmHg。

5. SGPT 增高,超正常值 2 倍;黄疸、胆红素>51.3μmol/L。

6. 血红蛋白尿,少尿,血尿素氮增高或显著增高,肌酐>265.2μmol/L 或 BUN 日增 8.9mmol/L。

7. 呕吐频繁,胃肠胀气、呕血、柏油样大便,血红蛋白<30g/L,或需输血。

8. 出血,凝血障碍,血小板<80×10⁹,血红蛋白<80g/L。

8. 出血,凝血障碍,血小板<$80×10^9$,血红蛋白<80g/L。

9. 面色苍白,心悸,胸闷,气促鼻煽,身痛,烦躁,颈项强,吞咽困难,舌强语塞,呕血、尿血、便血或皮肤淤血,舌淡、瘀斑,苔黄腻、黑芒刺或光剥,脉细、疾、促、微、涩等全身中毒症状严重。

(二)诊断流程

1. 毒蛇接触史。

2. 详细体格检查 局部有蛇咬齿痕,局部红肿疼痛。全身多个器官受累的临床表现。

3. 理化检查 多个部位出血、多系统受损所致实验室指标异常。

4. 注意有毒蛇伤和无毒蛇伤的鉴别,及毒蛇和其他毒虫(蜈蚣、黄蜂)咬伤相鉴别,结合环境及局部牙痕不难鉴别(表 16-1)。

表 16-1 毒蛇伤和无毒蛇伤的鉴别

	毒蛇咬伤	无毒蛇咬伤
牙痕	呈对状,或3~4个大牙痕,深、紫黑(银环蛇、海蛇除外)	呈排状、锯齿状,牙痕小、浅、色淡
疼痛	灼烧、疼痛、范围扩展快,(银环蛇除外)	疼痛不明显
肿胀	肿胀显著、扩展快,(银环蛇、海蛇除外)	肿胀不显著
出血	常出血、周围瘀斑、水疱	少出血或不出血,无斑,无水疱
淋巴结	近处淋巴结肿大、触痛	不肿大、无触痛
全身症状	头昏、眼花、胸闷、心悸、畏寒甚至昏迷	无明显全身症状,可因精神紧张发生虚脱

(三)西医诊断

依据与毒蛇接触病史、局部咬痕及全身多脏器损伤表现,实验室检查的支持可明确诊断。

笔记

四、治疗

（一）急救处理与原则

毒蛇咬伤后能否采取及时有效的急救措施，对病情转归和预后影响很大。内外并治、排毒解毒、防毒内陷扩散为本病急救治疗宗旨。

1. 西医急救处理

（1）防止毒液扩散和吸收：迅速用鞋带、裤带之类的绳子绑扎伤口近心端，如果手指被咬伤可绑扎指根；手掌或前臂被咬伤可绑扎肘关节上；脚趾被咬伤可绑扎趾根部；足部或小腿被咬伤可绑扎膝关节下；大腿被咬伤可绑扎大腿根部。绑扎后每隔20分钟左右松解一次，每次1～2分钟；早期冷敷被咬伤的肢体及伤口周围，以减慢毒液吸收。

（2）迅速排除毒液：立即用凉开水、泉水、肥皂水或1∶5 000高锰酸钾溶液冲洗伤口及周围皮肤。如果伤口内有毒牙残留，应迅速用小刀或碎玻璃片等其他尖锐物挑出。以牙痕为中心做十字切开，深至皮下，然后用手从肢体的近心端向伤口方向及伤口周围反复挤压，促使毒液从切开的伤口排出体外，边挤压边用清水冲洗伤口。

（3）如果因蛇伤引起呼吸、心跳停止，要采用心肺复苏术，维持呼吸道通畅，经过现场处理的伤员要尽快送往医院做进一步的治疗。

2. 中医急救处理

（1）早期结扎：同西医急救处理的防治毒液扩散和吸收治疗。

（2）扩创排毒：一般沿伤口处十字形切开，如有毒牙及时拔除，并用清水等。若为特殊毒蛇咬伤（蝰蛇、尖吻蝮蛇等），伤口出血不止者不宜扩创。

（3）针刺、火罐：出现肿胀时，局部皮肤消毒用三棱针或粗针头刺入皮肤，拔出后放低患肢，由近端向远端挤压排毒；可用火罐的方法拔除伤口处淤血及毒液，减轻肿胀，防止毒物的进一步吸收。

（4）局部新鲜草药外敷：伤口及肿胀疼痛部位可因地制宜，予半边莲、七叶一枝花、蒲公英、紫花地丁、马齿苋、金银花、大青叶等捣烂外敷。

（5）口服急救中药：季德胜蛇药片、广州蛇药片、云南蛇药片等解毒，首次剂量加倍。若没有可用蛇药，可取新鲜草药，如取白花蛇舌草、半枝莲、半边莲、七叶一枝花、金银花、蒲公英、车前草等数味水煎口服。亦可一次性口服食醋100～200ml。

（二）西医治疗

1. 局部清创　现场急救清创不彻底可进一步清创，促使毒液排出，保持伤口开放。

2. 抗蛇毒血清应用　根据致伤毒蛇种类选择相对应的抗蛇毒血清，目前国内有精制抗蝮蛇毒、抗五步蛇毒、抗银环蛇毒、抗眼镜蛇毒、抗金环蛇毒、抗蝰蛇毒血清等六种。如无相应抗蛇毒血清的选择者，可选择有交叉疗效的血清，如竹叶青蛇、烙铁头蛇咬伤可用抗五步蛇毒血清或抗蝮蛇毒血清替代；眼镜王蛇咬伤可用抗眼镜蛇毒血清合抗银环蛇毒血清替代；海蛇可用抗眼镜蛇毒血清替代。用前需做皮试，可先予5～10mg地塞米松静脉注射防止过敏。

3. 防治伤口感染　选择副作用小的抗生素。

4. 预防破伤风　肌内注射破伤风抗毒素1 500U。

5. 预防应激性溃疡。

6. 预防炎症反应综合征及重要脏器功能损害。

（三）中医辨证论治

根据不同类型毒蛇咬伤后出现不同症状，进行辨证施治。凡风毒（神经毒）者，宜活血祛风为主；火毒（血循毒）者，宜清热解毒、凉血止血为主；风火毒（混合毒）者，则活血祛风、清热解毒和凉血止血合用。

1. 风毒证

证候：局部伤口不红不肿不痛，仅有皮肤麻木感；全身症状有头昏头重、眼睑下垂、视物模糊、张口不利、吞咽困难、四肢乏力；舌红，苔薄白，脉弦数。

治法：祛风解毒，活血化瘀。

代表方：玉真散合麻黄连翘赤小豆汤。

2. 火毒证

证候：局部肿痛严重，常有水疱、血疱或瘀斑，甚至溃烂、坏死；全身症状可见恶寒、发热、头痛、头晕、烦躁、咽干口渴、胸闷心悸、胁肋胀痛、大便干结、小便短赤或尿血；舌质红，苔薄黄，脉滑数。

治法：清热解毒，凉血止血。

代表方：黄连解毒汤合五味消毒饮。

3. 风火毒证

证候：局部红肿较重，一般多有创口剧痛，或有水疱、血疱、瘀斑、瘀点或伤处溃烂；全身症状有头晕、头痛、眼花、寒战发热、胸闷心悸、恶心呕吐、大便秘结、小便短赤，舌苔白黄相兼，后期舌质红，苔黄，脉弦数。

治法：清热解毒，凉血息风。

代表方：五虎追风散合犀角地黄汤（犀角现以水牛角代）。

（吴　坚）

学习小结

1. 学习内容

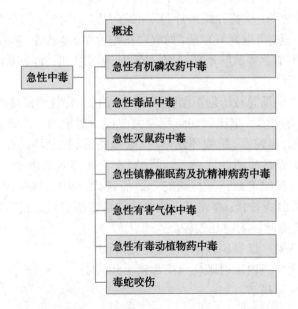

2. 学习方法

（1）通过学习概述，掌握中毒发生的病因、共同的病理机制，不同中毒的中西医急救处理方法。

（2）通过急性有机磷中毒的学习，掌握有机磷中毒的发病机制，根据有机磷中毒的临床表现，判断中毒的程度，实施正确的急救处理方法。

（3）通过急性毒品中毒的学习，掌握毒品中毒的发病机制，根据毒品的临床表现，判断中毒的程度，实施正确的急救处理方法。

（4）通过急性灭鼠药中毒的学习，掌握灭鼠药中毒的发病机制，根据灭鼠药中毒的临床表现，判断中毒的程度，实施正确的处理方法。

（5）通过急性镇静催眠药及抗精神病药中毒的学习，掌握急性镇静催眠药中毒的机制、临床表现、诊断、急救方法。

（6）通过急性有害气体中毒的学习，掌握急性一氧化碳中毒发生的病因、病理机制，根据急性一氧化碳中毒的临床表现，准确诊断急性一氧化碳中毒，判断一氧化碳中毒的程度，实施正确的急救方法。

（7）通过急性有毒动植物药中毒的学习，掌握急性有毒动植物药中毒病因病理，根据中毒的临床表现，判断中毒的具体类型及程度，实施正确的处理方法。

（8）通过毒蛇咬伤的学习，掌握毒蛇咬伤发生的病因、病理机制，根据毒蛇咬伤的临床表现，准确诊断毒蛇咬伤，判断毒蛇咬伤的具体类型及严重程度，实施正确的急救和处理方法。

复习思考题

1. 急性中毒的常见毒素类型及作用机制是什么？
2. 中毒的中医治疗方法有哪些？
3. 急性有有机磷中毒的临床表现、典型体征及解救药物应用是什么？
4. 急性镇静催眠药及抗精神病药中毒机制是什么？
5. 试述急性镇静催眠药中毒的临床表现、急救处理及治疗原则。
6. 镇静催眠药中毒的中医急救方法有哪些？
7. 急性一氧化碳中毒发生的机制是什么？
8. 试述急性一氧化碳中毒的诊断、危险性评估、急救处理。
9. 急性一氧化碳中毒的中医急救方法有哪些？
10. 急性一氧化碳中毒有哪些并发症和后发症？如何防治？
11. 试述中西医对毒蛇咬伤发生的病理机制的认识。
12. 毒蛇咬伤分几种证型？试述毒蛇咬伤的急救处理及各型毒蛇咬伤的治疗。
13. 毒蛇咬伤的中医急救方法有哪些？

第十七章

理化因素伤害

第一节 中 暑

中暑是由于高温环境引起体温调节中枢功能障碍、汗腺功能衰竭和电解质丧失过多为特征的疾病。中医认为中暑是在长夏季节感受暑热之邪,而骤然发生的以高热、汗出、烦渴、乏力或神昏抽搐等为主要临床表现的一种急性热病。中医将中暑归属为"暑温病"范畴内,将其称之为"伤暑""中热""冒暑""痧证"等。

一、病因病理

(一)中医病因病机

1. 暑热外袭　暑热之气太过,人体感受暑热,清窍闭塞,升降失序,气化失常,导致阴阳气血失衡,终成中暑之病。中暑来势凶猛,传变快,易陷心包而致神昏等重笃之候。

2. 正虚于内　暑多伤气,正气亏虚者最先受之,往往不胜暑热,容易出现耗伤心气之虚证。

3. 劳倦诱发　炎夏长途跋涉,或劳作过度,或饥饿时,机体气血阴阳不调,诸脏调节功能失常,最易感受暑热,罹患中暑。

总而言之,本病乃外感受暑热之邪,内兼正气虚弱,两虚相得而成。轻者耗气伤津,气津两伤;重者可致暑热内闭,或内陷心包,蒙蔽心神;或暑热乖张,引动肝风;或暑热伤阴,阳亢风动,发为暑风。

(二)西医病因病理

对高温环境不能适应是致病的主要原因。在大气温度升高(>32℃),湿度较大

（>60%）和无风环境中，长时间强体力劳动，对高热环境适应差者极易发生中暑。

人体体温调节是由下丘脑体温调节中枢控制，体温调节有以下方式：

1. 产热　主要来自于体内氧化代谢过程，运动寒战可产生能量，静息状态下人体产热主要来自基础代谢。

2. 散热　体温升高，自主神经调节皮肤血管，血流加速，大量出汗散热，同时引起水盐丢失。人体和环境之间通过辐射、蒸发、对流、传导等方式进行热交换。室温15～25℃时辐射是主要散热方式，高温环境下，蒸发是主要散热方式，相对湿度达90%～95%时，蒸发几乎完全停止。根据以上机制，机体在高温环境下由于种种原因导致产热大于散热或散热受阻，体内过量热蓄积导致器官功能障碍和组织损伤。

中暑损伤主要是体温过高（>42℃）对细胞的直接损伤，导致多器官功能障碍或衰竭，可出现昏迷、心律失常，心功能不全，可致脱水和电解质紊乱、急性呼吸窘迫综合征（acute respiratory distress syndrome，ARDS）、横纹肌溶解等。严重中暑可出现弥散性血管内凝血（disseminated intravascular coagulation，DIC）、肝坏死和胆汁淤积。

二、临床资料

（一）病史症状要点

中暑分为三级（类）：先兆中暑、轻症中暑、重症中暑。

先兆中暑：高温环境中一定时间后出现口渴、头昏、耳鸣、多汗、乏力、胸闷、心悸、注意力不集中等症状，体温正常或略有升高。

轻症中暑：除上述症状加重外，尚可出现：①体温升至38℃以上；②出现面色潮红、皮肤灼热；③出现面色苍白、皮肤湿冷、血压下降、脉搏增快等表现；④无中枢、肾、心严重损害，4～5小时可恢复。

重症中暑以其发病机制和临床表现常分为三型：热射病、热痉挛、热衰竭。

热痉挛多由于大量出汗丢失盐，致血中氯化钠浓度急速明显降低，肌肉会突然出现阵发性的痉挛和疼痛，主要累及骨骼肌，持续约数分钟后缓解。

热衰竭常常发生于对高温适应不能者。可表现为头晕、头痛、心慌、口渴、恶心、呕吐、皮肤湿冷、血压下降、晕厥或神志模糊。体温正常或稍微偏高。

热射病典型表现为高热和神志障碍，发病早期有大量冷汗，继而无汗、呼吸浅快、脉搏细速、躁动不安、神志模糊、血压下降，甚至昏迷伴四肢抽搐；严重者可产生脑水肿、肺水肿、心力衰竭、肝肾衰竭、DIC等。

（二）查体要点

1. 生命体征　体温、瞳孔、呼吸、脉搏、血压。

2. 皮肤　面色潮红、皮肤灼热无汗，或面色苍白、湿冷。

3. 神经系统　神志、颅神经检查、生理反射、病理反射等。

4. 呼吸系统　频率、湿啰音。

5. 循环系统　脉搏细速、心率增快等休克体征。

6. 其他　消化、泌尿及血液系统等相关体征。

（三）理化检查要点

血尿常规、电解质、肝肾功能、出凝血时间、尿肌酸、尿肌红蛋白、心电图、心肌酶、颅脑CT及胸部X线等相关检查。

三、诊断

（一）危险性评估

中暑按病情轻重可分为三级：先兆中暑、轻症中暑、重症中暑。

1. 先兆中暑　以口渴、头昏、耳鸣、多汗、乏力、胸闷、心悸、注意力不集中等为主要症状，体温正常或略有升高。

2. 轻症中暑　除上述症状加重外，尚有：①体温升至38℃以上；②出现面色潮红、皮肤灼热；③出现面色苍白、皮肤湿冷、血压下降、脉搏增快等表现；④无中枢、肾、心严重损害，4～5小时可恢复。

3. 重症中暑　分为三型：热射病、热痉挛、热衰竭。

（1）热痉挛：骨骼肌突然出现阵发性痉挛和疼痛，持续约数分钟后缓解。

（2）热衰竭：以头晕、头痛、心慌、口渴、恶心、呕吐、皮肤湿冷、血压下降、晕厥或神志模糊为主要症状，体温正常或稍微偏高。

（3）热射病：高热、神志障碍，早期有大量冷汗，继而无汗、呼吸浅快、脉搏细速、躁动不安、神志模糊、血压下降，甚至昏迷伴四肢抽搐；严重者可产生脑水肿、肺水肿、心力衰竭、肝肾衰竭、DIC等。

（二）诊断流程

1. 询问病史　是否发生于夏季炎热时，有无高温环境劳作病史。

2. 症状体征　判断有无先兆中暑、轻症中暑、热射病、热痉挛或热衰竭临床表现。

3. 理化检查　如血常规、尿常规、血生化、动脉血气分析。

4. 除外乙型脑炎、胸膜炎、中毒性痢疾、肺炎等发热性疾病，伴有腹痛者除外急腹症、神志障碍者除外糖尿病昏迷。

（三）鉴别诊断

1. 中风　发病迅速，突然出现半身不遂、口舌㖞斜、言语謇涩、重者可出现昏迷。中暑多伴发热，有高温劳作史。

2. 疫毒痢　疫毒痢也可发生于夏季，发病急骤，出现发热、神昏、抽搐等症状。但疫毒痢大便外观为黏液脓血样，镜下可见大量脓细胞及红细胞。

（四）西医诊断

1. 有处于高温环境劳作的病史。

2. 出现中暑的临床表现，常见汗出、乏力、口渴、恶心、呕吐、胸闷、心悸等，甚则神昏、抽搐。

3. 相关理化检查结果。

4. 除外其他发热性疾病。

四、治疗

（一）急救处理与原则

1. 急救原则　维持生命体征、降温、纠正酸碱失衡及电解质紊乱、对症支持治疗。挽救受损的脏器功能，防治多脏器功能障碍，抢救生命是关键。

2. 西医急救处理

（1）立即撤离高温环境至阴凉处休息。

（2）物理降温至38℃以下。

（3）维持循环功能，维持水、电解质、酸碱平衡。

（4）对症治疗并处理并发症。

3. 中医急救处理 急救首当开窍，治疗上着重清热祛暑，治疗过程中始终以救阴生津为要，还需根据患者实际情况兼治中暑夹杂湿浊之邪。

（1）把患者移至阴凉通风处，予以清凉饮料、绿豆汤等口服。

（2）对于昏迷患者应速开其窍，可针刺人中穴，如仓促无针，亦可用指针人中施以急救，即用大拇指爪甲重重掐按人中穴，另外刺十宣（十指尖端）出血少许，可使患者苏醒过来。有中暑先兆者针刺曲池、内关穴；高热者针人中、合谷、十宣、大椎；高热并神志不清者加针劳宫、涌泉；四肢抽搐者加针曲池、阳陵泉；虚脱者加针足三里等穴。

（3）中暑突然昏倒，不省人事者，可用通窍散适量吹鼻取嚏以开窍；中暑高热、昏迷、抽搐者可予安宫牛黄丸，每次1粒，用水化后口服或鼻饲，每日1～2次；中暑先兆和轻症患者可用仁丹4～6粒含服或吞服，或十滴水2.5～5ml/次，口服，每日2～3次。

（4）中暑高热可予清开灵注射液或醒脑静注射液静脉应用。

（二）西医治疗

1. 先兆中暑与轻症中暑的治疗 立即撤离高温环境至阴凉处休息，物理降温至38℃以下，补充清凉含盐饮料，给解热镇痛药，疑有呼吸循环衰竭倾向时，按重度救治。

2. 中暑高热

（1）降温：冷水浴、冷敷加电风扇吹、酒精擦浴、冷液静脉输入、药物降温等。

（2）保持呼吸道通畅，供氧，危重者高压氧治疗。

（3）维持循环功能，维持水、电解质、酸碱平衡。

（4）防治急性肾衰竭。

（5）对症治疗：处理脑水肿、DIC，防治感染。

3. 中暑衰竭

（1）扩充血容量，给予5%葡萄糖盐水或血浆。

（2）必要时使用升压药。

（3）重度低钠者可谨慎使用3%氯化钠溶液100～200ml。必要时2小时可重复一次。

4. 中暑痉挛 重点补钠，轻者口服含盐饮料，重者给予5%葡萄糖生理盐水静脉滴注；肌内注射地西泮10mg，静脉推注10%葡萄糖酸钙10～20ml。

5. 日射病 将患者移至阴凉处，冰敷头部，有脑水肿症状者用甘露醇脱水。

（三）中医辨证论治

本病乃感受暑热之邪，兼之正气虚弱，两虚相得而成，临床以阳热实证较多，也有虚实兼见者。

中暑多见厥脱证，故急救治当益气回阳救阴，急固其本。

1. 阳暑

证候：以汗多、口渴、多饮、发热、面红为主症，兼见乏力。舌苔黄干，脉洪数。

治法：清暑益气生津。

代表方：清暑益气汤加减。

2．暑厥

证候：以突然昏倒，不省人事为主症，可兼见手足痉挛，高热无汗。舌红绛，脉细数。

治法：清热祛暑，醒神开窍。

代表方：清营汤。

3．暑风

证候：以高热神昏，手足抽搐，角弓反张，牙关紧闭为诊断要点。舌质红，舌苔黄腻，脉弦数或弦滑。

治法：清热养阴息风。

代表方：羚羊钩藤汤。

4．中成药应用

（1）神昏高热者可用安宫牛黄丸口服或鼻饲，1 丸 / 次，每日 1 次，小儿酌减。

（2）神昏高热并抽搐可用紫雪 1.5g/ 次口服或鼻饲，每日 2 次，或安脑丸口服或鼻饲，1～2 丸 / 次，每日 2～3 次，小儿酌减；清开灵注射液、醒脑静注射液稀释后静脉滴注。

（3）中暑有呕恶、胸腹胀满者当以祛暑利湿，可用藿香正气水 5～10ml/ 次，每日 2 次，口服；十滴水 2.5～5ml/ 次，每日 2～3 次，口服；仁丹，10～15 粒 / 次，每日 2～3 次，口服。

（4）气阴两虚证者，可用生脉注射液、参麦注射液稀释后静脉滴注。

5．其他治法

（1）刮痧法：刮痧在中暑的治疗中有确切的疗效。根据病情的轻重可选择头部、颈部、背部、胸部及四肢等多个部位刮拭。每个部位 3～5 分钟，或以刮出皮肤紫红为度。

（2）拿痧治疗：对轻症中暑的患者可采取提、拉、弹、拨等手法，对特定穴位及肌腱等进行拿痧治疗。

（3）针灸法

1）阳暑：针刺大椎、风池、曲池、合谷等穴。

2）阴暑：灸大椎、风池、曲池、合谷等穴。

3）暑厥、暑风：针刺人中、合谷、承浆、十宣等穴。

4）耳针法：针刺心、枕、交感、皮质下、肾上腺区域，亦可采用耳尖放血法。

（4）指针法：除点掐人中外，还可以取承浆、昆仑、太溪、十宣等穴，亦能达到取醒救死之效。

（5）涂药法：对于中暑先兆者可以万金油、清凉油、风油精等适量外擦两侧太阳穴、额部，并可予以按摩。

（廖为民）

第二节　电　击　伤

由于一定量的电流或电能量（静电）通过人体引起损伤、功能障碍甚至死亡，称电击伤，俗称触电。高压电还可引起电热灼伤，雷击也是一种电击伤，属于高电压损伤范畴。电击伤重者可出现昏迷、心室颤动、瞳孔扩大、呼吸心跳停止而死亡。

中医根据电击后出现昏迷、休克等重症的表现，可以归纳到中医"神昏""厥脱"范畴。

一、病因病理

（一）病因

（1）缺乏安全用电知识，违章操作。

（2）高温、高湿和出汗使皮肤表面电阻降低，容易引起电击伤。

（3）意外事故如暴风雨、大风雪、火灾、地震，电线折断接触到人体。

（4）雷雨时大树下躲雨或用铁柄伞而遭雷击。

（5）医源性如使用起搏器、心导管监护、内镜检查治疗时，仪器故障使微电流直接流过心脏可致电击伤。

（二）病理机制

电击伤的损伤程度取决于电流强度、电压高低、电流种类、触电部位的电阻以及接触时间等。

1. 电流 一般接触 2mA 以下的电流仅产生麻刺感，随着接触电流的不断增大，可分别引起患者接触部位肌肉持续痉挛收缩以致不能松开电极，呼吸困难，甚至发生呼吸肌麻痹和心室颤动而死亡。

一般而言，交流电比直流电危险，低频率比高频率危险。

2. 电压 低电压和高电压都可引起器官的生物电节律改变。电压愈高，损伤愈重。一般认为高压电触电主要死因为呼吸麻痹，低压电触电死因主要为室颤，两种变化相互影响。

3. 电阻 在一定电压下，皮肤电阻越低通过的电流越大，造成的损害就越大。

4. 电流在体内的径路 电流由一侧上肢至另一侧上肢或下肢时，电流恰通过胸部，影响心脏，可立即引起室颤；电流通过左侧躯干比右侧危险性大。出现死亡原因主要为室颤、呼吸麻痹、电击性休克。

5. 接触时间 电流接触时间越长，损伤越严重。

二、临床资料

（一）症状要点

1. 局部表现 主要是进出口和通电路线上的组织电灼伤。低电压引起的局部灼伤面积较小，于接触电源及电流穿出部位可见"入电口"与"出电口"。局部损伤处的皮肤被电火花烧伤呈焦黄色或灰褐色，创面干燥，边缘整齐，与健康皮肤分界清楚，一般不损伤内脏，致残率低。高压电烧伤可深达肌肉甚至骨骼，有"口小底大，外浅内深"的特征。出口常有多个，在入口和出口之间的肌肉常呈夹心性坏死。如电击伤同时伴有高温电弧闪光或电火花烧伤，可导致周围皮肤热烧伤。

病情进展，损伤部位焦痂脱落可继发出血、感染。由于肌肉、神经或血管的凝固或断裂，可在 1 周或数周后逐渐出现感染、坏死、出血等。血管内膜受损可形成血栓，容易继发组织坏死、出血，甚至肢体广泛坏死。

2. 全身表现 因电弧的种类、电压高低和接触时间的长短而不同，轻度者可出现头晕、心悸、皮肤及面色苍白、口唇青紫、惊慌和四肢软弱、全身乏力等，可伴有肌肉疼痛，短暂抽搐，较重者可出现抽搐、休克、昏迷甚至室颤、呼吸心跳停止。有些严重电击患者当时症状虽不重，但在 1 小时后可突然恶化，故临床上应特别注意观察伤者病情变化。

雷电击伤的特点是心跳和呼吸立即停止，呈急性心肌损害，皮肤血管收缩呈网状图案。

3. 并发症　中枢神经系统可有失明或耳聋，少数患者出现短期精神失常，电流损伤脊髓可致肢体瘫痪，因触电从高处坠落，可致颅脑伤、胸腹外伤和肢体骨折。电击后 24～48 小时常出现的并发症和后遗症有严重室性心律失常、神经源性肺水肿、胃肠道出血、DIC、烧伤处继发细菌感染等。

（二）查体要点

1. 生命体征　意识、大动脉搏动、瞳孔、血压、呼吸、脉搏等。

2. 皮肤黏膜　局部电灼伤、面色苍白、青紫。

3. 神经精神系统　颅神经检查、感觉、运动功能、生理及病理反射检查、情感及情绪变化。

4. 肌肉骨骼系统　肌肉损伤、骨骼畸形、活动障碍等。

5. 其他　心律失常、出血、坏死等。

（三）理化检查要点

血尿常规、尿肌红蛋白、电解质、心肌酶（包括肌钙蛋白和肌红蛋白）、肝肾功能、出凝血时间、动脉血气分析、心电图等辅助检查估测患者病情，有外伤者对外伤部位行 X 线检查，有脑外伤昏迷者可行颅脑 CT。

三、诊断思路

（一）危险性评估

根据生命体征及临床表现可将电击伤分为轻、中、重三度。

1. 轻度电击伤　患者出现头晕、心悸、四肢无力或痛性肌肉收缩、惊慌呆滞，面色苍白。

2. 中度电击伤　出现呼吸浅促、心动过速、心律不齐或短暂性昏迷。

3. 重度电击伤　出现神志丧失、心脏呼吸骤停或严重心律失常。

（二）诊断流程

1. 有电击病史。

2. 临床表现为特征性的局部电灼伤或全身多个系统损伤。

3. 存在多系统的并发症。

4. 多伴有后遗症，神经系统病变可持续数天至数月。

5. 理化检查　尿常规出现血尿、心电图出现心律失常等。

（三）鉴别诊断

心脏性猝死：通常存在不同程度的心脏疾病病史；而电击伤具有明确的接触电流及被电弧击中的现场证据，故可鉴别。

（四）西医诊断

1. 触电史及现场情况。

2. 电击后的局部及全身表现。

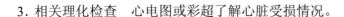

3.相关理化检查　心电图或彩超了解心脏受损情况。

四、治疗

(一)急救处理与原则

急救原则:迅速脱离电源,心脑骤停者立刻人工心肺复苏。防治并发症,对症支持。

1.西医急救处理　一旦发生电击伤,应迅速使患者脱离电源,立即切断电源,或用干木棒、竹杆等绝缘体将电源拨开。迅速将患者移至通风处,呼吸及心跳停止者宜立即进行人工呼吸和胸外心脏按压,有条件者应行气管插管,加压氧气人工呼吸。不能轻易放弃抢救。心室颤动者立即电除颤。按照《2015 年 AHA 心肺复苏指南》:单向波 360J,双向波 120～200J,除颤无效要立即恢复胸外心脏按压和人工呼吸,按 30∶2连续进行 5 个循环,同时经静脉注射肾上腺素 1mg,再次电击除颤,肾上腺素可每 3～5分钟给一次,可重复进行至心跳恢复,对于顽固性室颤可给予胺碘酮,首次剂量 300mg,静脉注射,第二次剂量为 150mg。在心肺复苏过程中,尽量减少心脏按压中断。

2.中医急救处理　出现神志昏迷不清者可针刺或指压人中、中冲等穴位。电击伤就地急救十分重要,不要因送医院而延误抢救时机。

急救原则与措施:急性期宜回阳固脱救逆,应采取静脉给药方式及针刺等多种方法综合救治。

(1)中成药应用:参附注射液具有回阳救逆、益气固脱的作用,生脉注射液具有益气养阴、复脉固脱之功,可静脉应用。

(2)针刺法:针刺人中、涌泉、大椎、十二井、十宣、合谷、太冲,强刺激手法,留针30～60 分钟,间歇运针。可加刺足三里,平补平泻,加刺耳针穴,如肾上腺、皮质下、心配合应用。

(3)艾灸法:取关元、气海、神阙,配穴百会、足三里、膻中,三阴交每穴灸 4～5 壮或 20 分钟。

3.电击伤的局部治疗　以暴露疗法为好,其原则和方法同一般烧伤。

(二)西医治疗

中枢神经系统症状,可给予甘露醇、50% 葡萄糖等脱水、头部降温等治疗。低血压给予升压药物应用,维持水电解平衡,应用抗生素预防感染。出于电击伤而致肢体肌肉强烈收缩,可针对骨折、脱位等治疗。电击伤者无论轻重均需在医院留观 24 小时以上。

(三)中医辨证论治

关于本病中医的诊断与治疗临床上尚无统一认识,相关文献也鲜有报道。但据其昏迷、休克等重症的表现,可以归纳到中医"神昏、厥脱"范畴。

目前中医学界针对中医药干预本病的时机与方法尚在摸索规范中,本病若见神昏抽搐乃危重证候,一般来说,宜参照"厥脱"施行抢救措施。

1.内闭外脱

证候:神志昏迷,口开目合,肢厥,鼻鼾息微,面色苍白,脉微欲绝。

治法:益气固脱,回阳救逆。

代表方:参附汤。

2. 阳气暴脱

证候:神志淡漠,面色苍白,四肢厥冷,冷汗淋漓,息微唇绀,体温不升,舌淡,脉微细欲绝或不能触及。

治法:回阳固脱。

代表方:四逆汤。

3. 阴阳俱脱

证候:病情最重,证见神志昏迷,瞳孔散大,喉间痰鸣,气少息微,甚至气息全无,汗出如油,舌卷囊缩,肢身冰冷,二便失禁,脉不能触及。

治法:回阳救逆,益气养阴

代表方:四逆汤合生脉散。

(廖为民)

第三节　淹　溺

淹溺,是指人于水及其他液体介质中,气道入口形成液-气平面,导致呼吸障碍的过程。如果淹溺者被救,淹溺过程中断,称为非致命性淹溺。如果因淹溺而在任何时候导致死亡的,则成为致命性淹溺。

根据世界卫生组织(WHO)的统计,全球每年约有 372 000 人死于淹溺。1～4 岁的儿童的发生率和死亡率最高。据不完全统计,我国淹溺死亡人数每年约有 57 000,而在青少年意外伤害致死的事故中,淹溺事故为头号杀手。

一、发病机制

(一)病因

淹溺常见于水上运动意外,潜水员因原发病发作引起神志丧失,或下水前饮酒或服用损害脑功能药物,或水中运动过度疲劳者,也可见于水灾、交通意外或投水自杀等。

(二)发病机制

当淹溺者被水淹没之后,起初会屏住呼吸,在此过程中,淹溺者会反复吞水。随着屏气的进行,淹溺者会出现缺氧和高碳酸血症。喉痉挛反射可能会暂时防止水进入肺内。然而最终这些反射会逐渐减弱,水被吸入肺内。吸入 1～3ml/kg 淡水或者海水即能破坏肺泡表面活性物质,导致肺泡塌陷、肺不张、非心源性肺水肿、肺内分流和通气/血流灌注比例失调。在很多成年淹溺者肺中发现大约 150ml 的液体,这个液体量(约 2.2ml/kg)已足够引起机体出现严重的缺氧症状。虽然吸入 1 500ml 液体会改变机体的内环境,但实际临床中极少发生。无论吸入海水或淡水,从临床角度并没有实质的区别,共同之处都是缺氧。很多淹溺患者在心搏骤停前可因缺氧出现严重的心动过缓,此时逆转缺氧可以防止心搏骤停。

冰水淹溺迅速致死的原因常为心动过缓或心脏骤停。患者因突然接触冰水,刺激迷走神经导致 Q-T 间期延长及儿茶酚胺大量释放,发生室颤或心脏停搏和意识丧失。淹溺引起的低体温有时可延长救治患者的时间,提高生存机会。因为低体温可降低大脑耗氧,延迟细胞缺氧和 ATP 消耗,进而延缓神经源性肺水肿发生。体温由 37℃降至 20℃的过程中,每降低 1℃,大脑耗氧率减少约 5%。

二、临床表现

致命性淹溺者，出现神志丧失、呼吸停止或大动脉搏动消失，处于临床死亡状态。非致命性淹溺者临床表现个体差异较大，与溺水持续时间长短、吸水量多少、吸入液体性质和器官损伤严重程度有关。

（一）症状

非致命性淹溺者可有头痛或视觉障碍、剧烈咳嗽、胸痛、呼吸困难和咯粉红色泡沫样痰。溺入海水者，口渴感明显，最初数小时可有发热寒战。

（二）查体要点

1. 现场多见患者口、鼻充满泡沫或污泥、杂草，腹部常隆起伴胃扩张。
2. 生命体征 体温、瞳孔、呼吸、脉搏、血压。
3. 皮肤 面色苍白或发绀，或面部浮肿、结膜充血、四肢厥冷。
4. 神经系统 可有癫痫样发作，耳鸣或失聪，四肢腱反射减弱或消失。
5. 呼吸系统 呼吸衰竭或呼吸停止，听诊双肺可闻及干、湿性啰音。
6. 循环系统 各种心律失常、心音减弱或心搏停止。
7. 血液系统 皮肤黏膜出血以及多个系统脏器出血等。
8. 骨骼肌肉系统 可合并有四肢损伤或颅脑损伤。

（三）理化检查要点

1. 血和尿液检查 外周血白细胞可有轻度增高，严重者出现 DIC 实验室表现。
2. 心电图检查 心电图显示窦性心动过速、非特异性 ST 段和 T 波改变、室性心律失常或完全性心脏传导阻滞。
3. 动脉血气分析 显示低氧血症、高碳酸血症及酸碱平衡紊乱。
4. 肺部 X 线片 显示肺门阴影扩大和加深，肺间质纹理增粗，肺野中有大小不等的絮状渗出物或炎症改变，或有两肺弥漫性肺水肿的表现。

三、诊断思路

（一）危险性评估

淹溺的病死率主要与被水淹没的时间有关。5 分钟死亡率 10%，10 分钟为 56%，25 分钟为 88%，大于 25 分钟接近 100% 死亡率。然而实际中，淹溺者被水淹没的时间并不确切。可根据淹溺患者的院前检查进行危险程度划分，见表 17-1。

表 17-1 淹溺患者院前检查危险程度划分

分级	肺部检查	胸部检查	死亡率（%）
0	正常听诊音，无咳嗽	有桡动脉脉搏	0
1	正常听诊音，有咳嗽	有桡动脉脉搏	0
2	啰音，气道小水泡音	有桡动脉脉搏	0.6
3	急性肺水肿	有桡动脉脉搏	5.2
4	急性肺水肿	低血压	19
5	呼吸停止	低血压	44
6	呼吸停止	心搏停止	93

（二）诊断流程

1. 询问淹溺的病史。

2. 淹溺的临床表现 有神志不清，皮肤黏膜苍白和发绀，面部浮肿，双眼结膜充血，四肢厥冷，血压下降或测不到，呼吸、心搏微弱甚至停止。

3. 辅助检查 肺部 X 线片显示肺门阴影扩大和加深，肺间质纹理增粗，肺野中有大小不等的絮状渗出物或炎症改变，或有两肺弥漫性肺水肿的表现。

（三）鉴别诊断

根据淹溺的病史和临床表现即可诊断。但须鉴别继发于其他疾病的淹溺，要通过详细了解既往史和检查资料作出判断。

（四）西医诊断

1. 溺水史。

2. 典型临床表现有昏迷、口鼻部泡沫或淤泥杂草，呼吸心跳微弱甚至停止。

3. 相关理化检查。

四、治疗

1. 西医急救处理

（1）院前急救

1）现场急救：当发生淹溺事件时，第一目击者应立刻启动现场救援程序，尽快将溺水者从水中救出。除非是浅水跳水、使用水滑道、滑水运动、风筝冲浪、赛舟等高风险情况，否则救援中无需实施脊柱防范措施。一旦将患者救出，除非有不可逆死亡证据（尸僵、腐烂、断头、尸斑等），均应立即复苏，并在能够保持按压质量的前提下，尽快转送到急诊室进一步救治。

2）心肺复苏：将淹溺者救出后，如患者存在有效自主呼吸，应置于稳定的侧卧位（恢复体位），口部朝下，以免误吸；如发现患者无意识无呼吸或仅有濒死呼吸，将患者置于平卧位，立即清除其口鼻腔内异物，开放气道，进行基础生命支持，而不应实施各种控水措施。基础生命支持应遵循"A—B—C—D"顺序，即开放气道、人工通气、胸外按压、早期除颤。按压通气比遵循 30∶2。人工通气，每次吹气 1 秒，确保胸廓有效的起伏运动。由于肺的顺应性降低以及高的气道阻力，通常需要更长的时间通气。但通气压力越高则可能会造成胃的膨胀，增加反流，并降低心排血量，训练有素者可实施环状软骨压迫以降低胃胀气并增强通气效力。在人工通气时，患者口鼻可涌出大量泡沫状物质，无需擦抹。在胸外按压时，如果患者出现呕吐应立即将其翻转至一侧，清除呕吐物防止窒息。怀疑脊椎损伤者应整体翻转。有条件者，一旦出现可电击心律，应迅速早期除颤。

（2）院内急救：院内急救主要在于高级生命支持，包括复苏后并发症的处理。

1）呼吸管理：对尚有自主呼吸的淹溺者，可使用面或鼻罩持续气道正压吸氧。如果氧疗无效，淹溺者出现意识水平下降或发生心搏骤停，则考虑早期气管插管并给予正压通气。肺顺应性降低需要更高的通气压力，此时声门上气道不如气管插管安全。气管插管可以提供更好的气道保护和呼吸管理。如需要可进行胃管减压。

2）循环管理：应用监护设备如血压、心电图、呼吸末二氧化碳分压、超声心动等辅助检查，尽快明确循环系统诊断。如果淹溺者处于心脏骤停，遵循高级生命支持标准流程抢救。如果淹溺者低体温,则按照目标体温管理流程就行处理。给予快速的生理盐水补液,纠正低血压。

3)肺损伤:早期实施保护性通气可预防和改善淹溺后急性呼吸窘迫综合征。

4)神经损伤与复温:神经预后主要取决于缺氧的时间。早期积极进行评估和治疗神经功能恶化。常规治疗的目标是实现正常的血糖值、动脉血氧饱和度、二氧化碳分压,避免任何情况下增加大脑新陈代谢。处于严重低体温的淹溺者在早期复苏时往往需要实施积极的复温措施。但自主呼吸和循环恢复后,为了改善神经预后,则可能受益于主动性的诱导低温。诱导体温的核心温度保持在32～36℃之间至少24小时。对于伴有脑水肿、抽搐的患者,首选较低低温;而对于伴有严重出血创伤的患者,应首选较高低温。积极检查临床症状、电生理、血液标志物、影像进行神经学评测。

5)酸碱失衡和电解质紊乱:大多数患者会发生代谢性酸中毒,应通过改变呼吸参数予以调节。

6)感染:如果患者淹没于污水中则考虑预防性使用抗生素。如果有明确感染则考虑应用广谱抗生素。

7)淹溺复苏后患者要积极预防和处理系统性炎症反应综合征。

2.中医急救处理　中医在本病急救治疗中,可采用强刺激针刺或用指甲掐人中穴、涌泉穴、内关穴、关元穴,或静脉应用中成药参附注射液、参麦注射液以回阳救逆。

(梅建强)

第四节　烧　灼　伤

烧灼伤一般是指热力因素,包括火焰、热液(热水、热油、热汤等)、热金属、高温蒸汽、烟雾等,作用于体表所造成的皮肤、黏膜及皮下组织的损伤,严重者也可伤及更深层次组织,如肌肉、骨、关节甚至内脏。广义的烧伤还包括电烧伤、化学烧伤、放射性烧伤等特殊原因引起的烧伤。

一、病因病理

(一)病因

热力为最常见和最主要的致伤原因,包括火焰、热液(热水、热油、热汤等)、热金属、高温蒸汽、烟雾等各种有关的致伤因素,另外还包括酸、碱等化学物质、电烧伤、放射线等。

(二)西医病因病理

(1)热力损伤:热力直接作用皮肤或黏膜受时,可引起蛋白变性、细胞损伤甚至坏死,血管壁通透性改变,渗出增加,造成局部充血、水肿,热力损伤严重时,局部可产生凝固型坏死。烧伤创面由受热中心向外周可分为三个区带,即凝固坏死、组织淤滞带和充血带。

(2)化学烧伤:各种化学物质可引起组织坏死。某些化学烧伤可导致全身各脏器的损害。

(3)电烧伤:电流通过人体可以造成全身电击伤和局部电烧伤。

(4)放射烧伤:损伤程度取决于射线种类和照射剂量。

（三）中医病因病机

根据中医理论，烧伤的病因是火毒或热毒，属"不内外因"，强热侵害人体，导致皮肉腐烂而成，强热主要有火焰、热水（油）、蒸汽、电流、激光、放射线、化学物质和战时火器等。轻者仅皮肉损伤，重者除皮肉损伤外，因火毒炽盛，伤津耗液，损伤阳气，致气阴两伤；或因火毒侵入营血，内攻脏腑，导致脏腑失和，阴阳平衡失调，可死亡。

以中医温病学理论分析烧伤病因所形成的热毒趋势，大致可分为三类：一类是火热损伤，热盛伤阴，火毒正传；二是热邪内炽，火疮败坏，火毒逆传；三是火毒直中脏腑。

二、临床资料

（一）病史症状要点

1. 病史　临床上应该详细询问病史，包括受伤环境、受伤部位、致伤原因、作用时间等。

2. 症状　烧伤部位可有疼痛、肿胀、渗出等症状；合并吸入性损伤时，可有鼻毛烧焦、口咽红肿、声音嘶哑、咳嗽、胸闷、呼吸困难；大面积烧伤时，患者可有烦躁、淡漠、神志不清，四肢厥冷，血压下降或测不到，呼吸、心搏微弱甚至停止。

（二）查体要点

1. 生命体征　神志、血压、呼吸、脉搏。

2. 皮肤　烧伤部位可因受伤程度不同而表现不同。

3. 神经系统　神志、颅神经检查、生理反射、病理反射等。

4. 呼吸系统　频率、湿啰音、呼吸衰竭、呼吸停止。

5. 循环系统　各种休克、心律失常表现。

6. 泌尿系统　少尿或无尿等急性肾衰表现。

7. 血液系统　血液浓缩、贫血、皮肤黏膜出血以及多个系统脏器出血等。

8. 骨骼肌肉系统　可合并有四肢损伤或颅脑损伤。

（三）理化检查要点

1. 血常规　可出现血象升高、血液浓缩，热力损伤血液细胞时出现贫血。

2. 血生化　早期一般无异常，回吸收期后可出现高钠、低钾。

3. 血气分析　可出现低氧血症、高碳酸血症及酸碱平衡紊乱。

4. 肺部 X 线片　可表现为肺间质纹理增粗，甚至两肺弥漫性肺水肿的表现。

（四）临床分期

1. 体液渗出期（休克期）　组织烧伤后的立即反应就是体液渗出，一般要持续36～48小时。烧伤面积大而深者，可急剧发生休克。

2. 急性感染期（回吸收期）　烧伤的特点是广泛的生理屏障损害，又有广泛的坏死组织和渗出，是微生物良好的培养基。烧伤水肿回收期一开始，感染就上升为主要矛盾。感染的威胁将持续到创面愈合。

3. 创面修复期　组织烧伤后，炎症反应的同时，组织修复也已开始。浅度烧伤多能自行修复，深Ⅱ度靠残存的上皮岛融合和皮肤移植修复，Ⅲ度烧伤靠皮肤移植修复。

4. 康复期　深度创面愈合后形成的瘢痕，严重影响外观和功能，需要锻炼、体疗和整形以期恢复。

笔记

三、诊断思路

（一）烧伤面积估算

烧伤创面的面积估计方法种类很多，目前一般采用中国九分法（图 17-1）和手掌估计法（表 17-2）两类种。中国九分法计算法为：成人头面颈部面积为 9%，双上肢为 18%（2×9%），躯干为 27%（3×9%），双下肢为 46%（5×9%＋1%）。手掌法测量方法

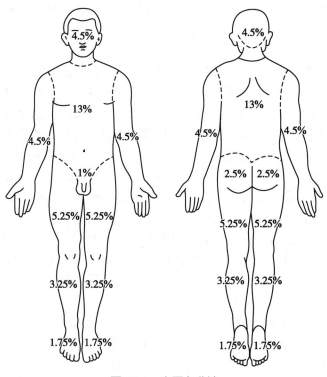

图 17-1　中国九分法

表 17-2　手掌估计法

部位		占成年人体表 %	占儿童体表 %
头颈	发部	3	
	面部	3　　9	9＋（12－年龄）
	颈部	3	
双上肢	双上臂	7	
	双前臂	6　　9×2	9×2
	双手	5	
躯干	躯干前	13	
	躯干后	13　　9×3	9×3
	会阴	1	
双下肢	双臀	5	
	双大腿	21	
	双小腿	13　　9×5＋1	9×5＋1－（12－年龄）
	双足	7	

笔记

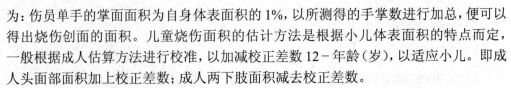

为：伤员单手的掌面面积为自身体表面积的1%，以所测得的手掌数进行加总，便可以得出烧伤创面的面积。儿童烧伤面积的估计方法是根据小儿体表面积的特点而定，一般根据成人估算方法进行校准，以加减校正差数12－年龄（岁），以适应小儿。即成人头面部面积加上校正差数；成人两下肢面积减去校正差数。

（二）烧伤深度的判定

目前我国普遍采用三度四分法，目前也有四度五分法，即新增Ⅳ度烧伤。

1. Ⅰ度烧伤　称红斑性烧伤，仅伤及表皮浅层，局部发红，微肿、灼痛、无水疱。一般3～5天内痊愈，局部脱细屑、不留瘢痕。

2. Ⅱ度烧伤　又称水疱性烧伤。

（1）浅Ⅱ度：累及部分生发层或真皮乳头层。伤区红、肿、剧痛，出现水疱，如无感染一般1～2周愈合，愈合后短期内可见痕迹或色素沉着，但一般不留瘢痕。

（2）深Ⅱ度：除表皮、全部真皮乳头层烧毁外，真皮网状层部分受累，位于真皮深层的毛囊及汗腺尚有活力。水疱皮破裂或去除腐皮后，创面呈红白相间，一般需要3周左右才能愈合，有不同程度的瘢痕增生，严重者影响外形、容貌、功能。

3. Ⅲ度烧伤　又称焦痂性烧伤。皮肤表皮及真皮全层被毁，深达皮下组织，甚至肌肉、骨骼亦损伤。创面焦痂可呈皮革样，焦痂上可见到已栓塞的皮下静脉网呈树枝状，创面痛觉消失，一般不能自行愈合，需要行手术封闭创面。

4. Ⅳ度烧伤　超越三度的更深度的烧伤，损伤程度严重达深筋膜以下。有不同程度肌肉损害，有可能损害深部的重要解剖结构，如重要的肌腱、血管、神经、器官。深部重要解剖结构暴露损害容易发生感染等并发症，后果严重。

（三）烧伤严重程度的分级

1. 轻度烧伤　烧伤总面积10%以下的Ⅱ度烧伤。

2. 中度烧伤　烧伤总面积11%～30%之间或Ⅲ度烧伤面积在10%以下。

3. 中毒烧伤　烧伤总面积31%～50%之间或Ⅲ度面积在11%～20%之间，或烧伤面积不足31%，但有下列情况之一者也属于重度：①全身情况严重或有休克；②复合伤（严重创伤、冲击伤、放射伤、化学中毒等）；③中、重度吸入性损伤（波及喉以下者）。

4. 特重度烧伤　总面积50%以上或Ⅲ度烧伤面积达20%以上者。

（四）吸入性损伤

吸入性损伤是热力、烟雾或化学物质等吸入呼吸道，引起鼻咽部、气管、支气管甚至肺实质的损伤，发病率和病死率都很高。

四、治疗

（一）急救处理与原则

1. 西医急救处理

（1）迅速脱离热源，终止烧伤。

（2）冷水处理：可以在自来水下淋洗或者浸入水中直至剧痛消失。大面积烧伤时，患者多不能耐受，同时注意保温。

（3）维持呼吸道通畅，必要时吸氧。

（4）创面处理：现场可用干净的敷料或者布类保护，或行简单包扎后送医院处理。切忌用有色药物涂抹，影响创面的判断。

（5）院内急救

1）轻度创面处理，清除异物，包扎处内层用油质纱布，外层吸水敷料均匀包扎。

2）中重度维持呼吸道通畅，呼吸道烧伤者气管切开；立即建立静脉通道，纠正休克；留置导尿管观察尿量；清创；切开焦痂减压；暴露疗法。

3）创面污染、重度烧伤注射破伤风抗毒血清，并用抗生素治疗。

4）做好记录，包括出入量、治疗措施、病情发展等。

2．中医急救处理 中医在本病急救治疗中，可采用强刺激针刺或用指甲掐人中穴、涌泉穴、内关穴、关元穴，或静脉应用中成药参附注射液、参麦注射液以回阳救逆。创面可采用中药收敛成痂制剂。

（二）西医治疗

1．液体复苏治疗 液体复苏是严重烧伤早期休克防治的重要防治措施，烧伤休克渗出液的量与烧伤面积和体重关系密切，目前，临床上应用较多的静脉补液公式为：第一个 24 小时液体总量 ＝1.5ml× 二度以上烧伤面积（%）× 体重（kg）＋2 000ml，其中晶胶比为 1∶0.5。伤后 8 小时内补入估计量的一半，后 16 小时补入另一半。伤后第 2 个 24 小时电解质和胶体液减半，基础水分不变。

2．烧伤感染 烧伤创面的坏死组织为细菌提供了良好的培养基，积极处理创面促进创面愈合是预防感染的关键（见创面处理）。早期局部应用抗菌制剂是一种有效的措施，目前烧伤后早期可外用磺胺嘧啶银霜剂或粉剂，达到预防感染的目的。烧伤患者应用抗生素时应足量、足疗程，果断用药、大胆撤药。已明确病原菌时，应根据药物敏感试验合理选用抗生素。

3．创面手术治疗 烧伤创面的坏死组织是深度烧伤创面感染的温床，采用手术方法去除烧伤创面的坏死组织是提高生存率、减少并发症和缩短疗程的有效方法，特别是对大面积深度烧伤疗效更加显著。手术治疗包括清创术、切痂术、削痂术和清创术以及植皮术。

4．烧伤后主要并发症

（1）急性肾衰竭：多见于大面积烧伤延迟复苏和严重高压电烧伤、挤压伤、黄磷烧伤的患者。

（2）急性肺水肿：急性肺水肿是烧伤后常见并发症之一。根据临床表现、影像学检查、血液气体分析，诊断不难。烧伤后急性肺水肿重在于防，及时纠正休克，减少肺组织缺氧，合理的液体复苏是预防肺水肿的重要措施。

（3）急性脑水肿。

（4）应激性溃疡：烧伤后应激性溃疡以预防为主，包括平稳度过休克期、抗酸剂的使用、尽早开始肠内营养等。除此以外，烧伤后常见并发症还有急性心功能不全、ARDS、肺部感染、急性胃扩张、肠系膜上动脉综合征以及 MODS 等。

（三）中医辨证要点

1．治疗原则的中医辨证 烧伤主要矛盾是热毒炽盛，燔灼脏腑，耗气伤阴。因此，治疗中要注意清热解毒，益气养阴，托里生肌；邪盛者以祛邪为主，正虚者扶正祛邪，标本兼顾；正虚邪陷者以扶正为先。气血双亏、创面不长者益气补血，化腐解毒，托里生肌。

2．分期分型辨证论治

（1）气虚血滞厥逆期（休克期）：烧伤后大痛伤心，惊恐伤神，心神受损，致使心气

笔记

骤虚；皮毛损伤必及于肺，肺主气，主血，"气为血帅，气行则血行，血为气母，血至气亦至"，心肺两伤，导致气虚血滞，再加皮毛不存，经脉灼伤，伤处剧痛，肿胀渗液，耗气夺津，烦渴引饮，致心悸脉数，气息急促，甚至神昏厥逆，唇甲发绀。

（2）火毒伤阴（回吸收毒血症期）：此时的主要矛盾是毒素吸收火毒伤阴，燔灼脏腑。因此治疗原则应以清热解毒，滋阴降火，促进毒素排泄为主。

（3）邪正交争（创面演变期——感染期）

1）邪正交争，邪盛正盛（相当于脓毒症及高温败血症）。

2）正虚邪陷（相当于低温败血症，感染性休克）。

3）邪去正虚（恢复期）。

（朱　峰）

学习小结

1. 学习内容

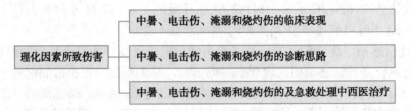

```
                           ┌─ 中暑、电击伤、淹溺和烧灼伤的临床表现
理化因素所致伤害 ─┼─ 中暑、电击伤、淹溺和烧灼伤的诊断思路
                           └─ 中暑、电击伤、淹溺和烧灼伤的及急救处理中西医治疗
```

2. 学习方法

通过对各种理化因素伤害的学习掌握中暑、淹溺、电击和烧灼伤的治疗原则，了解不同理化因素对机体的损伤机制，从而更好地理解临床表现及急救处理。通过临床案例，结合病理生理变化加强学生理解，重点掌握常见理化因素所致损伤的概念、诊断要点和急救原则，加强理论与临床实践的联系。

复习思考题

1. 试述重度中暑的临床表现。

2. 中暑的基本病理机制是什么？

3. 试述根据临床表现中暑的分型、中暑的急救处理及治疗。

4. 中暑的中医治疗方法有哪些？

5. 电击伤的基本病理机制是什么？

6. 试述电击伤的西医急救处理及治疗。

7. 电击伤的中医急救方法有哪些？

8. 淹溺发生的基本病理机制是什么？

9. 试述淹溺的分型、淹溺的急救处理。

10. 成人烧伤的严重程度如何分类？

11. 烧伤深度分为几类？每一类侵犯的皮肤深度如何？

12. 热力烧伤的治疗原则是什么？

笔记

第十八章

创 伤 急 症

学习目的

创伤是临床常见问题，通过本章知识的学习，能了解创伤的分类、临床诊断思路及救治原则；学习颅脑创伤的分类与临床诊断及救治原则，掌握胸、腹部、脊柱和四肢创伤的基本知识及常见创伤的病因病理、临床表现及治疗原则，为创伤急救奠定基础。

学习要点

创伤的诊查要点和早期救治措施；颅脑创伤的诊断要点和救治措施；胸部、腹部、颅脑及脊柱四肢创伤的分类、常见症状和处理原则。

第一节 概 述

创伤是指人体受到外界某些物理性（如机械力、高热、电击等）、化学性（如强酸、强碱及糜烂性毒剂等）或生物性（如虫、蛇、狂犬的咬蛰等）致伤因素作用后所引起的组织结构破坏和功能障碍。

创伤按伤后体表结构的完整与否区分为闭合性与开放性两类；按致伤部位和组织器官又可分为颅脑伤、颌面颈部伤、胸部伤、腹部伤、骨盆部伤、尿道断裂、脊柱脊髓伤、上肢伤与下肢伤等；按致伤原因则可分为冷兵器伤、火器伤、烧伤、冻伤、冲击伤、化学伤、放射损伤以及复合伤等。

按创伤致伤原因及伤口的个数还可分为多发伤、复合伤、多处伤等。

多发伤是指在同一致伤因素作用下机体同时或相继遭受两个以上解剖部位或器官的较严重的损伤，其中至少一处损伤危及生命或并发创伤性休克。如血气胸并心脏破裂，复杂性骨盆骨折等。

复合伤是指两种或两种以上致伤因素同时或相继作用于人体所引起的几个部位和脏器的损伤。如爆炸事故中的烧伤复合冲击伤、热压伤等。多处伤是指同一解剖部位或脏器有两处以上的损伤。如外伤性小肠多处穿孔，多发骨关节损伤等。

多发伤与复合伤和多处伤有着不同的概念，临床描述上很易混淆。多发伤导致多系统、多器官组织结构的毁损，使人体生理解剖体系遭到破坏，累及重要的多内脏生命器官损害或出血，迅速导致死亡。

一、创伤早期的救治

创伤早期的救治包括院前急救与医院急救两部分。

(一)院前急救

1. 检伤分类 最先到达现场的人员应尽快组织对伤员进行检伤分类。依照国际惯例将伤员按病情的危重、重症、轻症、死亡。按照先救命后治伤、先抢后救、先重后轻、先急后缓的原则,立即救治。伤员较多时,应分区救治,并悬挂明显标志。

现场有大量伤者或情况紧急时,应按头、颈、胸、腹、脊椎、背、双下肢、双上肢的顺序快速检查。检查过程中对严重的损伤要给予紧急处理。如清理口腔阻塞物、活动性出血的止血等。重点检查意识和重要生命体征,其次判断伤情。若情况允许,还应了解伤害、解救或处置过程、既往病史等。

2. 院前评分 主要用于现场急救与分类。要求能准确评估出伤情的严重性,不遗漏重伤员;还要把轻伤检出,以免增加创伤急救中心的负担。

常用评分方法有:院前指数(prehospital index,PHI)、创伤指数(Trauma index,TI)、CRAMS 评分以及创伤评分(trauma score,TS)等。

(1)院前指数:是以收缩压、脉搏、呼吸和意识四项指标为依据(表 18-1),每项又分为 4 级,伤员 4 个参数得分之和即为其 PHI;每项指标记 0、1、2、3、5 分,合计最高20 分,总分越多伤情越重。0~3 分定为轻伤,4~20 分定为重伤。合并有胸部或腹部穿透伤者,总分再加 4 分。

表 18-1 院前指数(PHI)

项目	测得值	评分
收缩压	>13.3kPa(100mmHg)	0
	11.3~13.3kPa(86~100mmHg)	1
	10.1~11.3kPa(75~85mmHg)	2
	0.0~9.9kPa(0~74mmHg)	5
脉搏(次/min)	50~119	0
	≥120	3
	<50	5
呼吸	正常	0
	费力或浅表	3
	<10 次/min 或需插管	5
意识	正常	0
	模糊或烦躁	3
	所述语言不能被人理解	5

(2)创伤指数:是根据受伤部位、损伤类型、循环、呼吸和意识五方面对伤员进行评分。每项内容分四级计分(1、3、5、6 分),每项记分相加,以总分评定损伤严重程度,总分越高伤势越重。通常定为总分≤9 为轻或中度伤;10~16 为重度伤;≥17 为极重度伤。一般将总分>10 的伤员送往创伤中心或大医院。

(3)CRAMS 评分:是循环(circulation)、呼吸(respiration)、腹部(abdomen)、运动

（motor movement）及与言语（speech）五个单词的第一英文字母组成的缩写字。每项指标分 0、1、2 计分，把五项分值相加，即为 CRAMS 总分（表 18-2）。≥9 分定位轻伤；≤8 定位重伤。总分愈低伤情愈重。

表 18-2　CRAMS 评分法

项目	实测结果	评分
循环	毛细血管充盈正常，BP≥13.3kPa	2
	毛细血管充盈缓慢，BP≥11.3kPa，<13.3kPa	1
	无毛细血管充盈或 BP<11.3kPa	0
呼吸	正常	2
	不正常（费力或浅表）	1
	无呼吸	0
胸腹部	胸腹部无压痛	2
	胸或腹部有压痛	1
	腹肌紧张或连枷胸	0
运动	正常	2
	对疼痛有反应	1
	无反应或去脑强直	0
言语	正常	2
	含混	1
	言语不可解	0

（4）创伤评分：是根据 5 项指标加以评分，总分 1～16，分值越低伤情越重。常以 TS<12 分为重伤标准。

3．重症处理　密切注意伤员的呼吸与循环状况，如出现呼吸和 / 或循环功能障碍，应立即施行急救与复苏。

（1）气道管理：意识不清和呼吸道阻塞的伤员应开放气道。在保护颈椎（颈托）前提下清理口鼻腔的呕吐物等阻塞物，有舌后坠者放置口咽管保持气道通畅。采用气囊面罩等人工呼吸方式，保证充分氧供。对不能有效通气的昏迷伤员，或心脏骤停，需要机械通气的伤员应行气管插管或气管切开通气。

（2）心脏骤停的现场救治：各种原因的严重伤害和打击，均可能导致伤员突然心脏骤停和呼吸停止。应及时进行现场心肺复苏。

（3）抗休克处理要点：休克是创伤现场死亡的主要原因之一。

1）休克指数：常用脉率 / 收缩压（mmHg）计算休克指数，帮助判定休克的有无及轻重，休克指数为 0.5 多提示无休克，大于 1.0～1.5 提示有休克，大于 2.0 为严重休克。

2）休克的现场救治：①查明出血原因和部位，采取相应的止血技术，如手压、填塞、加压包扎、止血带及手术止血等方法；②伤口或创面剧烈疼痛可加重休克，可适时应用止痛剂，但呼吸困难者慎用；③气道管理；④建立有效静脉通道，快速补液。可选平衡盐液、生理盐水等晶体液。严重出血休克者，应尽快补充全血、血浆、代血浆等胶体液，以及给予血管活性药物提升血压。

4．一般处理

（1）止血处理

1）指压止血法：用手指在出血伤口的近心端经皮肤向骨面按压供血区的血管，以达到控制出血的目的。主要用于事故现场、战伤救护，是动脉出血紧急情况时的一种常用的应急止血方法。

2）包扎止血法：是控制四肢、体表出血的最简便、有效方法。用无菌敷料填塞及覆盖伤口，再以三角巾或绷带加压包扎至止血，以出血停止为度。

3）填塞止血法：用于伤口较深的肌肉、骨折端等渗血或出血严重时。先以纱布块、棉垫等填塞于伤口内，再以三角巾、绷带等加压包扎。

4）止血带止血法：是四肢较大动脉性出血用其他止血方法无效时的紧急抢救手段。若使用不当可发生肢体缺血坏死。因此，需严格掌握适应证。止血带使用的时间一般不超过 3 小时，连续阻断血流时间不得超过 1 小时，每 50 分钟放松止血带 1～2 分钟。止血带上肢的压力 250～300mmHg，下肢 400～500mmHg。

5）钳夹止血法：开放性骨折等可见动脉出血的伤口，可立即用止血钳止血后再包扎伤口及固定。注意避免损伤神经和正常血管。

（2）包扎与固定处理：现场外伤包扎的目的是保护伤口、止血、固定伤肢的敷料和夹板，减轻疼痛。

应采用无菌或清洁的材料覆盖伤口，避免再次污染。包扎的松紧适度，避免在伤口处或坐卧受压处打结。包扎四肢时，应将指（趾）端外露，便于观察血液循环。为避免创伤后再损伤，对较大的骨折、关节伤、大面积软组织损伤的伤员均应做固定处理，以便在救治、搬运转送过程不会造成继发损伤。

固定处理原则：①凡是颈部可疑受伤者，首先上颈托固定颈部，脊椎可疑损伤的伤员在上躯干夹板、脊柱板或铲式担架时，应采用伤员的整体侧翻法；②四肢骨折、关节伤采用夹板固定；③骨盆骨折常引起大量出血，发生腹膜后大血肿。可用两条三角巾或宽绷带将骨盆做环形包扎固定。也可用宽腰围或腹带包扎固定；④对较大的、移位的、不稳定的、危及血管神经的多肢体多部位骨折应选用全身充气固定垫或躯干、肢体充气夹板固定。

（二）医院急救

1．检伤分类 虽然已进行了院前的检伤分类，但进入医院创伤中心或急诊科后，仍应对伤员的意识和重要生命体征及伤情等各项指标进行重新评估。

（1）详细了解伤员的主要症状，伤害、解救或处置过程、既往病史等。

（2）急诊检查务求简明扼要、突出重点，主要依靠床旁望、触、叩、听等物理检查，检查项目切忌盲目、繁琐复杂、随意搬动和过分费时。检查时强调充分暴露，避免遗漏。

（3）对伤情严重的伤员急救措施应迅速、简单、有效，一切为了解除危及伤员生命的伤情，以维持其生命体征的基本稳定为先，然后再做进一步的处置。

（4）对表象不明显，或伤害过程与临床表现不相符合的伤员，应加强观察伤情的进展。

2．院内评分 目前有以生理指标为依据的 APACHE 评分（详见上节）和以解剖损伤为主要依据的 AIS，及 ISS 评分。

（1）简明创伤定级（abbreviated injury scale，AIS）：是以解剖学损伤为基础的损伤严重程度评级方法。分为 6 个等级，即 AIS_1 为轻度伤；AIS_2 为中度伤；AIS_3 为轻严重伤，AIS_4 为严重伤，AIS_5 为危重伤；AIS_6 为最严重伤。

（2）损伤严重程度评分（injury severity score，ISS）：仍以解剖部位损伤为依据，更适于评价严重程度和存活概率间的关系。

ISS 将人体划分为 6 个区域，取 3 个最严重损伤区的最高 AIS 分值的平方和计算。全身 6 个分区为：①头或颈部，包括脑、颈椎损伤、颅骨和颈椎骨折；②面部，包括口、耳、鼻、眼和颌面骨骼损伤；③胸部，包括胸腔内的所有脏器伤、膈肌、肋骨架和胸椎损伤；④腹部或盆腔，包括腹腔内和盆腔内的所有脏器损伤和腰椎损伤；⑤四肢、骨盆和肩胛骨损伤，包括扭伤、骨折、脱位和断肢；⑥体表，包括发生于体表任何部位的撕裂伤、挫伤、擦伤和烧伤。

目前常以 ISS<16 定为轻伤；16≤ISS<25 定为重伤；≥25 定为严重伤。

3. 严重创伤的紧急处理　对多发性创伤的早期处理次序极为重要，往往会影响伤员的预后。

（1）呼吸道管理：急性创伤病员最迫切的问题是窒息，保持呼吸道通畅，保证患者氧供应，必要时加大氧供应，行气管插管，呼吸机辅助通气等治疗，如不解除将迅速致命。

（2）止血：用各种适当的方法迅速控制出血。出血有明显的和隐匿的两类，控制明显的外出血最有效的紧急手法是在出血处加压并将该部抬高，除非有大的血管撕裂，一般不用止血带。隐匿性出血诊断较难，往往已有大量失血，但并不被认识，例如大腿骨折、严重的骨盆创伤等，可以填塞压迫止血。

（3）封闭胸部开放性创口：此类措施和控制出血同样重要，如不及时处理，常迅速导致死亡。胸部有开放性创口时，尤其是创口较大者，不但伤侧肺萎陷，吸气时，随着呼吸运动可产生纵隔摆动，导致死亡。此时应迅速用纱布等堵塞，将创口暂时封闭。

（4）治疗休克：多发性创伤患者常需补充血容量，监测脉搏、血压、中心静脉压、肺楔压和每小时尿量。建立静脉输液通路进行输液抢救。必要时，应及时输血，及应用 7.5% 氯化钠于创伤、失血性休克的急救（详见第三章第二节休克）。

（5）骨折固定：是控制休克的重要措施，能防止移动患者时的进一步损伤和减轻疼痛。开放性骨折应先用无菌敷料包裹以免创口再污染，随后再行正规的探查和清创术。

（6）迅速检查患者有无其他损伤，并予适当治疗。

伤员经过上述程序处理后，应再次仔细检查伤员，有无其他隐匿创伤。依次检查胸、腹、泌尿系统、中枢神经系统，最后为肌肉骨骼系统。为了避免诊查时可能遗漏某一系统，可按"CRASHPLAN"一词（每一字母代表一个系统）循序进行检查，即：C. 心脏及循环系统（circulation），R. 胸部及呼吸系统（respiration），A. 腹部脏器（abdomen），S. 脊柱（spine），H.. 头颅（head），P. 骨盆（pelvis），L. 四肢（limbs），A. 动脉（arteries），N. 神经（nerves）。

（7）危重伤员的急救：可采用 VIPC 程序，即：V（ventilation，保证伤员有通畅的气道及保持正常的通气和给氧）；I（infusion），用输血输液扩充血容量及功能性细胞外液，以防止休克的发生或恶化；P（pulsation），监护心脏搏动，维护心泵功能；C（control bleeding），特别是创伤抢救中紧急控制明显或隐匿性大出血。

笔记

（8）急诊开胸手术：濒死与重度休克患者需要最紧急的手术处理，方能争取挽救生命的时间，故提出了急诊开胸手术。胸部穿透伤的患者急诊手术的预后较好，而钝性伤的患者生存率极低。手术在气管插管下经外侧第4或5肋间开胸切口快速施行。手术抢救成功的关键是迅速缓解心脏压塞，控制出血，快速补充血容量和及时回输胸腔或心包内失血。急诊开胸探查手术指征为：①穿透性胸伤重度休克者；②穿透性胸伤濒死者，且高度怀疑急性心脏压塞者。

（陈　杨）

第二节　颅脑创伤

颅脑创伤在当今交通及生产过程中有很高的发生率，其损伤程度的判定对制定治疗措施、获取治疗效果及评估患者预后有着显著差别。颅脑外伤主要可以分为头皮损伤、颅骨骨折、原发性脑损伤、继发性脑损伤。

头皮损伤分头皮擦伤、挫裂伤、血肿、撕脱伤等。颅骨骨折一般分为线性骨折和凹陷性骨折；另外，又可根据头皮的完整性分闭合性和开放性，其中开放性骨折有可能继发颅内感染。原发性脑损伤是指脑组织在外界暴力直接作用下引起的一系列病理生理变化，造成的损伤；而继发性脑损伤则是指受伤一段时间以后而出现的继发性脑受损病变，包括继发性的脑水肿及脑出血等。通常原发性脑损伤包括局限性脑损伤和弥漫性脑损伤。局限性脑损伤主要指颅内血肿、脑挫裂伤、脑干损伤。弥漫性脑损伤指脑震荡和弥漫性轴突伤。

颅内血肿是原发性脑损伤的一种，它可形成局限性的占位病变，引起相应的症状。病程多进行性发展，若处理不及时，可引起颅内继发性改变，引起严重后果。按解剖部位可将颅内血肿分为硬膜外血肿、硬膜下血肿和脑内血肿。按血肿症状出现的时间分为急性血肿（症状在伤后3天内出现）、亚急性血肿（症状在伤后4天至3周内出现）及慢性血肿（症状在伤后3周以上出现）。脑挫裂伤是指因暴力而至大脑皮质的损伤，可因此而继发脑水肿或血肿形成。

一、轻度颅脑外伤的诊治

（一）流行病学

轻度颅脑外伤占送入院治疗病例的50%～80%，男性多于女性，年龄以11～20岁为主。外伤的原因主要为交通事故，其次为坠落伤、工伤事故、运动摔伤及斗殴致伤等。

（二）诊断标准

按格拉斯哥昏迷量表（GCS）（表18-3）评定，是指GCS在13～15分的病例。我国所定的轻型标准是指单纯脑震荡伴有或无颅骨骨折者；患者昏迷时间不超过30分钟，仅有轻度头昏、头痛等自觉症状；神经系统检查和脑脊液检查均正常。

（三）诊断与治疗

在临床上，患者受伤的详细病史、饮酒史、药物应用史和最初及以后随访的意识状况、神经系统检查结果以及CT、MR扫描等是诊断病情的主要因素，而CT等影像学结果能帮助决定治疗计划。

表18-3 格拉斯哥昏迷量表(GCS)

检查项目	功能状态	评分
睁眼反应	自动睁眼	4
	呼唤睁眼	3
	刺激睁眼	2
	无反应	1
语言反应	定向力正常	5
	定向力障碍	4
	不恰当的字词	3
	不能理解的声音	2
	无反应	1
运动反应	遵从命令	6
	刺激定位	5
	疼痛躲避	4
	刺激时呈屈曲反应	3
	刺激时呈伸展反应	2
	刺激时无反应	1

（四）预后

大多数轻度颅脑外伤患者出院时无任何神经功能缺失,可正常生活与工作。但少部分患者,尤其是年长的女性,可产生一些后遗现象(或称脑外伤综合征)。

二、重度颅脑外伤的诊治

（一）诊断标准

重度颅脑外伤是指GCS评分在3～8分的病例,其中3～5分为特重型病例。国内制订的标准相当于广泛颅骨骨折,广泛脑挫裂伤,脑干损伤或急性颅内血肿者;患者呈深昏迷或昏迷在12小时以上,或出现再次昏迷;有明显神经系统病理体征;体温、脉搏、呼吸和血压有明显改变。

（二）伤后反应

颅脑损伤后可使颅内及全身发生包括生理、病理生理及病理等的最初反应。心血管功能的变化早于其他生理变化,最初表现为心跳缓慢和低血压,接着平均动脉压轻度增高,然后有呼吸不规则和呼吸短暂停止期,最后丧失对外界刺激的反应能力。较严重的外伤患者意识改变常早于心肺功能的改变,而脑干损伤者表现为昏迷及瞳孔反应的丧失,其中损伤平面较高者有动脉血压的增高,损伤平面较低者表现为低血压。

（三）影响因素

患者受伤后转送医院的时间、全身给氧情况、入院时的血压、颅内血肿手术减压的时间、颅内高压(>20mmHg)持续的时间、是否存在外伤性血管痉挛、颈静脉氧饱和度值和脑灌注压等都对预后有很大影响。

（四）早期处理

1.现场救治与转运 每一个神经外科医生和急救科医生都应明白脑及全身的复

苏应在颅脑外伤后即刻开始并加以维护。现场急救的目的是：要使重度损伤者继续生存，创造转送至医院去治疗的有利条件。

2．急诊处理 急诊处理是对重度颅脑外伤患者继续进行已实施的脑复苏，处理威胁生命的全身其他损伤，并尽快着手脑及脊髓等的影像学检查。目的是阻止由全身异常或原发性中枢神经系统损伤引起的继发损害。

1) 急救：要维持正常通气和供氧。GCS 评分低于 8 分的重伤患者应当气管插管甚至气管切开，予以机械辅助通气。

2) 病史采集：病史采集的重点包括受伤时间、原因，外力性质及着力部位，伤后意识及瞳孔变化，有无呕吐、癫痫，曾做何种急救处理如手术、药物应用，有何其他重要既往病史如高血压、心脏病、糖尿病、精神病等。

3) 神经系统及全身检查：包括生命体征，意识状况（GCS 评分），瞳孔大小及对光反应，眼球活动及固定情况，有无肢体瘫痪、颅神经麻痹、病理反射、脑膜刺激征，有无头皮损伤、颅（底）骨骨折如眶周及乳突后皮内瘀血，脑脊液鼻、耳漏等，以及身体其他部位的合并损伤等。

4) 诊断及处理：根据病史、体征及生命功能反应，将患者按照 GCS 评分进行分类。一般认为患者是否服从伸舌等指令是评估神经系统功能的关键指标，是区分中度与重度损伤的分水岭。一旦 CT 扫描发现有手术指征的颅内血肿或其他情况，则急行手术处理。

3．手术治疗 急性重度颅脑外伤的手术治疗主要适用于有颅内血肿的病例，有广泛脑挫裂伤或脑梗死、导致颅内压过高出现脑疝的患者，开放性颅脑损伤以及广泛颅骨骨折的患者。手术治疗的原则是救治患者生命，恢复神经系统重要功能，降低死亡率和伤残率。常见手术类型有以下几种：

(1) 颅骨钻孔探查：适用于伤势危重，病情迅速恶化，处于晚期的患者。目的在于尽快探测血肿部位，确定诊断，缓解颅高压，解救患者于危命。探查明确血肿后，可延长切口行骨窗开颅。

(2) 开颅血肿清除术：常用于 CT 扫描已确定血肿部位的患者。术中止血要严密，对术前有脑疝者，在清除血肿后应予硬脑膜减张缝合，去骨瓣减压。

(3) 颅减压术：为缓解广泛脑挫裂伤或脑梗死引起的颅内高压而作此手术，且多采用硬膜敞开，大骨瓣减压术。

(4) 清创术：对开放性颅脑损伤皆需手术清创处理，并应尽早实施。手术力争一次性完成，将开放性损伤变为闭合性损伤。

(5) 凹陷骨折整复术：目的在于解除脑受压，对凹陷骨折位于静脉窦者，应做好充分输血准备后审慎施行。

4. ICU 或病室内处理 所有重度颅脑外伤患者和经手术治疗后的患者都应在转入 ICU 或病室后给予严密和系统的监护治疗，以便病情演变的动态观察。治疗过程中需注意脑外伤患者气道、循环系统、内环境稳态、营养支持、继发性癫痫、常见并发症的治疗处理及护理。颅内压监护多用于重度脑损伤有意识障碍的患者，可用于判断手术指征及预后。其他治疗措施还包括亚低温治疗、脱水治疗、脑血管痉挛的防治、抗生素的应用；依据患者具体病情而定。

（宫 晔）

第三节 胸部创伤

胸部创伤是指各种暴力使密闭胸腔稳定结构以及其周围组织、内部组织、脏器受到损伤所引发的一系列症状，常合并有气胸、血胸、大的血管和肺、心脏、食管、气管等创伤，创伤性窒息继膈疝、胸腹联合创伤等复合伤，病死率较高。

一、胸部创伤分类

根据损伤暴力性质不同，可将胸部创伤分为钝性伤和穿透伤。钝性胸部伤可由减速、挤压、撞击或冲击伤暴力所致，当前以交通伤最多见，常可引起胸壁软组织损伤、胸廓骨折，甚至胸内脏器的损伤，也常合并其他部位的损伤，容易漏诊和误诊。穿透性胸部伤主要由枪弹、锐器引起，大多数伤情较严重，也是胸部创伤患者死亡的主要原因。

根据损伤是否造成胸膜腔与外界相交通，分为开放伤与闭合伤。开放性胸部创伤常常是由于锐器、火器等暴力直接刺激胸膜，伤及到胸腔及腹腔内组织、脏器，特点是胸膜破裂，胸膜腔与外界相通。闭合性胸壁创伤在胸部创伤中约占65%，受伤组织、器官的数量及严重程度决定于闭合性损伤的严重程度。常见的致伤原因有车祸、塌方、挤压伤、钝器打击伤、高空坠落伤、爆震伤等，特点是胸膜腔与外界不相通。

二、病理生理变化

胸部遭受强大暴力可引起肋骨、肋软骨和胸骨发生骨折，骨折断端若刺破心血管，可引起胸内大出血，刺破肺脏，引起肺裂伤。强大暴力作用于胸廓，使胸膜腔内压突然升高和降低所形成的压力差以及肺与胸廓的碰撞，可引起肺挫伤。肺挫伤后肺泡及间质充血、水肿，肺顺应性降低，气体交换障碍，导致低氧血症及二氧化碳潴留。如果在胸膜腔内压增高的瞬间，同时有声门紧闭，则可引起肺裂伤，亦可致气管及支气管破裂。气管或肺破裂后，血液及气体进入胸膜腔引起血气胸；气体进入纵隔及皮下引起纵隔及皮下气肿；血液流入气道，患者出现咯血。当多根多处肋骨骨折时，局部胸壁失去完整肋骨支撑而软化，出现胸壁浮动，称之为连枷胸，产生与正常呼吸活动相反的反常呼吸运动，导致通气及换气障碍，严重时可发展为急性呼吸窘迫综合征（ARDS）。胸部穿透伤伤及肺、气管或食管后，引起破裂，空气进入胸膜腔，使胸膜腔内负压遭受破坏，引起肺萎陷，导致呼吸和循环功能不全。心脏大血管损伤可因大出血而立即死亡。食管或气管破裂时气体可进入纵隔或胸腔，并由纵隔迅速扩散至颈部，引起严重的纵隔及皮下气肿。食管破裂后，带有大量需氧菌和厌氧菌的唾液、食物或胃液流入纵隔，可迅速引起严重的纵隔感染。炎症不易在纵隔疏松结缔组织内局限，很快向四周扩散，可穿破胸膜，产生一侧或双侧脓气胸。下胸部及上腹部的穿透伤或钝性伤均可导致膈肌破裂。若裂口较大，腹腔脏器可疝入胸腔，引起严重的呼吸和循环障碍，如不及时救治，很快导致患者死亡。

胸腔为呼吸和循环等重要器官所在部位，因此，胸部创伤的病理生理改变，除了局部损伤变化和全身创伤反应外，多有不同程度的急性呼吸和循环功能障碍，且两者互相影响，互为因果。

笔记

315

三、常见临床表现

1. 胸痛 疼痛是胸部创伤最常见的症状，特别是胸廓骨折最为显著。胸廓骨折的疼痛在深呼吸、咳嗽、转动体位和胸廓挤压时加剧，容易引起肺部并发症。值得注意的是下胸部肋骨骨折，疼痛尚可沿肋间神经走向放射到腹部，表现为腹痛，但无明显的腹肌紧张，应与急腹症鉴别。"膈肌疝"时常出现放射痛。

2. 呼吸困难 严重的胸部创伤患者多有不同程度的呼吸困难，患者表现有呼吸加速、胸闷、呼吸费力，甚至辅助肌参加呼吸运动。除因剧烈胸痛对呼吸活动的抑制外，造成呼吸困难也可为多种原因引起，因此必须迅速判明，针对引起呼吸困难的原因及时处理。同时应注意呼吸功能与循环功能互为影响，形成恶性循环。造成呼吸困难的主要原因有：

（1）血液、分泌物潴留或误吸引起的呼吸道梗阻及损害，应注意在昏迷患者尤易发生误吸。

（2）气胸及大量血胸所致肺受压萎陷，使呼吸面积减少，不同程度地影响肺的通气和换气功能，并可出现肺内的右向左的分流，引起呼吸困难。

（3）肺实质损伤如肺挫伤、肺冲击伤等。

（4）连枷胸引起的反常呼吸运动。

（5）创伤后急性呼吸窘迫综合征。

（6）急性大量失血所致贫血。

3. 休克 胸部创伤常伴有不同程度的休克表现，如休克症状进展迅速且难以纠正应考虑大血管或脏器损伤可能。引起呼吸循环功能紊乱而导致或加重休克，成为胸膜-肺休克。

4. 咯血 气管或支气管损伤可直接咳出鲜红色血，肺实质损伤或肺爆震伤可咯出血性泡沫样痰。

5. 皮下气肿 受伤部位的皮肤肿胀，触之有握雪感，捻发音表明存在皮下气肿。气肿是由于外伤致肺、气管、支气管或食管的裂伤，空气经裂伤的壁层胸膜、纵隔胸膜或肺泡细支气管周围疏松间隙沿支气管蔓延至皮下组织，胸壁皮下气肿最先出现，纵隔气肿先出现在颈根部。

6. 胸廓畸形 张力性气胸时，可见肋间变宽，患侧胸腔膨隆，叩诊呈鼓音，胸骨或肋骨骨折时，可有局部凹陷或隆起。连枷胸患者吸气时软化的胸壁往内凹陷，呼气时往外凸出，形成反常呼吸运动。

四、胸部创伤的治疗原则

胸部创伤现场紧急处理应遵循 VIPCIT 程序：V（ventilation），保证有畅通的气道及保持正常的通气和给氧；I（infusion），输血、输液、扩充血容量；P（pulsation），监护心脏搏动；C（control bleeding），控制明显或隐匿性大出血；I（immobilization），可靠的制动；T（transportation），安全转运。

1. 积极处理开放性气胸和张力性气胸 两者都可以改变胸腔内的压力，引起肺不张、纵隔移位，导致呼吸、循环功能障碍。对于开放性气胸，立即用消毒的厚敷料覆盖封闭开放的伤口，再用宽胶布绷带或胸带包扎固定，使开放性气胸变为闭合性气胸,然后按闭合性气胸进行处理。对于张力性气胸可立即将粗针头连接有破口的橡胶手指套刺入伤侧第二肋间锁骨中线处或胸腔闭式引流,以迅速减除胸腔内高压。

2. 对血胸的处理 早期胸腔穿刺或胸腔闭式引流以排除胸内积血,以利于肺的膨胀继胸腔内负压的恢复,防止凝固性血胸、纤维胸及胸腔继发感染形成脓胸。对于已放置胸腔闭式引流的血胸患者,应密切观察胸腔引流血液的量和速度。若引流量每小时超过 200ml,持续 3 小时以上者,则提示胸内有进行性的活动出血,应迅速进行手术探查。

3. 畅通呼吸道,维持和改善呼吸功能 对单纯的肋骨骨折、胸部挫伤等疼痛引发的呼吸困难予镇痛、吸氧以改善呼吸困难;呼吸道梗阻引发的呼吸困难,迅速清除空腔及气管内分泌物,如痰、血块、胃内容物等,建立有效的呼吸通道;严重肺挫伤致呼吸困难,迅速进行人工呼吸或人工辅助呼吸,纠正体液的酸碱平衡紊乱,合理使用肾上腺皮质激素,维持和改善呼吸功能。

4. 抗休克,维持有效循环 胸部创伤常常出现循环、呼吸功能障碍,积极建立静脉通道补充血容量,纠正休克,维持有效循环,防止全身组织器官缺血缺氧性损害。由于创伤后机体内环境的改变,血容量、血管阻力和心肌收缩力的降低,心律失常的发生导致心底排综合征。掌握心肺功能,进行合理的调治,积极纠正休克。

5. 胸部穿透伤和异物存留的治疗原则 根据临床症状、体征、受伤姿势和伤道,正确判断创伤程度,有无心脏、肺门大血管损伤,异物存留,制定救治方案。对于心脏大血管穿透伤积极开胸手术是唯一有效的治疗手段。胸部创伤异物摘除适应证:有症状的异物;无症状异物存在游走和再损伤潜在危险性者均应手术摘除。对于异物柄外露的处置应注意不可以轻易拔出伤器,以免出现致命性大出血或心脏压塞。让患者安静,控制受伤器官外漏部分的活动范围,紧急剖胸探查,术中取出异物。

6. 胸部创伤为主的多发伤 此为严重创伤。结合病史,对全身各系统进行全面查体,对伤情早期诊断和处理。有意识障碍的要警惕是否存在颅脑损伤,出现休克要追查是否存在多发骨折,胸、腹腔脏器损伤等。血尿是否合并泌尿系统损伤等。解决主要矛盾,动态监测病情变化,评估伤情,积极抢救生命。

7. 手术探查 手术的指征:①进行性血胸;②严重的肺组织裂伤或气管、支气管损伤;③心脏大血管损伤引起的心包积血或心脏压塞;④食管损伤或破裂;⑤膈肌破裂或膈疝形成;⑥胸导管损伤;⑦胸腔内异物。

(陈 杨)

第四节 腹部创伤

腹部创伤是一种严重的外科急腹症,是指因各种致伤因素作用于腹部,导致腹壁、腹腔内脏器和组织的损伤。其特点是发生率高、涉及面广,伤情复杂,危险性大。

一、疾病病因

开放性损伤常由刀刃、枪弹、弹片等利器所引起,闭合性损伤常由坠落、碰撞、冲击、挤压、拳打脚踢、棍棒等钝性暴力所致。无论开放或闭合,都可导致腹部内脏损伤。常见受损内脏在开放性损伤中依次是肝、小肠、胃、结肠、大血管等;在闭合性损伤中依次是脾、肾、小肠、肝、肠系膜等。胰、十二指肠、膈、直肠等由于解剖位置较深，损伤发生率较低。

二、病理生理

腹部创伤可分为开放性和闭合性。开放性较闭合性易于诊断；闭合性损伤常合并腹腔脏器损伤，损伤出现症状早晚不一，易导致漏诊、误诊，致治疗不及时，预后差，死亡率高。由于腹部创伤在平时和战时都较常见，故如何对腹部创伤患者进行早期诊断，合理治疗是降低死亡率的关键。

三、分类

腹部创伤可分为开放伤和闭合伤两大类

1. 开放伤　以战时最多见，主要是火器伤引起，亦可见于利器伤所致。如为贯通伤，则有入口和出口，盲管伤只有入口没有出口。开放伤又可分为穿透伤和非穿透伤两类，前者是指腹膜已经穿通，多数伴有腹腔内脏器损伤，后者是腹膜仍然完整，腹腔未与外界交通，但也有可能损伤腹腔内脏器。

2. 闭合伤　系由挤压、碰撞和爆震等钝性暴力之后等原因引起，也可分为腹壁伤和腹腔内脏伤两类。与开放伤比较，闭合性损伤具有更为重要的临床意义。因为，开放性损伤即使涉及内脏，其诊断常较明确。闭合性损伤体表无伤口，要确定有无内脏损伤，有时是很困难的。如果不能在早期确定内脏是否受损，很可能贻误手术时机而导致严重后果。

四、诊断依据

（一）临床表现

1. 全身情况　伤员常处于过度精神紧张状态，面色苍白，出冷汗和皮肤发凉，一般并无意识障碍；如果伤后出现意识障碍，应考虑到是否并发颅脑损伤。腹部损伤的早期，即使无内脏伤，由于剧烈疼痛可出现脉率加快，血压暂时升高，但休息后可恢复正常。如果伤及内脏，则随着出血量的增加，脉搏又逐渐加快，变弱，血压也随之下降，最后出现休克。胃肠道破裂对脉搏、血压的影响与损伤部位有关。胃、十二指肠破裂，腹膜受化学性胃肠液的强烈刺激，早期出现脉率加快，血压下降等休克表现，但经过短时间后多可好转，随后在细菌性腹炎明显时又再度恶化。回肠、结肠破裂，由于肠内容物刺激性较小，早期可无血压、脉搏改变。

2. 腹痛　腹内脏器伤除少数因严重脑外伤，休克者外，都具有腹痛症状，发生率为95%～100%。受伤后伤员有持续难以忍受的剧痛，即说明腹腔内有严重损伤。早期伤员诉说疼痛最重的部位，常是脏器损伤的部位，对诊断很有帮助。

3. 恶心呕吐　空腔脏器破裂，内出血均可刺激腹膜，引起反射性恶心、呕吐，细菌性腹膜炎发生后，呕吐是肠麻痹的表现，多为持续性。

4. 腹胀　早期无明显腹胀，晚期由于腹膜炎产生肠麻痹后，腹胀常明显。腹膜后血肿由于刺激腹膜后内脏神经丛，也可反射性引起肠麻痹，出现腹胀和腰痛等症状。

5. 腹部压痛、反跳痛和肌紧张等腹膜刺激征，除单纯脾破裂对腹膜刺激轻外，其他腹内脏器伤有较明显的腹膜刺激征。压痛最明显处，往往是损伤脏器所在部位。

6. 肝浊音界消失 肝浊音界消失对闭合伤有诊断意义,多表示空腔脏器破裂,气体进入腹腔形成膈下积气。

7. 移动性浊音 伤后早期出现移动性浊音是腹内出血或尿外渗的依据,破裂出血的脏器部位可出现固定性浊音,这是因为脏器附近积存凝血块所致。

8. 肠鸣音减弱或消失 早期由于反射性肠蠕动受抑制,晚期由于腹膜炎肠麻痹致肠鸣音减弱或消失。

了解受伤过程和取得体征是诊断腹部损伤的主要依据,但有时因伤情紧急,了解受伤史和检查体征常与一些必要的治疗措施(如止血、输液、抗休克、维持呼吸道通畅等)同时进行。腹部创伤不论是开放伤或闭合伤,首先应确定有无内脏损伤,再分析脏器损伤的性质、部位和严重程度,同时还应注意有无腹部以外的对生命威胁较大的多处损伤,以便早期做出正确诊断,及时治疗。

(二)体格检查

注意基本生命征情况,有无休克征象,腹壁皮肤有无出血、瘀斑,系闭合伤或开放伤,详查创口内有无内脏脱出或脏器内容物流出,有无腹式呼吸运动受限、腹胀、腹肌紧张、压痛、移动员性浊音、肠鸣音减弱或消失等内脏损伤的表现及腹腔内出血征象。直肠指诊有无压痛或肿块,指套上有无血迹。所有腹部穿透伤(穿透腹膜的开放伤)均应认为有内脏损伤的可能性。凡胸部、腰骶部、臀部及会阴部损伤(尤其是火器伤),均须仔细检查腹部。

(三)辅助检查

如伤情允许,可做 X 线检查,如腹部透视或摄片,可观察有无气腹,膈肌位置及其活动范围,有无金属异物及其位置,还可显示有无脊柱及骨盆骨折。低位肋骨骨折,应注意有无肝、脾破裂。疑有实质性脏器损伤和腹腔内出血者,病情许可时,可做超声、CT 或诊断性腹腔镜等检查,以助诊断。

1. 放射线检查 腹部创伤的伤员如条件允许均应行胸腹部的 X 线平片摄影。胸部平片可观察到下位肋骨骨折。腹部平片可观察到膈下积气,某些脏器的大小,形态和位置的改变。这些对于腹内脏器损伤的诊断有一定帮助。如脾破裂时可见左膈升高,胃受压右移,胃结肠间距增宽,左侧下位的肋骨骨折等。有条件的地方还可行选择性动脉造影,对内脏出血的部位有一定的诊断价值;尿道膀胱造影可帮助诊断尿道膀胱损伤;甚至可行 CT 检查,因需搬动患者,故仅适用于病情稳定而又需要明确诊断者,对实质性脏器损伤及其范围程度有重要的诊断价值,CT 影像较超声更为准确,具有高度的敏感性、特异性和准确性,能够清晰地显示病变的部位和范围,为选择治疗方案提供重要依据。但是,由于腹部伤的伤员多较严重,有些处于休克状态,实际上,这些检查常受到很大限制。

2. 超声波检查 对内脏的外形,大小,腹腔内积液的检查有一定帮助,但假阳性和假阴性较多。主要用于诊断肝、脾、胰、肾等实质性脏器的损伤,能根据脏器的形状和大小提示损伤的有无、部位和程度,以及周围积血、积液的情况。超声可以动态观察,但对空腔脏器损害的判断因肠腔内气体干扰受限,而且还受到检查者经验的影响。

(四)其他检查

1. 诊断性腹腔穿刺术 穿刺前应排空膀胱。穿刺点多取脐与髂前上棘连线中、外 1/3 交界处或经脐水平与腋前线相交处。抽取液体后，应注意观察其性状，借以推断是哪类脏器受损。必要时可做液体的涂片检查。如抽不到不凝血，提示系实质性器官破裂所致内出血，因腹膜的去纤维作用而使血液不凝。抽不到液体并不完全排除内脏损伤的可能性，应继续严密观察，必要时可重复穿刺，或改行腹腔灌洗术。多次穿刺阴性，但仍疑有腹腔脏器损伤的昏迷、颅脑伤及胸部伤患者，亦可行诊断性腹腔灌洗术。

2. 诊断性腹腔灌洗术　此法对腹内少量出血者比一般诊断性穿刺更为准确、可靠，有利于早期诊断病提高确诊率。检查结果符合以下任何一项，即为阳性：①灌洗液含有肉眼可见的血液、胆汁、胃肠内容物或证明是尿液；②显微镜下红细胞计数超过 $100 \times 10^9/L$ 或白细胞计数超过 $0.5 \times 10^9/L$；③淀粉酶超过 100U/L；④灌洗液中发现细菌。

3. 剖腹探查　以上方法未能排除腹内脏器损伤或在观察期间出现以下情况时，应考虑有内脏损伤，及时手术探查：①全身情况有恶化趋势，出现口渴、烦躁、脉率增快或体温及白细胞计数上升或红细胞计数进行性下降者；②腹痛和腹膜刺激征有进行性加重或范围扩大者；③肠鸣音逐渐减弱、消失或腹部逐渐膨隆；④膈下有游离气体，肝浊音界缩小或消失，或者出现移动性浊音；⑤积极救治休克而情况不见好转或者继续恶化者；⑥消化道出血者；⑦腹腔穿刺抽出气体、不凝血、胆汁、胃肠内容物等；⑧直肠指诊有明显触痛。

五、治疗原则

腹壁闭合性损伤的处理原则和其他软组织的相应损伤是一致的。穿透性开放损伤和闭合性腹内损伤多需手术。穿透性损伤可用消毒碗覆盖保护，勿强行回纳，以免加重腹腔污染。

（陈　杨）

第五节　脊柱与四肢创伤

一、概述

脊柱与四肢骨折是急诊常见的脊柱与四肢创伤。这类损伤范围较广，有些轻微损伤仅需在急诊门诊处理，也有危及生命或肢体的、必须进行急诊外科治疗的严重损伤。这类损伤对于诊断及治疗要求严格，延误或者误诊可以引起不必要的并发症出现。

脊柱与脊髓创伤（injuries of the spine and spinal cord）包括椎体、椎体附件骨折或脱位以及相应的脊髓或软组织损伤，一般分为颈椎、胸椎、腰椎以及骶尾椎段伤。若损伤累及到脊柱的稳定性、有骨折移位或脱位倾向者，称为不稳定型骨折。脊柱稳定性保持完整、无移位或脱位倾向者则称之为稳定型骨折。如果脊柱骨折伴有脊髓损伤者，则会出现全瘫或截瘫等严重并发症。临床上常依据脊柱骨折脱位是否合并脊髓损伤而分为单纯型与合并脊髓伤型两类。

二、脊柱骨折与脊髓损伤

(一)流行病学

脊柱是人体的中柱,其主要功能是保护脊髓、缓冲振荡、维持体形、保持身体的运动与平衡。脊柱损伤大多与外伤、车祸有关,脊柱外伤一半由于车祸引起,另外 20% 脊柱外伤因坠落伤导致。14% 的脊椎损伤导致脊髓损伤。脊柱骨折可以并发脊髓或马尾神经损伤,特别是颈椎骨折-脱位合并有脊髓损伤者,据报告最高可达 70%,能严重致残甚至丧失生命。本节分脊柱与四肢损伤两部分进行谈论,从损伤发病机制、临床表现、体格检查、诊断、治疗以及急诊处理原则等方面进行阐述。

(二)脊柱创伤分类

1. 单纯压缩型　此型损伤主要是屈曲压缩应力所致,根据弯曲的方向可分为屈曲压缩和侧向压缩,前者多见,后者少见,前者表现为前柱受压力,椎体前部高度压缩 <50%,前纵韧带大多完整,后柱承受张力,X 线像显示椎体后侧皮质完整,高度不变,后柱的棘上、棘间韧带在张力较大时可断裂,而中柱作为支点或枢纽而未受累,该型骨折常见于胸椎,大部属稳定型,神经损伤少见。若后方骨韧带、附件损伤,则为不稳定性骨折。

2. 爆裂型　该型损伤的特点是脊柱中柱受累,在轴向应力或轴向应力伴屈曲应力作用下使椎体呈爆裂样裂开,椎体后侧骨折片常连同椎间盘组织突入椎管,引起椎管狭窄,脊髓或马尾神经损伤,该类骨折在普通正、侧位 X 线片可见椎体前高、后高及侧高有不同程度的减小,椎间盘高度可能减小或不变,椎弓根间距增宽,CT 扫描对此类损伤诊断价值最大。

3. 屈曲型　脊柱屈曲型损伤是由于屈曲暴力作用引起的,占全部脊柱骨折的 60%~70%,因椎板骨折、关节突骨折为始发损伤,故常有脊髓损伤。上位椎体大都移位于下位椎体的前方或侧方。在单纯的屈曲应力下,后韧带组合很难破裂,后韧带组合完整时,应力耗费在椎体上,产生楔形压缩骨折。这是纯粹的屈曲应力引起的。

4. 骨折脱位型　此型损伤是严重暴力所致,机制比较复杂,可由屈曲、剪力、牵张或旋转等复合应力所致,故过去依暴力不同分为屈曲旋转型、剪力型或牵张型等。该型损伤常累及脊柱,造成不同程度的脊髓或神经损伤。

(三)脊柱及脊髓创伤急诊诊断

患者外伤史和意识清醒者的感觉、运动障碍平面,常可提示损伤部位。通过脊柱正侧位、斜位片,可观察椎体有无压缩、裂隙、粉碎或椎间孔有无变形,关节突、棘突、横突、椎板有无骨折,椎间隙、棘突间宽度和椎体的排列等有无变化错位,以及齿突与寰椎两侧块距离是否相等。CT 和 MRI 检查对于了解有无骨折及骨折类型、脊髓压迫及损伤程度有重要意义。重点是 X 线或 CT 无异常表现的脊髓损伤,受伤当时可仅有四肢无力、颈部疼痛、僵硬等症状,有迟发性瘫痪可能。在出现上述先兆症状而 X 线或 CT 检查正常时,应考虑到有发生无放射学影像异常的脊髓损伤(SCIWORA)的可能性,在未排除诊断之前,应按本病处理,且应积极争取行 MRI 检查,探查椎骨脊髓是否水肿,以免延误治疗。

(四)体格检查

根据 Frankel 脊髓损伤分级(表 18-4)、Bodford(1997)评分法(改良 Frankel 分级

321

法）（表 18-5），按照深浅感觉、运动、深浅反射、病理反射顺序仔细检查，以确定脊髓损伤平面。需要鉴别是上神经元瘫痪还是下神经元瘫痪；是脊髓休克还是脊髓震荡；是完全性还是不完全性损伤。

表 18-4　Frankel 脊髓损伤分级

Frankel 脊髓损伤分级（脊髓损伤严重程度的评定标准）	
A	损伤平面以下深浅感觉完全消失，完全消失
B	损伤平面以下深浅感觉完全消失，仅存某些骶区感觉
C	损伤平面以下仅有某些肌肉运动功能，无有用功能存在
D	损伤平面以下肌肉功能不完全，可扶拐行走
E	深浅感觉、肌肉功能及大小便功能良好，可有病理反射

表 18-5　Bodford（1997）评分法

肌力（0~5级）		右	左	感觉	
踝	背屈	（）/5	（）/5	正常	10
	跖屈	（）/5	（）/5	损伤平面以下完全丧失	0
膝	屈	（）/5	（）/5	完全丧失（按皮感分布图）	3
	伸	（）/5	（）/5	不完全丧失（损伤平面以下）	5
髋	屈	（）/5	（）/5	不完全丧失（呈条纹状）	7
	伸	（）/5	（）/5	感觉总分	
	外展	（）/5	（）/5		
	内收	（）/5	（）/5	肛门自主收缩	
肩	屈	（）/5	（）/5	正常	10
	伸	（）/5	（）/5	减弱	5
肘	屈	（）/5	（）/5	丧失	0
	伸	（）/5	（）/5	总分	
腕	屈	（）/5	（）/5		
	伸	（）/5	（）/5	膀胱功能	
手	抓	（）/5	（）/5	正常	5
	握	（）/5	（）/5	不正常	0
总肌力				总分	
脊髓损伤总分					

　　如果怀疑颈椎骨折但却不符合这些标准，就应该行颈椎正侧位和张口位的 X 线平片检查。斜位像有助于检查椎孔和椎弓根，但并不做常规检查。颈椎屈曲位和伸展位成像可有助于判断有无韧带损伤，但次检查必须在经验丰富的脊柱科医师监护下进行，防止发生颈脊髓损伤，导致严重后果。胸、腰和骶髓的正侧位像可分别检查相应节段脊髓有无损伤。脊柱 CT 对于检查骨折，尤其对于严重的退行性关节疾病更加敏感，这些疾病在 X 线平片上鉴别困难。而脊柱 MRI 是检查脊髓损伤、韧带损伤和血肿的最敏感方法。

笔记

（五）急诊处理原则

急救阶段的处理对脊髓损伤患者来说是至关重要的。脊柱骨折与脱位的治疗原则；首先注意到脊髓损伤，不要在搬运或治疗患者时身体扭曲、旋转，造成截瘫，或使已有的瘫痪症状加重。因此急救措施的正确、及时与否在一定程度上，影响着患者的预后或者终生的残疾程度；外科手术或其他诊治手段也很重要。

1. 院前急救　院前急救是脊髓损伤急救的关键阶段。院内急救脊柱损伤的院前诊断主要是依据病史、症状、体征等进行判断。绝大部分伤者有明确的脊柱损伤病史。脊柱损伤较轻者表现为局部疼痛、活动受限等。严重者可出现不同程度的脊髓和神经根损伤表现，如肢体感觉、运动功能障碍，甚至瘫痪等。

（1）确定有无脊柱、脊髓损伤和致命性符合损伤的可能。通过对受伤现场的观察及受伤机制的分析，可有助于做出判断。

（2）初步诊断的第二步是现场体格检查，应当迅速、准确、有重点、有顺序地检查记录。体检应该按照"ABCS"（气道、呼吸、循环、脊柱）顺序进行，并定时测定血压、脉搏、呼吸等生命体征。

2. 急诊处理

（1）药物处理：①伤后8小时之内应用类固醇药物大剂量疗法，减轻脊髓水肿和神经细胞的变性。②高压氧治疗：于伤后数小时内进行，以增加脊髓血氧饱和度，改善脊髓缺氧。

（2）外科手术治疗：单纯的、稳定的椎体骨折和附件骨折，可以通过保守治疗进行复位，包括脊柱骨折的复位，目的是接触脊髓压迫，重建脊柱的稳定性。对于不稳定性的或合并有神经症状的脊柱骨折，应考虑手术治疗，为脊髓恢复创造条件，同时可保持脊柱的稳定，防止其继续压迫脊髓。

（3）预后：积极预防压疮、泌尿系统感染和呼吸道感染等并发症。

三、四肢创伤

四肢创伤（injuries of extremities）系指双侧上、下肢及其结合部肩部与髋部的创伤，包括肢体的软组织伤、骨折、关节脱位以及合并的血管、肌腱或者神经损伤等。四肢损伤的原因除了车祸、碾压、撞击或坠跌等，肌肉突然强烈收缩也可能引起肌肉附着处的骨质断裂而产生骨折或者脱位。

（一）分类

损伤导致皮肤及皮下组织发生破裂，造成骨折端直接或间接地与外界相通称为开放性骨折，反之称为闭合性骨折。肢体骨折是否合并肌腱、神经或重要血管损伤分为单纯型骨折与复合性骨折。此外，在伤后3周内的骨折或脱位又称为新鲜骨折或脱位，3周以上者称为陈旧性骨折或脱位。

（二）四肢创伤急诊诊疗

肢体在受到创伤时可以导致骨折，同时可以损伤血管、神经，若无法及时、正确地诊治，将会导致肢体的缺血坏死。四肢骨折的患者要特别注意是否合并主要血管及神经的损伤，可以根据患者患肢受伤情况及患者的生命体征、查体、X线及CT等辅助检查初步判断血管、神经损伤的情况。血管、神经损伤多表现为肢端缺血、搏动性或张力性血肿、伤口活动性出血等，肢体缺血表现为皮肤苍白、皮温下降、感觉麻

笔记

木、肢体末端动脉搏动减弱或消失。虽然物理检查有较高的准确性，但其阴性不能排除血管损伤，CT、MRI、动脉造影、Doppleu动脉压指等检查手段可协助诊断。

（三）临床表现

四肢创伤临床主要表现在：①疼痛、压痛与传导痛：骨折部位有局限性压痛，如叩击伤肢远端，可引起骨折处疼痛。②畸形：有骨折缩短移位、旋转移位、成角移位及分离移位等。③异常活动和骨擦音：伤肢的非关节部位发生异常活动，或触到骨折端互相触撞产生的骨摩擦音。④局部肿胀及瘀斑：伤后早期出现伤肢肿胀。肿胀严重时皮肤可出现水疱，影响患肢血运，形成筋膜间隙综合征和缺血性挛缩。⑤功能障碍：为伤肢向任何方向活动均受限制，与骨折类型和移位程度有密切关系。

（四）四肢创伤急诊处置要点

1. 询问病史　询问病史的要点应包括受伤情况、外伤时关节或肢体所处体位或位置和外力方向。

2. 体格检查　对于多发伤的患者，应检查其他重要器官系统的情况，保证其状态稳定之后对肢体情况进行评估。此外，着重观察四肢骨折的血运、感觉、反射等。损伤的肢体应该检查有无触痛点和骨擦音（由骨折末端活动而引起）存在。特别要注意检查损伤为"开放性"还是"闭合性"（覆盖其上的软组织是否受损）。受损肢体的体检还应包括仔细对血管和神经系统进行检查。受伤部位上下的脉搏有无及其特征也应检查。正常脉搏通常记录为+2，较弱的脉搏记录为+1，无脉记录为0。神经系统检查应包括对感觉和运动系统进行检查。检查应与对侧未受损肢体进行对比。受伤肢体的感觉确实部分应给予描记，也可在以后行自体比较，并记录运动功能的受损情况，注意特殊的肌群检查。部分肢体无法运动提示可能存在肌肉、肌腱或神经的损伤。

关节活动范围的检查很重要但却易延误。应检查损伤部位上、下关节的活动范围和松弛度。关节在任一方向（屈曲、伸展、外展和内收）的活动受限应以数字记录程度。

3. 辅助检查　如果怀疑骨折，应进行该部位的X线平片检查。一般应包括前后位和侧位像，特殊部位的损伤还应考虑采用特殊的角度进行摄片。若伤及邻近结构，摄片包括损伤部位上、下的关节。

CT或MRI可有助于增加检查骨折的敏感度，更好发现骨折线。放射性核素骨扫描（闪烁显像）利用骨质对金属锝的摄取来反应骨质变化，有助于鉴别受伤24小时以后的隐蔽骨折。

4. 救治原则及处理方法　四肢创伤的救治原则：抢救生命、保存肢体、控制感染、功能恢复。

（1）四肢创伤合并血管损伤处理方法：首要的处理方法应是加压止血及抗休克治疗。有急性巨大血肿形成应立即行加压包扎，通常无需使用止血带。紧急处理及抢救生命有效后应立即送至手术室。①急诊手术：受伤≤6小时，术中探查血管损伤情况，并及时夹闭出血动脉，控制出血后根据血管损伤情况选择合适血管修补术。②固定：对不稳定移位骨折内固定或关节临时固定，避免血管二次损伤。当缺血≥6小时时，行血管修复术。③预防性切开肢体筋膜：若前臂、小腿、股部及足损伤时，伤后处理不当或延误治疗时，会出现骨筋膜室综合征，包括远端肢体出现疼痛（painless），肌肉瘫痪（paralysis），无脉（pulselessness），肢体苍白（pallor）或发绀、大理石花纹等，感觉异常（paresthesia），即"5P"症。要避免缺血再灌注引发骨筋膜室，应密切监测患处血运。

（2）四肢骨折合并神经损伤的急诊处理：骨折造成的损伤以神经失用为主，轴突断裂及神经断裂较少见，多数可自行恢复。急诊首先应固定、复位骨折及关节，开放性骨折应急行手术治疗。闭合性骨折伴有明显骨干及骨端骨折或关节骨折伴脱位，若同时怀疑神经嵌入骨折断端或脱位关节间，骨折碎片压迫或刺破神经者，应急行手术探查及内固定治疗。

（张德宏）

学习小结

1. 学习内容

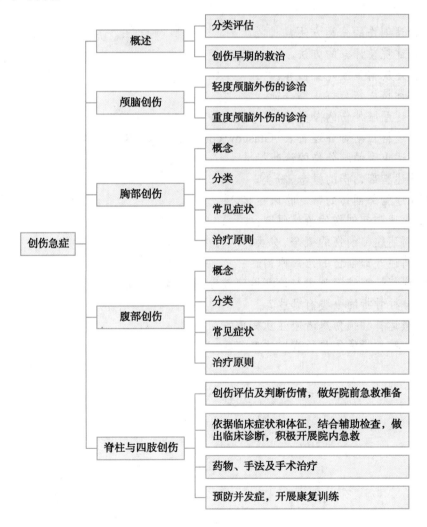

2. 学习方法

了解创伤的分类，从临床实际出发，掌握如何从复杂伤情中准确、快速、全面采集病史，系统而又重点突出的进行查体，快速评估伤情并做出正确诊断及合理处置。归纳总结各种创伤性疾病的不同特点。

笔记

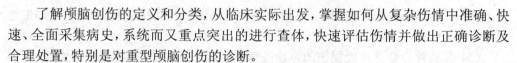

　　了解颅脑创伤的定义和分类,从临床实际出发,掌握如何从复杂伤情中准确、快速、全面采集病史,系统而又重点突出的进行查体,快速评估伤情并做出正确诊断及合理处置,特别是对重型颅脑创伤的诊断。

　　通过学习掌握胸部创伤的基本知识及常见创伤的病因病理、临床表现及治疗原则,为胸部创伤急救奠定基础。掌握胸部创伤的分类,常见症状和处理原则。

　　通过学习掌握腹部创伤的基本知识及常见创伤的病因病理、临床表现及治疗原则,为腹部创伤急救奠定基础。掌握腹部创伤的分类,常见症状和处理原则。

　　了解脊柱与四肢骨折的分类,从临床实际出发,掌握如何从复杂伤情中准确、快速、全面采集病史,系统而又重点突出的进行查体,快速评估伤情并做出正确诊断及合理处置。归纳总结脊柱与四肢骨折的不同特点。

复习思考题

1. 简述创伤的分类方法。
2. 简述院前评分的方法。
3. 简述院前重症处置内容。
4. 试述挤压伤与挤压综合征。
5. 简述颅脑外伤的分类。
6. 简述格拉斯哥昏迷量表(Glasgow coma scale,GCS)的内容。
7. 简述重型颅脑外伤的诊断标准。
8. 简述胸部创伤的概念、分类。
9. 简述胸部创伤的常见临床症状。
10. 简述胸部创伤的治疗原则。
11. 简述腹部创伤的概念、分类。
12. 简述腹部创伤的治疗原则。
13. 诊断性腹腔穿刺术与诊断性腹腔灌洗术的临床意义。
14. 脊柱骨折的分类有哪些?
15. 搬运脊柱损伤患者应注意哪些方面?
16. 四肢骨折的体格检查应注意哪些方面?

第十九章

儿 科 急 症

学习目的

通过小儿心跳呼吸骤停、小儿惊厥及小儿急性腹痛的学习,明确中西医发病的病因病理、临床表现特点、诊断思路,从而为及时采用中西医结合急救方法进行救治奠定基础。

学习要点

小儿心跳呼吸骤停、小儿惊厥及小儿急性腹痛的概念、诊断思路,常见危险性疾病的鉴别要点及急救处理原则与中西医急救方法。

第一节　小儿心跳呼吸骤停

心跳呼吸骤停是指各种原因所致心脏搏动、呼吸运动先后停止,导致全身各组织严重缺血、缺氧,如不能及时、有效处理,会造成脑及全身器官、组织的不可逆性损害而导致死亡。心跳呼吸骤停后进入短暂的临床死亡(clinical death)阶段,临床虽然表现为无呼吸、无脉搏、无意识,全身器官处于完全缺血、缺氧状态,但其生命活力尚是可逆的,此时若能及时、有效进行心肺复苏还可以完全恢复到心脏骤停以前的情况,甚至不留后遗症。如急救失败则脑和心脏产生不可逆的功能破坏,最后导致全部组织坏死,机体永久不可逆的生物死亡(biological death)。

小儿心跳呼吸骤停属于中医学"猝死""初生不啼""闷脐生"等的范畴,其中前者指发生于产房新生儿外其他各年龄段的小儿,病机与成人相仿;后两者特指产房新生儿发生窒息,多因难产或寒气内迫所致。小儿心跳呼吸骤停的基本病机为阴阳之气突然离绝、气机不能反复,亦与成人一致。正如"心搏骤停"章节所述,传统中医文献中有心肺复苏术的雏形记载,但措施并不完备。目前小儿心跳呼吸骤停的急救处理主要依赖于现代医学治疗措施,复苏成功后则可进行辨证论治。

一、病因病理

(一)中医病因病机

1. 邪实气闭　小儿脏腑娇嫩,气血未充,易受病邪所扰,如一时气机逆乱,或痰瘀内闭心脉,或气血逆冲心之神机,开合之枢机骤止;邪毒、痰瘀阻闭心脑,脑心之气不能顺接，枢机闭死；息道为痰核或异物所阻，肺气内闭等。各类病邪导致气机内闭，升降之机闭塞，气血不能周流，阴阳之气骤然绝离，神机散失而猝死。

2.真气耗散　小儿素禀不足，久病或重病则气机失调于内，精气耗散而未尽，复感虚邪贼风，邪虚相搏，使阴遏于内，阳隔于外，阴阳二气壅闭而猝死；或气机厥逆，开合之枢机骤停，使五脏气绝，心脑气散而猝死；或因小儿形气未充，神气怯弱，易受诸邪所扰而气机厥逆闭阻，心神失助，开合之枢机骤止，五脏气绝精竭，神散而猝死。

（二）西医病因病理

1.病因　小儿心跳呼吸骤停的原因甚多，其中许多因素成人并不存在。一些因素先致心搏停止，继而导致呼吸停止；一些则先导致呼吸停止，继而引起心搏停止。心搏、呼吸停止相继发生，互为因果，甚至两者几乎同时发生。需注意的是，感染导致的呼吸衰竭、急性心力衰竭与循环衰竭是小儿心跳呼吸骤停的常见原因。

（1）小儿心搏骤停的常见原因

1）呼吸衰竭：如肺炎、会厌炎、哮喘持续状态、窒息、溺水、气道异物等。

2）心脏疾病：如先天性心脏病、肥厚性心肌病、心肌炎、阿-斯综合征等。

3）低血容量：如胃肠道出血。

4）药物中毒：如氯化钾、洋地黄以及三环类抗抑郁药、可卡因等。

5）电解质紊乱：如低血钙、高血钾、酸中毒等。

6）外伤及意外：如颅脑、胸部创伤，电击、烧伤等。

7）医源性因素：如气管插管、纤维支气管镜检查、心包穿刺以及麻醉意外等。

8）婴儿猝死综合征。

（2）小儿呼吸骤停的常见原因

1）气道梗阻：如肺炎痰堵、气管异物、胃食管反流、喉痉挛、喉水肿、白喉假膜阻塞，以及哮喘持续状态、呼吸道合胞病毒所致气道高反应性。

2）肺部疾患：如重症肺炎、呼吸窘迫综合征。

3）中枢神经系统疾病：如流行性脑脊髓膜炎、流行性乙型脑炎、脑外伤、脑肿瘤、脑脓肿、严重缺氧等。

4）中毒：如氰化钾、安眠药中毒。

5）外伤及意外：如胸廓外伤、气胸、溺水、颈绞缢。

6）电解质紊乱及代谢异常：如低血钙、低血糖、甲状腺功能低下等。

7）肌肉神经疾病：如重症肌无力、感染性多发神经根炎、晚期皮肌炎等。

8）继发于心搏骤停。

9）婴儿猝死综合征。

2.病理机制　心跳呼吸骤停后的主要病理生理改变为：

（1）缺氧与代谢性酸中毒；

（2）二氧化碳潴留与呼吸性酸中毒；

（3）能量代谢障碍与能量衰竭；

（4）水电解质平衡紊乱以及非酯化脂肪酸和氧自由基生成；

（5）脑缺血后再灌注损伤。

一切抢救治疗措施均应针对上述病理生理改变进行。

二、临床资料

（一）病史、症状要点

1. 病史特点

（1）新生儿期几乎都因缺氧窒息引起，<5%由心律紊乱所致。

（2）婴幼儿期呼吸系统疾病最常见，例如重症肺炎、哮喘持续状态、喉水肿、白喉、气管异物等。

（3）随着年龄增加，外伤及意外所致的比例明显增加，如中毒、溺水、电击、颈绞缢等。

（4）多数患儿在心搏、呼吸骤停前已存在相当长时间严重缺氧、酸中毒等全身状况恶化。

（5）原发性心搏骤停少见，呼吸衰竭所致最常见，呼吸骤停往往早于心搏骤停。

2. 症状特点

（1）先兆：年长儿可有心前区不适、双眼凝视、烦躁不安等症状。

（2）呼吸系统：呼吸停止或即将停止，有点头样或叹气样呼吸，口鼻无气息，胸廓运动消失，肺部呼吸音消失。

（3）神经系统：突然意识丧失，于心搏骤停后10秒左右出现，部可伴有一过性抽搐。瞳孔散大、对光反射迟钝或消失，角膜反射、膝腱反射等各种反射消失。

（4）循环系统：皮肤苍白或发绀；心脏及大动脉搏动消失，年长儿触摸颈动脉、股动脉，婴幼儿颈部较短，颈动脉触诊困难，触诊肱动脉动；心音消失，或心音微弱、心率缓慢。

（二）查体要点

（1）意识丧失，或无反应，可有抽搐。

（2）大动脉（颈、肱、股动脉）搏动消失，血压测不出。心搏停止，心音消失。

（3）呼吸停止或呼吸浅弱、严重呼吸困难，胸廓运动消失，呼吸音消失。

（4）瞳孔散大及对光反射消失，于心搏停止30～40秒出现；瞳孔固定，提示心搏停止已1～2分钟。

（5）皮肤苍白或发绀。

（三）理化检查要点

1. 心电图 心电图是主要辅助检查，心搏骤停主要表现有：心室颤动、心室扑动、心肌电-机械分离、等电位线。停搏前可出心室颤动、室性心动过速及心率减缓。

2. 血氧饱和度 血氧饱和度急剧下降常预示心跳呼吸骤停。

3. 眼底检查 显示血细胞聚集呈点彩样改变，提示脑血流已中断，脑细胞即将死亡。

三、诊断思路

（一）危险性评估

1. 结合年龄特点评估病因及危险性 不同年龄段病因有明显差异。呼吸衰竭为最常见原因，原发性心搏骤停相对少见。呼吸因素所致的心搏骤停预后相对较好，原发性心脏事件所致的心搏骤停预后相对较差。

2. 早期识别心跳呼吸骤停前的临床表现　突然意识丧失或昏迷，瞳孔反射迟钝，各种生理反射减弱；面色苍白或发绀，皮肤湿冷、大汗；心率增快或减慢，心音低钝，大动脉搏动触诊不到，血压突然下降或测不出；呼吸微弱、不规则，或呼吸困难，点头样或倒气样呼吸，呼吸音减弱，胸腹式呼吸运动不明显；血氧饱和度急剧下降。

3. 准确识别心电图表现　小儿 CPR 时出现心动过缓和心脏停搏远较心室颤动和室性心动过速为多，心室颤动仅占 10% 左右，而且多与代谢、酸碱和电解质紊乱有关，心脏器质性病变所致较少。

4. 自主循环恢复（return of spontaneous circulation，ROCS）后的评估　收集病史及理化检查评估心跳呼吸骤停前身体状况、当前状况以及再度恶化的风险。复苏后常规检查有血气分析、全血分析、电解质、心肌酶谱、炎性因子、坏死标志物以及胸部 X 片、心电图、超声心动图等，并连接心电监护设备。进一步依据病情行相关部位 CT 或 MR 检查。

（二）诊断流程

1. 检查有无反应　患儿突然昏迷，年长儿轻拍双肩并大声问"喂！你怎么了？"婴幼儿轻拍足底，检验患儿有无反应。

2. 检查是否有呼吸　通过观察胸腹式呼吸运动判断有无呼吸，如有呼吸评估呼吸是否正常。检查有无反应和呼吸需在 5～10 秒内完成。

3. 评估脉搏　在 10 秒内评估有无脉搏（1 岁以上儿童摸颈动脉、股动脉，婴儿触摸肱动脉），如有脉搏明确频率。在评估呼吸的同时评估脉搏，可减少评估时间。

（三）鉴别诊断

小儿心跳呼吸骤停时有突然意识丧失，应与昏厥、癫痫、脑血管疾病、癔症等鉴别。呼吸骤停也应与屏气发作、惊厥、呼吸暂停综合征鉴别。

（四）西医诊断

尽早明确诊断心跳呼吸骤停是抢救成功的前提。小儿心跳呼吸骤停具有以下临床表现：①意识丧失，无反应；②大动脉（颈、肱、股动脉）搏动消失；③呼吸停止或严重呼吸困难；④瞳孔散大；⑤有大小便失禁；⑥皮肤苍白或发绀；⑦心电图异常，见等电位线、无脉性电活动（pulseless electrical activity，PEA）、VF 或无脉性室速（pulseless ventricular tachycardia，pulseless，VT）。具备其中①、②项可明确诊断，后立即进行心肺复苏。

需注意的是，当患儿呼吸过于浅弱、缓慢，或喘息样呼吸时，已不能进行有效气体交换，或呼吸极度困难虽有呼吸动作但胸部听诊无呼吸音，此时病理改变与呼吸停止相同，也须进行人工呼吸，必要时甚至可打断原有呼吸节律；对未发现脉搏或不能确定是否有脉搏的病例应先进行复苏，不可因反复触摸动脉搏动或听心音而误抢救时机；当出现严重的心动过缓（<60 次/min）时，心排血量严重不足，需采取胸外按压等复苏措施，否则因心肌严重缺血缺氧、酸中毒可致心脏突然停搏，更增加复苏困难。

四、治疗

（一）急救处理

1. 西医急救处理　心跳呼吸骤停一旦发生，切勿反复判断，立即进行心肺复苏；发现心跳呼吸骤停前的临床表现，做好行 CPR 的准备；出现意识丧失，伴有喘息样呼吸时即刻给予人工呼吸；出现严重的心动过缓（<60次/min）时，立即给予胸外按压。

2．中医急救处理　确诊心跳呼吸骤停后立即进行CPR，不以辨证论治为要，待自主循环恢复后可依据病因、证候特征给予中医治疗措施。

（1）滋阴养液，益气固脱：具有阴脱证候表现可给予黄芪注射液、生脉注射液、参麦注射液等。

（2）回阳救逆，补气固脱：具有阳脱证候表现可给予参附注射液。

（3）豁痰化瘀解毒，开窍醒神：具有热毒及痰瘀闭阻气机、清窍蒙蔽证候表现，可给予醒脑静注射液、清开灵注射液。

（二）西医治疗

心跳呼吸骤停后，为恢复生命活动而采取的一系列及时、有效、规范的急救措施总称为心肺复苏（cardiac pulmonary resuscitation，CPR）。儿童CPR流程与成人相似，包括儿童基础生命支持（pediatric basic life support，PBLS）、儿童高级生命支持（pediatric advanced life support，PALS）和复苏后稳定阶段。需要注意的是，虽有部分提及，但以下救治措施并不完全适用于新生儿，新生儿CPR具有特殊性，与一般儿童的CPR存在差异，其具体操作可参考《中国新生儿复苏指南（2016年北京修订）》版进行。

1．儿童基础生命支持　是抢救心跳呼吸骤停患儿的最基本措施，PBLS流程见图19-1。

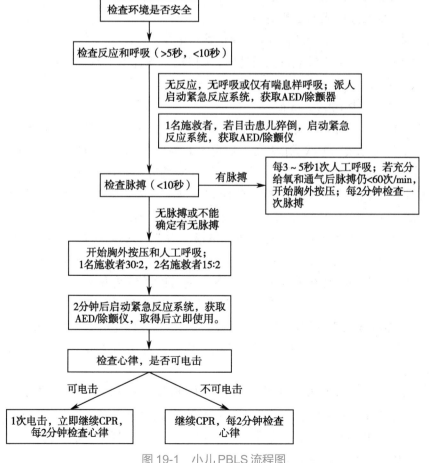

图 19-1　小儿PBLS流程图

（1）检查环境是否安全：发现患儿突然倒地、无反应后迅速检查确认现场安全，如在火灾、中毒现场等危险场合，开始急救前应将患儿移动至安全环境，注意移动外伤患儿时保护脊椎。

（2）检查反应和呼吸：年长儿轻拍双肩并大声问"喂！你怎么了？"婴幼儿轻拍足底，检验患儿有无反应。通过观察胸腹式呼吸运动判断有无呼吸，如有呼吸评估呼吸是否正常。检查有无反应和呼吸需在 5～10 秒内完成。如没有自主呼吸，或呼吸不正常，大声呼救并启动紧急反应系统，获得体外自动除颤仪（automatic external defibrillator，AED）或手动除颤仪，并准备开始进行 CPR。

（3）启动紧急反应系统：院内复苏多人在场时，应立即派人去启动紧急反应系统并获取除颤/监护仪或 AED；院外单人复苏应首先进行 5 个回合 CPR，之后再启动紧急反应系统。然而，当目击心脏骤停时应首先启动紧急反应系统并获得除颤仪，再回到患儿身边进行 CPR。

（4）评估脉搏：医疗人员可最多用 10 秒触摸脉搏，10 秒内无法确认摸到脉搏，或脉搏明显减缓（<60 次/min），立即开始胸外按压。当患儿无自主呼吸或呼吸微弱，但大动脉搏动>60 次/min 时，无需胸外按压，可仅给予 12～20 次/min 人工呼吸，每次持续 1 秒，期间注意观察胸廓是否随每次呼吸而抬举。

（5）胸外按压：胸外按压术是在胸外将胸骨向脊柱方向按压，使心脏血液被动排向全身，以恢复血液供应的复苏措施。

按压体位：患儿仰卧于硬板上，以保证按压效果。

按压部位：采用单掌或双掌按压法时，掌根按压胸骨下 1/2（中指位于乳头连线的中点）；双指或双手环抱按压法时，按压胸骨下 1/2 处。

按压频率：至少 100 次/min。

按压深度：至少为胸廓前后径的 1/3。婴儿大约为 4cm，儿童大约为 5cm。

胸外按压方法有：①双掌按压法：适用于 8 岁以上儿童。施救者位于患儿一侧，肘关节伸直，凭借体重、肩、臂之力垂直向患儿脊柱方向挤压。按压时手指不可触及胸壁，避免压力传至肋骨引起骨折。放松时手掌不应离开胸骨，以免按压部位变动；②单掌按压法：适用于 1～8 岁儿童。仅用一手按压，方法及位置同双掌；③双指按压法：适用于新生儿及婴儿。右手食指和中指指尖放置在按压部位。单人施救时使用。效果不及双手环抱按压法；④双手环抱按压法：适用于新生儿及婴儿。双手拇指放置在按压部位，其余四指环绕胸廓。该法为双人复苏时的首选方法。

单人复苏时按压 30 次后，双人复苏时按压 15 次后，打开气道给予 2 次人工呼吸。双人复苏时按压 2 分钟左右即应交换职责，在 5 秒内完成。按压时用力、快速按压，减少胸外按压中断，每次按压后胸部须回弹。注意用力不可过猛，否则可能造成肺、肝、胃破裂。

（6）打开气道：清理患儿口咽分泌物、呕吐物及其他异物。保持头轻度后仰，使气道平直，并防止舌后坠阻塞气道。对不怀疑存在头部颈部损伤的患儿，采用"压额-提颏法"打开气道；对怀疑头部或颈部损伤的患儿采用"上提下颌法"打开气道。也可放置口咽通气道，使气道处于开放状态。

（7）人工呼吸：施救者位于患儿一侧，用手将下颌向前上方托起，另一手的拇指、食指则捏紧患儿鼻孔，施救者深吸气一口，对准患儿口腔吹气。对于婴儿，也可用嘴完全覆盖患儿的口鼻吹气。若患儿牙关紧闭，可采用口对鼻吹气法，用手捏住患儿口腔，对准鼻孔吹气。吹气的同时注意观察，若患儿上胸部抬起就立即停止吹气，并且马上松开患儿鼻孔，此时由于胸廓、肺弹性回缩自然出现呼气动作，排除肺内气体。数次吹气后应缓慢地挤压患儿上腹部一次，以排除胃内积聚的空气。注意吹气要均匀，否则气道内气流形成紊流，将增加进气阻力，也应避免用力过猛，以免肺泡破裂，缓慢而稳定地吹气还能最大限度地减少胃胀气。

如果人工呼吸时胸廓无抬起，气道开放不恰当是最常见原因，施救者再次尝试开放气道，如仍不能使胸廓抬起，应考虑有异物阻塞，须给予相应处理去除异物。医务人员在院内进行人工呼吸也可采用气囊呼吸面罩通气，插管与非插管患儿皆可使用。非插管患儿须选择大小合适的面罩，以能覆盖鼻、口腔而不压迫双眼为宜，采用 E-C 夹法进行通气。

（8）按压与通气的协调：未建立高级气道（气管插管）时，单人复苏时按压通气比为 30∶2；双人复苏时为∶15∶2。为避免胸外按压者疲劳影响按压质量，双人施救时一般每 2 分钟两人交换职责，须在 5 秒内完成。建立高级气道后，保持至少 100 次 /min 的频率不断按压，8～10 次 /min 进行通气。

（9）自动体外除颤仪的使用：目击儿童突然发生心搏骤停时，发生 VF 或无脉性 VT 的可能性较高，故应快速启动紧急反应系统，并取得 AED。1 岁以下婴儿首选手动除颤仪，其次考虑能量衰减型 AED，如两者都无法取得则使用标准型 AED。10kg 以上患儿可用成人电极板 8～10cm，<10kg 者选用 4.5cm 电极板。如为可电击心律（心室颤动、无脉室性心动过速），应尽快除颤，越早除颤成功机会越大，首剂 2J/kg；2 分钟后再评估心律，无效可加倍剂量，最大不超过 10J/kg。顽固性心室颤动或无脉室性心动过速可给予胺碘酮或利多卡因，同时治疗可逆性病因（5H5T）。5H 指的是：hypoxia（缺氧），hypokalemia/hyperkalemia and other electrolytes（低钾血症 / 高钾血症及其它的电解质异常），hypothermia/hyperthermia（低温 / 体温过高），hypovolemia（低血容量），hypoglycemia/hyperglycemia（低血糖 / 高血糖）；5T 指的是：tablets（药物），tamponade（心包填塞），thrombosis-pulmonary（肺栓塞），thrombosis-coronary（冠状血管栓塞），tension-pneumothorax，asthma（气胸，哮喘）。如为不可电击心律（心搏骤停、无脉电活动），应尽快建立静脉或骨髓通路，给予肾上腺素，剂量 0.01mg/kg（0.1ml/kg，1∶10 000）静脉注射或骨髓注射；或 0.1mg/kg（0.1ml/kg，1∶1 000）气管内给药，3～5 分钟可重复，每 2 分钟评估心律（图 19-2）。

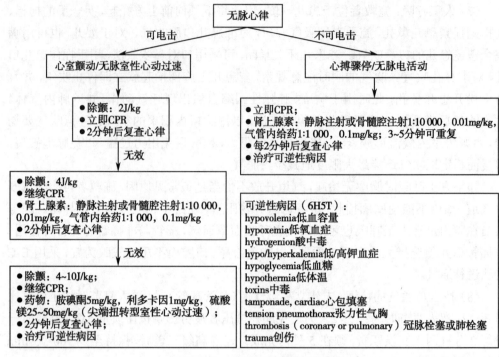

图 19-2 无脉心律的处理流程

2015 年《美国心脏学会心肺复苏与心血管急救指南（更新版）》关于儿童基础生命支持的更新观点：

1. 婴儿基础生命支持（basic life support，BLS） 适用于婴儿及新生儿；PBLS 适用于 1 岁至青春前期儿童；青春期及以上青少年适用成人 BLS。

2. 按压与通气比 婴儿和青春前期儿童单人 CPR 时为 30：2，双人时则为 15：2；青少年与成人一致，无论单人还是双人都是 30：2。

3. 青少年 CPR 按压深度应 >5cm 而 <6cm，以免对患儿造成伤害。

4. 确定儿童胸外按压频率上限为 120 次/min，以免按压频率过高导致按压深度不足。

5. 重申 PBLS 需要按压与通气相结合的传统 CPR 方式，因为大多数院外儿童心跳呼吸骤停大多数与窒息有关，有效的 CPR 需要通气。

6. 应充分重视手机等新媒体在启动紧急反应系统中的应用价值，单人施救者一边实施 CPR 一边激活紧急反应系统不再是难事。

2. 儿童高级生命支持 在 CPR 过程中，PBLS 适用于单人复苏，而紧急动员多人参加的复苏 PALS 更加适用。PALS 要达到理想的要求，重点需要注意以下几个方面：

（1）及早连接监护仪：心电监护有助于及早确认是否为 VF 或无脉性 VF，为电击除颤提供依据；心电监护可提供心律、心率等数据，在 CPR 或应用药物时可做参考；气管插管后监测呼气末 CO_2 有助于快速确认气管插管的位置。

（2）供氧及建立高级气道：供氧和建立高级气道目的在于改善氧合功能，缓解组

织缺氧的同时促进 CO_2 排出。复苏过程中需要吸入 100% 浓度的氧,无需顾忌氧中毒。建立高级气道的主要方法有:

1) 简易复苏器人工呼吸法:适用于气管插管前或无需气管插管的患儿。使用时急救者一手固定口罩使其紧贴患儿面部,并托举患儿下颌,另一手有节律地挤压、放松气囊,挤压与放松时间以 1:2 为宜。按压时要注意观察,胸部起伏及呼吸音强弱可以作为给气量是否适度的依据。

2) 气管内人工呼吸法:是通过气管插管或气管切开术后施行,适用于:①新生儿有羊水或胎粪吸入而导致窒息者(仅用气管插管);②需长期人工呼吸者。插管后,一般复苏多采用间歇正压通气法加用呼气末正压通气。如果患儿出现自主呼吸,则仅需进行辅助呼吸,酌情吸氧、吸痰,待呼吸平稳后即可拔管。注意人工辅助通气时潮气量不宜过大。

3) 体外膜肺:这是一种体外生命支持技术,是将体内的血液引致体外,通过膜氧合器进行气体交换后再回输体内。采用改良的便携式 ECMO 用于心脏病患者复苏,明显提高了成功率。

(3) 建立血管通路:尽快建立静脉通路或骨髓通路,前者最为常用,前者建立困难时可建立骨髓通路。

(4) 药物治疗:药物治疗的目的在于:①提高心脑灌注压,增加其血流量;②纠正酸中毒,以利于血管活性药物发挥作用;③提高室颤阈值,为除颤创造条件;④降低脑再灌注损伤。复苏药物一般经静脉通路输入,选用上肢粗大静脉,如有中心静脉则效果最佳。当静脉通路建立困难而已经气管插管者,部分药物可经气管导管给药,主要包括肾上腺素、利多卡因、阿托品、纳洛酮,其他药物不可经此途径给药。气管插管给药的剂量不详,多为静脉剂量的 2~2.5 倍。肾上腺素须加大至 10 倍,稀释至 2~5ml 后经气管导管注入,注入完成后立即用复苏器加压人工通气和人工按压,以促进药物向细支气管及肺泡分散并回流至心脏。主要应用药物有:

1) 肾上腺素:是复苏的首选药物。一般情况半衰期为 2 分钟,心搏骤停时的药动学尚不清楚。

2) 阿托品:婴幼儿的心动过缓大多由于缺氧引起,因此给氧和呼吸支持是最主要的治疗手段,阿托品对婴儿即使大剂量时增快心率的效应也不明显。另外,持续性的心动过缓更有效的治疗方法是应用肾上腺素,因其有正性肌力和正性频率作用。阿托品在心搏停止和无脉性电活动时是否有效尚不清楚。

3) 碳酸氢钠:应用指征为:pH 值 <7.2、严重肺动脉高压、高血钾症、三环类抗抑郁药过量。近年来此药用于复苏逐渐受到怀疑,一是由于及时开放气道人工呼吸,使 CO_2 潴留机会大为减少;二是临床实践证明,应用碳酸氢钠可导致高钠、低钾、高渗以及加重细胞内酸中毒。新型的纠酸剂如双氢醋酸钠(DCA)能加速乳酸从体内清除。

4) 钙剂:CPR 过程中不做常规应用,可能导致细胞内钙超载,加重已缺氧细胞的损伤,导致死亡率增加。钙剂的应用指征限于低钙血症、高钾血症、高镁血症及钙通道阻滞剂过量。

5) 胺碘酮:应重视胺碘酮的应用。室上性心动过速、室性心动过速、心室颤动 / 无脉性室性心动过速经 CPR、2~3 次除颤以及给予肾上腺素均无效时可以考虑应用,给药剂量 5mg/kg。

6) 利多卡因：2005及2010版儿童CPR指南均推荐。无胺碘酮时可用利多卡因，常用于心室颤动。首剂负荷剂量1mg/kg，因药物由中央室向周边室分布时血药浓度可能迅速下降，使心律失常复发，因此在给负荷量后应立即给予静脉维持。

7) 多巴胺与多巴酚丁胺：多用于合并休克、低血压等症。

复苏常用药物的作用、剂量及用法见表19-1。

表19-1 常用药物的作用、剂量及用法

名称	药理作用、适应证	静脉、骨髓给药	气管内给药
肾上腺素	小剂量0.05～0.2μg/(kg·min)兴奋β受体，大剂量0.5～2.0μg/(kg·min)以兴奋血管α受体为主。	首次0.01mg/kg（1:10 000溶液0.1ml/kg），以后0.1mg/kg（1:1 000溶液0.1ml/kg，），3～5分钟重复一次，一般3～5次。复跳后以0.05～1.0μg/(kg·min)的速度持续静脉滴注。	首次0.1mg/kg，以后0.1mg/kg（1:1 000溶液0.1ml/kg），3～5分钟重复一次，一般3～5次。
阿托品	降低迷走神经张力，使窦房结和心房率增加，加速房室结传导。用于心动过缓和房室传导阻滞。	0.02～0.1mg/kg，五分钟重复一次。最小剂量每次0.1mg，最大剂量儿童1mg，青少年2mg。	剂量比静脉给药增加2～3倍
碳酸氢钠	最初4分钟内不宜使用，其后应用指征是pH值<7.20、严重肺动脉高压、高血钾。三环类抗抑郁药过量	5%碳酸氢钠5ml/kg稀释成等张液体快速静脉滴注	禁忌
钙剂	已不作为I期复苏用药，仅用于低钙血症、高钾血症（非强心苷中毒时）高镁血症。	葡萄糖酸钙100～200mg/kg（10%葡萄糖酸钙1～2ml/kg），最大剂量2.0g。首次给钙速度不超过100mg/min，否则易引起严重心动过缓。	禁忌
胺碘酮	室上性心动过速、室性心动过速、心室颤动/无脉性室性心动过速经CPR、2～3次除颤以及给予肾上腺素均无效时	5mg/kg	禁忌
利多卡因	抑制心脏自律性和室性异位起搏点，提高室颤阈值。	首剂负荷量为1mg/kg，维持量为20～50μg/(kg·min)。	
多巴胺	小剂量<5μg/(kg·min)扩张肾血管，中、大剂量具有正性肌力和升压作用。用于CPR后缺氧所致的休克、心源性休克或代偿性低血压和灌注不良等	先给予5～10μg/(kg·min)，根据皮温、毛细血管再充盈时间、尿量、血压和心率来判断疗效，如不足量可每次递增2～5μg/(kg·min)，但不宜超过25μg/(kg·min)。	

3. 心肺复苏后稳定阶段 经复苏恢复自主循环的患儿的后续管理及治疗，如有条件尽量转至儿童重症监护病房（pediatric intensive care unit, PICU）。主要内容有：

（1）复苏后监测：监测生命体征以及血流动力学、心电图、超声心动图、胸部X线、血气分析、心肌标志物、血糖、电解质、肾功能、尿量等，为评估病情及采取治疗措施提供参考。

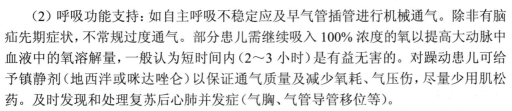

（2）呼吸功能支持：如自主呼吸不稳定应及早气管插管进行机械通气。除非有脑疝先期症状，不常规过度通气。部分患儿需继续吸入 100% 浓度的氧以提高大动脉中血液中的氧溶解量，一般认为短时间内（2～3 小时）是有益无害的。对躁动患儿可给予镇静剂（地西泮或咪达唑仑）以保证通气质量及减少氧耗、气压伤，尽量少用肌松药。及时发现和处理复苏后心肺并发症（气胸、气管导管移位等）。

（3）循环功能支持

1）维持有效循环，纠正低血压：低血压的原因非常复杂，一般为心肌收缩无力、中枢神经系统受损致心血管中枢调节功能障碍、严重电解质紊乱（如酸中毒，高钾、低钾血症）、全身微循环障碍、回心血量不足、张力性气胸及心脏压塞等，所以需针对病因治疗。此期心血管支持的重点是正性肌力，偶尔也需要升压支持。

2）纠正心律紊乱：要针对酸中毒、电解质紊乱、原发性心脏病、心肌缺氧、复苏药物剂量过大、低温等可导致心律紊乱的原因认真分析处理，不可盲目用药，一般偶有期前收缩无需处理，对室性心动过速或心室颤动可用利多卡因。

（4）脑复苏：脑复苏是指脑受缺血缺氧损害后，为减轻中枢神经系统损害而采取的促进脑功能恢复的措施。一般脑缺血超过 4～6 分钟即可导致不可逆的损害，因此，脑复苏是复苏能否最终成功的关键。由于 CPR 后的脑损伤是多因素的，因此脑复苏应采取综合措施，并贯穿于 CPR 的全过程。脑复苏无法使已死亡的细胞复活和再生，主要目的是防止尚未呈现不可逆损害的脑细胞进一步受损伤，并终止其病理过程的发展，为恢复正常功能创造条件。脑复苏的主要措施是为脑组织创造低温、低压的颅内环境，防止脑水肿和颅内压增高，要点为：①维持颅外稳定，包括血渗透压，降温、止痉等；②维持颅内稳态，包括维持正常颅压、正常脑血流灌注、脑脊液成分和脑代谢的稳定等。主要药物及措施如下：

1）脱水剂和利尿药应用：CPR 后病理生理改变必然导致脑水肿和颅内压增高，故提倡复苏早期即应使用脱水剂，甘露醇属首选，它不仅是渗透性脱水剂，而且是自由基清除剂。如患儿脑水肿又伴有心功能不全时，可先使用呋塞米等利尿剂，待血容量减少后再应用甘露醇。若患儿伴有肾功能不全，应慎用脱水剂，可考虑血液透析或腹膜透析。

2）止痉药的应用：如有抽搐者，应及时使用止痉药以防抽搐加重脑缺氧、缺血。常用药物有巴比妥类、地西泮、硫喷妥钠等。

3）肾上腺皮质激素的应用：肾上腺皮质激素具有稳定细胞膜及溶酶体膜、改善毛细血管通透性、改善血脑屏障功能、非特异性抗炎、减少组织水肿、减少脑脊液生成、增加尿量、清除自由基以及提高血糖等作用，因而对脑水肿疗效确切，可短期应用。常用地塞米松每次 0.5～1mg/kg，每日 3～4 次，或氢化可的松每日 10～20mg/kg。

4）过度通气亦是降低颅内高压措施之一，有利于减轻脑水肿，帮助脑复苏。其他用于脑复苏的药物目前多属实验和临床观察阶段。主要包括：①钙通道阻滞剂如尼莫地平、硝苯地平、利多氟嗪。东莨菪碱和硫酸镁也有钙通道阻滞剂作用；②铁离子螯合剂（如去铁胺）；③氧自由基清除剂，如超氧化物歧化酶、辅酶 Q10、泛癸利酮、维生素 C、维生素 E 等。

5）肾功能保护：依据肾功能、尿量等监测数据，采取必要的措施。

6）维持水、电解质平衡。

7）积极治疗原发病。

8）预防继发感染。

（三）中医辨证论治

在患儿生命体征平稳后可依据病史、病因以及证候表现进行辨证论治。辨证分清阴阳、虚实进行论治。

1. 虚证

（1）阳脱证

证候：神志不清，面苍或晦暗无华，口唇发绀，四肢厥冷，汗出而不温或汗出如油。舌紫暗，舌苔薄白，脉微欲绝或结代。指纹隐伏不显。

治法：回阳固脱。

代表方：通脉四逆汤。中成药：参附注射液。

（2）阴脱证

证候：神志不清，面色苍白，四肢厥冷，口唇、皮肤干燥，手足蠕动。舌质深红或淡，苔少而干或短缩，脉微欲绝或细数无力。指纹紫滞隐伏不显。

治法：益气救阴。

代表方：生脉散加减。中成药：生脉注射液、参麦注射液。

2. 实证

痰瘀毒蒙窍证

证候：神志恍惚，气粗息涌，喉间痰鸣，或气息不调甚至无气息，面色晦暗或赤红，口唇、爪甲暗红。舌质青紫，苔厚浊或黄腻，脉洪大或沉伏。指纹紫滞。

治法：豁痰化瘀解毒，开窍醒神。

代表方：菖蒲解郁汤。中成药：醒脑静注射液、清开灵注射液。

第二节 小儿惊厥

小儿惊厥是大脑皮质运动神经元异常放电所导致的全身或局部肌肉暂时的不随意的抽动，是多种疾病中的一个临床表现（惊厥可以是急性疾病过程中伴发的症状，也可以是慢性疾病的表现之一），发作特点为四肢、躯干与颜面骨骼肌非自主的强直与阵挛性抽搐，并引起关节运动，常为全身性、对称性，伴有或不伴有意识丧失，发作时的脑电图可有异常或正常。5 岁以下小儿多见，年龄越小，发病率越高，其中新生儿和婴儿惊厥表现常不典型。一年四季均可发生。

小儿惊厥属中医惊风范畴，是小儿时期常见的急危症，古代医家将小儿惊风列为一种恶候，并将惊风的症状概括为八候：搐、搦、掣、颤、反、引、窜、视。《东医宝鉴·小儿》云："小儿疾之最危者，无越惊风之证"。《幼科释谜·惊风》言："小儿之病，最重惟惊"。惊风一证在宋代以前多与痫证混称，宋代《太平圣惠方》始将惊风与痫证区别开来。惊风又分为急惊风与慢惊风。所谓急者，一感即痉，先痉而后病；所谓慢者，病久而致病者也。急惊风来势急骤，多由外感时邪、内蕴湿热和暴受惊恐而引发，临床以高热、抽风、昏迷为主要表现，常有痰、热、惊、风四证具备的特点。慢惊风来势缓慢，抽搐无力，时作时止，反复难愈，常伴昏迷、瘫痪等症。慢惊风中若出现纯阴无阳的危重证候，称为慢脾风。本节所讨论内容属急惊风范畴。

一、病因病理

（一）中医病因、病机

中医认为急惊风的发生是由于感受邪气，邪从热化，热极生痰生风，内陷心包，引动肝风所致。

1. **外感风热** 外感风热时邪，郁而化火，火热至极生风，内陷厥阴，引动肝风，发为惊厥。

2. **感受疫毒** 感受疫疠之毒，化热化火，逆传心包，火极动风，引发惊厥。

3. **毒蕴肠腑** 口入秽毒，湿热疫毒蕴结肠腑，内陷心肝，扰乱神明，引发惊厥。

4. **暴受惊恐** 气乱扰神，神无所依，引动肝风，发为惊厥。

总之惊厥的病机变化可归纳为痰、热、惊、风。病变部位在心肝。病变性质属热、属实、属阳。

（二）西医病因、病理

1. **病因**

（1）感染性疾病：颅内感染：常见细菌、病毒、寄生虫等所致的脑炎、脑膜炎、脑脓肿等可直接引发惊厥。除反复而严重的惊厥发作外常伴不同程度的意识障碍和颅内压增高的表现。脑脊液检查因病原体不同而表现各异，对鉴别诊断帮助较大。颅外感染：常见呼吸道感染、败血症、中毒性菌痢、中毒性肺炎等，可因高热及其所引起的中毒性脑病而发生惊厥。

（2）非感染性疾病：颅内疾病：常见颅脑外伤、先天性发育畸形、颅内占位病变、缺血缺氧性脑病、颅内出血等可引发惊厥。颅外疾病：常见癫痫、水电解质失衡、低血糖、中毒及遗传代谢性疾病（如半乳糖血症、尼曼 - 皮克病、苯丙酮尿症）等可引起抽搐。

2. **病理机制** 惊厥发病机制尚未完全明了，目前认为可能是脑内兴奋与抑制过程失衡，大脑运动神经元的异常放电所致。影响小儿惊厥性放电的因素如下：

（1）解剖生理因素：婴幼儿大脑皮质神经细胞分化不全，神经元的树突发育不全，轴突髓鞘未完全形成，神经易于泛化。血脑屏障差，各种毒素易透入脑组织。

（2）生化因素：常见有①血中钙离子浓度降低时，神经与肌膜对钠离子通透性增高，加速除极化过程，导致惊厥的发作；②神经递质紊乱：乙酰胆碱、谷氨酸、门冬氨酸等兴奋性递质能使细胞内外电位差减少，使膜去极化，产生兴奋性突触后电位，使兴奋扩散而致惊厥发作；③缺氧、低血糖均可使脑神经细胞发生能量代谢障碍，产生惊厥；④血清低钠引起神经细胞水肿，颅内压增高，严重者可导致惊厥；⑤高热使中枢神经过度兴奋，对内外环境刺激的应激性增高，或者是神经元代谢率增高，氧及葡萄糖消耗增多而含量降低，使神经元功能紊乱而引起惊厥。

二、临床资料

（一）病史、症状要点

1. **病史**

（1）详细询问围产期病史、生长发育史、喂养史、外伤史、是否有误服毒物或药物史等；有无惊厥发作史，热性惊厥、癫痫多有类似发作的病史。

（2）年龄特点：新生儿惊厥多见于缺氧缺血性脑病、颅内出血、代谢紊乱、化脓性脑膜炎、破伤风或核黄疸。婴儿惊厥多见于热性惊厥、化脓性脑膜炎、中毒性脑病、低血钙、低血糖、头部外伤。幼儿及年长儿惊厥多见于癫痫、颅内感染、中毒性脑病及头部外伤。

（3）季节特点：热性惊厥冬春季多见于上呼吸道感染、肺炎、流脑等；夏秋季多见于中毒型菌痢、流行性乙型脑炎等。

2．症状要点

（1）典型表现：突然起病，患儿意识丧失，全身性或局限性、强直性或阵挛性面部、四肢肌肉抽搐，持续数秒至数分钟，严重者反复发作多次，惊厥停止后转入嗜睡或昏迷状态。某些疾病如低钙血症抽搐时，患儿可意识清楚。若意识尚未恢复前再次抽搐或抽搐反复发作呈持续状态者，常提示病情严重。如局限性惊厥发作部位恒定，常有定位意义。新生儿、小婴儿惊厥表现不典型，可表现为阵发性眨眼，眼球转动、斜视、凝视或上翻，面肌抽动似咀嚼，口角抽动，阵发性面部发红、发绀或呼吸暂停而无明显的抽搐。惊厥发作多数为骤然发作，少数发作前可有先兆。如在问诊或体检时，见到下列临床征象的任何一项，应警惕惊厥的发作：体温骤升，极度烦躁或不时有肢体惊跳，精神紧张；神情惊恐，四肢肌张力突然增加；呼吸突然急促，面色剧变。

（2）惊厥持续状态：惊厥发作持续 30 分钟以上或反复发作，间歇期意识不恢复，持续超过 30 分钟以上，可导致脑损伤。

（3）单纯热性惊厥的临床表现特点：发病年龄多为 6 个月至 5 岁，惊厥多发生在发热早期 6～12 小时，惊厥时体温在 38.5～39℃ 以上，表现为意识突然丧失，全身性或局限性痉挛或强直 - 阵挛发作，多发于面部和肌肉四肢，持续时间在 10 分钟以内，常伴有两眼上翻、凝视或斜视，甚至发生喉痉挛，气道不畅而屏气，面唇发绀，神经系统检查和脑电图均正常。多数患儿一次发热性疾病过程中通常只发作一次，但是初次发作后，约有 40% 病例以后高热时有再次复发的可能。

（4）单纯型热性惊厥和复杂型热性惊厥的鉴别要点见表 19-2。

表 19-2　单纯型热性惊厥和复杂型热性惊厥的鉴别要点

	单纯型热性惊厥	复杂型热性惊厥
占热性惊厥的比例	70%	30%
起病年龄	6 个月～5 岁	任何年龄
惊厥发作形式	全面性发作	局灶性或全面性
惊厥持续时间	多短暂，很少超过 10 分钟	可超过 10 分钟
一次热程惊厥次数	大多仅 1 次，偶有 2 次	可反复发作多次
神经系统检查	正常	可有异常
惊厥持续状态	少有	较常见
预后	约 2% 发生癫痫	4%～12% 发生癫痫

（二）查体要点

1．注意观察生命体征体温、呼吸、心跳、血压的变化及意识状态。

2．在惊厥控制后进行全面的体格检查。如检查是否有颅内压增高征、脑膜刺激

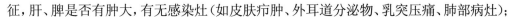

征,肝、脾是否有肿大,有无感染灶(如皮肤疖肿、外耳道分泌物、乳突压痛、肺部病灶);

3.颅脑透光检查对脑积水、硬膜下血肿或积液有诊断价值;流脑流行季节注意皮肤有无瘀点瘀斑。

4.眼底检查　新生儿视网膜脉络膜炎可能存在先天性感染,广泛的视网膜下出血提示颅内出血,视乳头水肿提示颅内压增高,颅内占位性病变的可能性大。

（三）理化检查要点

1.脑脊液检查　脑脊液常规、生化、培养。

2.头颅影像学检查　脑血管造影、颅脑 B 超、脑 CT 及脑磁共振等。

3.心电图、脑电图检查等。

4.血液生化检验　血常规、尿常规、大便常规、血糖、血钙、血磷、血镁、血钠、血钾、肝功能及肾功能等。

三、诊断思路

（一）危险性评估

1.惊厥持续状态　由于惊厥时间过长,可导致脑损伤,出现并发症及后遗症,甚至危及生命。

2.单纯热性惊厥　多数一次发热性疾病过程中通常只发作一次。常见于上呼吸道感染、腹泻、肺炎、中耳炎、幼儿急疹等。惊厥停止后,患儿一般状况良好,无异常神经病症,但易复发,预后良好。

3.一般认为热性惊厥患儿发生癫痫的高危因素有:①有癫痫家族史。②发病前有神经系统异常或发育迟缓。③复杂热性惊厥。

（二）诊断流程

1.据临床症状、体征及病史特点判断惊厥持续状态还是单纯热性惊厥。

2.判断是否伴有意识丧失。

3.判断惊厥的发生是颅内还是全身疾病。

4.判断惊厥的病因是感染性还是非感染性　感染性有发热,非感染性多与代谢性疾病如电解质紊乱(低钙、低镁、低钠、高钠),中毒性疾病如灭鼠药、有机农药中毒等相关。

5.三大常规及必要的生化检查、脑电图、脑脊液检测,因酌情选择并及时追回结果分析,以利快速诊断。

（三）鉴别诊断

1.癔症性抽搐(hysterical seizures)　见于年长女孩,有情感性诱因,可表现为惊厥,常呈强直性,持续时间较长,会发作跌倒和跌伤,无舌咬伤和大小便失禁、发绀,无意识丧失,用精神暗示疗法能终止发作。

2.晕厥(syncope)　神经性暂时性脑血流减少致晕厥,多于突然站时发生。发作时面色苍白、出汗、手脚发冷、心跳缓慢、血下降、意识短暂丧失,甚至短暂肢体发硬、痉挛,平卧后常会迅速清醒。

3.抽动-秽语综合征　经常出现不自主重复快速痉挛,常见眨眼、面肌抽动及颈、肩、上下肢局限性抽动。精神紧张刺激是促发因素,有意识地控制可暂停,睡眠时消失。发作时意识始终清楚,抽动发作时不会出现跌倒。

笔记

（四）西医诊断

根据是否有发热，将惊厥分为热性惊厥和无热惊厥。热性惊厥多为感染所致，无热惊厥多为非感染性疾病。

1. 热性惊厥的诊断要点

（1）颅内感染惊厥特点

1）多有感染中毒症状（发热、意识障碍、烦躁、激惹）。

2）惊厥反复发作，持续时间长。

3）可伴进行性意识障碍。

4）可伴有不同程度的颅内压增高表现（头痛、呕吐、视乳头水肿、前囟隆起）。

5）常有脑膜刺激征和锥体束病理征出现。

6）脑脊液检查压力均增高。

（2）颅外感染惊厥特点

1）高热惊厥：惊厥多发生在体温骤升时，惊厥呈全身性，常见于上呼吸道感染、腹泻、幼儿急疹等。惊厥停止后，患儿一般状况良好，无异常神经病症。

2）中毒性脑病：某些严重的非中枢神经系统急性感染性疾病如重症肺炎、细菌性痢疾、败血症等，均可伴有高热和惊厥，脑部病变不是病原体直接侵入中枢神经系统所致。可由高热、毒素、脑部微循环障碍所引起的脑细胞缺血、组织水肿所致。有原发病的表现，发生在感染性疾病的急期，如中毒性菌痢。

2. 无热惊厥诊断要点

（1）颅内疾病：抽搐反复发作，意识障碍、二便失禁、发作后深睡，脑电图有痫样放电，多为癫痫；头痛、呕吐、昏迷、意识障碍，可考虑颅内出血、脑瘤、颅脑创伤等。

（2）颅外疾病：多见于水电解质紊乱及代谢性疾病，如低钙血症、低镁血症、半乳糖血症、苯丙酮尿症、维生素 B_6 缺乏症和依赖症等。

3. 脑电图变化　发作 1 天内，脑电图异常者占 80% 以上，3～5 天内占 30% 左右。多表现为非特异性慢波明显增多，以枕部为著，两侧可不对称，一般于 10 天后消失，1 周内脑电图无预后价值。

四、治疗

（一）急救处理与原则

惊厥急救处理的目的是防止脑损伤、减少后遗症，在对症治疗的同时，尽可能查明原因，针对病因治疗是解除惊厥发作的根本。治疗的基本原则是维持生命功能，药物控制惊厥发作，寻找并治疗引起惊厥的病因，预防惊厥复发。

1. 西医急救处理

（1）保持气道通畅，及时清除口鼻腔分泌物。

（2）患儿平卧，头转向一侧，防止呕吐物、分泌物误吸。

（3）吸氧以减少缺氧性脑损伤发生，尽快建立静脉通路。

（4）保持安静，减少对患儿的刺激，做好安全防护，以免外伤。

（5）体温过高时采取降温措施，对于窒息或呼吸不规则者宜人工呼吸或紧急气管插管。

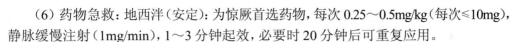

（6）药物急救：地西泮（安定）：为惊厥首选药物，每次0.25～0.5mg/kg（每次≤10mg），静脉缓慢注射（1mg/min），1～3分钟起效，必要时20分钟后可重复应用。

2．中医急救处理

（1）针刺疗法：针刺取穴人中、合谷、太冲、手十二井（少商、商阳、中冲、关冲、少冲、少泽），或十宣、大椎。行捻转泻法，强刺激，人中穴向上斜刺，用雀啄法。高热加曲池、大椎，或十宣放血。

（2）推拿疗法：急惊风欲作时，大敦穴上拿之，或鞋带穴拿之；惊风发作时，身向前屈者，将委中穴掐按；身向后仰者，掐膝眼穴；牙关不利、神昏窍闭者，掐合谷穴。

（3）中成药

1）牛黄抱龙丸：用于小儿风痰壅盛的惊厥。

2）小儿回春丹：息风镇惊，化痰开窍，用于风痰蒙窍的惊厥。

3）清开灵注射液：用于热盛惊厥。

（二）西医治疗

1．抗惊厥治疗 惊厥在5分钟之内有自行停止的可能，惊厥时间大于5分钟应给予药物止惊，抗惊厥药物的选择，首选静脉注射或肌内注射途径，作用迅速、止惊厥力强、广谱、安全、半衰期长。

（1）常用药物

1）地西泮（安定）：为惊厥首选药物，每次0.25～0.5mg/kg（每次≤10mg），静脉缓慢注射（1mg/min），1～3分钟起效，但是疗程短（15～20分钟），必要时20分钟后可重复应用。一般不超过2次。注意一次最大量儿童不超过10mg/次，5岁以下不超过5mg/次。直肠灌注吸收较快，但吸收量难以预测，肌内注射吸收慢，止惊时不宜采用。用盐水或糖水稀释时产生浑浊但不影响效果。地西泮脂溶性高，易进入脑组织。地西泮有抑制呼吸、心跳和降低血压之弊，应密切监护。

2）咪达唑仑：肌内注射给药吸收迅速完全，30分钟内达到最大血浆浓度，生物利用度达90%以上，肌内注射每次0.1～0.3mg/kg。

3）氯硝西泮（硝西泮）：作用较地西泮强5倍，起效快且维持时间长，可达24～48小时，呼吸抑制发生率低。每次0.02～0.1mg/kg（每次≤1mg），静脉注射或肌内注射，速度不超过0.1mg/秒。副作用有支气管分泌物增多和血压下降。

4）劳拉西泮：本品作用迅速、强大，持续时间较长，疗效可达12小时以上，副作用小，被认为是治疗惊厥持续状态最理想的一线药物，0.05～0.1mg/kg，可肌内注射或静脉注射（最大不超过4mg），根据需要每10～15分钟可重复一次。

5）苯巴比妥：每次5～10mg/kg，可肌内注射或静脉注射，需20～60分钟后才能在脑内达到药物浓度高峰，半衰期长达120小时，故在地西泮等药物控制后作为长效药物协同使用。新生儿或婴儿惊厥，常首选苯巴比妥，起效较快，疗效可靠，不良反应较小。首次给予负荷量15～25mg/kg，间隔半小时肌内注射2次，12小时后按每天5mg/kg维持给药。副作用有抑制呼吸和血压下降，尤其与地西泮合用时较易出现。

6）10%水合氯醛：每次50mg/kg，胃管给药或3%溶液保留灌肠，常与其他药物合用，或无条件注射时选用。

（2）惊厥持续状态的处理原则：①选择作用快、强有力的抗惊厥药物，及时控制发作，先用地西泮，无效时用苯妥英钠，仍不止用苯巴比妥，仍无效用水合氯醛，均无效者气管插管后全身麻醉。尽可能单药足量,先缓慢静脉注射一次负荷量后维持,不宜过度稀释。所选药物宜奏效快、作用长、副作用小,根据发作类型合理选择;②维持生命功能,防治脑水肿、酸中毒、呼吸循坏衰竭,保持气道通畅,吸氧;③积极寻找病因和控制原发疾病,避免诱因。

2. 病因治疗 感染是小儿惊厥的常见原因,怀疑细菌感染者,应早期应用抗生素。代谢原因所致惊厥及时补充相应缺乏物质可使惊厥迅速好转。如低钙血症患儿给予 5% 葡萄糖酸钙 10～20ml 静脉缓推,低血糖症给予每次 50% 葡萄糖液 2ml/kg 静脉注射,并以 10% 葡萄糖液静脉滴注,直至症状完全缓解等。毒物中毒时及早尽快去除毒物,减少毒物的继续损害。

3. 对症处理

(1)降温:高热者应物理及应用药物等积极降温。

(2)治疗脑水肿:给予 20% 甘露醇 1～2g/kg 快速静脉滴注,每 6～8 小时 1 次。也可用地塞米松 0.2～0.4mg/kg 静脉注射,每 6 小时 1 次。必要时可同时选用呋塞米,增强脱水效果。

(3)维持水和电解质平衡。

(三)中医辨证论治

惊厥是由感邪从热而化,热极生痰生风,内陷心包,引动肝风所致以惊风抽搐为主的一类病证。

1. 辨证要点

(1)辨表热、里热:昏迷、抽搐为一过性,热退后抽搐自止为表热;高热持续,反复抽搐、昏迷为里热。

(2)辨痰热、痰火、痰浊:神志昏迷,高热、痰鸣,为痰热上蒙清窍;妄言谵语,狂躁不宁,为痰火上扰清空;深度昏迷,嗜睡不动,为痰浊内陷心包,蒙蔽心神。

(3)辨外风、内风:外风邪在肌表,清透宣解即愈,如高热惊厥,为一过性证候,热退惊风可止;内风病在心、肝,热、痰、风三证俱见,反复抽搐,神志不清,病情严重。

(4)辨外感惊风,区别时令、季节与原发疾病:六淫致病,春季以春温为主,兼夹火热,证见高热、抽风、昏迷、呕吐、发斑;夏季以暑热为主,暑必夹湿,暑喜归心,其证以高热、昏迷为主,兼见抽风,常热、痰、风三证俱见;若夏季高热、抽风、昏迷,伴下痢脓血,则为湿热疫毒,内陷厥阴。

(5)辨轻症、重症:一般说来,抽风发作次数少(仅 1 次),持续时间较短(5 分钟以内),发作后无神志障碍者为轻症;若发作次数较多(2 次以上),或抽搐时间较长(10 分钟以上),发作后神志不清者为重症。尤其高热持续不退,并有抽风反复发作时,应积极查明原发病,尽快早期治疗,控制发作,否则可危及生命。

2. 治则 中医治疗惊厥的原则是针对主证的痰、热、风、惊而立以清热、豁痰、镇惊之基本法则。正如《幼科铁镜》所言:"疗惊必先豁痰,豁痰必先祛风,祛风必先解热,解热必先祛邪"。热甚者应先清热,痰壅者给予豁痰,惊重者治以镇惊,风盛者急施息风。

3. 辨证论治

(1)风热动风

证候:骤发高热,头痛,鼻塞流涕,突然神昏抽搐,舌红,苔薄白或薄黄,脉浮数。

治法：疏风清热，息风镇惊。

代表方：银翘散加减。

（2）邪陷心肝

证候：高热不退，头痛项强，恶心呕吐，突然肢体抽搐，神志昏迷，舌红，苔黄腻，脉数。

治法：平肝息风，清心开窍。

代表方：羚角钩藤汤合紫雪丹加减。

（3）气营两燔

证候：高热狂躁，神昏抽搐，颈项强直，舌深红，苔黄燥，脉数。

治法：清气凉营，息风开窍。

代表方：清瘟败毒饮加减。

（4）湿热疫毒

证候：壮热不退，神昏抽搐，呕吐，大便粘腻腥臭或夹脓血，舌红，苔黄腻，脉滑数。

治法：清热化湿，解毒息风。

代表方：黄连解毒汤合白头翁汤加减。

（5）暴受惊恐

证候：受惊后突然抽搐，神志不清，四肢厥冷，面色乍青乍白，指纹青紫，苔薄白。

治法：镇惊安神。

代表方：琥珀抱龙丸加减。

第三节　小儿急性腹痛

小儿急性腹痛是指小儿腹部突然发生疼痛的一种急性病证，临床有 5%～10% 的小儿因急性腹痛而就诊。

急性腹痛病因复杂，转归后果不一；既可是腹部外科疾病的主要症状之一，也可是内科消化道疾病常见的临床表现，此外呼吸、神经、泌尿、心血管等系统疾病及代谢、变态反应性疾病也常见腹痛表现。本病任何年龄均可发生，无季节性。

本病辨证属中医学"腹痛"范畴。中医学关于腹痛一词首见于《黄帝内经》，《素问•气交变大论》云："岁土太过，雨湿流行，肾水受邪，民病腹痛"，《素问•举痛论》提出："寒气入经而稽迟，涩而不行，客于脉外则血少，客于脉中则气不同，故猝然而痛"。这些理论，对后世影响极大。小儿腹痛的文献记载首见于隋代巢元方《诸病源候论•小儿杂病诸候•腹痛候》，其曰："小儿腹痛，多由冷热不调，冷热之气与脏腑相击，故痛也。其热而痛者，则面赤，或壮热，四肢烦，手足心热是也。冷而痛者，面色或清或白，甚者乃至面黑，唇口爪皆青是也"。此后历代医家对腹痛的病因病机、辨证论治的论述不断完善。

一、病因病理

（一）中医病因病机

由于肝、胆、脾、胃、大小肠、肾、膀胱等脏腑均位居腹内，足三阴、足阳明、冲、任、带等经脉皆循行于腹部，所以腹痛的病因很多。外感风、寒、暑、湿，内伤饮食、虫

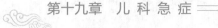

积、热结、气机郁滞、瘀血内停，均可导致脏腑气机阻滞，气血运行不畅，经脉闭阻。小儿急性腹痛的病机关键是气机不畅，不通则痛。常见病因病机如下：

1. **外感寒邪** 小儿脾胃薄弱，经脉未盛，寒邪直中腹部，寒性收引，气机凝滞，引发腹痛。

2. **乳食积滞** 乳食积滞，郁积胃肠，气机壅塞，不通则痛。

3. **热结胃肠** 六腑以通降为顺，若热邪结于肠胃，耗伤津液，邪热与糟粕互结，腑气不通，则腹痛急作。

4. **肝气郁滞** 小儿情志怫郁，肝条达，肝气横逆，犯于脾胃，中焦气机窒塞，气血运行不畅，发为腹痛。

5. **瘀血内停** 腹部外伤，腹部经脉滞则不通，瘀则不畅，气滞血瘀则发腹痛。

（二）西医病因病理

腹部器官的器质性病变、全身性疾病和功能性疾病均可以引起腹痛，发病机制如下：

1. **内脏性腹痛** 当炎症或机械、化学因素刺激内脏时，内脏痛神经产生痛觉；或因组织充血和炎症使神经末梢敏感，降低痛阈，痛觉信号由交感神经传入脊髓引起疼痛。由于内脏感觉器官是通过非髓鞘化自主神经 C 类纤维传递，故内脏性腹痛多呈定位不明确的钝痛、痉挛、胀痛、灼痛等，常伴恶心、呕吐、出汗等其他自主神经兴奋症状。如细菌性痢疾等。

2. **躯体性腹痛** 腹膜壁层及腹壁的痛觉信号，经体神经传至脊神经根，反映到相应脊髓节段所支配的皮肤所引起。表现为定位准确，常常程度剧烈而持续，可有局部腹肌强直；腹痛可因咳嗽、体位变化而加剧。如急性阑尾炎累及壁腹膜时麦氏点的疼痛。

3. **牵涉痛** 由内脏性疼痛牵涉到体表部位引发疼痛。内脏痛觉信号传至相应脊髓节段，可引起该节段支配的体表部位疼痛。因病变器官与牵涉疼痛部位具有相同脊髓节段神经支配或传入神经元沿相同的中枢途径传导冲动，刺激体壁内面引起部位疼痛。特点是定位准确、疼痛剧烈、有压痛、肌紧张、感觉过敏等。如肝、胆疾病引起的右肩胛部位的疼痛。

二、临床资料

（一）病史症状要点

1. **病史** 要详细了解疼痛部位、起病方式、腹痛过程、疼痛性质、放射部位、缓解方式、伴随症状、诱发因素和既往有无类似发作史。同时要考虑到年龄因素，因不同年龄小儿其好发疾病各异。

2. **症状特点**

（1）急性腹痛的内、外科表现特点见表 19-3。

（2）腹痛部位、性质、发作特点

1）腹痛部位：多为病变所在部位，如胃、十二指肠和胰腺疾病，疼痛多在中上腹部；肝、胆疾病疼痛多在右上腹部；急性阑尾炎疼痛在右下腹点；小肠疾病疼痛多在脐部或脐周；结肠疾病疼痛多在下腹或左下腹部；弥漫性或部位不定的疼痛见于急性弥漫性腹膜炎、机械性肠梗阻、急性出血坏死性小肠炎、腹型过敏性紫癜等。

表 19-3 急性腹痛的内、外科表现特点

	内科急性腹痛	外科急性腹痛
起病	可急可缓	多起病急骤
前驱症状	多有	多无
腹痛出现先后	多先有全身症状，后出现腹痛	多先有腹痛，后见全身症状
腹部体征	多是症状重、体征轻	多体征明显、局限于腹部
腹膜刺激征	无	多伴有
腹部定位	多比较模糊	多由含糊到明确

2）腹痛性质：按疼痛的程度可分为轻、中、重度腹痛，腹痛时患儿的体位和动作常有助于判断。按疼痛的持续时间可分为阵发性疼痛、持续性疼痛、持续性疼痛阵发加剧。突发的中上腹剧烈刀割样痛、烧灼样痛，多为胃、十二指肠溃疡穿孔；中上腹持续性隐痛多考虑慢性胃炎及胃、十二指肠溃疡；上腹部持续性钝痛或刀割样疼痛呈阵发性加剧多为急性胰腺炎；胆石症或泌尿系统结石常为阵发性绞痛，患儿常不安哭闹；阵发性剑突下钻顶样疼痛是胆道蛔虫症的典型表现；持续性、广泛性剧烈腹痛伴腹壁肌紧张或板样强直，提示为急性弥漫性腹膜炎。

3）发作时间：餐后痛可能由于胆胰疾病、胃部肿瘤或消化不良所致，周期性、节律性上腹痛见于胃、十二指肠溃疡。

（二）查体要点

1. 腹痛部位检查　腹痛部位常为病变所在，检查时必须让患儿指明疼痛最剧烈的部位以利医师思考。小儿对腹痛定位不准确，较多的指向脐部，所以还要配合其他检查以确定病变位置。

2. 方法　检查腹部应采取三层检查法和对比检查法。腹痛的部位与性质主要靠患儿诉说，检查时要取得患儿合作以便检查出是否有压痛、肌紧张或肿物，年龄较小者往往不能合作，须依靠突然发生的反常哭闹、面色苍白、出汗、精神差和特殊体位来判断，对不合作的患儿采用对比法进行腹部检查。

3. 腹部体征检查　腹式呼吸是否受限，有无胃型与肠型；肠鸣音亢进或减弱、消失；腹部是否有压痛点，溃疡病压痛点、胆囊炎压痛点、麦氏压痛点是否存在；肝浊音界是否消失；腰大肌征、闭孔肌征是否阳性。

（三）理化检查要点

1. 血常规，出、凝血时间，血 pH 值，电解质，淀粉酶，转氨酶，尿素氮，胆红素。
2. 尿常规、酮体、尿糖、细胞计数，尿淀粉酶、卟啉，便常规。
3. 影像学检查　胸和腹部平片，尤其是立位平片。腹部超声波、腹部 CT 等。
4. 腹腔诊断性穿刺。
5. 胃纤维内镜、结肠镜检查。

三、诊断思路

（一）危险性评估

1. 腹痛伴生命体征不稳定及意识改变。
2. 腹痛伴发热、恶心呕吐、腹泻、脱水征。

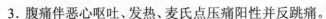

3．腹痛伴恶心呕吐、发热、麦氏点压痛阳性并反跳痛。

4．腹痛伴呕吐、大便不通、腹膜刺激征阳性。

5．腹痛伴腹部包块、血性大便。

6．腹痛伴皮肤紫癜。

（二）诊断流程

1．首先判断是否为急性腹痛　若长期反复发作，在过去 3 个月内发作至少 3 次，其疼痛中以影响小儿日常生活者，多为再发性腹痛；反之，则为急性疼痛。

2．急性腹痛的定位　腹内脏器于体表的感应区可以提示病变部位。

3．急性腹痛的定性　为内科腹痛还是外科腹痛，若持续 6 小时以上，多为外科急腹症；反之，则为内科腹痛。外科腹痛要尽快请小儿外科会诊。

4．急性腹痛的定因　腹痛是器质性病变还是功能性病变，以及可能为哪种器质性病变；是腹外疾病还是腹内疾病引起的腹痛；多从腹痛的部位、性质、发作特点、持续时间、伴发的腹外症状等判断。

5．三大常规、急诊生化和腹部 X 线、B 超检查对诊断有重要意义。

（三）鉴别诊断

1．鉴别腹外与腹内疾病引起的腹痛

（1）腹外疾病引起腹痛的特点：①腹痛范围较弥散，性质较模糊，疼痛一般不剧烈；②腹部多无明确的压痛和肌紧张；③腹式呼吸不受限制；④常有原发疾病的症状和体征。如腹型癫痫、过敏性紫癜、血管神经性水肿、荨麻疹、嵌顿疝。

（2）腹内疾病引起腹痛的特点：①腹痛较重，发病开始即有腹痛；②与饮食关系密切，常有食后加重；③常伴恶心呕吐，腹部体征较明显。如急性阑尾炎、肠穿孔、肠套叠、肠扭转。

2．鉴别器质性与功能性腹痛（表 19-4）　器质性病变引起的腹痛常由脏器炎症、穿孔、破裂、梗阻、套叠、扭转、绞窄等原因引起病理解剖上的变化，如阑尾炎、肠梗阻、腹膜炎、消化道溃疡等。功能性腹痛多由单纯胃肠痉挛引起，常与神经精神因素、饮食不当有关，如消化不良、蠕动紊乱、过敏性肠痉挛等。

表 19-4　器质性与功能性腹痛的鉴别

	器质性腹痛	功能性腹痛
起病	较急，病情变化快	起病缓慢，常反复发作或有周期性
腹痛程度	多较重	一般轻
腹部体征	较明显	少或无
一般状况	差	好
与进食关系	进食后腹痛加剧	进食后多无腹痛加剧
缓解因素	不易缓解	休息、腹部热敷或用适量镇静解痉药可缓解

（四）西医诊断

1．小儿外科急性腹痛诊断要点

（1）炎症性腹痛：疼痛由模糊到明确，由轻到重；疼痛为持续性；病变所在部位症状和体征最明显；全身中毒症状在腹痛之后出现。

（2）穿孔性腹痛：腹痛骤然发生，异常剧烈，如刀割样；腹痛呈持续性，范围迅速扩大，板状腹，肠鸣音减弱或消失；全身反应在穿孔之后。

（3）梗阻性腹痛：起病大多急骤；早期腹痛为阵发性，后期为持续性伴阵发性加重；腹痛时可闻及肠鸣音亢进、气过水声或金属音；全身反应在腹痛之后。

（4）内出血性腹痛：起病急，多有外伤史；腹痛持续，压痛和腹肌紧张较轻，反跳痛明显；可有出血性休克；腹部移动性浊音阳性，穿刺液为血性。

（5）扭转性腹痛：卵巢囊肿扭转可以引起左或右下腹阵发性剧烈绞痛，肿物因血液循环障碍出血坏死可有腹肌紧张压痛，直肠指诊及双合诊触及盆腔内圆形肿物则可确诊。

（6）伴随症状：发热多为炎症反应；恶心和呕吐多为胃肠管腔被阻塞，逆蠕动和积液反流所致；便秘多见于肠梗阻和腹膜炎，多为肠管不通或肠蠕动减少，肠麻痹之故；便血多见于急性出血性坏死性小肠炎，腹性紫癜；婴儿阵发性腹痛、呕吐，兼有果酱样大便应立即想到肠套叠。

2.小儿内科急性腹痛诊断要点

（1）腹部疾病腹痛

1）急性空腔脏器炎症：如急性胃肠炎，腹痛因胃肠道黏膜炎症和肠管痉挛所致。有压痛，无反跳痛，全身症状先于或与腹痛同时发生。腹痛部位不固定，多伴有肠鸣音亢进。

2）腹腔淋巴结炎：如急性肠系膜淋巴结炎，腹痛多在右下腹，局部有压痛，无反跳痛，可有轻度肌紧张，有时可触及肿大并有压痛的淋巴结。

3）肠痉挛：儿童时期消化功能紊乱引起的肠痉挛，脐周痛，间歇发作，但腹部缺少体征。

（2）腹外疾病腹痛

1）呼吸系统疾病：大叶性肺炎、膈胸膜炎，可引起右或左上腹痛，并可向肩部放射，为躯体神经的牵涉痛。有时腹部可有压痛，甚至肌紧张，因无腹部的病理基础，深压并不加重，无反跳痛。

2）心血管系统疾病：如急性暴发性心肌炎，有时可表现为剧烈腹痛。

3）神经源性疾病：如急性神经根炎可引起支配区域的急性腹痛，定位明确，可出现局部皮肤感觉过敏和肌紧张，但无压痛和反跳痛。

4）全身变态反应性疾病：如腹型过敏性紫癜，腹痛因胃肠道充血、水肿、出血所致。阵发性绞痛，部位多变不固定，自觉症状明显，腹部体征轻微，无明显的肌紧张及反跳痛。

四、治疗

（一）急救处理

1.西医急救处理

（1）对症治疗：病因诊断明确前应积极对症治疗，稳定生命体征，纠正水、电解质及酸碱失衡，处理并发症。如抗休克、积极处理低血钾等。

（2）饮食管理：未除外穿孔、消化道出血、急性胰腺炎、肠梗阻等前，应禁食；如有腹胀，可行鼻胃管胃肠减压。

（3）外科急腹症的识别，如急性阑尾炎、嵌顿疝、肠套叠等，有手术指征者尽快安排手术。

（4）内科功能性腹痛（肠痉挛、蛔虫症）给予解痉、止痛等处理，但应避免滥用止痛剂，尽可能在明确病因后使用。通常不使用强效止痛剂，以免掩盖病情，贻误诊断和治疗。常用解痉止痛类药物如：颠茄合剂（每次 0.5ml/ 岁）、阿托品（每次 0.03～0.05mg/kg，肌内注射）、654-2（每次 0.5～1mg/kg，3 次 / 天，疗程 3～5 天）等，654-2 常用于学龄儿及年长儿，婴幼儿应慎用。

（5）考虑感染因素引起的急性腹痛，如细菌性痢疾、急性胃肠炎、脓肿等，除积极纠正水电解质和酸碱失衡外，应尽早选择性使用抗生素。

2. 中医急救处理

（1）原则：腹痛所涉及的脏腑以六腑居多，而"六腑以通为用"，"通则不痛"，治疗当以"通"字立法，急则治其标，分别采用温散、泄热、攻下、消导、通腑行气、活血、运脾、补虚缓急等法，使腑气畅通，通则不痛。

（2）针刺疗法：取足三里、合谷、中脘、天枢、气海。取患侧，亦可取双侧，快速进针，行平补平泻手法，捻转或提插。年龄较大儿童可留针 15 分钟。寒证腹痛加灸神阙、公孙，食积加里内庭、下脘，呕吐加内关。

（3）中成药

1）四磨汤口服液、柴胡舒肝丸、越鞠丸：用于气滞腹痛。

2）藿香正气口服液、纯阳正气丸：用于寒湿腹痛。

3）木香槟榔丸、化积口服液、保和丸：用于乳食积滞腹痛。

4）元胡止痛片：用于血瘀腹痛。

（二）西医治疗

1. 根据不同病因予以相应处理

（1）因感染导致的腹痛，根据病原体、药敏结果给予抗感染治疗，避免应用喹诺酮类、氨基糖苷类等具有影响儿童软骨发育及肝、肾、耳毒性的抗生素。

（2）因腹痛禁食或伴呕吐、腹泻者，常并发水、电解质失衡及酸碱紊乱，应静脉补液，补充丢失的液体和电解质，纠正酸、碱失衡。患者就诊时已有休克，则应在做出初步诊断的同时积极采取措施进行抗休克治疗。

（3）单纯痉挛性和胃肠道功能紊乱性腹痛，可用止痛剂和解痉剂。改善胃肠道微循环也可帮助改善胃肠功能。

（4）有腹胀、频繁呕吐或消化道出血者应禁食，尽快明确病因治疗后根据病情恢复情况逐步给流质、半流质、软食和普食。

（5）暂时未能明确诊断者，应严密观察病情变化，反复的体格检查及必要的辅助检查，随时掌握病情进展。

2. 注意外科急腹症的识别　通常需动态观察评估，一旦确诊为外科急腹症，则多需手术治疗，如急性阑尾炎。

3. 内科疾病导致的急性腹痛　主要针对病因治疗，如急性胃肠炎或其他系统感染呼吸道感染或泌尿系统感染引起者进行抗感染治疗；过敏性紫癜引起的腹痛可应用维生素 K 或解痉挛药物。

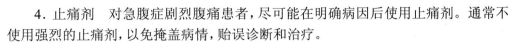

4. 止痛剂 对急腹症剧烈腹痛患者,尽可能在明确病因后使用止痛剂。通常不使用强烈的止痛剂,以免掩盖病情,贻误诊断和治疗。

（三）中医辨证论治

小儿急性腹痛的病因多是由寒邪、食积、热邪、气滞、瘀血阻滞脏腑气机,气机不畅,不通则痛。治疗当以调理气机、疏通经脉为主。根据不同的证型分别治以温散寒邪、消食导滞、通腑泄热、疏肝理气、活血化瘀。达到脏腑气机条畅,通则不痛之目的。

1. 中寒腹痛

证候:腹痛拘急,阵阵发作,痛处喜暖,得温则舒,遇寒痛甚,肠鸣辘辘,痛甚者,面色苍白,额冷出汗,唇色紫暗,肢冷,或兼吐泻,舌淡红,苔白滑,脉弦紧。

治法:温中散寒,理气止痛。

代表方:良附丸合正气天香散加减。

2. 乳食积滞

证候:脘腹胀满,疼痛拒按,不思乳食,嗳腐吞酸,或腹痛欲泻,泻后痛减,或伴呕吐酸腐,矢气频作,粪便秽臭,夜卧不安,时有烦闹啼哭,舌淡红,苔厚腻,脉沉滑,指纹紫滞。

治法:消食导滞,行气止痛。

代表方:保和丸加减。

3. 胃肠积热

证候:腹胀满疼痛拒按,烦躁不安,大便秘结,潮热口渴,手足心热,舌红,苔黄燥,脉滑数,指纹紫滞。

治法:通腑泄热,行气止痛。

代表方:大承气汤加减。

4. 肝气郁滞

证候:腹痛胀闷,痛无定处,或胁肋胀痛,痛引少腹,得嗳气、矢气则舒,遇忧郁恼怒则剧,舌质红,苔白,脉弦,指纹紫。

治法:疏肝解郁,理气止痛。

代表方:柴胡疏肝散加减。

5. 瘀血内停

证候:腹痛如锥刺,痛有定处,夜间为著,或腹部癥块拒按,舌紫暗或有瘀点,脉涩,指纹紫滞。

治法:活血化瘀,理气止痛。

代表方:少腹逐瘀汤加减。

（葛　明）

学习小结

1. 学习内容

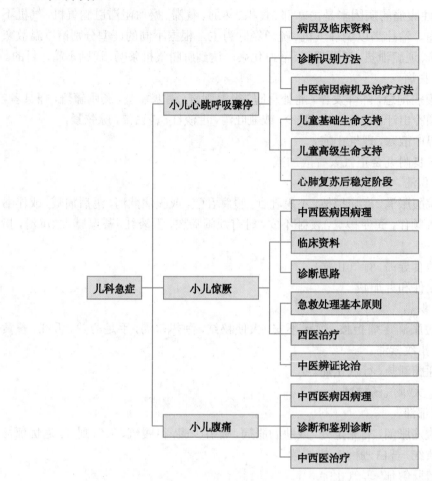

- 儿科急症
  - 小儿心跳呼吸骤停
    - 病因及临床资料
    - 诊断识别方法
    - 中医病因病机及治疗方法
    - 儿童基础生命支持
    - 儿童高级生命支持
    - 心肺复苏后稳定阶段
  - 小儿惊厥
    - 中西医病因病理
    - 临床资料
    - 诊断思路
    - 急救处理基本原则
    - 西医治疗
    - 中医辨证论治
  - 小儿腹痛
    - 中西医病因病理
    - 诊断和鉴别诊断
    - 中西医治疗

2. 学习方法

（1）要掌握以急诊症状出现的小儿心跳呼吸骤停、小儿惊厥、小儿急性腹痛的临床诊断思路，应复习小儿生理病理特点及相关诊断学等知识点，才能更好地融会理解三个病证的病因病理、症状特点，掌握疾病的鉴别诊断思路和基本的急救处理方法。

（2）小儿急症的特点是发病急、传变快，学习本章要掌握小儿惊厥、小儿心跳呼吸骤停的急救处理，待急救成功或症状控制后再进行系统而有针对性的查体和理化检查。小儿急性腹痛是小儿内外科疾病都可出现的一个急诊症状，要先明确诊断再做针对性治疗。

复习思考题

1. 如何判断小儿心跳呼吸骤停？临床特点有哪些？
2. 儿童 CPR 常用按压手法有哪些？适用年龄分别为多少？
3. 儿童基础生命支持的内容包括哪些？
4. 小儿惊厥的病因有哪些？

5. 试述小儿惊厥的西医急救处理及常用抗惊厥药物。

6. 试述急惊风的中医辨证要点及辨证施治。

7. 小儿急性腹痛发生的病理机制是什么？

8. 小儿急性腹痛的内、外科疾病表现特点各是什么？

9. 试述小儿急性腹痛的急救处理。

第二十章

妇产科急症

📖 **学习目的**

　　产科急重症发病急、病情变化快，严重危及母婴安危；妇科急重症则导致女性生理功能及结构损毁。通过本章节具有妇产科急症特性疾病的学习，明确妇产科急症常见疾病的临床资料、诊断思路及急救治疗原则，为全面掌握急救医学奠定基础。

学习要点

　　异位妊娠、子痫及先兆子痫、卵巢囊肿蒂扭转及卵巢黄体破裂的概念、诊断思路及急救处理原则。

第一节　异位妊娠

　　受精卵着床在子宫体腔以外任何部位称为异位妊娠（ectopic pregnancy），俗称宫外孕。根据受精卵着床部位不同，异位妊娠包括输卵管妊娠、卵巢妊娠、腹腔妊娠、阔韧带妊娠、宫颈妊娠及子宫残角妊娠等。异位妊娠与宫外孕的含义稍有差别，宫外孕仅指子宫以外的妊娠，不包括宫颈妊娠和子宫残角妊娠（图 20-1）。以输卵管妊娠最常见，大约占异位妊娠 95%，本节以此为例叙述。此外，近年国内剖宫产瘢痕处妊娠明显增多，这种特殊类型的异位妊娠越来越受到重视。

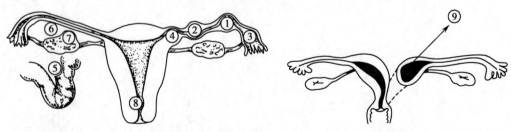

①输卵管壶腹部妊娠；②输卵管峡部妊娠；③输卵管伞部妊娠；④输卵管间质部妊娠；⑤腹腔妊娠；⑥阔韧带妊娠；⑦卵巢妊娠；⑧宫颈妊娠；⑨残角子宫妊娠

图 20-1　异位妊娠发生部位

中医学历代文献中未见有异位妊娠的病名记载，其症状散见于"妊娠腹痛""停经腹痛""少腹瘀血""经漏""妊娠下血"及"崩漏"等病名之中。1997年"异位妊娠"被正式编入《中医妇科学》规划教材。

一、病因病理

（一）中医病因病机

异位妊娠的基本病机是少腹血瘀实证。孕妇素有瘀滞于少腹，导致冲任、胞脉、胞络不畅，使孕卵异位着床。异位胎元自然掉落或胀破胞脉胞络时，可出现血溢于少腹。如异位胎元完全脱落随之死亡、胞脉未破则内出血不多，病情较缓；如异位胎元脱落不全或胀破胞脉胞络则内出血较多，甚至短时间内可发展成气陷血脱、阴阳离决的急危重症。

1. 胎阻胞络　素体肾气不足，或早婚、多产、房事不节、堕胎，损伤肾气，或经期产后摄生不慎，或手术损伤，外感湿热或寒湿，与血搏结，使胞络通而不畅，胎元结成后不能运达子宫而种植于胞络之中。

2. 气虚血瘀　素体虚弱，或饮食劳倦伤脾，气虚运血无力，血行瘀滞，胎元种植发育于胞络之中，后因营养不良而胎元部分掉落，胞络损伤则血内溢。

3. 瘀结成癥　胎瘀阻络，日久不散，积结成块，留滞少腹，形成癥瘕。

4. 气陷血脱　若异位胎元胀破胞脉胞络，则脉络大伤，血崩于内，阴血暴亡，气随血脱。

（二）西医病因病理

1. 病因　异位妊娠的发病因素具有多样性、混合性、反复性等特点，概括为以下几个方面：

（1）输卵管炎症：输卵管黏膜炎和输卵管周围炎均为输卵管妊娠的常见病因。输卵管黏膜炎致管腔黏膜受损皱褶粘连，内膜纤毛缺失，管壁肌肉蠕动能力降低，管腔变狭窄，通而不畅；输卵管周围炎症可引起输卵管周围粘连，从外压迫输卵管，致管形扭曲，影响孕卵移行，导致异位妊娠。

（2）人工流产：人工流产时器械进出宫腔损伤子宫内膜、手术无菌操作不严格，药物流产阴道流血时间过长以及术后过早性生活等，均会导致感染，引起异位妊娠。

（3）下腹部手术：有输卵管粘连分离术、输卵管成形术、输卵管再通术、输卵管妊娠保守性手术史的患者，可造成输卵管部分管腔的堵塞或输卵管周围炎症粘连，致再次妊娠时输卵管妊娠的可能性亦增加；其他手术，如卵巢肿瘤、阑尾炎穿孔、剖宫产术等，术后盆腔粘连、感染机会增加，导致盆腔炎症，引起异位妊娠。

（4）输卵管发育不良或功能异常：输卵管纤毛缺如或活动差，输卵管先天发育畸形（过长、憩室等）、肌层发育不良、双输卵管等，均可成为输卵管妊娠的原因。

（5）放置宫内节育器（IUD）：随着IUD的广泛应用，异位妊娠发生率增高，机制不清。

（6）受精卵游走：卵子在一侧输卵管受精，受精卵经宫腔或腹腔进入对侧输卵管称受精卵游走。移行时间过长，受精卵发育增大，即可在对侧输卵管内着床形成输卵管妊娠。

（7）盆腔子宫内膜异位症：导致输卵管、卵巢周围组织的粘连，也可影响输卵管

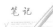

管腔通畅,使受精卵运行受阻。

(8)辅助生育技术:发生率为5%左右,比一般原因异位妊娠发生率为高。

(9)其他:输卵管因周围肿瘤压迫而影响输卵管管腔通畅;口服紧急避孕药,影响输卵管蠕动,推迟受精卵细胞进入宫腔,从而导致受精卵异位种植;黄体功能不全时,孕酮水平低,子宫内膜发育不良,影响输卵管的输送,使受精卵异位植入,导致异位妊娠;吸烟等也与异位妊娠的发病有关。

2.病理机制

(1)输卵管妊娠的变化与结局:当输卵管妊娠发展到一定时期,将发生以下结局:

1)输卵管妊娠流产(图20-2):多见于输卵管壶腹部妊娠,发病多在妊娠8～12周。若胚胎完整剥离流入腹腔,形成输卵管完全流产,出血一般不多。若胚胎部分剥离,部分绒毛仍滞留于输卵管内,形成输卵管不全流产,导致反复出血,形成输卵管血肿或输卵管周围血肿或盆腔积血,出血量多时流入腹腔。

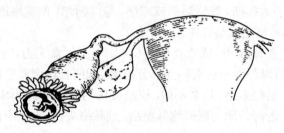

图20-2 输卵管妊娠流产

2)输卵管妊娠破裂(图20-3):多见于输卵管峡部妊娠,发病多在妊娠6周左右。短期内即可发生大量腹腔内出血使患者陷于休克,亦可反复出血,在盆腔内与腹腔内形成血肿。如果是输卵管间质部妊娠破裂,一般发生在妊娠12～16周,症状极为严重,往往在短时期内发生致命性的盆腔内出血和休克。

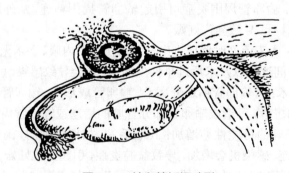

图20-3 输卵管妊娠破裂

3)陈旧性宫外孕:输卵管妊娠流产或破裂后,反复内出血所形成的盆腔血肿不能及时消散,血肿机化变硬并与周围组织粘连,形成陈旧性宫外孕。机化性包块可存在多年,甚至钙化形成石胎。

4)继发性腹腔妊娠:输卵管妊娠流产或破裂后存活的胚胎绒毛组织排至腹腔内,后重新种植而获得营养,可继续生长发育,形成继发性腹腔妊娠。

(2)子宫的变化:输卵管妊娠和正常妊娠一样,合体滋养细胞产生的 HCG 维持黄体生长，使囷体激素分泌增加，致使停经，子宫增大变软，子宫内膜出现蜕膜反应。若胚胎死亡，滋养细胞活力消失，蜕膜自宫壁剥离而发生阴道流血或阴道排出蜕膜管型。子宫内膜的形态学改变呈多样性，除内膜呈蜕膜改变外，若胚胎死亡已久，内膜可呈增生期改变。有时可见 A-S 反应，即镜检见子宫内膜腺体高度增生呈锯齿状，腺细胞高度分泌呈空泡状，细胞核深染，参差不齐。

二、临床资料

（一）病史、症状要点

输卵管妊娠的临床表现与受精卵着床部位、有无流产或破裂、出血量多少及出血时间长短等有关。典型的临床症状为停经后腹痛及阴道出血。

1. 病史　详细询问月经史、婚育史、既往史，了解患者有无盆腔炎性疾病史、盆腔或宫腔手术史、子宫内膜异位症、卵巢肿瘤及不孕症等病史；询问是否采取避孕措施，有无放置宫内节育器等。

2. 症状要点

（1）停经：80% 的患者有 6～8 周停经史，亦有 20% 的患者无明显停经史，把异位妊娠不规则阴道出血误认为月经。

（2）腹痛：是输卵管妊娠的主要症状，占 95%。一侧下腹隐痛或胀痛，或突感下腹一侧撕裂样疼痛，或伴有恶心、呕吐。疼痛范围与腹腔内出血量有关，可波及下腹或全腹。

（3）阴道出血：占 60%～80%。胚胎死亡后，常有不规则阴道出血，色暗红量少，一般不超过月经量，阴道流血可伴有蜕膜碎片排出。

（4）晕厥与休克：由于腹腔急性内出血及剧烈腹痛，轻者出现晕厥，严重者出现失血性休克，与阴道出血不成正比。

（5）盆腔包块：当输卵管妊娠流产或破裂形成的血肿时间较长，由于血液凝固并与周围组织发生粘连形成盆腔包块。

（二）查体要点

1. 一般情况　腹腔内出血较多时，呈贫血貌。大量出血时，患者可出现面色苍白、脉搏快而细弱、血压下降等休克表现。腹腔内血液吸收时体温略升高。

2. 腹部检查　有明显内出血时，下腹有压痛及反跳痛，尤以患侧为著，但腹肌紧张轻微。出血较多时，叩诊有移动性浊音。

3. 妇科检查　输卵管妊娠未发生流产或破裂者，子宫略大而软，一侧输卵管胀大并轻度压痛。输卵管妊娠流产或破裂者，阴道后穹窿饱满，有触痛，宫颈举痛或摇摆痛。内出血多时，检查子宫有漂浮感。子宫一侧或后方可触及形状不规则肿块，边界不清楚，触痛明显。

（三）理化检查要点

1. 血 β-HCG 测定　是目前早期诊断异位妊娠的重要方法。

2. 超声诊断　B 型超声检查对输卵管妊娠的诊断必不可少，并有助于明确异位妊娠部位和大小。

3. 孕酮测定　如果孕酮值 <5ng/ml，应考虑异位妊娠或宫内妊娠流产。

4. 阴道后穹窿穿刺　是一种简单可靠的诊断方法被广泛采用。适用于有腹腔内出血的患者。

5. 腹腔镜检查 是诊断异位妊娠的金标准,并可以在确诊的同时行手术治疗。

6. 诊断性刮宫 异位妊娠的子宫内膜变化并无特征性,故很少用。

三、诊断思路

(一)危险性评估

1. 证实妊娠的存在 生育年龄的妇女如果出现停经、尿或血 HCG 阳性时,都有妊娠的可能。

2. 警惕输卵管妊娠的发生 凡在临床上遇见停经、急性腹痛及阴道出血或突然晕倒的生育年龄的妇女,应警惕有输卵管妊娠发生的可能。若妊娠试验阳性,同时有充分的证据证实有腹腔内出血,则异位妊娠的诊断基本可以成立。

3. 有无腹腔内出血

(1)育龄期妇女突然出现下腹痛、头晕、恶心呕吐、里急后重感;甚者出现晕厥、面色苍白时,要警惕有腹腔内出血的可能。

(2)出现下腹腹膜刺激征,但无发热、白细胞增高等感染征象时,要警惕腹腔内出血的可能。

(3)若出现腹部移动性浊音阳性,腹腔穿刺或阴道后穹窿穿刺抽出暗红色不凝血,说明有内出血存在。

(4)动态观察血红蛋白进行性降低而无大量外出血时,应考虑有内出血可能。

(5)出现面色苍白、出冷汗,意识模糊,脉搏快而细弱,血压下降等失血性休克的临床表现。

4. 输卵管间质部、宫角妊娠或残角子宫妊娠 停经 3 个月左右的孕妇若出现急性下腹痛伴休克征兆时,必须考虑有输卵管间质部妊娠、宫角妊娠或残角子宫妊娠的可能,应引起足够的重视。

(二)诊断流程

1. 临床线索 ①育龄期女性;②急性腹痛;③内出血征象;④有停经史;⑤腹腔抽出不凝固血液;⑥妊娠试验阳性。

2. 询问腹痛情况及有无停经史。

3. 血 HCG、B 型超声检查。

4. 疑有腹腔内出血,立即行腹腔穿刺或阴道后穹窿穿刺。

5. 根据临床症状、体征及辅助检查,判断休克程度。

6. 对诊断未明、症状未缓解的腹痛患者,留观后反复评估,及时会诊。

7. 输卵管妊娠需要与流产、急性输卵管炎、黄体破裂、卵巢肿瘤蒂扭转、急性阑尾炎等常见疾病相鉴别。

(三)鉴别诊断

输卵管妊娠的鉴别诊断见表 20-1。

(四)西医诊断

输卵管妊娠流产或破裂后,根据病史及查体要点,诊断多无困难。如未发生流产或破裂时,临床表现不明显,诊断较困难,需采用下列辅助检查方法确诊。

1. 血 β-HCG 测定 异位妊娠时,HCG 水平较正常妊娠低。

笔记

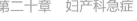

表 20-1　输卵管妊娠的鉴别诊断

症状＼疾病	输卵管妊娠流产或破裂	宫内孕流产	急性输卵管炎	黄体破裂	卵巢肿瘤蒂扭转	急性阑尾炎
停经史	多有	有	无	无	无	无
腹痛	突发下腹剧痛，自下腹一侧开始向全腹扩散	下腹正中阵发性疼痛	下腹两侧持续性痛	突发性下腹一侧疼痛	突发性下腹一侧疼痛	脐周开始转移至右下腹持续性痛
阴道出血	量少暗红色，可有蜕膜管型排出	开始量少，随病情发展增多，有血块或妊娠组织	无	无或有，如月经量	无	无
晕厥或休克	程度与外出血量不成正比	程度与外出血量成正比	无	无或程度轻	多无	无
体温	正常或有低热	正常	升高	正常	稍高	升高
腹部体征	下腹一侧或全腹压痛、反跳痛，肌紧张不明显，可有移动性浊音	一般无特殊	下腹两侧压痛	下腹一侧压痛反跳痛，移动性浊音可阳性	下腹一侧压痛，腹肌紧张	麦氏点压痛反跳痛，腹肌紧张
妇科检查	后穹隆饱满，宫颈摇摆痛，子宫正常大小或稍大，软，宫旁可触及痛性包块	无宫颈举痛，子宫增大变软，宫口闭或稍开	举宫颈时两侧下腹疼痛，子宫正常大小	后穹隆饱满，一侧附件区压痛，可触及包块，边界不清	宫颈举痛，触及一侧附件区包块，蒂部触痛明显	直肠指检右侧高位压痛
白细胞计数	正常或稍高	正常	升高	正常或稍高	稍高	升高
血红蛋白	下降	正常或稍低	正常	可下降	正常	正常
妊娠试验	多为阳性	多为阳性	阴性	阴性	阴性	阴性
阴道后穹隆穿刺	可抽出不凝血	阴性	可抽出渗出液或脓液	可抽出不凝血	阴性	阴性
B超检查	宫内无妊娠囊，一侧附件区混合性包块	宫内见妊娠囊	两侧附件低回声区	一侧附件低回声区	一侧附件低回声区，边缘清晰，有条索状蒂	子宫附件区无异常回声

2．超声诊断　输卵管妊娠时的 B 型超声图像特点：宫内无妊娠囊，宫旁出现低回声区、若能查出胚芽及原始心管搏动，即能确诊。

3．诊断性刮宫　在不能排除异位妊娠时，可行诊断性刮宫术，获取子宫内膜进行病理检查。

4．后穹隆穿刺　常可抽出暗红色不凝血，若未抽出血液，也不能排除异位妊娠的诊断。

5．腹腔镜检查　对部分诊断比较困难的病例，在腹腔镜直视下进行检查，可及时明确诊断，并可同时手术治疗。

四、治疗

（一）急救处理

异位妊娠破裂，造成患者短时间内大量腹腔内出血，出现休克，应立即抗休克治疗，同时术前准备，立即手术。

1. 西医急救处理

（1）患者平卧位，吸氧，立即测血压、脉搏、呼吸、体温及观察患者神志。

（2）急查血常规、血型及交叉配血，急诊生化、血气分析、出凝血时间检测等。

（3）快速建立静脉通道，快速输入晶体平衡液（0.9% 生理盐水和乳酸林格氏液）、胶体液（主要是羟乙基淀粉、低分子右旋糖酐）等，必要时输注血液及新鲜冷冻血浆。

（4）纠正酸中毒，必要时应用血管活性药物（如多巴胺）等。

（5）置中心静脉压监测，维持血流动力学稳定。

（6）休克患者或血压不稳定者急诊手术。

2. 中医急救处理　给予丽参注射液 10ml 静脉注射或丽参注射液 20ml 静脉滴注；也可给予生脉注射液 40ml 或参附注射液 20ml 加入液体中静脉滴注。

（二）西医治疗

1. 稳定生命体征

（1）患者继续平卧，吸氧，监测生命体征，观察意识神志、尿量。

（2）维持血容量，持续静脉输液，必要时紧急输血（输血量根据血压及血红蛋白而定）。

（3）补液量已足，血压仍不稳定者，在酸中毒纠正情况下，可考虑血管活性药物。血管活性药物减量时可给予 5% 葡萄糖液 20ml 加丽参注射液 10ml 静脉注射；或 5% 葡萄糖注射液 500ml 加丽参注射液 20ml 静脉滴注；同时应用 5% 葡萄糖注射液 250ml 加生脉注射液 40ml 和 / 或 5% 葡萄糖注射液 250ml 加参附注射液 20ml 静脉滴注。

2. 手术治疗

（1）适应证

1）生命体征不稳定或有大量腹腔内出血、休克患者。

2）诊断不明确者。

3）异位妊娠药物保守治疗失败者。

4）愿意同时施行绝育手术。

（2）手术方式：按手术入径分为经腹腔镜手术或经腹手术。

1）根治手术：适用于无生育要求、内出血并发休克的急症患者。在积极纠正休克的同时，迅速手术切除患侧输卵管。有绝育要求者，同时结扎对侧输卵管。

2）保守手术：适用于有生育要求者。根据受精卵着床部位及输卵管病变情况选择术式。伞部妊娠可以行挤压术；壶腹部妊娠行切开输卵管取出胚胎后再缝合；峡部妊娠行病变部位切除及断端吻合；也可穿刺输卵管的妊娠囊，抽出囊液后将药物注入囊内，常用甲氨蝶呤（MTX）50mg 一次注入。

3. 药物保守治疗

适应证

1）无药物禁忌证。

2）妊娠囊直径≤4cm。

3）血β-HCG＜2 000IU/L。

4）生命体征稳定，无明显腹腔内出血。

5）有生育要求。

主要应用的药物为MTX。MTX肌内注射，0.4mg/（kg•d），5日为1疗程；若单次肌内注射，MTX按50mg/m² 计算，治疗4～7日血β-HCG下降小于15%，需重复剂量治疗；然后每周重复测血β-HCG，直至降至5IU/L。亦可在B型超声引导下或腹腔镜直视下，将药物直接注入妊娠囊内。

4．期待疗法　少数输卵管妊娠可发生自然流产或被吸收，症状轻而无需药物和手术治疗，仅动态监测血β-HCG水平，降到正常值为止。主要适用于：①无临床症状或症状轻微；②随诊可靠；③异位妊娠包块直径＜3cm；④血β-HCG＜1 000IU/L，并持续下降；⑤腹腔内无出血或出血量＜100ml。

（三）中医辨证论治

应用于无内出血或B型超声证实内出血少者。主要以活血化瘀、消癥杀胚为原则。注意动态观察病情，参考血β-HCG水平、B型超声检查判断胚胎死活，在有输血、输液及手术准备的条件下进行。

1．未破损期——胎阻胞络证（输卵管妊娠尚未发生流产或破裂）

证候：短暂停经后下腹一侧隐痛，妊娠试验阳性或弱阳性，血β-HCG升高缓慢；B超探及一侧附件混合性占位，宫内无孕囊；舌暗红，苔薄白，脉弦细涩。

治法：活血化瘀，消癥杀胚。

代表方：宫外孕Ⅱ号方。

用药后复查血β-HCG及B型超声，此法可与西药同时进行。

2．已破损期

（1）休克型——气陷血脱

证候：停经后突发下腹一侧撕裂样剧痛，面色苍白，四肢厥冷，冷汗淋漓，烦躁不安，甚或昏厥，血压明显下降；后穹窿穿刺抽出暗红色不凝血；或B超探及一侧附件混合性囊性占位，子宫直肠陷凹积液；舌淡暗，苔薄白，脉沉细或芤。

治法：益气止血固脱。

应在抢救休克的同时及时手术止血。术后辅以益气养血、活血化瘀治疗。

代表方：四物汤加黄芪。

（2）不稳定型——胎瘀阻络、气虚血瘀证（输卵管妊娠流产）

证候：停经后下腹一侧轻微疼痛反复发作，血β-HCG动态监测缓慢升高；B超探及一侧附件混合性囊性占位，宫内未见孕囊；舌淡暗，苔薄白，脉细滑。

治法：活血祛瘀，佐以益气。

代表方：宫外孕Ⅰ号方。

用药期间，应严密观察病情变化，注意有无再次出血，做好抢救休克及手术的准备。

（3）包块型——瘀结成癥证（陈旧性宫外孕）

证候：输卵管妊娠破损日久，腹痛减轻或消失；血β-HCG持续下降或转阴性；B超探及一侧附件混合性囊性占位；舌质暗，苔薄白，脉弦细或涩。

治法：活血化瘀，消癥散结。

代表方：宫外孕Ⅱ号方。

3．中医特色疗法：

（1）外治法：消癥散外敷：千年健60g，续断120g，追地风、花椒各60g，五加皮、白芷、桑寄生各120g，艾叶500g，透骨草250g，羌活、独活各60g，赤芍、当归尾各120g，血竭、乳香、没药各60g。上药共为细末，每250g为1份，纱布包裹，蒸15分钟，趁热外敷患侧，1日2次，10日为1疗程。

（2）中药保留灌肠：桃仁15g，丹参20，赤芍15g，三棱10g，莪术10g，蒲公英15g，透骨草15g。上药浓煎100ml，保留灌肠，每晚1次。

第二节　子痫及先兆子痫

妊娠期高血压疾病（hypertensive disorders complicating pregnancy）是妊娠与血压升高并存的一组疾病，发生率为5%～12%。该组疾病严重威胁母婴健康，是产科最常见的合并症，也是导致孕产妇和围生儿发病和死亡的重要原因之一，包括妊娠期高血压（gestational hypertension）、子痫前期（preeclampsia）、子痫（eclampsia）、以及慢性高血压并发子痫前期和慢性高血压合并妊娠（chronic hypertension complicating pregnancy）。其中，妊娠期高血压、子痫前期、子痫即为过去所称的"妊娠高血压综合征"。

本病根据其主要临床表现，分属中医"子肿""子晕""子痫"范畴，"子痫"又称"子冒""妊娠痫证"。

本节重点阐述子痫前期和子痫。

一、病因病理

（一）中医病因病机

中医认为，本病的发生在于肝、脾、肾三脏功能失调。脏腑虚损，阴血不足为致病之本，风、火、痰、湿为病证之标。脾肾两虚，运化无力，水湿内停；气滞湿停，津液不布，发为子肿。脏器本虚，孕后精血下注养胎，阴分必亏，阴不潜阳，肝阳上亢；或妊娠中期后，胎体渐大，影响气机升降，气郁犯脾，脾虚湿聚，化为痰浊，痰浊上扰，肝阳上亢或痰浊上扰可引起头晕目眩，即子晕。若子肿、子晕进一步发展，肝风内动或痰火上扰，蒙蔽清窍，出现抽搐昏迷，即为子痫。

1．脾肾两虚　素体脾肾两虚，因孕重虚，或过食生冷，内伤脾阳，或忧思劳倦伤脾，脾虚不能敷布津液反聚为湿，水湿内停；或房劳伤肾，肾虚不能化气行水，亦致水湿内停。水湿泛溢肌肤则为水肿。

2．气滞湿阻　平素多抑郁，或孕后情志不畅，孕后胎体渐长，有碍气机升降，两因相感，气滞湿停，浊阴下滞，溢于肌肤，遂发水肿。

3．阴虚肝旺　素体阴虚，孕后血聚养胎，阴血愈加不足，阴不潜阳，肝阳上亢，上扰清窍，可致眩晕。

4．脾虚肝旺　素体脾虚，运化失职，水湿内停，痰浊内生，复因孕后阴血养胎，肝失濡养，肝阳偏亢，肝阳夹痰浊上扰清窍，发为眩晕。

5．肝火内动　素体阴虚,孕后阴血养胎,肾精愈亏,心肝失养,肝阳上亢,生风化火,风火相煽,遂发子痫。

6．痰火上扰　脾肾虚弱,水湿内停,湿聚成痰,孕后阴血养胎,阴虚内热,灼液为痰,热与痰结,痰火交炽,上蒙清窍发为子痫。

（二）西医病因病理

妊娠期高血压疾病的病因及发病机制至今尚未完全清楚,目前认为该病的发生是母体、胎儿、胎盘等多种因素互相参与的综合结果,并发现免疫因子、遗传因子等与该病发生、发展密切相关。

1．病因

（1）高危因素：孕妇年龄≥40岁,有妊娠期高血压、子痫前期病史及家族史,慢性高血压,慢性肾炎,糖尿病,抗磷脂抗体阳性,初次产检时体重指数≥35,本次妊娠为多胎妊娠、首次妊娠、妊娠间隔≥10年及孕早期收缩压≥130mmHg或舒张压≥80mmHg等。

（2）关于其病因主要有以下学说

1）子宫螺旋小动脉重铸不足：妊娠期高血压患者的胎盘中常存在滋养细胞不能侵入子宫合适位置、浸润过浅,俗称"胎盘浅着床"。螺旋小动脉重铸不足使胎盘血流量减少,引发子痫前期一系列表现。

2）炎症免疫过度激活：胎儿是一个半移植物,成功的妊娠要求母体免疫系统对其充分耐受,子痫前期患者无论是母胎界面局部还是全身均存在着炎症免疫反应过度激活现象,使母体对胚胎免疫耐受降低,引发子痫前期。

3）血管内皮细胞受损：血管内皮细胞损伤是子痫前期的基本病理变化,它使血管舒张因子如一氧化氮、前列环素 I_2 合成减少,而收缩因子如血栓素 A_2、内皮素等合成增加,从而促进血管痉挛。

4）遗传因素：妊娠期高血压疾病具有家族倾向性,有妊娠期高血压疾病家族史的孕妇比无家族史者发病率高8倍,提示遗传因素与该病发生有关,但遗传方式尚不明确。

5）营养缺乏：已发现多种营养如低蛋白血症、钙、镁、锌、硒等缺乏与子痫前期发生发展有关。

6）胰岛素抵抗：近年研究发现有妊娠期高血压疾病患者存在胰岛素抵抗。高胰岛素血症可导致一氧化氮合成下降及脂代谢紊乱,影响前列腺素 E_2 的合成,增加外周血管阻力,升高血压。

（3）发病机制：迄今为止,本病的发病机制尚未完全阐明。有学者提出子痫前期发病机制"两阶段"学说。第一阶段为临床前期,即子宫螺旋小动脉滋养细胞重铸障碍,导致胎盘缺血、缺氧,释放多种胎盘因子;第二阶段胎盘因子进入母体血液循环,则促进系统性炎症反应的激活及血管内皮损伤,引起子痫前期、子痫各种临床症状。

2．病理机制　本病基本病理生理变化是全身小血管痉挛,内皮损伤及局部缺血。

（1）脑：脑血管痉挛,通透性增加,脑水肿、充血、局部缺血、缺氧、血栓形成及出血。

（2）肾脏：肾小球扩张,内皮细胞肿胀,肾小球通透性增加,血浆蛋白自肾小球漏出形成蛋白尿。肾血流量及肾小球滤过量下降,血尿酸、肌酐浓度升高,严重时出现少尿、肾衰竭。

（3）肝脏：肝功能异常，门静脉周围出血，严重时门静脉周围坏死。肝包膜下血肿形成，甚至发生肝破裂。

（4）心血管：血管痉挛、外周阻力增加、血压升高；心脏后负荷加重，低排高阻；心室功能处于高动力状态，内皮细胞活化使血管通透性增加，血管内液进入细胞间质；冠状小动脉痉挛，这些导致心肌缺血、间质水肿、心肌点状出血或坏死、肺水肿，严重时导致心力衰竭。

（5）血液：全身小动脉痉挛，血管壁渗透性增加，血液浓缩，血细胞比容升高；高凝血状态，严重时可能发生微血管病性溶血，导致血小板减少，肝酶升高，溶血。

（6）内分泌及代谢：妊娠晚期盐皮质激素、去氧皮质酮升高致钠潴留，血浆胶体渗透压降低，出现水肿。子痫抽搐后出现酸中毒。

（7）子宫胎盘血流灌注：子宫胎盘血流灌注下降，胎盘血管急性动脉粥样硬化，使胎盘功能下降，胎儿生长受限，胎儿窘迫。若胎盘床血管破裂，则导致胎盘早剥，严重时母儿死亡。

二、临床资料

（一）病史、症状要点

1. 病史　详细询问有无高危因素，如初诊体重、胎次、年龄，既往有无高血压、糖尿病、慢性肾炎等病史，了解子痫前期家族史（母亲或姐妹）、既往孕育史，以及此次妊娠情况有无头痛、视力改变、上腹不适等。

2. 症状要点

（1）高血压：①轻度子痫前期，妊娠 20 周后出现高血压，收缩压≥140mmHg，和/或舒张压≥90mmHg；②重度子痫前期，血压持续升高，收缩压≥160mmHg 和/或舒张压≥110mmHg。

（2）蛋白尿：①轻度子痫前期，尿蛋白≥0.3g/h，或随机尿蛋白（+）；②重度子痫前期，尿蛋白≥5.0g/24h 或随机尿蛋白≥（+++）。

（二）查体要点

1. 一般情况　血压升高。

2. 全身检查　自踝部开始出现指陷性水肿，水肿局限于膝以下为"+"，延至大腿为"++"，涉及腹壁及外阴为"+++"，全身水肿，或伴有腹水为"++++"。

3. 眼底检查　视网膜小动脉痉挛或硬化，动静脉比 1:2～1:4，视网膜水肿、渗出或出血，视网膜乳头水肿，严重时发生视网膜剥离，出现视力模糊或失明。

4. 产科检查　并发胎儿宫内发育迟缓、胎儿窘迫时，宫底高度小于相应停经月份，可能出现胎心异常；胎盘早剥时，板状腹，宫体压痛，宫底、胎位触诊不清，胎心音听不清。

（三）理化检查要点

1. 血液检查　包括全血细胞计数、血红蛋白含量、血小板计数、血细胞比容、血粘度、凝血功能，了解血液有无浓缩、有无高凝状态及程度。

2. 肝肾功能测定　肝细胞功能受伤可致 ALT、AST 升高。肾功能受损时，血清肌酐、尿素氮、尿酸升高。重度子痫前期与子痫应测定电解质与二氧化碳结合力，以便及早发现并纠正酸中毒。

3. 尿液检查　包括尿常规、尿比重。尿比重≥1.030 提示尿液浓缩，尿蛋白（+）时尿蛋白含量 0.3g/24h；尿蛋白（+++）时尿蛋白含量 5.0g/24h。尿蛋白在病情严重时应每 2 日一次或每日检查。

4. 眼底检查　通过眼底检查可直接观察到视网膜小动脉的痉挛程度，是子痫前期、子痫严重程度的重要参考指标。子痫前期患者可见视网膜动静脉比值 1:2 以上、视乳头水肿、絮状渗出或出血，严重时可发生视网膜剥离，患者可出现视力模糊或视盲。

5. 损伤性血流动力学监测　当子痫前期 - 子痫患者伴有严重心脏病、肾脏疾病、难以控制的高血压、肺水肿以及不能解释的少尿时，可以监测孕妇的中心静脉压或肺毛细血管楔压。

6. 其他　心电图、超声心动图可了解心功能，疑有脑出血可行 CT 或 MRI 检查。同时常规检查胎盘功能，B 超检查胎儿、胎盘、羊水等情况，监测胎儿宫内安危状况及胎儿成熟度。

三、诊断思路

（一）危险性评估

1. 对具有高危因素的孕妇进行评估，加强监护，警惕血压升高及尿蛋白出现。

2. 警惕子痫前期、子痫的发生　凡在临床上遇见孕中、后期，出现头痛、视力改变、上腹部不适、血压升高、尿蛋白阳性的患者，应警惕有子痫前期、子痫发生的可能。若患者出现抽搐而不能用其他原因解释者考虑发生子痫。

3. 警惕胎盘早剥发生　子痫前期患者突然出现阴道出血、腹痛，板状腹、宫底触诊不清，要警惕胎盘早剥可能。

（二）诊断流程

1. 临床线索　①有无高危因素存在；②血压升高；③尿蛋白阳性；④有头痛、视力改变、上腹不适等症状；⑤子痫前期患者出现不能用其他原因解释的抽搐。

2. 根据临床症状、体征及辅助检查，判断疾病严重程度。

3. 子痫前期应与妊娠合并高血压、妊娠合并慢性肾炎相鉴别；子痫与妊娠合并癫痫、脑出血、癔症相鉴别。

（三）鉴别诊断

子痫前期及子痫鉴别诊断见表 20-2、表 20-3。

表 20-2　子痫前期鉴别诊断

	子痫前期	妊娠合并高血压	妊娠合并慢性肾炎
病史	孕前无高血压病史 妊娠 20 周后出现	有高血压家族史 孕前即高血压	孕前有急性肾炎史；儿童期反复链球菌感染史；孕前体检或应激状态下出现蛋白尿、水肿或轻度高血压
血压	<200/120mmHg， 有自觉症状	>200/120mmHg 无自觉症状	疾病早期有 / 无高血压，晚期多有高血压
蛋白尿	有，量不定，一般无管型	一般无蛋白尿或管型	量多，持续，常有各种管型

续表

	子痫前期	妊娠合并高血压	妊娠合并慢性肾炎
水肿	有	常无	明显
眼底	小动脉痉挛 A/V = 1/2 以上	动脉硬化屈曲,动静脉压迹,视网膜棉絮状渗出或出血	动脉硬化屈曲,动静脉压迹,视网膜棉絮状渗出或出血
妊娠终止后	逐渐恢复正常	减轻至孕前情况	减轻至孕前情况

表 20-3 子痫鉴别诊断

	子痫	妊娠合并癫痫	脑出血	癔症
病史	有子痫前期病史	孕前有发作史	有子痫前期及子痫发作史	有癔症史,发作前情绪激动
临床表现	双眼凝视,四肢抽搐抽搐时呼吸暂停,面色青紫	发作时瞳孔散大,抽搐期有尖叫声,口吐白沫	血压进行性升高,发病急,头痛、恶心、喷射性呕吐、昏迷,有时有脑膜刺激征,出血部位不同,体征有不同	发作时瞳孔不散大,抽搐期为随意运动
辅助检查	有高血压、水肿、蛋白尿	无高血压及蛋白尿	CT、MRI脑出血表现	无高血压及蛋白尿

(四) 西医诊断

妊娠 20 周后出现高血压、蛋白尿。轻者可无症状或轻度头晕,血压轻度升高,伴水肿或轻微蛋白尿;重者出现头痛、眼花、恶心、呕吐、持续性右上腹疼痛等,血压明显升高,尿蛋白增多,水肿明显,甚至昏迷、抽搐。

1. 轻度子痫前期 妊娠 20 周后出现高血压,收缩压≥140mmHg,和/或舒张压≥90mmHg,伴尿蛋白≥0.3g/h,或随机尿蛋白(+)。可伴有上腹部不适、头痛等症状。

2. 重度子痫前期 血压和尿蛋白持续升高,发生母体脏器功能不全或胎儿并发症。子痫前期患者符合下述任一种情况可诊断为重度子痫前期:①血压持续升高:收缩压≥160mmHg 和/或舒张压≥110mmHg;②蛋白尿≥5.0g/24h 或随机尿蛋白≥(+++);③中枢神经系统异常:持续性头痛或视觉障碍或其他脑神经症状;④上腹部不适或持续右上腹疼痛,肝包膜下血肿或肝破裂症状;⑤肝脏功能异常:血清转氨酶水平升高;⑥肾脏功能异常:少尿(24 小时尿量 <400ml 或每小时尿量 <17ml)或血肌酐 >1.2mg/dl;⑦低蛋白血症伴胸腔积液或腹腔积液;⑧心力衰竭、肺水肿;⑨脑血管意外;⑩血液系统异常:血小板持续下降并低于 $100×10^9$/L;血管内溶血、贫血、黄疸或乳酸脱氢酶升高;⑪胎儿生长受限或羊水过少。

3. 子痫 在子痫前期的基础上进而发生不能用其他原因解释的抽搐,或伴有昏迷,称为子痫。子痫的典型发作过程首先表现为眼球固定,瞳孔散大,头偏向一侧,牙关紧闭;继而口角及面肌颤动,数秒后发展为全身及四肢肌肉强直,双手紧握,双臂屈曲,迅速发生强烈抽动。抽搐时呼吸暂停,面色青紫。持续一分钟左右,抽搐强度减弱,全身肌肉松弛,随即深长吸气,发出鼾声而恢复呼吸,但患者仍昏迷,最后意识恢复,但困惑、易激惹、烦躁。抽搐发作前及抽搐期间无呼吸动作。在抽搐过程中易发生各种创伤,如唇舌咬伤,摔伤甚至骨折,昏迷中呕吐可造成窒息或吸入性肺炎。子痫发生在妊娠晚期或临产前,称产前子痫,多见;发生于分娩过程中,称产时子痫,

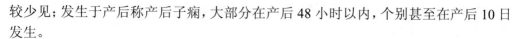

较少见；发生于产后称产后子痫，大部分在产后 48 小时以内，个别甚至在产后 10 日发生。

4. 辅助检查 ①血常规；②尿常规；③肝功能、血脂；④肾功能、尿酸；⑤凝血功能；⑥心电图；⑦胎心监测；⑧B 超了解胎儿、胎盘、羊水；⑨眼底检查等。

四、治疗

（一）急救处理

子痫是妊娠期高血压疾病最严重的阶段，是妊娠期高血压疾病导致母儿死亡的最主要原因，应积极处理。处理原则是控制抽搐，纠正缺氧和酸中毒，控制血压，抽搐控制后终止妊娠。

西医急救处理

（1）患者左侧卧位，开放呼吸道，吸氧，留置导尿，监测生命体征。避免声、光等刺激，防止唇舌咬伤及坠地。

（2）控制抽搐：①25% 硫酸镁 20ml 加入 25% 葡萄糖液 20ml 静脉推注（>5 分钟），继之以 2~3g/h 静脉滴注，同时应用有效镇静药物如地西泮 10mg 静脉缓慢推入（>2 分钟），或冬眠合剂（哌替啶 100mg、氯丙嗪 50mg、异丙嗪 50mg）1/3 或 1/2 肌内注射，控制抽搐；②20% 甘露醇 250ml 快速静脉滴注，降低颅内压。

（3）血压过高时使用降压药。

（4）纠正缺氧和酸中毒：面罩给氧，根据二氧化碳结合力及尿素氮值给予适量的 4% 碳酸氢钠纠正酸中毒。

（5）终止妊娠：抽搐控制 2 小时后可考虑终止妊娠。

（二）西医治疗

1. 一般治疗 子痫前期及子痫患者应住院治疗。

（1）应保证充足睡眠，取左侧卧位。

（2）严密监护母儿状态，每日测体重及血压，每日或隔日复查尿蛋白。

（3）保证摄入充足的蛋白质和热量，不建议限盐。

（4）间断吸氧，增加血氧含量，改善全身主要脏器和胎盘供氧。

（5）对于精神紧张、焦虑、睡眠欠佳者可给予镇静治疗，睡前口服地西泮（安定）2.5~5mg，或 10mg 肌内注射或缓慢静脉注射（>2 分钟）。

2. 解痉治疗 治疗子痫前期和子痫的主要方法。硫酸镁是治疗本病的一线药物，也是预防子痫发作的预防用药。

（1）用药方案：静脉给药结合肌内注射：①静脉给药：首次负荷剂量 25% 硫酸镁 20ml 加入 10% 葡萄糖液 20ml，缓慢静脉推注，15~20 分钟推完；继之 25% 硫酸镁 60ml 加入 10% 葡萄糖液 500ml 静脉滴注，滴速为 1~2g/h；②根据血压情况决定是否加用肌内注射，用法为 25% 硫酸镁 20ml 加入 2% 利多卡因 2ml，臀肌深部注射，每日 1~2 次。每日总量 25~30g。用药过程中监测血清镁离子浓度。

（2）使用硫酸镁注意事项：①膝腱反射存在；②呼吸≥16 次/min；③尿量≥17ml/h 或≥400ml/24h；④备有 10% 葡萄糖酸钙。镁离子中毒时停用硫酸镁并静脉缓慢推注（5~10 分钟）10% 葡萄糖酸钙 10ml。如患者同时合并肾功能不全、心肌病、重症肌无力等，则硫酸镁应慎用或减量使用。

3. 降压治疗　目的为预防子痫、心脑血管意外和胎盘早剥等严重母胎并发症，延长孕周，改变围生期结局。

（1）对于收缩压≥160mmHg 和 / 或舒张压≥110mmHg 或平均动脉压≥140mmHg 者必须应用降压药；收缩压≥140mmHg 和 / 或舒张压≥90mmHg 的患者可以使用降压药。

（2）目标血压：孕妇无并发脏器功能损伤，收缩压应控制在 130～155mmHg，舒张压应控制在 80～105mmHg；孕妇并发脏器功能损伤，则收缩压应控制在 130～139mmHg，舒张压应控制在 80～89mmHg；血压不可低于 130/80mmHg。

（3）常用降压药物

1）血管扩张剂：肼屈嗪，每 15～20 分钟静脉滴注 5～10mg，直至舒张压控制在 90～100mmHg；或口服 10～20mg，每日 2～3 次；或 40mg 加入 5% 葡萄糖液 500ml 静脉滴注。

2）α、β 肾上腺素能受体阻断剂：拉贝洛尔 50～100mg 口服，每日 3～4 次；或盐酸拉贝洛尔静脉注射，初始剂量 20mg，根据血压调整剂量，单次最大剂量 80mg。

3）钙离子通道阻滞剂：硝苯地平 10mg 口服，每日 3 次，24 小时不超过 60mg。尼莫地平 20～60mg 口服，每日 2～3 次，或 20～40mg 加入 5% 葡萄糖液 250ml 静脉滴注，每日 1 次。

4）中枢性降压药：甲基多巴 250mg 口服，每日 3 次，每日总量不超过 2g。

应用降压药的选择原则：对胎儿无毒副作用，不影响心每搏输出量、肾血流量及子宫胎盘灌注，不致血压急剧下降或下降过低。

4. 利尿　利尿剂仅适用于急性心力衰竭、肺水肿、脑水肿、全身水肿和血容量过高者。

（1）呋塞米（速尿）：20～40mg 肌内注射或溶于 5% 葡萄糖液 20～40ml，静脉注射（5 分钟以上），用药同时监测电解质，必要时同时补钾。

（2）甘露醇：仅适用于脑水肿患者，心衰患者禁用。20% 甘露醇 250ml 静脉滴注，30 分钟内滴完，4～6 小时可以重复使用。

5. 扩容　一般不主张应用扩容剂，仅用于严重的低蛋白血症、贫血。可选用人血白蛋白、血浆和全血。

6. 适时终止妊娠

（1）终止妊娠时机

1）轻度子痫前期患者可期待至足月。

2）重度子痫前期患者：①妊娠 <26 周经治疗病情不稳定者建议终止妊娠；②妊娠 26～28 周根据母胎情况以及当地母儿诊治能力决定是否期待治疗；③妊娠 28～34 周，如病情不稳定，经积极治疗 24～48 小时仍无明显好转者，促胎肺成熟（地塞米松 6mg，肌内注射，每 12 小时 1 次，连续 2 天）后终止妊娠；病情稳定者，可考虑期待治疗；④重度子痫前期患者孕周已超过 34 周，胎儿成熟可考虑终止妊娠。

3）子痫控制后 2 小时可考虑终止妊娠。

（2）终止妊娠方法

1）引产：适用于病情控制后，宫颈条件成熟者。产程中应加强母儿安危状况及血压监测，一旦出现头晕、眼花、恶心呕吐等症状，应立即剖宫产结束分娩。

2）剖宫产：适用于有产科指征,宫颈条件不成熟,不能在短时间内经阴道分娩,引产失败,胎盘功能明显减退,或已有胎儿窘迫征象者。

7. 子痫的处理 处理原则为控制抽搐,纠正缺氧和酸中毒,控制血压,抽搐控制后终止妊娠。

（1）一般急诊处理：避免声光刺激,保持安静;防止受伤,放置压舌板,以防咬伤唇舌,防止跌落;保持气道通畅,防窒息;密切观察生命体征、尿量（留置导尿管）。

（2）控制抽搐：硫酸镁是治疗子痫及预防复发的首选药物。① 25% 硫酸镁 20ml 加入 25% 葡萄糖液 20ml 静脉推注（>5 分钟）,继之以 2～3g/h 静脉滴注,同时应用有效镇静药物如地西泮 10mg 静脉缓慢推入（>2 分钟）,或冬眠合剂（哌替啶 100mg、氯丙嗪 50mg、异丙嗪 50mg）1/3 或 1/2 肌内注射,控制抽搐;② 20% 甘露醇 250ml 快速静脉滴注,降低颅内压。

（3）血压过高时使用降压药。

（4）纠正缺氧和酸中毒：面罩给氧,根据二氧化碳结合力及尿素氮值给予适量的 4% 碳酸氢钠纠正酸中毒。

（5）终止妊娠：抽搐控制 2 小时后可考虑终止妊娠。

（6）密切观察病情,及早发现心力衰竭、脑出血、肺水肿、HELLP 综合征、肾衰竭、DIC 等并发症,并积极处理。

（三）中医辨证论治

中医治疗的重点是子痫前期,以滋阴养血,平肝潜阳为法,防止子痫的发生。子痫一旦发生,治疗以清肝息风、安神定痉为主,因病情危急,需中西医结合、西医为主抢救治疗。

1. 治疗原则 治病与安胎并举。子肿以利水化湿为治疗大法;子晕以平肝潜阳为治疗大法;子痫以清肝息风、安神定痉为主。

2. 辨证论治

（1）脾肾两虚证：妊娠中晚期,面目及下肢浮肿,或遍及全身,按之凹陷不起,面色㿠白无华,神疲气短懒言,口淡而腻,食欲不振,小便短少,大便溏,舌淡体胖边有齿痕,苔白润或腻,脉沉滑无力。

治法：健脾温肾,行水消肿。

选方：白术散合或健脾利水汤。

（2）气滞湿阻证：妊娠中晚期,肢体肿胀,始于两足,渐延于腿,皮色不变,随按随起,胸闷胁胀,头晕胀痛,或脘胀,纳少;苔薄腻,脉弦滑。

治法：理气行滞,除湿消肿。

选方：天仙藤散或正气天香散。

（3）阴虚肝旺证：妊娠中晚期,头晕目眩,头痛耳鸣,视物模糊,颜面潮红,心烦失眠,口干咽燥;舌红或绛,少苔,脉弦细滑数。

治法：滋阴养血,平肝潜阳。

选方：杞菊地黄丸加天麻、钩藤、石决明。

（4）脾虚肝旺证：妊娠中晚期,面部浮肿逐渐加重,头昏头重如眩冒状,胸闷心烦,呕逆泛恶,神疲肢软,纳少嗜卧;舌淡胖有齿痕,苔腻,脉弦滑而缓。

治法：健脾利湿,平肝潜阳。

选方：半夏白术天麻汤加钩藤、丹参。

（5）肝风内动证：妊娠晚期、临产前及新产后，头痛眩晕，突然发生四肢抽搐，昏不知人，牙关紧闭，角弓反张，时作时止，伴颜面潮红，舌红苔薄黄，脉弦细而数。

治法：滋阴清热，平肝息风。

选方：羚角钩藤汤。

（6）痰火上扰证：妊娠晚期，临产时或新产后，头晕头重，胸闷泛恶，面浮肢肿，突然扑倒，昏不知人，全身抽搐，气粗痰鸣，舌红，苔黄腻，脉弦滑数。

治法：清热开窍，豁痰息风。

选方：牛黄清心丸加竹沥、天竺黄、石菖蒲。

3．中成药

（1）五苓散：口服，每日2次，每次3～6g，适用于脾虚子肿。

（2）济生肾气丸：口服，每日2次，每次1丸，适用于肾虚子肿。

（3）安宫牛黄丸：口服，每日2次，每次6～12g，适用于肝风内动、痰火上扰子痫。

（4）牛黄清心丸：口服，每日2次，每次9g，适用于痰火上扰子痫。

第三节　卵巢肿瘤蒂扭转

卵巢肿瘤有一个蒂，其中包括输卵管、骨盆漏斗韧带和卵巢固有韧带三部分，当瘤蒂沿着一个方向发生扭转，即可引起急性下腹疼痛，称为卵巢肿瘤蒂扭转。是卵巢肿瘤常见的并发症之一，也是较常见的妇科急腹症。

卵巢肿瘤属于中医妇科"癥瘕"范畴，类似于《灵枢·水胀》中所描述的"肠覃"，发生蒂扭转参见中医"腹痛"范畴。

一、病因病理

（一）中医病因病机

卵巢肿瘤多因脏腑虚弱，机体正气不足，或七情郁结，或脾虚不运，水湿内聚，蕴而成痰，湿痰瘀互结，或蕴积成毒，积久成癥。

1．痰湿凝聚　素体脾肾不足，脾虚则运化失职，肾虚则气化失职，水湿内停，湿聚为痰，痰湿凝聚胞脉，久致癥瘕。

2．气滞血瘀　平素性情抑郁，长期情志不遂，气机不畅、壅滞，日久血结成瘀，凝结于胞脉为患。

3．湿热郁毒　素体湿盛或肝旺脾虚，水湿运化失职，蕴湿化热，积之成毒，湿毒热邪内结，气机失常，湿热郁毒，聚而成癥。

4．气阴两亏　痰湿瘀阻，蕴而成毒，聚而成癥，日久暗耗正气精血，损伤阴阳，致气阴两亏。

（二）西医病因病理

1．病因

（1）患者因素

1）体位改变：急剧的体位变动，尤其是旋转动作，瘤蒂易发生扭转。

2）妊娠期与产褥期腹腔内空间变更：妊娠中期肿瘤随增大的子宫升入腹腔，有较大空间易发生扭转；或产后，腹压骤变和腹腔空间增大，导致蒂扭转。

3）其他：如膀胱充盈与排空、咳嗽、肠蠕动剧烈或排便等，均可能导致蒂扭转。卵巢肿瘤蒂扭转大多发生于右侧，因为右侧的盲肠蠕动较多，盆腔又有较大的活动空间。

（2）肿瘤因素

1）肿瘤大小：多发于中等大小（一般肿瘤直径8～15cm）的肿瘤。

2）肿瘤重心不均衡：肿瘤重心偏于一侧，以成熟囊性畸胎瘤居多。

3）瘤蒂较长，肿瘤活动度良好。

4）肿瘤的性质：由于良性肿瘤壁较光滑，且无浸润性生长，故与周围组织无明显粘连而更易扭转。

2.病理机制　发生蒂扭转可有不全扭转和完全扭转。不全扭转轻微，有自然松解回复的可能，完全扭转可发生以下变化：瘤蒂扭转后，首先静脉回流受阻，引起肿瘤充血、血管破裂出血或渗液，致使肿瘤迅速增大，囊壁增厚，最后动脉血流受阻，血管完全闭塞则肿瘤发生缺血或坏死变为紫黑色，易继发感染和破裂。

二、临床资料

（一）病史、症状要点

1.病史　询问发病前有无腹部活动性肿块史，部分患者过去自觉腹中有肿块，或曾做妇科检查或盆腔超声检查证实有卵巢肿瘤存在；既往有类似腹痛发作史；腹痛是否因体位变动等原因而突然发作；发病后自觉肿瘤不再活动并迅速增大等。

2.症状

（1）腹痛：剧烈活动或体位改变后突然发生一侧下腹剧烈疼痛，痉挛性或绞痛。扭转程度越严重，腹痛越重；不完全扭转者疼痛发作比较轻缓，有时可自然复位，腹痛随之缓解。

（2）恶心、呕吐：蒂扭转后静脉回流阻断，瘤体充血肿胀、渗出，均可刺激腹膜引起反射性恶心、呕吐，常与急性腹痛同时发生。

（3）继发感染：蒂扭转进一步发展或未及时处理继发感染，出现高热，可有寒战，白细胞增高。炎症反应加剧引起持续性腹痛。移动体位时，疼痛加剧，患者取强迫卧姿。

（二）查体要点

1.一般情况　痛苦病容，强迫卧位。

2.腹部检查　下腹一侧压痛，腹肌紧张，继发感染后，肌紧张及反跳痛加剧。

3.妇科检查　宫颈举痛、摇摆痛，子宫活动度基本消失，宫旁扪及压痛的肿块，以蒂部压痛最明显。

（三）理化检查要点

1.盆腔彩色多普勒超声检查　可协助诊断卵巢肿瘤蒂扭转。

2.MRI、CT　对临床定位诊断可以起到明显的辅助作用。

3.腹腔镜检查　发现卵巢肿瘤及其扭转的蒂、扭转的瘤体呈紫黑色，即能明确诊断。在临床诊断不明的情况下及时行腹腔镜检查可及早明确诊断，对年轻患者镜下行保守性手术可保留卵巢功能。

4.血常规 如继发感染,可有白细胞总数、中性粒细胞比例的升高。

三、诊断思路

(一)危险性评估

1.根据腹痛情况,初步评估其危险性 突发一侧下腹剧痛,可扪及肿块张力较大,压痛,以瘤蒂处最明显,伴有肌紧张,系腹膜牵引或绞窄引起急性腹膜炎。

2.正确评估腹痛性质及程度,特别注意有无休克,进一步评估其危险性 剧烈腹痛,恶心呕吐,伴有高热、肿块及腹部压痛,腹肌紧张及白细胞升高等,考虑发生感染性休克。

(二)诊断流程

1.卵巢肿瘤蒂扭转为妇科常见的急腹症,患者突发性一侧下腹剧痛,呈持续性伴阵发性加剧,伴有恶心呕吐甚至出现休克。

2.当卵巢肿瘤具备中等大小、质地不均、蒂较长且在体位发生改变时极易发生蒂扭转。

3.急诊B型超声协助诊断。

4.对于病情复杂的,必要时请专科会诊。

(三)鉴别诊断

卵巢肿瘤蒂扭转主要与阑尾炎、异位妊娠破裂或流产相鉴别(表20-4)。

表20-4 卵巢肿瘤蒂扭转鉴别要点

	卵巢肿瘤蒂扭转	阑尾炎	异位妊娠破裂或流产
停经史	无	无	有
腹痛	突然下腹一侧痉挛样或绞痛	开始于脐周转移至右下腹,持续性痛	突发下腹剧痛,自下腹一侧开始向全腹扩散
阴道出血	无	无	少量,暗红色
晕厥或休克	多无	无	可有,程度与外出血量不成正比
腹部体征	下腹一侧压痛,腹肌紧张	麦氏点压痛反跳痛,腹肌紧张	下腹一侧或全腹压痛、反跳痛,肌紧张不明显,可有移动性浊音
妇科检查	宫颈举痛,触及一侧附件区包块,蒂部触痛明显	直肠指检,右侧高位压痛	后穹隆饱满,宫颈摇摆痛,子宫正常大小或稍大,软,宫旁可触及痛性包块
体温	正常或稍高	升高	正常
B超检查	一侧附件低回声区,边缘清晰,有条索状蒂	子宫附件区无异常回声	宫内无妊娠囊,一侧附件区混合性包块

(四)西医诊断

通过仔细询问病史可了解到既往有卵巢肿瘤史,通过临床资料应首先考虑卵巢肿瘤蒂扭转可能。对于急性腹痛的患者,如盆腔彩色多普勒超声检查发现附件区肿块而无血流信号,结合临床资料,应高度怀疑卵巢肿瘤蒂扭转。一些患者延迟就诊,或者误以为外科疾患,是临床漏诊或误诊的原因。老年妇女应注意以"腹痛、腹胀、肛门停止排气排便等消化道症状"为主要临床表现的特征。

1. 病史与症状　详细询问病史，了解发病前（如下腹部肿物史）、发病时（突然下腹一侧疼痛，渐进性加剧，伴恶心、呕吐等）、发病后（转动身体疼痛加剧、强迫体位、发热等）的情况对本病诊断有重要意义。

2. 腹部检查及妇科检查　下腹一侧肿物，并有局限性腹肌紧张、压痛、反跳痛等腹膜刺激征；妇科检查于子宫一侧可扪及包块，压痛明显，以瘤蒂处最显著。

3. 辅助检查　盆腔 B 型超声、CT、MRI 可协助诊断。

四、治疗

（一）急救处理
卵巢肿瘤蒂扭转一经确诊应立即手术。

（二）西医治疗
手术路径可经腹腔镜或经腹手术。腹腔镜下可早期诊断卵巢肿瘤蒂扭转并于镜下行保守治疗，且安全有效。

1. 传统的手术方式　患侧附件切除术。术时应在扭转蒂部以上的正常组织内钳夹，切除肿瘤和扭转的瘤蒂，钳夹前不可先将扭转的瘤蒂回转，防止血栓脱落进入血循环。

2. 卵巢肿瘤剥出术　近年来对于年轻患者，如肿瘤为良性，不完全扭转（<360°）、扭转时间短、肿瘤血运良好无坏死者，亦可以考虑行卵巢肿瘤剥出术。如可疑恶性，需送病理切片，以决定手术方式和范围。

如发生感染，局限性脓肿形成者，原则上积极控制感染，待体温与血象正常后进行手术。

（三）中医辨证论治
1. 气滞血瘀
证候：胸胁胀痛，烦躁易怒，面色晦暗无泽，口苦咽干，形体消瘦，肌肤甲错，下腹胀痛，有肿块，舌质紫暗或见瘀斑瘀点，脉沉细或涩。
治法：理气活血，软坚散结。
代表方：血府逐瘀汤。

2. 痰湿凝聚
证候：身困无力，形体肥胖或水肿，胸腹满闷，月经失调，白带增多，下腹肿块，舌体胖大苔白腻，脉沉或滑。
治法：化痰行气，软坚散结。
代表方：苍附导痰丸。

3. 湿热郁毒
证候：腹胀有块，伴腹水，口干苦不欲饮，大便干燥，尿黄灼热，阴道不规则出血，舌质暗，脉弦滑或滑数。
治法：清热利湿，解毒散结。
代表方：解毒四物汤加减。

4. 气阴两亏
证候：神疲乏力，短气懒言，口干欲饮，颧红，五心烦热，纳呆，大便干结，小便黄，舌红少苔，脉细数。

治法：益气养阴，滋阴清热。

代表方：生脉饮合二至丸加味。

（四）针灸治疗

取中极、关元、天枢、三阴交穴，平补平泻。

第四节　卵巢黄体破裂

卵巢在排卵后形成黄体，由于某种原因可能发生破裂、出血，轻者出血不多，可自行愈合；严重者可造成大量腹腔内出血，甚至危及生命，是妇科常见的急腹症之一。卵巢黄体破裂好发于育龄期妇女，其破裂时间与月经周期有一定关系，可作为诊断的主要依据。

中医古籍中无卵巢黄体破裂病名记载，根据其临床特点，本病可归属于中医妇科"妇人腹痛""癥瘕"范畴。

一、病因病理

（一）中医病因病机

中医认为其主要病机为瘀血内阻，冲任不畅，络伤血溢，气随血脱，血瘀少腹，积聚成癥。临床可分为气虚血瘀证，气血亏脱证，瘀血成癥证。

1. 络伤血瘀　素体肝郁，感受寒邪，或有热结，致瘀血内生，若跌仆闪挫，房劳损伤，可致络伤血溢，离经之血瘀于少腹，发为本证。

2. 气血亏脱　络伤血溢，血液离经妄行，腹腔内出血量增多，阴血暴亡，亡血气脱，阴阳离决。

3. 气虚血瘀　素体虚弱，感受外邪，内伤七情，体有宿瘀，均可致胞络阻滞，瘀久络伤血溢于脉外，气随血脱，致气虚血瘀。

4. 瘀血成癥　正气不足，肝郁气滞，瘀血内阻，少腹瘀滞，脉络不通，气血运行不畅，日久成癥。

（二）西医病因病理

1. 病因

（1）自发性破裂：盆腔炎症、卵巢扭转等引起卵巢充血，形成黄体血肿，血肿增大，内压增加到一定程度即发生破裂。

（2）外力性破裂：直接或间接接受外力影响而发生黄体破裂，如性交、腹内压增加（大便用力、恶心、呕吐、举重物等）等引起。

（3）全身情况及血液系统疾病：贫血、严重营养不良、血液系统疾病引起凝血功能异常。

2. 病理机制

（1）月经中期，成熟卵泡排出后，卵巢表面的破口可有少量出血，其破口处不久即被血块堵塞。当卵巢排卵后破口处未形成血块堵塞，且卵泡壁内血管不闭合，可有活动性出血流入腹腔，刺激腹膜，引起腹痛。此种出血多发生于月经中期。

（2）排卵后形成黄体，如已凝固的血块脱落，发生内出血，引起急腹症。此种情况多发生在月经前，偶可见于月经第1、2日。

二、临床资料

（一）病史、症状要点

1. 病史　询问发病前有无性生活、有无用力排便及盆腔炎病史,既往有无类似腹痛发作史,有无血液系统疾病及营养不良,患者月经周期等。

2. 症状要点

（1）腹痛:起病急骤,下腹一侧突然剧痛,继之全腹持续性坠痛,以后逐渐减轻或继续加剧。

（2）恶心、呕吐:内出血多时有恶心、呕吐、出冷汗,甚至晕厥、休克。

（二）查体要点

1. 一般情况　腹腔内出血较多时,呈贫血貌。大量出血时,患者可出现面色苍白、脉搏快而细弱、血压下降等休克表现。腹腔内血液吸收时体温略升高。

2. 腹部检查　出血少者下腹有轻度压痛,以患侧明显。重症者下腹有压痛及反跳痛,腹肌紧张轻微。出血较多时,叩诊有移动性浊音。

3. 妇科检查　阴道后穹窿饱满,有触痛,宫颈举痛或摇摆痛;子宫正常大小;患侧附件区触痛明显,有时可触及边界不清的包块,早期如嫩豆腐感,时间久变硬,不活动,触痛明显。

（三）理化检查要点

1. 血常规　血红蛋白下降。

2. 血 β-HCG 测定　阴性,当妊娠伴黄体破裂时可阳性。

3. B 型超声检查　患侧卵巢增大,可见腹腔内液性暗区。

4. 阴道后穹窿穿刺　可抽出不凝暗红色血液。

5. 腹腔镜检查　卵巢破裂处可见有活动性出血及周围凝血块。

三、诊断思路

（一）危险性评估

1. 根据腹痛情况,初步评估其危险性　月经周期后半期,突发一侧下腹剧痛,之后腹痛逐渐缓解或继续加剧,考虑卵巢黄体破裂可能。

2. 正确评估腹痛性质及程度,进一步评估其危险性　下腹一侧剧痛,继之全腹持续性坠痛,伴恶心呕吐,腹部压痛,移动性浊音阳性,面色苍白、出冷汗,脉搏细弱,血压下降,说明腹腔内有大量出血,失血性休克。

3. 阴道后穹窿穿刺　如经阴道后穹窿穿刺抽出暗红色不凝血,应考虑有腹腔内出血。

（二）诊断流程

1. 临床线索　①育龄期女性;②月经周期第 20～27 天;③突发一侧下腹痛。

2. 询问腹痛情况。

3. 疑有腹腔内出血者,行阴道后穹窿穿刺。

4. 妊娠试验检查,B 型超声检查。

5. 卵巢黄体破裂需与异位妊娠破裂或流产、急性阑尾炎、急性盆腔炎相鉴别。

（三）鉴别诊断

卵巢黄体破裂需与异位妊娠破裂或流产、急性盆腔炎、急性阑尾炎相鉴别（表 20-5）。

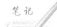

表 20-5 卵巢黄体破裂鉴别诊断

疾病	黄体破裂	输卵管妊娠流产或破裂	急性盆腔炎	急性阑尾炎
停经史	无或有	多有	无	无
腹痛	突发下腹一侧疼痛	突发下腹剧痛,自下腹一侧开始向全腹扩散	下腹持续性痛	脐周开始转移至右下腹持续性痛
阴道出血	无或有,如月经量	量少,暗红色,可有蜕膜管型排出	可有不规则阴道出血	无
晕厥或休克	无或程度轻	程度与外出血量不成正比	无	无
体温	正常	正常,有时低热	升高	升高
腹部体征	下腹一侧压痛反跳痛,移动性浊音可阳性	下腹一侧或全腹压痛、反跳痛,肌紧张不明显,可有移动性浊音	下腹压痛伴或不伴反跳痛	麦氏点压痛、反跳痛,腹肌紧张
妇科检查	后穹窿饱满,一侧附件区压痛,可触及包块,边界不清,触痛	后穹窿饱满,宫颈摇摆痛,子宫正常大小或稍大,软,宫旁可触及痛性包块	宫颈举痛或子宫压痛或附件区压痛	直肠指检,右侧高位压痛
血红蛋白	下降	下降	正常	正常
白细胞计数	正常	正常	升高	升高
妊娠试验	阴性或阳性	阳性	阴性	阴性
阴道后穹窿穿刺	抽出暗红色不凝血	抽出暗红色不凝血	可抽出渗出液或脓液	阴性
B超检查	患侧卵巢增大,腹腔内可见液性暗区	宫内无妊娠囊,一侧附件区混合性包块	附件区低回声包块伴或不伴盆腔积液	子宫附件区无异常回声

(四)西医诊断

卵巢黄体破裂后,根据发病时间、病史、症状、体征,诊断多无困难,下列化验及辅助检查有助诊断。

1. 血常规　血红蛋白下降。

2. 血或尿 HCG 测定　阴性,但若妊娠黄体破裂,HCG 可阳性。

3. B 型超声　患侧卵巢增大,腹腔积液。

4. 阴道后穹窿穿刺　可抽出不凝暗红色血液。

5. 腹腔镜检查　可见卵巢破裂口处有活动性出血及凝血块。

四、治疗

(一)急救处理

卵巢黄体破裂内出血量多、出现休克者在积极抢救休克同时手术治疗。

1．西医急救处理

（1）患者平卧位，吸氧，立即测血压、脉搏、呼吸、体温及观察患者神志。

（2）急查血常规、血型及交叉配血，急诊生化、血气分析、出凝血时间检测等。

（3）快速建立静脉通道，快速输入晶体平衡液（0.9%生理盐水和乳酸林格氏液）、胶体液（如羟乙基淀粉、低分子右旋糖酐）等，必要时输注血液及新鲜冷冻血浆。

（4）止血治疗：给予酚磺乙胺0.5g加入液体或氨甲环酸氯化钠注射液100ml静脉滴注。

（5）纠正酸中毒，必要时应用血管活性药物（如多巴胺）等。

（6）置中心静脉压监测，维持血流动力学稳定。

（7）休克患者或血压不稳定者急诊手术。

2．中医急救处理　给予丽参注射液10ml静脉注射或丽参注射液20ml加入液体静脉滴注；也可给予生脉注射液40ml或参附注射液20ml加入液体中静脉滴注。

（二）西医治疗

1．保守治疗

（1）患者平卧，吸氧，监测生命体征，观察意识神志、尿量。

（2）维持血容量，持续静脉输液，必要时输血纠正贫血（输血量根据血压及血红蛋白而定）。

（3）止血治疗：给予酚磺乙胺0.5g加入液体或氨甲环酸氯化钠注射液100ml静脉滴注。

（4）抗生素预防感染

2．手术治疗

（1）适应证

1）生命体征不稳定或有腹腔内出血量多甚至休克的患者。

2）要求手术者。

（2）手术方式：经腹腔镜或经腹，卵巢楔形切除术、卵巢电凝止血、卵巢修补术。

（三）中医辨证论治

1．络伤血溢证

证候：突发性一侧下腹部剧烈疼痛，发生时间月经后半期，伴肛门坠胀感，或有阴道出血。查体一侧下腹部压痛，叩诊无移动性浊音，生命体征稳定。妇科检查有宫颈摇摆痛，阴道穹窿触痛，宫体大小正常，一侧附件区有明显压痛。盆腔超声检查可见一侧附件区呈低回声包块，盆腔或子宫直肠陷凹有小于10cm的液性暗区。血常规指标在正常范围内。查血HCG阴性。面色㿠白，神疲懒言，四肢乏力，舌质暗，苔白，脉细涩。

治则：固冲益气止血。

代表方：固冲汤。

2．气血亏脱证

证候：月经后半期，突发一侧下腹部剧烈疼痛，面色苍白，四肢厥冷，冷汗淋漓，烦躁不安，甚或昏厥，血压下降，脉搏快而细弱。查体下腹压痛、反跳痛；阴道后穹窿穿刺抽出暗红色不凝血；B超检查一侧附件区低回声包块，盆腹腔积液。舌质淡暗，苔薄白，脉沉细或芤。

治法：益气止血固脱。

此证为腹腔内大出血、失血性休克所致，应抢救休克同时立即手术治疗。

3. 气虚血瘀证

证候：月经后半期，突发一侧下腹部剧烈疼痛，之后逐渐缓解，一侧下腹隐痛，头晕乏力；妇科检查有轻度宫颈摇摆痛，宫体大小正常，一侧附件区有轻度压痛；盆腔超声检查可见一侧附件区低回声包块，子宫直肠陷凹有少量液性暗区；血常规指标在正常范围内；血HCG阴性。舌质淡暗，苔薄，脉细缓。

治法：益气固脱，化瘀止血。

代表方：固本止崩汤加延胡索。

4. 瘀血成癥证

证候：一侧下腹部疼痛症状减轻。查体一侧下腹部轻压痛，叩诊无移动性浊音，生命体征稳定；妇科检查有宫颈举摆痛，宫体大小正常，一侧附件区有轻度压痛；盆腔超声检查可见一侧附件区呈低回声包块，子宫直肠陷凹有少量液性暗区；血常规指标在正常范围内；血HCG阴性。舌红，苔白，边有瘀斑，脉弦涩。

治则：活血化瘀，消癥止痛。

代表方：失笑散合桂枝茯苓丸。

5. 中医特色疗法

外治法：如双柏散外敷，用黄柏500g、侧柏叶1 000g、栀子500g、薄荷500g、泽兰500g、大黄1 000g等蜜调敷，贴敷于患侧下腹部，每日1次，10日为1疗程。

（陈　萍）

学习小结

1. 学习内容

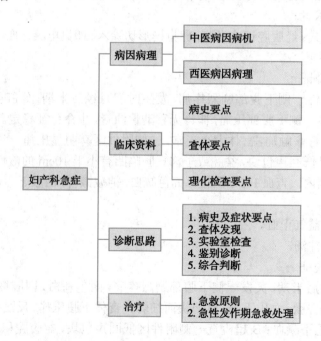

2. 学习方法

首先理解妇产科急症发生的病理机制，然后从临床实际出发，明确如何根据患者的病史、症状、体征及相关检查结果迅速做出诊断与鉴别诊断，重点掌握妇产科急症的急救原则及处理措施。

复习思考题

1. 输卵管妊娠如何诊断？
2. 试述产前子痫、子痫的中西医诊治。
3. 卵巢肿瘤蒂扭转的症状特点有哪些？
4. 试述卵巢黄体破裂的保守治疗。

笔记

第二十一章

急诊危重症监护与床旁监测技术

学习目的

通过急症监护和床旁监测技术的学习，明确心电监护、无创及有创血流动力学监测在急重症患者诊断过程中的意义，为准确、有效地治疗急重症患者奠定基础。了解近年来较新的脉搏指示持续心排血量监测和呼气末二氧化碳分压监测技术的原理和应用以及超声技术在血流动力学监测中的作用。

学习要点

正常心电图表现；心室颤动的心电图表现；心肌梗死心电图演变过程以及心肌梗死导联与部位及冠状动脉供血区域的关系；超声心动图检测中左室射血分数的正常值；有创动脉血压监测、肺动脉漂浮导管和中心静脉压监测技术和应用。

第一节　心　电　监　护

心电监护是急危重症常用的监测手段，并列于血压监测、血氧饱和度监测、呼吸监测、体温监测和中心静脉压监测。

一、一般心电监护

（一）心电图的基本知识

1. **心电图及其导联**　心电图（electrocardiogram，ECG）是利用心电图机从体表记录心脏每一心动周期所产生电活动变化的曲线图形。在人体不同部位放置电极，并通过导联线与心电图机电流计的正负极相连，这种心电图的电路连接方法称为心电图导联。电极位置和连接方法不同，可组成不同的导联。现在广泛应用的是标准十二导联，分别记为Ⅰ、Ⅱ、Ⅲ、aVR、aVL、aVF、$V_1 \sim V_6$。Ⅰ、Ⅱ、Ⅲ为双极肢体导联，aVR、aVL、aVF为单极加压肢体导联，$V_1 \sim V_6$为单极胸导联。

2. **心电图波段**　正常心电活动始于窦房结，经结间束传导至房室结，然后循希氏束→左、右束支→浦肯野纤维顺序传导，最后兴奋心室。这种有序的心电传播引起一系列的电位改变，在心电图上形成了相应的波段。临床心电学对这些波段进行了统一的命名：①最早出现的波幅较小的为P波，反映心房的除极过程；②PR间期，反映心房复极过程及房室结、希氏束、左右束支、浦肯野纤维的电活动；③ QRS 波群，幅度最大，反映心室除极的全过程；④ ST 段和 T 波，分别反映心室的缓慢和快速复极过程；⑤ Q-T 间期为心室开始除极至心室复极完毕全过程的时间。

3. 心电图的测量和正常数据

(1) 心电图的测量方法：心电图是直接描记在印有许多纵线和横线交织而成的小方格纸上(图 21-1)。小方格的各边细线间隔均为 1mm，纸上的横向距离代表时间，用以计算各波和间期所占的时间。因为心电图纸移动的速度标准定为 25mm/s，所以横向每一大格代表 1 秒，其中有 5 中格，每中格代表 0.2 秒，每一小格代表 0.04 秒。纸上的纵向高度代表电压，用以计算各波振幅的高度或深度，当输入定准电压为 1mV 使曲线移位 10mm 时 1 小格为 1mm，代表 0.1mV。

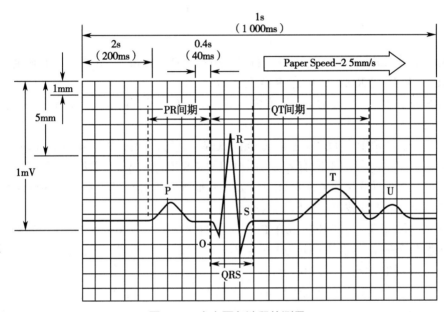

图 21-1　心电图各波段的测量

(2) 心率的计算

1) 测定邻近 2 个 P-P 间隔的时间(代表一个心动周期)，然后代入以下公式：心率 =60/PP 或 R-R 间期(秒)

2) 数 30 大格相当于 6 秒距离中 P 或 R 波的数目，乘以 10，便得出一分钟心房或心室率，此法常用于计算心律不齐者的平均心率。

(3) 正常心电图波形与正常值(图 21-2)

1) P 波：P 波的宽度(时间)<0.12 秒，儿童 <0.09 秒。P 波在 aVR 导联倒置，在 Ⅰ、Ⅱ、aVF、$V_4 \sim V_6$ 直立，其余导联呈双向、倒置或低平均可，这是窦性 P 波的标志。P 波振幅在肢体导联不超过 0.25mV，在胸导联不超过 0.2mV。

2) PR 间期：心率在正常范围内，成年人 PR 间期的正常范围为 0.12～0.20 秒。在幼儿及心动过速的情况下，PR 间期相应缩短。在老年人及心动过缓的情况下，PR 间期可略延长，但不超过 0.21 秒。

3) QRS 波群：正常人为 0.06～0.10 秒，最宽不超过 0.11 秒。儿童 0.04～0.08 秒。

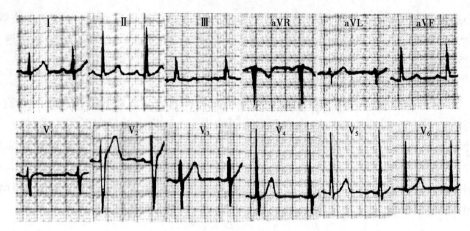

图 21-2　正常心电图

正常人的胸导联 R 波自 V_1 至 V_6，R 波逐渐增高，S 波逐渐减小，R/S 的比值逐渐增大：V_1 的 R/S＜1，V_5 的 R/S＞1，V_3 的 R/S 近于 1。

QRS 波群时间＞0.12 秒，表示室内传导障碍。QRS 波群振幅超过指标，考虑左或右心室肥厚。

4）Q 波：除 aVR 导联外，正常的 Q 波振幅不超过同导联中 R 波的 1/4，时间不超过 0.04 秒。V_1、V_2 导联不应有 q 波，但可以呈 QS 型，V_5、V_6 导联经常可见到正常范围的 q 波。aVR 导联可呈 QS 或 Qr 型，如在其他导联出现超过正常范围的过深、过宽的 Q 波，称为异常 Q 波，常见于心肌梗死。

5）ST 段：正常人 ST 段压低在 R 波为主的导联上不应超过 0.05mV；而 ST 段呈正常形态上抬在 V_1 导联不超过 0.1mV，V_2～V_3 导联女性不超过 0.15mV，男性不超过 0.2mV，其余导联均不应超过 0.1mV。

6）T 波：正常情况下，T 波的方向大多与 QRS 主波方向一致，在 Ⅰ、Ⅱ、V_4～V_6 导联直立，aVR 导联倒置，Ⅲ、aVL、aVF、V_1～V_3 导联可以直立、双向或倒置，但若 V_1 导联 T 波直立，则 V_2～V_6 导联就不应倒置。胸前导联中，T 波较高，V_2～V_4 导联可高达 1.5mV，但不应超过 1.5mV，V_1 的 T 波不超过 0.4mV，一般不超过 0.6mV。在 R 波为主的导联上，T 波的振幅不应低于同导联 R 波的 1/10。

7）Q-T 间期：Q-T 间期的长短与心率的快慢密切相关，心率越快，Q-T 间期越短，反之则越长。心率在 60～100 次/min 时，Q-T 间期的正常范围是 0.32～0.44 秒。由于 Q-T 间期受心率的影响很大，所以常用校正的 Q-T 间期，即 $QTc = QT/\sqrt{(RR)}$。QTc 是 R-R 间期为 1 秒（心率 60 次/min）时的 Q-T 间期。正常 QTc 的最高值为 0.44 秒，超过此时限即为延长。Q-T 间期延长伴 T 波异常提示出现严重的心律失常。

8）U 波：是在 T 波后 0.02～0.04 秒出现的振幅很低小的波，其方向一般与 T 波相一致。在胸导联较易见到，尤其 V_2～V_3 导联较为明显。U 波明显增高常见于低血钾症，U 波倒置见于高血压和冠心病。

（二）异常心电图

1. 心房肥大　主要表现为 P 波振幅、除极时间及形态改变。左心房肥大表现为 P 波宽大，时限≥0.12 秒，波顶常呈双峰，峰间距≥0.04 秒，在 Ⅰ、Ⅱ、aVL 导联较明显，因常见于二尖瓣狭窄，又称为"二尖瓣型 P 波"；右心房肥大表现为 P 波高耸，振幅 ≥0.25mV，以Ⅱ、Ⅲ、aVF 导联最为明显，因常见于肺源性心脏病，又称为"肺型 P 波"。

2．心室肥厚　主要表现为 QRS 波群电压增高。左心室肥厚表现为胸导联中，R_{V5} 或 $R_{V6} > 2.5mV$，肢体导联中，$R_{V1} > 1.5mV$，$R_{aVL} > 1.2mV$，$R_{aVF} > 2.0mV$，电轴左偏；右心室肥厚表现为右胸导联呈高 R 波及左胸导呈深 S 波，V_1 导联 R/S 波≥S，V_5 导联 R/S 波≤S，电轴右偏。

3．心肌缺血与 ST-T 改变　心肌缺血的心电图可表现为 ST 段改变或者 T 波改变，也可同时出现 ST-T 改变。约 10% 的冠心病患者在心绞痛发作时心电图可以正常或者仅有轻度的 ST-T 改变。缺血型心电图主要表现为 T 波的改变。心内膜下心肌缺血时主要表现为 T 波高耸且对称，心外膜下心肌缺血时主要表现为相应导联的 T 波低平或倒置。临床上发生透壁性心肌缺血时，心电图往往表现为心外膜下缺血（T 波深倒置）或心外膜下损伤（ST 段抬高）类型。典型的心绞痛发作时，缺血部位的相应导联常呈典型的 ST 段压低和 / 或 T 波倒置。

4．心肌梗死　随着心肌梗死的发展，心电图上可依次出现缺血、损伤和坏死 3 种类型的图形。

（1）"缺血型"改变：T 波改变，Q-T 间期延长。

（2）"损伤型"改变：ST 段抬高（图 21-3）。

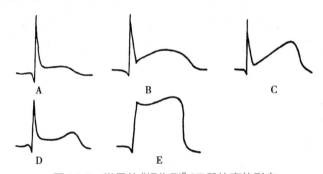

图 21-3　常见的"损伤型"ST 段抬高的形态
A. 平台型　B. 弓背型　C. 上斜型　D. 凹面向下型　E. 单向曲线型

（3）"坏死型"改变：面向坏死区的导联出现异常的 Q 波（宽度≥0.04 秒，深度≥R/4）。

在急性心肌梗死早期，坏死型 Q 波尚未形成时，可根据 ST-T 异常的导联来判断心梗的部位和梗死相关冠状动脉（表 21-1）。

表 21-1　心肌梗死导联与部位及冠状动脉供血区域的关系

导联	心梗部位	冠状动脉
$V_1 \sim V_3$	前间壁	左前降支
$V_3 \sim V_5$	前壁	左前降支
$V_1 \sim V_5$	广泛前壁	左前降支
Ⅰ、aVL、V_5、V_6	侧壁	左前降支的对角支或左回旋支
Ⅱ、Ⅲ、aVF	下壁	右冠状动脉或左回旋支
$V_7 \sim V_9$	后壁	左回旋支或右冠状动脉
$V_{3R} \sim V_{5R}$	右心室	右冠状动脉

笔记

5. 心律失常　心律失常可分为激动起源异常和激动传导异常。激动起源异常包括窦性心律失常和异位心律；激动传导异常包括生理性传导障碍、病理性传导障碍和传导途径异常。

（1）窦性心律及窦性心律失常

1）窦性心律的心电图特点：P 波规律出现，且 P 波形态表明激动来自窦房结（即 P 波在 I、II、aVF、V_4～V_6 导联直立，在 aVR 导联倒置）。正常窦性心律的频率一般为 60～100 次 /min（图 21-4）。

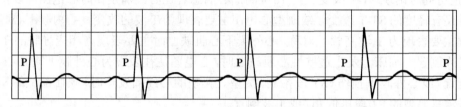

图 21-4　正常窦性心律

2）窦性心律失常包括窦性心动过速、窦性心动过缓、窦性心律不齐、窦性停搏以及病态窦房结综合征。

（2）期前收缩：根据异位起搏点发生的部分不同，可分为房性、交界性和室性期前收缩。其中以室性期前收缩最常见。室性期前收缩的心电图表现为：提前出现的宽大畸形的 QRS 波群，时限 >0.12 秒，其前无 P 波，T 波多与 QRS 主波方向相反；大多呈完全性代偿间期（图 21-5）。

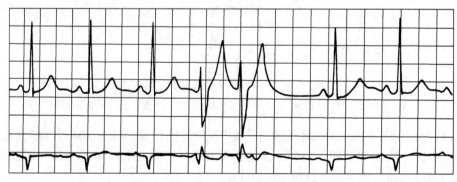

图 21-5　室性期前收缩

（3）异位性心动过速：指异位节律点兴奋性增高或折返激动引起的快速异位心律，亦即期前收缩连续出现 3 次或 3 次以上。根据异位节律点发生的部分不同可分为室上性（房性、交界性）及室性心动过速（图 21-6、图 21-7）。尖端扭转型室性心动过速是一种严重的室性心律失常，每次发作时间持续数秒至数十秒不等，但极易反复发作或进展为心室颤动。其发作时可见一系列宽大畸形的 QRS 波群，每 3～10 个心搏围绕基线不断扭转其主波的正负方向。

（4）扑动与颤动：主要的电生理基础为心肌的兴奋性增高，不应期缩短，同时伴有一定的传导障碍，形成环形激动及多发微折返。

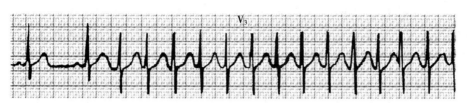

图 21-6　阵发性室上性心动过速

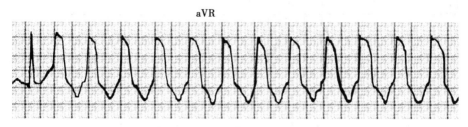

图 21-7　室性心动过速

1）心房颤动：是临床上最常见的心律失常之一，其发生多与心房扩大和心肌受损有关。心电图特点是正常 P 波消失，代以大小不等、形状各异的颤动波（f 波）。通常以 V_1 导联为最明显；f 波的频率为 350～600 次 /min；心室律绝对不规则（图 21-8）。

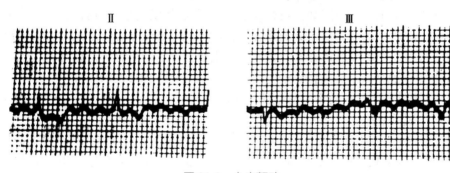

图 21-8　心房颤动

2）心房扑动：心电图特点是正常 P 波消失，代之连续的大锯齿状扑动波（F 波），波幅大小一致，间隔规则，频率多为 250～350 次 /min，心室律规则。

3）心室扑动：心电图特点是无正常 QRS-T 波，代之以连续快速而相对规则的大振幅波动，频率达 200～250 次 /min，若不能很快恢复便会转为室颤（图 21-9）。

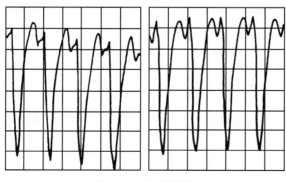

图 21-9　心室扑动

4）心室颤动：心电图上 QRS-T 波完全消失，出现大小不等、形态各异且极不规则的低小波，频率 200～500 次 /min（图 21-10）。往往是心脏停跳前的短暂征象。心室扑动和心室颤动均是极严重的致死性心律失常。

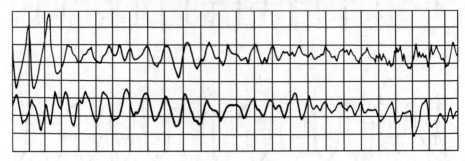

图 21-10　心室颤动

（5）激动传导异常：包括心脏传导阻滞、干扰与脱节以及预激综合征。文氏现象是指二度房室传导阻滞心电图表现，文氏 I 型心电图表现为 P 波与 QRS 渐远直至脱落；文氏 II 型心电图表现为脱落前 PR 间期基本相等。

（6）逸搏与逸搏心律：是一种较基本心律延迟出现的被动性异位心搏与心律。当上位节律点发生病变或受到抑制而出现停搏或心率明显减慢时（如病窦综合征），或因传导障碍而不能下传时（如三度房室传导阻滞），其低位起搏点就会发出一个或一连串冲动，激动心室。若偶尔只出现 1～2 个延迟的异位搏动称为逸搏；若连续出现 3 次或 3 次以上则形成逸搏心律。逸搏按发生的部位不同可分为房性逸搏、房室交界性逸搏和室性逸搏，其中房室交界性逸搏最多见，房性逸搏最少见。

6. 电解质紊乱以及药物对心电图的影响

（1）电解质紊乱

1）高血钾：血钾浓度＞5.5mmol/L 时，心电图表现为 Q-T 间期缩短，T 波高耸；随着血钾＞6.5mmol/L，可造成传导阻滞，心电图表现为 QRS 波群进一步增宽，Q-T 间期延长；血钾继续升高达 7mmol/L 以上时，心房肌停止激动，窦房结激动通过结间束传至心室，出现窦室传导。心电图表现为 P 波消失，QRS 波群增宽，心率减慢，T 波高尖，甚至 ST 段与 T 波融合；严重高钾血症时，出现缓慢且宽大的 QRS 波群，甚至与 T 波融合呈正弦波，可发生心室扑动或心室颤动，甚至心室骤停。

2）低血钾：当血钾＜3.0mmol/L 时，心电图表现为为 ST 段压低，T 波低平或倒置以及 U 波增高；当血钾进一步降低时，QRS 波时限延长，P 波振幅增高，出现多种心律失常；严重低钾血症时甚至可出现心室扑动或颤动，心搏骤停。

3）高血钙和低血钙：高血钙的心电图主要改变为 ST 段缩短或消失，Q-T 间期缩短，严重时 T 波可低平或倒置，出现室性期前收缩或房室传导阻滞。低血钙的心电图主要改变为 ST 段明显延长、Q-T 间期延长、直立 T 波变窄、低平或倒置，较少发生心律失常。

（2）药物影响：出现各种心律失常是洋地黄中毒的主要表现。常见的心律失常有频发（二联律或三联律）及多源性室性期前收缩，严重时可出现窦性心动过速，甚至心室颤动。房室传导阻滞，心室颤动或心室静止常为致死原因。可延长 Q-T 间期的药物有奎尼丁、胺碘酮、索他洛尔以及氟哌利多等。

（三）心律失常的分析步骤

1. 首先检查是否有伪差。

2. 计算心率，明确心律的性质以及是否规则。

3. 了解心房的激动情况

（1）是否有 P 波或者 F（f）波。

（2）P 波是否正常。

（3）计算心房率。

（4）对异常的 P 波进行分析。

（5）计算 PP 间期是否一致，寻找过早或过晚出现以及节律不齐者，明确有无窦房阻滞和窦性停搏等。

4. 了解心室的激动情况

（1）计算心室率。

（2）测量 QRS 时限。

（3）观察 QRS 形态是否正常，选出异常者并分析其来源。

（4）测量 R-R 间期是否规则，QRS 波群有无过早或过晚出现。

5. 找出 P 波与 QRS 波群的关系，每个 P 波后是否都有 QRS 波群出现，其关系是否固定。

6. 明确异常波动的性质

7. 综合分析结果，对心律失常做出诊断结论。

二、其他心电监护

（一）动态心电图

动态心电图（Holter）是一种随身携带的记录仪，能连续监测人体 24 小时或更长时间的心电变化，为多种心脏病的诊断提供精确可靠的依据。但由于其记录导联有限，不能反映整个心脏的情况；同时由于患者处于活动状态，一定程度上会影响心电图的记录质量。因此，动态心电图是普通心电图的补充，两者缺一不可，不能互相代替。

（二）运动心电图

通过运动增加心脏负荷而诱发心肌缺血，从而出现缺血性心电图改变的试验方法，叫心电图运动负荷试验，是判断是否存在心肌缺血及发现早期冠心病的一种检测方法目前采用最多的是运动平板试验，让受检者在活动的平板上走动，根据所选择的运动方案，仪器自动分级依次递增平板速度及坡度以调节负荷量，直到心率达到受检者的预期心率，其优点是运动中可通过监视器对心率、心律及 ST-T 改变进行监测。

（杨志旭　黄　烨）

第二节　血流动力学监测

一、无创血流动力学监测

（一）超声心动图

超声心动图通过观察心脏和大血管的结构和动态，了解心房、心室收缩及舒张情况与瓣膜关闭、开放的规律,从而为临床诊断提供信息。在左心室收缩功能监测中,射血分数(ejection fraction,EF)是泵功能和心肌收缩力的重要指标,其正常值是55%～65%。

（二）心阻抗血流图

心阻抗血流图是采用胸腔阻抗法为基本原理,在患者的双侧颈部齐耳垂水平和双侧胸部腋中线平剑突处各贴一对电极并输入相关数据在心阻抗血流图仪上连续监测相关血流动力学参数:左心室射血时间、心率、血压、心室加速指数、预射血指数、血液成分,并计算可得心排血量、搏出量、心排指数、左心室做功指数等一系列心功能参数来评估患者血流动力学的无创方法。

（三）核素心功能检查

核素心功能检查能够测定左右心室容量、整体和局部射血分数、局部室壁运动及各项收缩与舒张参数。

（四）无创部分二氧化碳重复吸入法心排血量监测（NICO）

无创部分二氧化碳重复吸入技术测定心排血量是利用二氧化碳弥散能力强的特点作为指示剂,根据Fick原理来测定心排血量的无创血流动力学监测方法。临床上可将NICO的监测装置接在气管插管与呼吸机的Y管之间,并输入患者相关数据,NICO就可自动测算出心排血量,达到完全无创、连续的血流动力学监测,具有良好的准确性和安全性,适用于机械通气的急重症患者。但NICO不能监测肺动脉压、肺动脉楔压、中心静脉压等压力指标,且无法评价心脏前负荷。

二、有创血流动力学监测

（一）有创动脉压监测

1. 有创动脉压监测的指征

（1）严重低血压、休克、血流动力学不稳定的患者。

（2）复杂大手术（如心脏大血管手术、颅内手术）的术中和术后监护。

（3）需使用血管活性药物的患者。

（4）需低温或控制性降压或进行血液稀释的患者。

（5）需反复抽取动脉血标本做动脉血气分析的患者。

（6）严重创伤和多器官功能衰竭患者。

2. 监测注意事项　注意压力及各波形变化,严密观察心率、心律变化,注意心律失常的出现,及时准确地记录生命体征。

有创直接测压与无创间接测压之间有一定的差异,一般认为直接测压的数值比间接法高出5～20mmHg;不同部位的动脉压差,仰卧时,从主动脉到远心端的周围动脉,收缩压依次升高,而舒张压依次降低。

3. 正常动脉压波形　正常动脉压力波形:正常动脉压力波分为升支、降支和重搏波(图21-11)。升支表示心室快速射血进入主动脉,至顶峰为收缩压,正常值为100～140mmHg;降支表示血液经大动脉流向外周,当心室内压力低于主动脉时,主动脉瓣关闭与大动脉弹性回缩同时形成重搏波。之后动脉内压力继续下降至最低点,为舒张压,正常值为60～90mmHg。从主动脉到周围动脉,随着动脉管径和血管弹性的降低,动脉压力波形也随之变化,表现为升支逐渐陡峭,波幅逐渐增加,因此股动脉的收缩压要比主动脉高,下肢动脉的收缩压比上肢高,舒张压所受的影响较小,不同部位的平均动脉压比较接近。

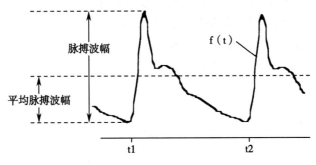

图 21-11　正常动脉压力波形

（二）肺动脉漂浮导管监测

肺动脉漂浮导管是创伤性血流动力学监测的主要手段。原理是利用漂浮导管经静脉（如右颈内静脉、股静脉）插入上腔静脉进入右心房、右心室,最后到达肺动脉,直至气囊在肺动脉嵌顿,根据所测数据,客观评价患者心脏前后负荷、心肌收缩和舒张功能,结合血气分析,还可进行全身氧代谢的监测。

1.适应证　适用于对血流动力学指标和氧动力学指标的监测,因此任何原因引起的血流动力学不稳定及氧合功能改变,或存在可能引起这些改变的危险因素均为适应证。

（1）心脏大血管手术及心脏患者非心脏大手术,如瓣膜置换术、心功能差的冠状动脉搭桥术、主动脉瘤手术和嗜铬细胞瘤摘除术。

（2）手术患者合并近期发生心梗或不稳定心绞痛,慢性阻塞性肺病及肺动脉高压者。

（3）各种原因引起的休克、多器官功能衰竭。

（4）左心衰、右心衰、肺栓塞。

（5）血流动力学不稳定者,需用血管活性药物治疗者。

2.禁忌证

（1）三尖瓣或肺动脉狭窄。

（2）右房或右室肿瘤。

（3）法洛四联症。

（三）中心静脉压监测

中心静脉压（central venous pressure,CVP）是上、下腔静脉进入右心房处的压力,通过上、下腔静脉内置管测得。CVP 反映右房压,是临床观察血流动力学的主要指标之一,受右心泵血功能、循环血容量及体循环静脉系统血管紧张度等因素影响。测定CVP 对了解有效循环血容量和右心功能有重要意义。CVP 正常值为 $6\sim12cmH_2O$。

中心静脉压的高低取决于心脏射血能力和静脉回心血量之间的相互关系。若心脏射血能力强,能将回心的血液及时射到动脉内,中心静脉压则低。反之由于心力衰竭等原因造成的射血能力下降则会导致中心静脉压变高。中心静脉压提示静脉血回流到中心静脉和右心房的情况,但不直接反映血容量。中心静脉压监测可作为临床上指导输液的手段。

笔记

1. 监测中心静脉压的适应证

(1) 严重创伤、各类休克及急性循环功能衰竭等危重患者。

(2) 各类大、中手术，尤其是心血管、颅脑和腹部的大手术。

(3) 需长期输液或接受完全肠外营养的患者。

(4) 需接受大量、快速输血补液的患者。

(5) 经导管安置心脏临时起搏器。

2. 插管途径

(1) 颈内静脉。

(2) 锁骨下静脉。

(3) 股静脉。

3. 中心静脉压监测的临床意义（表 21-2）

(1) 低血压且中心静脉压低于 $5cmH_2O$ 提示有效血容量不足，可快速补充液体，直至中心静脉压升至 $6\sim12cm\ H_2O$。

(2) 低血压且中心静脉压高于 $12cmH_2O$ 应考虑有心功能不全的可能。需考虑采用增加心肌收缩力的药物如西地兰或多巴酚丁胺，以及控制液体入量。

(3) 中心静脉压高于 $15\sim20cmH_2O$ 提示可能存在右心功能不全，且有发生肺水肿可能，需采用利尿剂与洋地黄制剂。

(4) 低中心静脉压也可见于败血症、高热所致的血管扩张。当血容量不足而心功能不全时，中心静脉压可正常。故需结合临床进行综合判断。

表 21-2　中心静脉压与血压监测的临床意义

中心静脉压	血压	原因	处理原则
低	低	血容量不足	加速输液
低	正常	容量相对不足	适当输液
高	低	心功能不全	减慢输液，用强心药
高	正常	容量血管过度收缩	用扩血管药物
正常	低	心功能不全、血容量相对不足	补液试验后用药

知识拓展

1. 脉搏指示持续心排血量（pulse indicator continuous cardiac output，PiCCO）监测

(1) 定义：经单指示剂应用肺热稀释技术和脉搏轮廓分析技术相结合的监测方法，不但可以连续测量心排血量和动脉血压，还可测量胸腔内血容量和血管外肺水，可以更好地反映心脏前负荷，指导临床医师及时调整心脏容量负荷与肺水肿之间的平衡，是一种新的微创心排血量监测技术。

(2) 原理：PiCCO 技术需放置中心静脉导管和尖端带有热敏电阻的大动脉导管（常为股动脉），将两者均连接至 PiCCO 监护仪。测量时，经中心静脉导管注入适量冰生理盐水，冰生理盐水依次经过上腔静脉、右心、肺、左心、主动脉、股动脉，计算机将整个热稀释过程画出温度-时间变化曲线，根据 Stewart-Hamilton 方程式计算出心排出量，然后通过患者的动脉脉搏波形和心率的变化算出搏出量。

（3）适应证：适合于需要血流动力学监测、任何原因引起的血管外肺水增加或存在可能引起血管外肺水增加危险因素的患者。临床上常用于各种原因的休克、急性呼吸窘迫综合征、心力衰竭、水中毒、严重感染、重症胰腺炎、严重烧伤以及大手术围手术期患者血管外肺水及循环功能的监测。

（4）禁忌证：无绝对禁忌证，下列情况应谨慎使用：

1）肝素过敏。

2）穿刺局部疑有感染或已有感染。

3）严重出血性疾病。

4）溶栓和应用大剂量肝素抗凝。

（5）临床应用

1）判断休克类型、了解心脏泵功能。

2）直接反映肺水肿的严重程度。

3）鉴别肺水肿类型，协助急性呼吸窘迫综合征的诊断。

4）更好地指导容量状态的评价和管理。

5）反映危重病患者的预后。

2. 呼气末二氧化碳分压监测　呼气末二氧化碳分压（$PetCO_2$）监测是近年来问世的一种无创监测技术，可反映机械通气状态下 $PaCO_2$ 的动态变化，且 $PetCO_2$ 的监测具有无创、方便快速、及时反映代谢变化的特点，可以连续监测，从而减少动脉血气的采样次数。$PetCO_2$ 的正常范围是 35~45mmHg。因其能反映呼吸、循环功能和肺血流情况，在急诊、ICU 具有重要的应用价值。目前，主要用于以下方面的监测：

（1）代谢监测：可反映人体代谢状况，以监测引起人体代谢变化的一系列疾病和病理生理状态。

（2）循环监测：如果通气功能保持不变，心排血量减少，由外周转运至肺的二氧化碳量减少，肺二氧化碳清除减少，可导致 $PetCO_2$ 降低，故可反映循环状况，用于循环监测。

（3）呼吸监测

1）判断气管内导管位置：根据呼吸气是否含有二氧化碳即可判断气管插管位置的标准方法。但当出现循环衰竭、急性气管痉挛和呼吸暂停等病理因素时可使气管插管无法检测出二氧化碳气体而出现假阳性。

2）判定通气状况：$PetCO_2$ 与 $PaCO_2$ 具有良好的相关性，可代替 $PaCO_2$ 用于麻醉和通气监测。临床上可通过测定 $PetCO_2$ 估计 $PaCO_2$，替代血气分析以减少采血次数。

3）指导机械通气：对二氧化碳波形的高度、基线、频率、节律和形态变化分析，可及时发现通气不足、过度、呼吸暂停或异常、呼吸机故障、管道漏气或脱落，有利于调节潮气量和呼吸频率，保证正常通气。同时，亦可为机械通气患者撤离呼吸机提供有效的无创监测。

3. 多普勒超声技术在血流动力学监测的作用　超声是目前能够在床旁提供实时有关心脏、肺脏、血管等结构和功能信息的唯一影像工具。多普勒超声技术可更详细地评估血流动力学改变，更有助于快速明确循环衰竭的机制与原因。超声监测除能评估前负荷和容量反应性，评估左(右)心室收缩/舒张功能外，还可以为血流动力学治疗提供重要参数。如循环系统可对心包积液、左心及右心腔室的大小及功能、下腔静脉内径及其变异进行快速定量和定性评估。对肺部可迅速了解即刻的通气状态，明确或除外气胸、肺水肿、肺实变等肺部病变。对肾脏、肝脏和脑可提供器官血流灌注相关指标。总之，超声在血流动力学评估，尤其对心脏功能、液体反应性及病因筛查方面极具前景。

（杨志旭 黄 烨）

第三节 床旁快速检测技术

一、血气分析

血气分析是医学上常用于判断机体是否存在酸碱平衡失调以及缺氧和缺氧程度的一种方法。测定血气的仪器主要由专门的气敏电极分别测出 PO_2、PCO_2 和 pH 值三个数据，并推算出一系列参数。

（一）血气分析的常用指标

1. 酸碱度（pH 值） 参考值 7.35～7.45。pH 值＜7.35 为失代偿性酸中毒症，pH 值＞7.45 为失代偿性碱中毒。pH 值正常并不能完全排除酸碱失衡。代偿性酸或碱中毒时 pH 值均在正常范围内。

2. 氧分压（PO_2） 参考值 80～100mmHg。PO_2＜60mmHg 即呼吸衰竭，PO_2＜30mmHg 可危及生命。

3. 二氧化碳分压（PCO_2） 参考值 35～45mmHg，是判断各型酸碱中毒的主要指标。PCO_2 乘 0.03 即为 H_2CO_3 含量。二氧化碳分子具有很强的弥散能力，故动脉血 PCO_2（$PaCO_2$）基本上反映了肺泡的 PCO_2（P_ACO_2）。PCO_2＞45mmHg 为高碳酸血症，反映肺泡通气不足。Ⅱ型呼吸衰竭患者的 PCO_2 达到 50mmHg 以上。PCO_2＜35mmHg 为低碳酸血症，反映肺泡通气过度。

4. 氧饱和度（SO_2） 参考值 92%～99%，可通过脉氧仪等仪器直接测出。

5. 肺泡 - 动脉氧分压差 肺泡 - 动脉氧分压差（$A-aDO_2$）是判断肺换气功能的一项指标。在心、肺复苏中，$A-aDO_2$ 是反映预后的一项重要指标。正常人吸入空气时也存在一定的 $A-aDO_2$，约为 20mmHg 以下，随着年龄增长这一差值增大，但一般不会超过 30mmHg。

6. 二氧化碳结合力（carbon dioxide combining power，CO_2CP） 参考值 22～28mmol/L。在一定程度上代表血浆中碳酸氢盐的水平，即碱储备量。

7. 实际碳酸氢根（AB） 参考值 21～27mmol/L，标准碳酸氢根（SB）参考值 21～24mmol/L。AB 是体内代谢性酸碱失衡重要指标，在特定条件下计算出 SB 也反映代谢因素。两者正常为体内酸碱处于平衡状态。两者皆低为代谢性酸中毒，两者皆高为代谢性碱中毒，AB＞SB 为呼吸性酸中毒，AB＜SB 为呼吸性碱中毒。

8. 缓冲碱（BB） 参考值 45～51mmol/L。BB 是指血液中一切具有缓冲作用的负离子缓冲碱的总和，是反映代谢因素的指标，代谢性酸中毒时 BB 减少，而代谢性碱中毒时 BB 升高。

9. 剩余碱（BE） 参考值 -3～+3mmol/L。剩余碱是在 38℃，二氧化碳分压在 40mmHg，氧分压在 100% 的条件下，将血液标本滴定至 pH 值 7.40 时所消耗的酸或

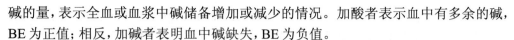

碱的量，表示全血或血浆中碱储备增加或减少的情况。加酸者表示血中有多余的碱，BE 为正值；相反，加碱者表明血中碱缺失，BE 为负值。

（二）酸碱平衡紊乱

1. 代谢性酸中毒

（1）发生原因：酮症、乳酸酸中毒、慢性肾衰竭以及丢失大量碱性物质均可发生代谢性酸中毒。

（2）诊断：代谢性酸中毒常继发于某种疾病。除原发病的表现以外，也应注意呼吸变化，起初常深而快，以后渐不规则，以致发生潮式呼吸。神志可能迟钝甚至昏迷。血气分析显示 pH 值 <7.35，BE 为负值，BB 降低，AB 与 SB 均减少。在排除呼吸性碱中毒的情况下，CO_2 结合力低于 23mmol/L，可考虑有代谢性酸中毒。

（3）治疗：成人如 CO_2 结合力在 12mmol/L 以上，呼吸情况无明显变化，可采取一般处理，治疗原发病，并补以适当液体，不一定需要补碱性液。对较严重的病例，除积极治疗原发病外，可补以碱性液。碳酸氢钠作用迅速，疗效可靠。还有乳酸钠和三羟甲基氨甲烷。

2. 代谢性碱中毒

（1）发生原因：较常见的如丢失胃液过多（幽门梗阻、高位肠梗阻）。缺钾时常伴有代谢性碱中毒，这是由于：①细胞内缺 K^+，细胞外 Na^+、H^+ 进入细胞内，形成细胞内酸中毒，细胞外碱中毒；②血钾降低时，肾小管细胞内缺 K^+，与 H^+ 交换的能力减弱，于是 H^+ 与 Na^+ 交换，使尿酸化，机体大量回收 $NaHCO_3$，发生碱中毒，但尿呈酸性，为反常性酸性尿。

（2）诊断：分析病史及临床表现（注意呼吸浅而慢，机体肌肉有小抽动，有时出现手足抽搐）虽重要，但也应根据化验室测定 pH 值、CO_2 结合力等来判定。一般情况下，在除外呼吸性酸中毒的情况下，CO_2 结合力升高是诊断指标，但应进行血气分析，BB 增加，BE 负值，AB 和 SB 均增加。

（3）治疗：一般病例用 5% 葡萄糖盐液就可以纠正。

3. 呼吸性酸中毒

（1）发生原因：最常见的原因为肺排出 CO_2 发生障碍，这种患者常同时存在缺氧。CO_2 潴留后，PCO_2 升高，H_2CO_3 浓度加大，血 pH 值降低。

（2）诊断：除了原发病的诊断，呼吸性酸中毒的确诊要依靠血液化学分析，特别是血气分析，PCO_2 常升高，CO_2 结合力也增高。但若 pH 值仍正常或接近正常，即为代偿性呼吸性酸中毒，BE 为正值，BB 不变或升高，AB 和 SB 增多。如 PCO_2 明显升高，达 70mmHg 以上，机体的代偿能力失效，高浓度的 CO_2 又抑制了呼吸中枢，因此，pH 值下降，到了失代偿的阶段。

（3）治疗：除积极治疗原发病外，应纠正酸中毒。

4. 呼吸性碱中毒

（1）发生原因：各种原因引起的换气过度，均可导致呼吸性碱中毒，以癔症时的快而深的呼吸最为常见。

（2）诊断：根据病史和临床表现（呼吸常深长快速，有时短促不规则，手足搐搦、严重时可昏迷）。一般在除外代谢性酸中毒的情况下，测得 CO_2 结合力降低，可以初步得出结论。血气分析可知 PCO_2 下降，pH 值升高，BB 一般不变，AB 和 SB 均减少。

在诊断酸碱失调上，血气分析之所以重要，最主要的原因可能是临床上常见的并不是单纯的一项酸碱平衡失调，而是混合性的，如呼吸性酸中毒合并代谢性酸中毒或碱中毒，只有血气分析才能帮助了解这些复杂的情况。

（3）治疗：积极处理原发病，对癔症病例，可静脉注射 10% 葡萄糖酸钙，同时给予暗示疗法。

二、常用生化指标检测

（一）血糖

空腹血糖的正常值为 3.9～6.1mmol/L。酮症酸中毒时血糖升高，一般在 16.7～33.3mmol/L，血酮体增高，多在 4.8mmol/L 以上。非酮症高渗性糖尿病昏迷时血糖明显增高，多为 33.3～66.6mmol/L。血糖在 2.5～3.5mmol/L 为可疑低血糖，<2.5mmol/L 可诊断为低血糖。

（二）电解质

血清 K^+ 浓度参考值为 3.5～5.5mmol/L。血清 K^+<3.5mmol/L 或者 >5.5mmol/L 均可导致心律失常的发生。

血清 Na^+ 浓度参考值为 135～145mmol/L。低钠血症指血清 Na^+<135mmol/L，临床较高钠血症常见，常表现为神经系统淡漠、反应迟钝等。高钠血症是指血清 Na^+>145mmol/L，多有口渴，临床上主要表现为中枢神经系统变化，早期烦躁，晚期昏迷。

三、心肌损伤标志物检测

临床上常用的心肌酶有心肌肌钙蛋白、肌酸激酶及其同工酶。急性心肌梗死时这些心肌酶的活性水平上升。心肌肌钙蛋白（cardiac troponin，cTn）是存在于心肌的收缩蛋白，由肌钙蛋白 T（TnT）、肌钙蛋白 I（TnI）和肌钙蛋白 C（TnC）三种亚单位组成。心肌损伤时，心肌细胞膜通透性增加或 cTn 从心肌纤维上降解，血清中 cTn 水平上升，因此 cTn 是心肌损伤的特异性标志。TnT 和 TnI 是心肌特有的抗原，用于急性冠脉综合征实验室诊断，优于目前常用的心肌酶学检查。

四、脑钠肽检测

脑钠肽（brain natriuretic peptide，BNP）主要存在于心室肌内，其分泌量随心室充盈压的变化而变化。心力衰竭时，室壁张力增加，BNP 分泌增加，因此 BNP 的检测可评定心衰进程及其预后。

五、D- 二聚体检测

血浆 D- 二聚体测定是纤溶活性检查的一项重要内容，正常值胶乳凝集法为阴性，酶联免疫法为 <0.2mg/L。继发性纤溶时血浆 D- 二聚体为阳性或增高，而原发性纤溶时为阴性或不增高，这是两者鉴别的重要指标。

（宋振举）

学习小结

1. 学习内容

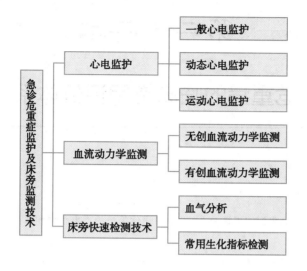

2. 学习方法

通过急症监护和床旁监测技术的学习，掌握正常心电图和常见异常心电图的表现，熟悉有创动脉血压监测、肺动脉漂浮导管和中心静脉压监测技术和应用。

熟悉床旁监测技术，掌握血气分析和常见生化指标监测的判读和意义。

复习思考题

1. 典型正常心电图包括哪些成分？各成分分别代表什么？
2. 在危重症患者中可进行哪些血流动力学指标的监测？
3. 无创血流动力学监测有哪些？
4. 有创血流动力学监测有哪些？适应证和禁忌证分别是什么？
5. 代谢性酸中毒和呼吸性酸中毒的常见病因有哪些？
6. 心肌梗死时最特异的指标是什么？

笔记

第二十二章

危重病的临床常用评价体系

学习目的

运用常见的急危重病临床评分系统,准确评估疾病的严重程度和预后。

学习要点

熟悉中国急诊患者病情分级评估体系中患者病情分级原则及分级流程。熟悉急性生理学及慢性健康状况评分系统(APACHE Ⅱ)的组成和临床应用。

一、疾病评分系统的建立和发展

现代医学的发展特别是各种现代化的诊疗技术不断进入医学领域使临床医学发生了极大变化,这些变化的结果不但要求对疾病能够准确及时地诊断和很好地进行救治,也要求医生对疾病的预后发展给予准确的预测,而急危重患者更是如此。准确地评估疾病的严重程度和预后,可以了解疾病的发展趋势,协助医生对病情进行准确的判断,使监测和治疗的投入更为精确有效,同时也可反映医疗的质量和效果。

既往临床医生多依赖于经验或直觉来估计疾病的危重程度或预测预后,这种做法缺少科学证据和可比性,因此需要有统一的标准来判断患者的严重程度及预后,疾病评分系统因此而问世。自20世纪70年代以来,国内外从事急危重病研究的学者陆续提出了多种急危重病病情评价方法,以评估危重患者病情的严重程度。

疾病评分系统大致可分为疾病特异性(disease specific)和疾病非特异性(disease nonspecific)评分,其目的在于反映疾病的严重程度和/或患者的预后。前者如急性胰腺炎的 Ranson 评分、创伤评分、Murray 的肺损伤评分等,其特点是针对单一的疾病,可以更好地反映患者的病情和预后,缺点是各种不同疾病的评分系统之间无法作相互比较。后者的特点是可广泛用于多种不同疾病的评估,适宜在原发疾病不同的患者间进行比较,如急性生理和慢性健康评分(APACHE)、简化急性生理评分(SAPS Ⅱ)等;较新的疾病非特异评分如 APACHE 对疾病严重程度和预后的估计与疾病特异性评分大致相似。

目前,在欧美等国家对急危重患者进行评分已成为常规,近年来也受到国内许多学者和临床工作者的重视。下文主要介绍中国急诊患者病情分级指导原则及急性生理和慢性健康评分(APACHE)。

396

二、急诊病人病情分级评估体系

根据 2011 年中国急诊病人病情分级指导原则，依据病情的严重程度和占用急诊医疗资源的多少对急诊病人病情进行评估分级。病情的严重程度决定病人就诊及处置的优先次序，再结合病人需占用的急诊医疗资源决定病人的分区救治。急诊病人病情分级评估不仅仅是给病人排序，也是要分流病人，使病人在合适的时间去合适的区域获得恰当的诊疗。

（一）分级原则

根据病人病情评估结果，共分为四级（表 22-1）。

表 22-1　病情严重程度分级

级别	标准	
	病情严重程度	需要急诊医疗资源数量
1 级	A 濒危病人	—
2 级	B 危重病人	—
3 级	C 急症病人	≥2
4 级	D 非急症病人	0-1

注："需要急诊医疗资源数量"是急诊病人病情分级补充依据，如临床判断病人为"非急症病人"（D 级），但病人病情复杂，需要占用 2 个或 2 个以上急诊医疗资源，则病人病情分级定为 3 级。即 3 级病人包括：急症病人和需要急诊医疗资源≥2 个的"非急症病人"；4 级病人指"非急症病人"，且所需急诊医疗资源≤1

1 级：濒危病人，是指病情可能随时危及病人生命，需立即采取挽救生命的干预措施，急诊科应合理分配人力和医疗资源进行抢救。临床上出现下列情况要考虑为濒危病人：无呼吸或无脉搏病人、急性意识障碍病人、气管插管病人以及其他需要采取挽救生命干预措施病人。这类病人应立即送入急诊抢救室。

2 级：危重病人，是指病情有可能在短时间内进展至 1 级，或可能导致严重致残者，应尽快安排接诊，并给予病人相应处置及治疗。病人来诊时呼吸循环状况尚稳定，但其症状的严重性需要很早就引起重视，病人有可能发展为 1 级，如复合伤、急性意识模糊或定向力障碍、心绞痛等。急诊科需要立即给这类病人提供平车和必要的监护设备。严重影响病人自身舒适感的主诉，如严重疼痛（疼痛评分≥7/10），也属于该级别。

3 级：急症病人，是指病人目前明确没有在短时间内危及生命或严重致残的征象，应在一定的时间段内安排病人就诊。病人病情进展为严重疾病和出现严重并发症的可能性很低，也无严重影响病人舒适性的不适，但需要急诊处理缓解病人症状。在留观和候诊过程中出现生命体征异常者，病情分级应考虑上调一级。

4 级：非急症病人，是指病人目前没有急性发病症状，无或很少不适主诉，且临床判断需要很少急诊医疗资源的病人。

（二）分级流程

结合国际分类标准以及我国大中城市综合医院急诊医学科现状，根据病情危重程度判别及病人需要急诊资源的情况，将急诊医学科从功能结构上分为"三区"，将病人的病情分为"四级"，简称"三区四级"分类。

1. 分区　从空间布局上将急诊诊治区域分为三大区域：红区、黄区和绿区。

红区：抢救监护区，适用于1级和2级病人处置，快速评估和初始化稳定。

黄区：密切观察诊疗区，适用于3级病人，原则上按照时间顺序处置病人，当出现病情变化或分诊护士认为有必要时可考虑提前应诊，病情恶化的病人应被立即送入红区。

绿区：即4级病人诊疗区。

2. 分级和分区流程　急诊病人病情分级和分区流程（图22-1）。

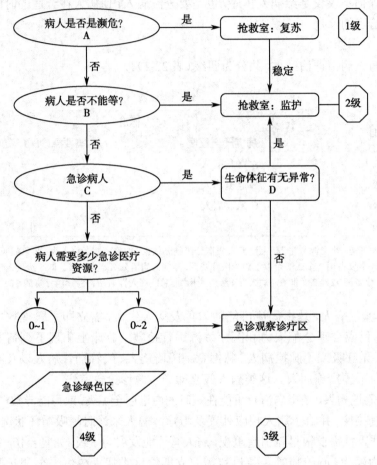

图22-1　急诊病人病情分级和分区流程图

三、急性生理和慢性健康评分

1981年Knaus发表了急性生理和慢性健康评分（acute physiology and chronic health evalution，APACHE），但对于临床应用而言过于繁琐。1985年对APACHE进行了全面的修订，即APACHEⅡ，主要修改如下：第一部分的急性生理指标由原来的34个减少为12个，对急性肾损伤和昏迷给予更高的分值，加入了手术状况如急诊手术的评分，而且慢性健康评分也进行了相应改动以反映年龄、免疫缺陷以及慢性心、肺、肾或肝脏疾病的影响；最后，还可根据入ICU最初24小时的指标按照公式计算患者的预后。APACHEⅡ也存在某些局限性，故1991年，Knaus及其同事又发表了APACHE Ⅲ。2005年又有学者提出了APACHEⅣ。目前应用最广泛的是APACHEⅡ评分。

APACHEⅡ评分由急性生理学评分（APS）（表22-2）、年龄评分（表22-3）、慢性健

表22-2　急性生理学评分（APS）（A）

	+4	+3	+2	+1	0	+1	+2	+3	+4
肛温（℃）	>41	39~40.9	—	38.5~38.9	36~38.4	34~35.9	32~33.9	30~31.9	<29.9
MAP（mmHg）	>160	130~159	110~129	—	70~109	—	50~69	—	<49
心率（bpm）	>180	140~179	110~139	—	70~109	—	55~69	40~54	<39
呼吸（bpm）	>50	35~49	—	25~34	12~24	10~11	6~9	—	<5
A~aDO$_2$	>500	350~499	200~349	—	<200	—	—	—	—
PaO$_2$（mmHg）	—	—	—	—	>70	61~70	—	55~60	<55
pH值	>7.7	7.6~7.69	—	7.5~7.59	7.33~7.49	—	5.25~7.32	7.15~7.24	<7.15
Na$^+$（mmol/L）	>180	160~179	155~159	150~154	130~149	—	120~129	111~119	<110
K$^+$（mmol/L）	>7	6~6.9	—	5.5~5.9	3.5~5.4	3~3.4	2.5~2.9	—	<2.5
Cr（mg/dl）	>3.5	2~3.4	1.5~1.9	—	0.6~1.4	—	<0.6	—	—
Hct（%）	>60	—	50~59.9	46~49.9	30~45.9	—	20~29.9	—	<20
WBC（10³/dl）	>40	—	20~39.9	15~19.9	3~14.9	—	1~2.9	—	<1
GCS	—	—	—	15~实际测得的GCS					

注：急性肾衰时，Cr分值应当乘以2

康状况评分（表22-4）三部分组成，最后得分为三者之和，评分范围0～71分，分值越高病情越重。对于急性生理评分的参数，记录患者入ICU后前24小时内最差值。

表22-3　年龄评分（B）

≤44	45～54	55～64	65～74	≥75
0	2	3	5	6

表22-4　慢性健康评分（C）

存在下列严重疾病或免疫抑制状态的，再进行评分，若不存在，则本项目计分为零	
肝脏	活检证实肝硬化，明确的门脉高压，既往由门脉高压造成上消化道出血，既往发生过肝功能衰竭、肝性脑病或肝昏迷
心血管	按照纽约心脏联盟评分，心功能4级
呼吸	慢性限制性、阻塞性或血管性疾病，导致严重的运动受限，如不能上楼或进行家务劳动；或明确的慢性缺氧、高碳酸血症、继发性红细胞增多症、严重的肺动脉高压（>40mmHg），或呼吸机依赖
肾脏	接受长期透析治疗
免疫功能抑制	免疫抑制治疗、化疗、放疗、长期或最近大剂量类固醇治疗，或患有免疫抑制性疾病，如白血病、淋巴瘤、获得性免疫缺陷综合征（AIDS）

非手术或急诊手术后患者5分，择期手术后患者2分

APACHEⅡ评分所反映的正常生理指标的偏离程度与多种内科与外科疾病病死率密切相关。根据APACHEⅡ评分，将患者按照50个诊断分类进行划分，然后采用适当的回归公式计算可以得到死亡概率。患者的死亡危险可按以下公式计算：$\ln(r/(1-r)) = -3.517 + (APACHEⅡ评分 \times 0.146) + 0.603$（如为急诊手术后）+诊断分类系数。

知识拓展

Le Gall等自1984年提出简化急性生理评分SAPSⅠ后，又对其进行了不断更新、补充和完善。他们在对12个欧美国家的137个ICU内的12 997例患者进行了研究之后，于1993年提出了SAPSⅡ。SAPSⅡ由两部分组成：SAPSⅡ评分和PHM计算。SAPSⅡ评分由17项变量〔生理学变量12项、年龄、住院类型及3种慢性疾病（获得性免疫缺陷综合征、转移癌、血液恶性肿瘤）〕构成，每项变量分值不等，最低0分，最高26分，总分0～163分。生理学变量仍取患者入住ICU后第1个24小时内的最差值（即得分最高者），缺如项视为正常，总分越高，表示病情越重，预后越差。

（雷　鸣）

学习小结

1. 学习内容

危重病的临床常用评价体系
- 疾病评分系统的建立和发展
- 急诊病人病情分级评估体系
- 急性生理学及慢性健康状况评分系统（APACHE Ⅱ）的组成和临床应用

2. 学习方法

首先了解疾病的临床常用评价体系的形成和发展现状；掌握我国急诊病人病情分级评估体系中病人病情分级原则和分级流程；熟悉急性生理学及慢性健康状况评分系统（APACHE Ⅱ）的组成内容，然后从临床实际出发，学会根据患者的一些主要症状、体征和生理参数等加权或赋值量化评价危重疾病的严重程度和预测预后。

复习思考题

1. 疾病的评分系统分为哪两种？
2. 中国 2011 急诊病人病情分级指导原则的主要内容是什么？
3. 简述急性生理学及慢性健康状况评分系统（APACHE Ⅱ）的组成和临床意义。

笔记

第二十三章

急救诊疗技术

学习目的

通过急救检查及诊疗技术的学习,明确气管插管与气管切开术、机械通气、胸腔闭式引流术、电除颤与电复律、临时心脏起搏术、三腔二囊管食管胃底压迫术、洗胃术、血液净化技术、导尿术、清创术、镇静镇痛疗法、营养支持与技术、亚低温疗法、中医常用急诊诊疗技术在患者急救诊治过程中的意义,为准确、有效地急救患者奠定基础。

学习要点

常用 14 项急救检查及诊疗技术的操作方法、适应证、禁忌证、并发症。

第一节 气管插管及气管切开术

气管插管术

气管插管术是指将一特制的气管内导管经声门置入气管的技术,根据插管途径分为经口、经鼻和经气管造口等,或为明视,或为探插。其目的是为解除气道梗阻,有效清除呼吸道分泌物,维持气道通畅,保持有效通气量。在危重症患者的救治中发挥着极其重要的作用。该部分内容主要讲述临床常用的经口气管插管和经鼻气管插管。

一、经口气管插管

经口气管插管包括普通喉镜经口气管插管和可视喉镜经口气管插管,两者包含内容基本相同,故一起论述。

(一)适应证

1. 严重呼吸衰竭或其他原因需机械通气。

2. 所有呼吸、心跳停止的患者。

3. 丧失对气道分泌物清除的能力,气道分泌物过多或出血需反复吸引者。

4. 存在呼吸道损伤、狭窄、阻塞、气管食管瘘等影响正常通气。

5. 较长时间的全身麻醉(简称全麻)或使用肌松剂的大手术。

（二）禁忌证

经口气管插管无绝对禁忌证，当患者存在以下情况时可能导致插管困难或引起气道、脊髓等损伤，应谨慎操作或选择其他建立人工气道的方法。

1. 胸外伤合并严重喉、气管损伤者。

2. 主动脉瘤压迫或侵犯气管的病人。

3. 急性喉炎、喉头水肿，插管时可能导致心搏骤停。

4. 口腔颌面外伤。

（三）操作方法

1. 患者准备　核对患者，了解生命体征及病情变化情况；签署知情同意书，评估痰液分泌情况；清除口腔分泌物、检查牙齿有无松动。插管前可予高浓度吸氧后再进行呼吸机参数调整。

2. 用物准备　电动吸引器或中心吸引器、无菌盘内放置无菌吸痰管、治疗巾、无菌盐水、一次性无菌手套、湿化液；喉镜（普通喉镜或可视喉镜）、气管导管（型号取决于气管内径，7.0mm、7.5mm、8.0mm 的气管内插管适用于大多数成年人，对于小儿可用如下方法推算：①［年龄＋4］÷4＝插管型号；②小儿的手指宽度＝插管的外径）、牙垫、插管内芯、开口器、简易呼吸器、注射器、吸氧装置、药物等。

3. 镇静麻醉　为缓解插管引起的不适及血流动力学紊乱，创造安全插管有力条件，常需对患者进行镇静麻醉。清醒患者可与 4% 利多卡因喷雾实施口咽部麻醉，然后用 1～2ml 2% 利多卡因凝胶涂抹口咽通气道加强麻醉效果。如局部麻醉不满意，可静脉使用镇静剂，必要时加肌松药。丙泊酚由于快速起效及消除，成为静脉镇静麻醉药的首选。

4. 操作步骤

（1）摆放体位：将患者头后仰，双手将下颌向前、向上托起以使口张开，或以右手拇指对着下齿列、示指对着上齿列，借旋转力量使口腔张开。

（2）暴露声门：左手持喉镜柄将喉镜片由右口角放入口腔，将舌体推向左侧后缓慢推进，可见到悬雍垂，将镜片垂直提起前进，直到会厌显露。挑起会厌以显露声门。如采用弯镜片插管则将镜片置于会厌与舌根交界处（会厌谷），用力向前上方提起，使舌骨会厌韧带紧张，会厌翘起紧贴喉镜片，即显露声门；如用直镜片插管，应直接挑起会厌，声门即可显露。

（3）插入导管：以右手拇指、食指及中指如持笔式持住导管的中、上段，由右口角进入口腔，直到导管接近喉头时再将管端移至喉镜片处，同时双目经过镜片与管壁间的狭窄间隙监视导管前进方向，准确轻巧地将导管尖端插入声门。借助管芯插管时，当导管尖端入声门后，应拔出管芯后再将导管插入气管内。气管导管末端应位于气管中段，隆突上 3～7cm。一般来说，中等体形成年人，导管尖端至门齿的距离男性距门齿 22～24cm，女性为 20～22cm。

（4）确认导管位置：插管完成后，用注射器注入气体使气管导管套囊膨胀，封闭气管和插管之间的腔隙。确认导管已进入气管内方法有：压胸部时，导管口有气流；人工呼吸时，可见双侧胸廓对称起伏，并可听到清晰的肺泡呼吸音；如用透明导管时，吸气时管壁清亮，呼气时可见明显的"白雾"样变化；患者如有自主呼吸，接麻醉机后可见呼吸囊随呼吸而张缩；如能监测呼气末 $ETCO_2$ 则更易判断。

（5）固定导管：确认导管已进入气管后，使用气管内插管固定器来固定导管，防止导管突发的移位。如固定器不能完全有效的固定或无固定器，可以借助胶带进行固定。

5．注意事项

（1）一次插管不超过 30 秒。插管过程中持续监测 SPO_2。准备各种型号的导管，成人气管导管内径 7～8mm。

（2）气管插管完成后应立即检查气管导管的位置，成人一般在 20～24cm，可通过手控人工通气听两侧呼吸音，以确保导管在主支气管内。

（3）注意调整气囊压力，避免压力过高引起气管黏膜损伤，同时压力又不能过低，以避免气囊与气管之间出现间隙。

（四）并发症

1．循环功能紊乱　如一过性高血压、心率过快、心律不齐等，对于高血压、严重心脑血管疾病患者有潜在的危害性。

2．导管可能出现扭折、阻塞、误入一侧总支气管或食管，引发呛咳和支气管黏膜压迫缺血及纤毛损伤、气管食管瘘。

3．声带损伤和喉头水肿　由于动作粗暴或留置过久所致。

4．插管时可引起呕吐物和胃内容物误吸，导致严重肺部感染，必要时在插管前应放置胃管。

二、经鼻气管插管

经鼻气管插管比经口插管患者易于耐受，且易于固定和口腔护理，导管保留时间更长，所需要的镇静和镇痛药物比较少，也利于恢复，脱机拔管也比较容易，而且还有可能经口进食，这是经口插管所不可能达到的。但经鼻插管操作难度稍大，易于导致鼻腔组织损伤，所采用导管内径偏小、弯曲度大，不利于气道分泌物排出，临床多用经口气管插管。

（一）适应证

适应证大致同经口气管插管。下列情况不宜经口气管插管患者可予经鼻气管插管：

1．张口度小、颜面骨折等无法经口气管插管者。

2．口腔外伤、口底肿物等经口插管困难者。

3．需经口腔手术者。

（二）禁忌证

当患者存在以下情况时应谨慎操作或选择其他建立人工气道的方法。

1．胸外伤合并严重喉、气管损伤者。

2．主动脉瘤压迫或侵犯气管的患者。

3．急性喉炎、喉头水肿，插管时可能导致心搏骤停。

（三）操作方法

1．患者准备　核对患者，了解生命体征及病情变化情况；评估痰液分泌情况；清除鼻腔分泌物、鼻腔有无感染、阻塞、出血，选择通畅的一侧鼻腔。呼吸机参数设定情况。插管前可予高浓度吸氧后再进行。

2．用物准备 电动吸引器或中心吸引器、无菌盘内放置无菌吸痰管、治疗巾、无菌盐水、一次性无菌手套、湿化液；消毒的纤维支气管镜、治疗碗、石蜡油、生理盐水、气管导管、胶布、固定带、简易呼吸器、注射器、药物等。

3．镇静麻醉 清醒患者可予4%利多卡因喷雾实施鼻咽部麻醉，然后用1～2ml 2%利多卡因凝胶涂抹鼻咽通气道加强麻醉效果。或静脉使用镇静剂，必要时加肌松药。余参照经口气管插管内容。

4．操作步骤

（1）使用纤维支气管镜插管：选择合适的气管导管，助手检查气囊是否漏气，石蜡油润滑纤支镜镜插入管及气管导管，将气管导管套于纤支镜插入管，助手扶持患者头部稍后仰，操作者位于患者头部，将纤支镜插入管经鼻腔置入（选择通畅的一侧鼻腔），出后鼻孔后即可见会厌，缓慢推进并调整角度完全暴露声门，将纤支镜插入管头端进入声门下气管内3～5cm，看到气管隆突后即可顺势导入气管导管，确认深度（导管尖端距鼻孔28cm）合适后退出纤维支气管镜。再气囊充气、固定气管导管。

（2）使用喉镜插管：如条件有限，无纤维支气管镜，需经鼻气管插管时可选该方法。选择合适的气管导管，检查气囊是否漏气，石蜡油润滑气管导管，经一侧鼻腔轻轻插入导管，过鼻孔，后感觉到突破感，再送管4～5cm。此时借助喉镜，明视下见到声门后，用插管钳协助将导管送入气管，确认深度后（导管尖端距鼻孔28cm），气囊充气、固定气管导管。

5．注意事项

（1）一次插管不超过30秒。插管过程中持续监测SPO_2。

（2）气管插管完成后应立即检查气管导管的位置，成人导管尖端距鼻孔28cm，可通过手控人工通气听两侧呼吸音，以确保导管在主支气管内。

（3）注意调整气囊压力，避免压力过高引起气管黏膜损伤，同时压力又不能过低，气囊与气管之间出现间隙。

（4）管道坍陷，特别是鼻中隔偏曲可压迫管道。

（四）并发症

1．循环功能紊乱 如一过性高血压、心率过快、心律不齐等，对于高血压、严重心脑血管疾病患者有潜在的危害性。

2．导管可能出现扭折、阻塞、误入一侧主支气管或食管，引发呛咳和支气管黏膜压迫缺血及纤毛损伤、气管食管瘘。

3．声带损伤和喉头水肿 由于动作粗暴或留置过久所致。

4．插管时可引起呕吐物和胃内容物误吸，导致严重肺部感染，必要时在插管前应放置胃管。

气管切开术

气管切开术指切开颈段气管，放入气管导管以建立人工气道的方法。可为保持气道通畅、有效气道引流和机械通气提供条件。相比于气管插管而言，气管切开更适用于须长期机械通气、上呼吸道梗阻患者，有利于口腔护理及气道管理，且患者舒适度明显提高。常用气管切开方法包括常规手术气管切开术、经皮扩张气管切开术、环甲膜切开术等，本部分内容主要讲述常规手术气管切开术和经皮扩张气管切开术。

一、常规手术气管切开术

（一）适应证

1. 需长时间用呼吸机辅助呼吸者。

2. 上呼吸道梗阻。

3. 下呼吸道梗阻。

4. 预防性气管切开。

（二）禁忌证

有明显出血倾向者。

（三）操作方法

1. **患者准备** 核对患者，了解生命体征及病情变化情况；评估痰液分泌情况；清除口鼻腔分泌物、牙齿有无松动、鼻腔有无感染、阻塞、出血。

2. **用物准备** 电动吸引器或中心吸引器、无菌盘内放置无菌吸痰管、治疗巾、无菌盐水、一次性无菌手套、遵医嘱备湿化液。气管切开包、气管导管、插管内芯、简易呼吸器、注射器、吸氧装置、药物等。

3. **操作步骤**

（1）体位：一般取仰卧位，肩下垫一小枕，头后仰，使气管接近皮肤，暴露明显，以利于手术，助手坐于头侧，以固定头部，保持正中位。平卧、肩高头低、气管居中。

（2）消毒、铺巾。

（3）麻醉、采用局麻：沿颈前正中上自甲状软骨下缘下至胸骨上窝，以2%利多卡因浸润麻醉，对于昏迷、危重或窒息患者，若患者已无知觉也可不予麻醉。

（4）分离气管前组织：多采用直切口，自甲状软骨下缘至接近胸骨上窝处，沿颈前正中线切开皮肤和皮下组织，再分离气管前组织：用血管钳沿中线分离胸骨舌骨肌及胸骨甲状肌，暴露甲状腺峡部，若峡部过宽，可在其下缘稍加分离，用小钩将峡部向上牵引，必要时也可将峡部夹持切断缝扎，以便暴露气管。分离过程中，两个拉钩用力应均匀，使手术野始终保持在中线，并经常以手指探查环状软骨及气管，是否保持在正中位置。

（5）切开气管：确定气管后，一般于第3~4气管环处，用尖刀片自下向上挑开2个气管环（切开4~5环者为低位气管切开术），刀尖勿插入过深，以免刺伤气管后壁和食管前壁，引起气管食管瘘。可在气管前壁上切除部分软骨环，以防切口过小，置管时将气管壁压进气管内，造成气管狭窄。气管切开后吸出分泌物及血液。

（6）置入气管套管：以弯钳或气管切口扩张器，撑开气管切口，置入大小适合、带有管芯的气管套管，置入外管后，立即取出管芯，置入内管，吸净分泌物，并检查有无出血。

（7）创口处理：气管套管上的带子系于颈部，打成死结以牢固固定。切口一般不予缝合，以免引起皮下气肿。最后用一块开口纱布垫于伤口与套管之间。

（四）并发症

1. **伤口出血** 原因多为止血不完善。

2. **皮下、纵隔气肿** 原因多为气管与套管不匹配，切口缝合过紧。

3. **伤口感染** 原因多为消毒不严密、痰液污染。

4. 其他　黏膜糜烂、溃疡、肺部感染。

二、经皮扩张气管切开术

（一）适应证

同常规手术气管切开术。

（二）禁忌证

同常规手术气管切开术。

（三）操作方法

1. 患者准备　核对患者，了解生命体征及病情变化情况；评估痰液分泌情况；清除口鼻腔分泌物、牙齿有无松动、鼻腔有无感染、阻塞、出血。

2. 用物准备　电动吸引器或中心吸引器、无菌盘内放置无菌吸痰管、治疗巾、无菌盐水、一次性无菌手套、遵医嘱备湿化液。经皮气管切开包、气管导管、插管内芯、简易呼吸器、注射器、吸氧装置、药物等。

3. 操作步骤

（1）体位：取仰卧位，颈、肩下垫枕，使颈部过伸，气管接近皮肤，暴露明显，以利于手术，助手坐于头侧，以固定头部，保持正中位。肩高头低、气管居中。

（2）消毒、铺巾。

（3）麻醉、采用局麻：沿颈前正中上自甲状软骨下缘下至胸骨上窝，以 2% 利多卡因浸润麻醉，对于昏迷，危重或窒息患者，若患者已无知觉也可不予麻醉。

（4）在选定的气管套管插入位置做水平或纵行切口，长 1.5～2cm。再次确认选定的插入位置是否位于颈部正中线上。

（5）以带有软套管并已抽取适量生理盐水的注射器在选定位置穿刺，注意针头斜面朝下（足部），以保证导丝向下走行而不会上行至喉部。穿刺适当深度后回抽注射器，若有大量气体流畅进入注射器，表明软套管和针头位于气管管腔内。

（6）撤出注射器及针头而将软套管保留于原处。将注射器直接与软套管相接并回抽，再次确认软套管位于气管管腔内。

（7）适当分离导丝引导器和导丝鞘，移动导丝，使其尖端的"J"形伸直。将导丝引导器置入软套管，以拇指推动导丝经引导器软套管进入气管管腔，长度不少于 10cm，气管外导丝的长度约 30cm。导丝进入气管后常会引起患者一定程度的咳嗽。

（8）经导丝引导置入扩张器，使扩张器穿透皮下软组织及气管前壁。确认导丝可在气管内自由移动后，拔除扩张器，将导丝保留在原处。

（9）合拢扩张钳，将导丝尾端从扩张钳顶端的小孔中置入，从扩张钳前端弯臂的侧孔中穿出。固定导丝尾端，将扩张钳经导丝置入皮下，角度同置入气管套管的角度一致。逐渐打开扩张钳，充分扩张皮下软组织，打开状态下撤出扩张钳。

（10）重复（8）、（9）步骤，直到扩张钳可经气管前壁进入气管管腔。

（11）经导丝引导，将扩张钳在闭合状态下置入气管。注意使扩张钳手柄处于气管中线位置并抬高手柄使其与气管相垂直，以利于扩张钳头端进入气管并沿气管纵向前进。逐渐打开扩张钳，充分扩张气管壁，在打开状态下撤出扩张钳。

（12）将导丝自气管套管管芯头端小孔置入，将气管套管连同管芯经导丝引导入气管。拔除管芯及导丝。

（13）吸除气管套管及气管内的分泌物及血性液体，保持呼吸道通畅。用注射器注入少量气体使套囊充盈。以缚带将气管套管的两外缘牢固捆缚于颈部，以防脱出。

（四）并发症

同常规手术气管切开术。

（文爱珍）

第二节 机 械 通 气

目前机械通气不限于抢救危重呼吸衰竭及呼吸停止，更多用于缓解缺氧和二氧化碳潴留，改善通气换气功能，减少呼吸做功，缓解呼吸肌疲劳，使患者及早地改善呼吸功能。

机械通气装置有如下类型：①定容型（容量转换型）；②定压型（压力转换型）；③定时型（时间转换型）；④高频通气机；⑤简易球囊式呼吸器。

一、简易呼吸器的使用

（一）适应证

1. 各种原因所致的呼吸停止或呼吸衰竭的抢救及麻醉期间的呼吸管理。

2. 运送病员　适用于机械通气患者做特殊检查、进出手术室等情况。

3. 遇到呼吸机因故障、停电等情况时，临时应用简易呼吸器替代。

（二）操作方法

1. 患者准备　对清醒患者做好充分沟通，缓解其紧张情绪，使其主动配合。

2. 用物准备　简易呼吸器。

3. 操作步骤

（1）抢救者站于患者头顶处。

（2）患者头后仰，托起患者下颌。

（3）将简易呼吸器连接氧气，氧流量8～10L/分钟。

（4）扣紧面罩，一手以"EC"手法固定面罩，另一手有规律地挤压呼吸囊，使气体通过吸气活瓣进入患者肺部，放松时，肺部气体随呼气活瓣排出；每次送气400～600ml，挤压频率为每分钟成人12～20次，小儿酌情增加。

4. 注意事项

（1）面罩要紧扣鼻部，否则易发生漏气。

（2）若患者有自主呼吸，应与之同步，即患者吸气初顺势挤压呼吸囊，达到一定潮气量便完全松开气囊，让患者自行完成呼气动作。

二、呼吸机使用

（一）适应证

1. 临床表现　如明显发绀、烦躁不安、神志恍惚、嗜睡、昏迷，经过保守治疗无好转即应考虑机械通气。同时以下呼吸功能指标就可作参考：

（1）自主呼吸频率大于正常3倍或小于1/3者。

（2）自主呼吸潮气量小于正常1/3者。

（3）生理无效腔／潮气量＞60%。

（4）肺活量＜10～15ml/kg。

（5）PaO_2＜正常1/3。

（6）$PaCO_2$持续升高并出现精神神经症状。

（7）P（A-a）O_2＞6.6Kpa（50mmHg）（FIO_2＝0.21，吸空气）。

（8）P（A-a）O_2＞300mmHg（FIO_2＝1.0吸纯氧者）。

（9）最大吸气压力＜25cmH_2O者。

（10）肺内分流（QS/QT）＞15%。

2．呼吸衰竭　经保守治疗症状得到缓解，但呼吸功能改善有限，较长一段时间处于临界水平，在诱因作用下又重新出现严重呼衰失代偿，此时可进行机械通气及早改善症状，恢复呼吸功能。

3．呼吸功能严重不足　临床呼吸困难较重，而血气表现不很严重，为了减轻心脏负担及呼吸肌疲劳也可进行机械通气。

4．左心衰竭机械通气采用适当压力可有利于左心衰纠正。

（二）禁忌证及注意事项

1．伴有肺大泡的呼衰患者，进行机械通气应注意以下几点：

（1）如果患者有自主呼吸尽量选择机械通气与自主呼吸并存的通气方式如SIMV、PSV等。

（2）机械通气保证基础生理须要PaO_2、$PaCO_2$在相对安全值即PaO_2＞8Kpa，$PaCO_2$＜8kPa，采用低压通气，降低压力限制。

（3）避免使用PEEP等具有呼气相正压呼气方式。

（4）机械通气时密切注意有无气胸出现，一旦出现要进行闭式引流。

2．张力性气胸及纵隔气肿未行引流者如果必须进行机械通气，在机械通气前必须行闭式引流尤其是张力性气胸、纵隔气肿，否则机械通气会加重气胸，造成适得其反的结果。

3．大咯血或严重误吸引起窒息应先吸出血液或误吸物后再进行机械通气。对于有持续出血应采取头低位通气，防止血液流入小气道。

4．急性心肌梗死伴有肺水肿、呼衰，在治疗原发病基础上可进行机械通气，可采用低压通气并注意病情变化。

5．低血压休克未纠正前应列为禁忌，当必须进行机械通气时，应采取低压通气及应用升压药维持血压。

6．活动性肺结核如合并咯血、肺大泡或多次气胸应慎用。

（三）操作方法

1．患者准备　核对患者，了解生命体征及病情变化情况；评估痰液分泌情况；清除口鼻腔分泌物、牙齿有无松动、鼻腔有无感染、阻塞、出血。

2．呼吸机准备　开机观察运转及性能是否良好，检查有无漏气等情况。

3．呼吸机参数设定情况　按病情需要选择、调节各通气参数。

（1）潮气量的调节：成人为6～10ml/kg，此处数据据血气调整。

（2）呼吸频率的调节：成人一般为12～15次／min。潮气量及呼吸频率决定了通气量。应定时测定动脉血$PaCO_2$以调节适合的通气量，避免通气过度。

（3）进气压力：成人为 15～20cmH$_2$O，以保证足够潮气量，且对循环功能无明显影响为宜。

（4）呼吸时间比：根据病情在 1∶1.5～1∶2.5 范围内选择、调节。

（5）供氧浓度：以吸入氧浓度 40% 为宜，病情需要高浓度给氧者，可酌情增加，但不宜长时间超过 60%。

4. 连接方式　按病情需要选择与患者气道连接的方式。

（1）密封口罩：适用于神志清楚、能合作、短时间使用机械通气或做雾化治疗的患者。

（2）气管插管：适用于短期机械通气治疗的患者。

（3）气管套管：适用于需长时间作机械通气的患者。

5. 撤机指征　待自主呼吸恢复，神志清楚，咳嗽吞咽反射存在，肺部感染基本控制，痰量明显减少，血气分析正常或接近正常，可考虑停用呼吸机。

6. 撤机方法　停用前于白天做间歇辅助呼吸，停机期间密切观察心率、脉搏、呼吸、血压和血气变化，有无缺氧及二氧化碳潴留情况，然后逐渐延长间歇时间，直至最后完全停用呼吸机。

7. 注意事项

（1）尚未补足血容量的失血性休克及未经胸腔闭式引流的气胸等，应暂缓使用呼吸机。

（2）呼吸机的操作者，应熟练掌握机械性能、使用方法、故障排除等，以免影响治疗效果或损坏机器。

（3）使用呼吸机的患者应有专人监视、护理，按时填写机械通气治疗记录单。

（宋振举）

第三节　胸腔闭式引流术

胸腔闭式引流术是急诊的基础技术操作，主要目的是排除胸膜腔内的气体和 / 或液体，恢复胸膜腔内正常负压，使肺完全复张，恢复肺功能。

（一）适应证

1. 中、大量气胸，开放性气胸，张力性气胸，血气胸（中等量以上）及拔除胸腔引流管后气胸或血胸复发者。

2. 气胸经胸腔穿刺术抽气治疗下肺不能复张者。

3. 气胸合并胸腔内感染，怀疑早起脓胸者。

4. 需使用机械通气或人工通气的气胸或血气胸者。

5. 血胸（中等量及以上）、乳糜胸。

6. 急性脓胸或慢性脓胸胸腔内仍有脓液未能排出者。

7 伴有支气管胸膜瘘或食管胸膜瘘的脓胸或脓气胸。

8. 开胸术后或胸腔镜术后。

9. 大量胸腔积液或持续胸腔积液需彻底引流，以便诊断和治疗者。

（二）禁忌证

1. 凝血功能障碍或有出血倾向者。

2. 肝性胸腔积液，持续引流可导致大量蛋白质和电解质丢失者。

3. 结核性脓胸。

4. 无影像学定位下的胸膜腔广泛粘连、分隔者。

（三）操作方法

1. 术前准备

（1）认真了解病史，排除手术禁忌证，根据 X 线胸片、CT 等影像学资料以及超声检查协助定位，尤其是局限性或包裹性气胸、积液的引流。

（2）向家属及患者详细说明情况，取得患者配合和家属理解，并签字。

（3）器械准备：胸腔闭式引流手术包（内含弯盘、手术刀柄、剪刀、弯针、血管钳）、无菌胸腔引流管、皮肤消毒剂、1%～2% 利多卡因、无菌手套、无菌洞巾、注射器、纱布、无菌刀片、缝合线、胶布、闭式引流袋或水封瓶、生理盐水 500ml。

（4）张力性气胸应先穿刺抽气减压。

2. 位置选择 气胸引流一般在前胸壁锁骨中线第 2 肋间隙或腋前线第 4～5 肋间；胸腔积液引流穿刺点选在第 7～8 肋间腋中线附近；如为局限性气胸或胸腔积液者，则应根据 B 超和影像学资料定位；血胸则在腋中线与腋后线间第 6 或第 7 肋间隙。

3. 操作步骤

（1）医务人员洗手、戴口罩、帽子和无菌手套。

（2）患者取半卧位，双手枕于头下，常规消毒穿刺引流处皮肤，铺无菌洞巾。

（3）以 1%～2% 利多卡因或普鲁卡因局部浸润麻醉，包括皮肤、皮下、肌层以及肋骨骨膜，麻醉至壁层胸膜后，再稍进针并行试验性穿刺，待抽出液体或气体后即可确诊。

（4）待麻醉生效后，沿肋间做 1～2cm 的切口，用血管钳交替钝性分离胸壁肌层，于肋骨上缘穿破壁胸膜进入胸腔。此时有明显的突破感，同时切口中有液体溢出或气体喷出。

（5）用止血钳撑开、扩大创口，用另一把血管钳沿长轴夹住引流管前端，顺着撑开的血管钳将引流管送入胸腔，引流管侧孔进入胸腔内 3～5cm。

（6）引流管远端接水封瓶或闭式引流袋，引流管远端位于水封瓶水面 3～5cm 以下，观察水柱波动是否良好，必要时调整引流管的位置。

（7）确定引流管位置、深度是否合适。

（8）缝合皮肤，固定引流管，同时检查各接口是否牢固，避免漏气，确定引流良好后封闭伤口。

（9）手术成功后，拍胸片，确定引流管位置。

4. 注意事项

（1）术后患者若血压平稳，因取半卧位，以利引流。

（2）水封瓶应放在低于患者胸部的地方（如患者床下），以免瓶内的水反流进入胸腔。观察水封瓶内水柱波动情况，确定引流是否通畅。

（3）保持引流管长短适宜，翻身活动时防止受压、打折、扭曲、脱出。

（4）保持引流管通畅，注意观察引流液的量、颜色、性状，并做好记录，一次引流液体量不超过 1 000ml，避免出现肺复张后肺水肿。

（5）引流瓶位置低于胸腔 60～100cm，更换引流瓶时，应用止血钳夹闭引流管防

笔记

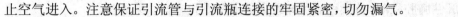

止空气进入。注意保证引流管与引流瓶连接的牢固紧密,切勿漏气。

（6）应用各式插管引流排气过程中,应均应坚持无菌操作,注意严格消毒,防止感染。对肺压缩严重,持续时间较长的患者,插管后应夹住引流管分次引流,避免胸腔内压力骤降产生肺复张后肺水肿。

（7）胸腔闭式引流术后 48～72 小时,观察引流液少于 50ml,无气体溢出,胸部 X 线摄片呈肺膨胀或无漏气,患者无呼吸困难或气促时,可考虑拔管。如未见气泡冒出水面,但患者症状缓解不明显,应考虑导管不通畅,或部分滑出胸膜腔,需及时更换导管或做其他处理。

（8）定期复查胸片,了解肺复张情况。

5. 拔管时间

（1）血胸经引流后,肺已复张,胸腔内无明显积液即可拔管。

（2）气胸经引流后,肺已复张,导管无气体排出,1～2 日后可拔管。

（3）脓胸经引流后,感染已控制,肺已复张,胸腔内无残腔可拔管。

（四）并发症

1. 复张性肺水肿。

2. 肺不张。

3. 纵隔摆动。

4. 引流管阻塞。

5. 皮下气肿。

6. 血胸。

7. 胸腔内感染。

（韩正贵）

第四节　电除颤和电复律

一、非同步电复律

非同步直流电除颤是以一定量的高压电流短时间内经胸壁或直接经过心脏,使大部分或全部心肌细胞在瞬间同时除极,从而使心室颤动终止,达到重建窦性心律的方法。非同步直流电除颤技术是目前抢救心室颤动最有效、使用最广泛的急救技术。

（一）适应证

心搏骤停早期、心室扑动、心室颤动者首选非同步直流电除颤。

（二）禁忌证

目前没有绝对禁忌证,但在抢救心脏骤停患者时,应审时度势,把握好除颤的原则及时间。心电图示为一条直线（心搏停止）或心电机械分离不进行非同步电复律。

（三）操作方法

1. 患者平卧于木板床或床上垫一木板。

2. 两电极板必须涂上导电糊或垫一生理盐水纱布（不得使用蒸馏水纱布）。

3. 电极板的放置方法

（1）胸前左右法：一个电极置于右锁骨下方、胸骨右缘第 2 肋间处,电极板中心在右锁骨中线,另一电极置于乳头下方心尖处,电极板中心腋前线上,两电极板相距应在10cm以上。

(2)胸部前后法:一个电极置于前胸部胸骨左缘第4肋间,电极板中心在左锁骨中线处,另一电极置于背部左肩胛下区,电极板中心在左肩脚中线处。

4. 成人、儿童、婴儿电极板的使用的直径分别为10cm、8cm和4.5cm。

5. 打开除颤仪电源开关,选择非同步按钮;心室颤动时,单向波除颤仪的电击能量一般选择360J,双向波除颤仪的电击能量选择200J,可连续三次除颤。

6. 按下充电按钮,数秒后除颤仪发出鸣叫声提示充电完成,将两电极板按上述位置及力度放置好,按放电按钮,这时患者身体出现突然抽动及观察心电波形突然剧烈变化,提示放电完毕。

7. 胸内电击除颤的操作规程 采用消毒过的胸内除颤电极板,并用消毒生理盐水纱布包裹,分别置于心脏的前后心室壁上;除颤的电能量选择60J;充电、放电、心电图的观察均与胸外电击除颤相同。

(四)注意事项

1. 禁止在钢丝床或积水潮湿地面进行电击除颤。在实施电除颤的同时,所有医护人员应避免接触患者及床边,以免发生危险。

2. 心搏骤停、心室扑动、心室颤动患者的抢救应尽快建立静脉通道尽快使用药物,并用鼻导管、面罩给氧;若有条件应尽快建立高级人工气道实施机械通气。

3. 擦干胸部汗液等,保持两个电极板之间的皮肤干燥,不能因水和导电糊引起短路。

4. 加强监护,密切观察心电波变化,并做相应处理。

5. 目前心肺复苏指南的要求是低能量双向波电除颤,即采用200J—200J—200J连续三次电击。

6. 在除颤前后要使用药物治疗,纠正水、电解质、酸碱平衡失衡、纠正与防治多器官功能障碍综合征。

7. 如果心室颤动波细小,应立即静脉注射肾上腺素1mg,使细颤变为粗颤,再进行电除颤。

(五)并发症

1. 局部皮肤灼伤 尽量保持电极板与皮肤接触良好,使导电糊在电极板上涂抹均匀,并且压力适当与均匀。

2. 低血压 如电击后心律恢复为窦性心律,但血压持续低于80mmHg,应使用升压药物治疗。

3. 心肌损伤 电击后持续S-T段改变和心肌酶升高,可应用心肌营养药物治疗。

4. 心律失常 电除颤后如出现各种不同类型的心律失常,应给予相应的处理。

5. 心力衰竭 改善心功能,纠正心力衰竭 及早给予强心、利尿药物治疗。

6. 呼吸抑制 给予呼吸兴奋剂及机械通气。

7. 栓塞 栓塞一旦发生,应给予积极溶栓和抗凝治疗。

二、同步电复律

同步触发装置能利用患者心电图中R波来触发放电,使电流仅在心动周期的绝对不应期中发放,避免诱发心室颤动,可用于转复心室颤动以外的各类异位性快速心律失常,称为同步电复律。

（一）适应证

1. 房颤伴快速心室率,且药物难以控制者。

2. 发生房颤后心力衰竭或心绞痛恶化,且难以用药物控制者。

3. 风湿性心脏病患者左心房扩大不明显(一般左心房内径<45mm),且心功能代偿者。

4. 预激综合征伴房颤,当药物治疗无效时可电击复律。

（二）禁忌证

1. 心脏明显扩大,或有巨大左心房者。

2. 严重心功能不全者。

3. 心动过速-心动过缓综合征。

4. 洋地黄中毒。

5. 房颤伴高度房室传导阻滞。

6. 严重电解质紊乱或酸碱平衡失调而尚未纠正者。

（三）并发症

1. 心律紊乱　电击后有时可再现频发性期前收缩,甚至心室颤动。

2. 偶可发生心脏停搏。

（叶　勇）

第五节　临时心脏起搏术

人工心脏起搏(artificial cardiac pacing)是通过人工心脏起搏器发放一定频率的脉冲电流,经过导线和电极刺激心房或心室的某一局部心肌,形成一个人造的异位兴奋灶,代替心脏的起搏点带动心脏搏动的治疗和诊断方法。心脏起搏分为临时性和永久性两种,本节主要介绍临时人工心脏起搏。

（一）适应证

1. 各种原因引起的房室传导阻滞或病窦综合征导致阿-斯综合征发作者。

2. 急性心肌梗死,急性心肌炎,药物中毒,电解质紊乱等疾病时出现的缓慢心律失常。

3. 各种原因引起的Q-T间期延长并发尖端扭转性室性心动过速。

4. 药物治疗无效的折返性快速性心律失常的超速抑制。

5. 心脏直视手术或心脏外伤引起的房室传导阻滞。

6. 心脏起搏传导系统功能不全的患者施行大手术,心血管造影检查或心率转复治疗以及安置或更换永久起搏器之前,可先做临时起搏以保证安全。

7. 某些临床诊断及电生理检查的辅助手段。如判断预激综合征类型、窦房结功能、折返性心律失常以及抗心律失常药物效果。

（二）禁忌证

紧急临时心脏起搏术无绝对禁忌证,植入的目的就是为患者抢救创造条件。

（三）操作前准备

1.患者准备 核对患者信息；备皮；开放静脉通道，并向患者做好简单介绍。

2.用物准备 临时起搏器（需要检查起搏器电池）、双极球囊漂浮临时起搏导管（床旁）或普通双极临时起搏导管（X 线下）、无菌穿刺包（内装有穿刺针、血管钳、洞巾、剪刀、清洁盘及纱布等）、静脉穿刺鞘、无菌手套、消毒用品、麻醉药品、胶布、注射器、刀片、1%～2% 利多卡因等。

（四）操作方法

临时心脏起搏根据应用病情的急缓可分为紧急临时起搏和择期临时起搏。

1.紧急临时性起搏 要求在短时间内恢复正常的心率，以保证重要脏器的供血。常用于心脏骤停，严重心动过缓或心动过速导致血流动力学障碍者。电极放置时间不宜过长，一般 1～2 周。紧急临时起搏有经静脉安置心内膜电极，经胸壁穿刺安置紧急起搏电极，开胸直接安置心肌电极，经食管左心房起搏以及紧急体表胸壁起搏等方法。经胸壁起搏所需电能很高，使皮肤或肌肉抽搐产生难以耐受的疼痛，且起搏效果差，此法目前已很少应用。目前临床上常用的为经静脉心内膜起搏，其具体操作方法如下：

（1）常选择右侧颈内静脉或锁骨下静脉为穿刺点，局麻下将穿刺针刺入静脉，见回血通畅后将导引钢丝送入血管腔，拔除穿刺针。

（2）经导引钢丝送入扩张管和静脉鞘管，拔除导引钢丝和扩张管后，经鞘管内送入带有气囊的起搏导管。

（3）当导管进入 15～20cm 或右心房后，心电图可见 P 波宽大，倒置或双向，QRS 波小而错综。向气囊内注入 1ml 空气，电极导管可顺血流方向通过三尖瓣进入右心室。当电极未与心室壁接触时，可见小而直立的 P 波以及大而深的 QS 波。当电极导管与心室壁接触时，可见 ST 段明显升高，此时将气囊放气，使起搏电极的两级同时与心室壁接触。根据起搏时体表心电图 QRS 波形的方向调整电极的位置直至出现稳定的起搏图形。

（4）设置起搏频率及输出电流。若每次起搏信号都可见一次 QRS 波，说明起搏成功。

2.择期临时起搏 主要以预防为目的，应用于预防性或保护性起搏的患者。多采用经静脉双极心内膜起搏法，通常选用股静脉或锁骨下静脉穿刺送入起搏导线。

（五）并发症

1.心律失常 安置心内膜电极时，当电极进入右心室后，往往因机械性刺激引起室性心律失常，一旦电极固定或撤离右室即可消失，必要时可考虑药物治疗或电复律。

2.感染 多为局部感染，全身感染少见，主要是穿刺局部护理不当或电极导管放置时间过长引起。一旦发生感染应尽快拔除导管，并使用抗菌药物治疗。临时起搏导管放置时间最好不超过 1 周。

3.心脏穿孔 该并发症发生率不高，其发生主要是由于导管质地较硬，若患者心脏扩大，心室壁变薄，在放置过程中可能会发生右心室游离壁穿孔。

4.导管移位 是术后的常见并发症，可导致间歇起搏，起搏完全失效及感知功能障碍。发生后需重新调整电极位置。

5.导管断裂 临时起搏导管质地较硬，弹性差，如放置过长时间或体位活动，可能发生导管的不完全断裂，需要重新更换导管。

6. 膈肌刺激　常因心室扩大，室壁肌较薄，导管插入过深，靠近膈神经所致，可引起顽固性呃逆。将导管撤出少许，症状即可消失。

7. 穿刺并发症　常见的有气胸、血胸、空气栓塞、皮下血肿、静脉血栓等，此类并发症的发生直接与穿刺者的经验有关。

（王海荣　潘曙明）

第六节　三腔二囊管压迫止血术

（一）适应证

对食管、胃底静脉曲张破裂大出血者局部压迫止血。

（二）禁忌证

严重冠心病、高血压、心功能不全者慎用。

（三）术前准备

1. 患者准备

（1）核对患者信息，了解患者病情，与患者和家属做好解释工作，了解操作风险，争取清醒患者的配合，签署知情同意。

（2）对躁动不安或不合作患者，可肌内注射地西泮 5～10mg。

（3）检查有无鼻息肉，鼻甲肥厚和鼻中隔偏曲，选择鼻腔较大侧插管，清除鼻腔内的结痂及分泌物。

2. 物品准备　三腔二囊管、50ml 注射器、止血钳 3 把、治疗盘、无菌纱布、液体石蜡、200ml 盐水瓶或 0.5kg 沙袋、血压计、绷带、宽胶布。

（四）操作步骤

1. 操作者洗手，戴口罩、帽子，铺治疗巾。

2. 认真检查三腔二囊管气囊有无松脱、漏气，充气后有无移位，通向食管囊、胃囊和胃腔的管道是否通畅。找到管壁上 45cm、60cm、65cm 三处的标记及三腔通道的外口。检查合格后抽去双囊内气体。

3. 测量胃管插入的长度，即从前额发际至胸骨剑突的距离。

4. 将三腔管前端及气囊表面涂以液体石蜡。将三腔管从患者鼻腔送入，达咽部时嘱患者吞咽，使三腔管顺利送入至预测长度，一般在 50cm 至 65cm 标记处中间，如能由胃管腔抽出胃液，说明已在胃内。

5. 用注射器先向胃气囊注入空气 200～300ml，使胃气囊充气，用血管钳将此管腔钳住，然后将三腔管向外牵拉，感觉有中等度弹性阻力时，表示胃气囊已压于胃底部。系上牵引绳，再以 200ml 盐水瓶或 0.5kg 沙袋通过滑车持续牵引三腔管，以达到充分压迫目的。

6. 经观察仍未能压迫止血者，再向食管囊内注入空气 100ml 至 150ml，然后夹住此管腔，以直接压迫食管下段的曲张静脉。

（五）术后处理

1. 胃囊充气压迫可持续 24 小时，24 小时后必须减压 15～30 分钟。减压前口服 20ml 液体石蜡，约 10 分钟后，将三腔二囊管向内略送入，然后放开止血钳，使气囊缓

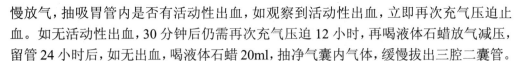

慢放气，抽吸胃管内是否有活动性出血，如观察到活动性出血，立即再次充气压迫止血。如无活动性出血，30 分钟后仍需再次充气压迫 12 小时，再喝液体石蜡放气减压，留管 24 小时后，如无出血，喝液体石蜡 20ml，抽净气囊内气体，缓慢拔出三腔二囊管。

2．食管囊充气压迫时间为 8～12 小时。放气减压 15～30 分钟。

3．压迫止血后，应从胃管抽吸观察是否有活动性出血，并用冰盐水洗胃以减少氨的吸收和收缩血管减少出血，也可注入止血药。

（六）注意事项

1．清醒患者争取患者配合，在呕吐间歇期进行操作，以免引起胃液反流入气道导致窒息。

2．注意压迫时间控制，及时放气减压，以免引起黏膜糜烂坏死。

3．气囊充气过程中如患者出现呼吸困难，必须及时放气，检查是否操作不当。

（黄庭荣）

第七节　洗　胃　术

洗胃术是指将一定成分的液体灌入胃腔内，混和胃内容物后再吸出，如此反复多次，以冲洗胃腔、清除胃腔内未被吸收的内容物和／或经胃黏膜重新分泌入胃腔的毒物、药物的一种临床治疗技术。其目的是迅速清除胃内毒物或刺激物，避免毒物吸收；将胃内滞留的食物排出，减轻胃黏膜水肿；为一些特殊手术或检查做准备。对于口服毒物或药物中毒后，洗胃是一项极其重要的抢救措施，应尽早进行。一般在服毒或者药物 6 小时内洗胃较为理想，但对超过胃排空时间的患者，仍应根据毒物性质、药物及临床症状等进行综合考虑，从而确定是否进行洗胃。常用洗胃术有口服催吐洗胃术、胃管洗胃术。胃管洗胃术又包括注射器抽吸洗胃法、漏斗胃管洗胃法、电动洗胃机胃管洗胃法三种。由于漏斗胃管洗胃法和注射器洗胃法效率低、洗胃效果不确切，目前临床上已基本淘汰，但在无电动洗胃机的情况下仍可应用。此外，还有通过外科介入采取经皮胃造瘘或者剖腹胃切口的方式进行洗胃，这种方法从本质上说仍然属于胃管洗胃术，但因其损伤大、痛苦多、住院时间久、经济负担重、护理工作量大等原因，只在贲门严重痉挛胃管难以置入等极特殊情况下才使用。故本节重点介绍口服催吐洗胃术和洗胃机洗胃术。

一、洗胃液的种类和选择

1．温水或者生理盐水　对毒物性质不明的急性中毒者，应抽出胃内容物送检，洗胃液选用温开水或生理盐水，待毒物性质确定后，再采用对抗剂洗胃。

2．碳酸氢钠溶液　一般用 2%～4% 的溶液洗胃，常用于有机磷农药中毒，但敌百虫中毒时禁用，因敌百虫在碱性环境中能变成毒性更强的敌敌畏。砷（砒霜）中毒也可用碳酸氢钠溶液洗胃。

3．高锰酸钾溶液　为强氧化剂，一般用 1:2 000～1:5 000 的浓度，常用于急性巴比妥类药物、阿托品及毒蕈中毒。但有机磷农药对硫磷中毒时，不宜用高锰酸钾，因能使其氧化成毒性更强的对氧磷。

4．茶叶水　含有丰富鞣酸，具有沉淀重金属及生物碱等毒物的作用，且来源容易。

417

5. 双氧水　0.3% 浓度的双氧水用于阿片类、氰化物中毒。

6. 鞣酸　1%～3% 浓度的鞣酸用于吗啡类、洋地黄、莨菪类、毒蕈类中毒。

7. 豆浆　适用于卤盐类中毒。

8. 液体石蜡　汽油、煤油中毒，不可直接洗胃，应先用液体石蜡 150～200ml 灌入使其溶解被吸收后再洗胃。

9. 洗衣粉溶液　用于百草枯中毒的洗胃。

二、口服催吐洗胃术

（一）适应证

1. 意识清醒、具有呕吐反射，且能主动配合的急性中毒者，应首先鼓励催吐洗胃。

2. 口服毒物时间不久，2 小时以内效果最好。

3. 在现场自救无胃管时。

（二）禁忌证

1. 意识障碍者。

2. 抽搐、惊厥未控制之前。

3. 患者不合作，拒绝饮水者。

4. 服腐蚀性毒物及石油制品等急性中毒者。

5. 合并有上消化道出血、主动脉瘤、食管静脉曲张等。

6. 孕妇及老年人。

（三）操作方法

1. 患者准备　核对患者信息，做好患者的思想工作，具体说明要求和解释操作方法，以取得患者的配合。

2. 用物准备　压舌板、医用纱布、洗胃液等。

常用的洗胃液温度一般为 35～38℃，温度过高可使血管扩张，加速血液循环，而促使毒物吸收；温度过低不仅会引起寒战，还可刺激胃蠕动，促进排空不利于洗胃。用量一般为 2 000～4 000ml。

3. 操作步骤　患者取坐位，频繁口服大量洗胃液约 400～700ml，至患者感胀饱为度。随即取压舌板或竹筷子（均用纱布包裹）刺激患者咽后壁，即可引起反射性呕吐，排出洗胃液或胃内容物。如此反复多次，直至排出的洗胃液澄清无味为止。

4. 注意事项

（1）催吐洗胃要当心误吸，因剧烈呕吐可能诱发急性上消化道出血。

（2）意识障碍、抽搐、惊厥未控制之前不宜催吐。

（3）服腐蚀性毒物及石油制品者、孕妇及老年人及合并有上消化道出血、主动脉瘤、食管静脉曲张等禁用。

三、胃管洗胃术

（一）适应证

1. 催吐洗胃法无效或有意识障碍、不合作者。

2. 需留取胃液标本送毒物分析者应首选胃管洗胃术。

3. 凡口服毒物中毒、无禁忌证者均应采用胃管洗胃术。

（二）禁忌证

1. 强酸、强碱及其他对消化道有明显腐蚀作用的毒物中毒。

2. 伴有上消化道出血、食管静脉曲张、主动脉瘤、严重心脏疾病等患者。

3. 中毒诱发惊厥未控制者。

4. 乙醇中毒，因呕吐反射亢进，插胃管时容易发生误吸，所以慎用胃管洗胃术。

（三）操作方法

1. 患者准备　核对患者，解释操作方法，以取得配合。

2. 用物准备　胃管、镊子、液体石蜡、纱布、压舌板、开口器、听诊器、洗胃液、自动洗胃机。

3. 操作步骤

（1）履行告知义务，取出患者义齿。

（2）清醒患者可取坐位，昏迷患者取左侧头低位。

（3）胃管前段涂液体石蜡，经鼻腔置入胃内，胃管置入 45～55cm 即到胃腔，先抽尽胃内容物，必要时留标本送检。用鼻饲注射器向胃管内打入少量气体，于上腹部闻及气过水声或抽出胃内容物，证实胃管确在胃内。

（4）胃管与洗胃机连接，将洗胃机上的药液管一端放入溶液桶内液面以下，出水管的一端放入污水桶内。液量一般为 250～300ml，接通电源后按"手吸"键，吸出胃内容物，再按"自动"键，开始洗胃机自动洗胃。待冲洗干净后，按"停机"键。

（5）洗胃完毕后，反折胃管迅速拔出，以防误吸。记录灌洗液及洗出液总量及性质。

4. 注意事项

（1）当中毒性质不明时，应抽出胃内容物送检，同时洗胃液选择温开水或生理盐水，待明确中毒性质后采取相应洗胃液洗胃。

（2）在洗胃过程中应随时观察患者生命体征的变化，如患者感觉腹痛、流出血性灌洗液或出现休克现象，应立即停止洗胃。

（3）要注意每次灌入量与吸出量的基本平衡。每次灌入量不宜超过 500ml。灌入量过多可引起急性胃扩张，使胃内压上升，增加毒物吸收。若液体量过少，不易清洗彻底，还延长了完成洗胃的时间。总量 25 000～50 000ml，一直洗到使胃液彻底干净无味为止。一般药物中毒总洗胃液量约 10 000～20 000ml 即可；有机磷酸酯类中毒则需洗得更彻底，中度中毒者一般应洗 30 000～50 000ml，还可根据情况酌情加大洗胃液量。抽洗胃液时要控制负压不要过大，否则会损伤胃黏膜，造成胃出血。洗胃时注意先出后入、快进快出、出入平衡。

（4）凡呼吸停止、心脏停搏者，应先做 CPR，再行洗胃术。洗胃前应检查生命体征，如有缺氧或呼吸道分泌物过多，应先吸取痰液、保持呼吸道通畅，再行胃管洗胃术。

（5）幽门梗阻患者洗胃应记录胃内滞留量。

（6）自动洗胃机洗胃前务必接妥地线，以防触电。在向胃内注入洗胃液的同时观察正压表压力不超过 40kPa，并观察洗胃液的出入量，如水流不畅，进、出液量相差较大，可交替使用"手冲"和"手吸"两键，进行调整。

（7）洗胃后可酌情进行导泻（如胃管注入 50% 硫酸镁 30～50ml），如口服毒物时间过长（超过 6 小时以上者），可酌情采用血液净化治疗。

四、洗胃的主要并发症及防治措施

（一）胃穿孔及胃破裂

1. 原因

（1）洗胃液进入量大于出量,造成急性胃扩张、胃穿孔。

（2）注入洗胃液后,又误入大量空气,造成胃扩张、胃穿孔、气腹。

（3）"干抽"胃黏膜造成胃壁损伤。

2. 预防措施

（1）避免入量大于出量。

（2）避免进入过量的空气。

（3）调整胃管深度,保证胃管侧孔在胃底部。

（4）洗胃过程中随时观察患者腹部症状陈述和腹部体征,必要时做腹腔穿刺。

（二）胃出血

1. 原因

（1）口服农药毒物对胃黏膜的直接损害,黏膜充血、糜烂。

（2）插管过猛致损伤。

（3）剧烈呕吐所致食管黏膜撕裂综合征、贲门黏膜撕裂伤。

（4）"干吸"胃壁致黏膜损伤。

2. 预防措施

（1）插管洗胃时避免强制性动作及用力过猛。

（2）尽量减少对咽喉部刺激,可边插胃管边向胃管内注入少量石蜡油。

（3）洗胃过程中严密观察患者生命体征。

（4）胃管内注入冰冷盐水 100ml 或 8% 去甲肾上腺素盐水。

（三）误吸

1. 原因

（1）昏迷患者吞咽反射消失:由于插管以及冲胃刺激,可使迷走神经兴奋,胃收缩和运动加强,使胃容量性舒张作用减弱→胃内压升高→呕吐→误吸。

（2）胃内存液多:入量大于出量→胃内容物增多→胃内容物反流→误吸。

（3）体位不当。

2. 预防措施

（1）洗胃时遵循低压、少量、反复冲洗的原则。保持洗胃的负压在（13.3±0.05）kPa 范围,采用"中间促排法",即连续冲洗 5～6 次后,将胃管与洗胃机分离,同时变换体位,变换胃管位置,轻揉患者腹部,将胃内残余液量排出。

（2）采取正确卧位:左侧头低位,左侧位可使胃底处于最低位,利于胃管在胃底部抽吸,避免了胃潴留。头低位有利于体位引流,防止误吸。

此外,还可能导致窒息、水电解质紊乱、心跳、呼吸骤停等并发症,所以治疗过程中一定要密切观察患者的生命体征变化,及时发现异常,立即采取措施。

（闫国良）

第八节　血液净化技术

血液净化是把患者血液引至体外并通过一种净化装置,除去其中某些致病物质,净化血液,达到治疗疾病的目的。血液净化主要包括血液透析、血液滤过、血液透析滤过、血液灌流、血浆置换、免疫吸附、腹膜透析等。在各种心血管功能不稳定的、高分解代谢的或伴脑水肿的急慢性肾衰,以及多脏器功能障碍综合征、急性呼吸窘迫综合征、挤压综合征、急性坏死性胰腺炎、慢性心衰、肝性脑病、药物及毒物中毒等急危重症患者的抢救治疗中也已得到了广泛应用。

一、血液灌流

血液灌流技术是将患者血液从体内引到体外具有广谱解毒效应或固定特异性配体的吸附剂装置内,通过灌流器中吸附剂吸附毒物、药物、代谢产物,达到清除这些物质的一种血液净化治疗方法或手段。与其他血液净化方式结合可形成不同的杂合式血液净化疗法。

（一）适应证

1. 急性药物、毒物中毒。

2. 暴发性肝衰竭。

3. 联合应用　在某种特殊的情况下血液灌流可以与血液透析联合使用。如某些中毒导致急性肾衰或在原有的肾衰竭基础上又发生急性药物中毒便可考虑联合使用。

4. 脓毒症或系统性炎症综合征等危重病的救治中有效清除循环中的细胞因子和炎症介质、内毒素。

（二）禁忌证

血小板减少症、白细胞减少症及其他凝血障碍。

（三）操作方法

（1）患者准备:告知患者注意事项并签署知情同意书。

（2）用品准备

1）5% 葡萄糖注射液 500ml。

2）0.9% 氯化钠注射液 3 000ml。

3）1 套血路管路（动、静脉管路）及连接管。

4）血液透析导管（或穿刺针）。

5）肝素注射液。

（3）操作步骤

1）建立临时静脉通路:为满足灌流时血流量的要求,首选血液透析导管插管;也可使用动静脉穿刺针。

2）采用全身肝素化:首次剂量按 1.0～2.0mg/kg 体重,最大剂量 2.5mg/kg 体重,静脉给肝素 10 分钟后,才能开始血液灌流系统的体外循环,灌流开始 20 分钟时,一次追加肝素 5～8mg,以后根据试管法凝血时间调节肝素用量,使体外循环凝血时间保持在 45～60 分钟。可以每半小时一次追加肝素 5～8mg。

笔记

3）灌流初始时血流量从 50ml/min（视患者血压情况）逐步增加至 200～250ml/min。

4）灌流持续时间 2 小时为宜，若有必要并允许可更换一只灌流器继续灌流，或数小时后再进行灌流。

5）血液灌流结束后，可用 100～200ml 氯化钠注射液自管路动脉端回血。

（4）注意事项

1）严密观察患者的体温、脉搏、呼吸和血压变化，特别注意灌流初期由于血容量减少引起的血压下降，采取相应的措施。

2）极个别患者在灌流数分钟内，发生过敏现象，应立即终止灌流，对症治疗。

二、血液透析

（一）适应证

1. 急症透析指征

（1）高钾血症。

（2）肺水肿。

（3）尿毒症脑病。

（4）尿毒症心包炎。

2. 透析指征

（1）尿毒症综合征。

（2）容量负荷过重所致的脑水肿，肺水肿及高血压。

（3）尿毒症并神经、精神症状。

（4）尿毒症性心包炎。

（5）血尿素氮≥28mmol/L，血肌酐≥530～840μmol/L。

（6）Ccr＜10ml/min。

（7）血钾≥6.5mmol/L。

（8）HCO_3^-＜6.8mmol/L。

（9）尿毒症性贫血，Hb＜60g/L，HCT＜15%。

（10）可逆性的慢性肾衰竭、肾移植前准备、肾移植后急性排斥导致的急性肾衰竭，或慢性排斥，移植肾失去功能时。

（11）其他：如部分药物中毒、高钙血症、代谢性碱中毒、溶血时游离血红蛋白＞80mg/L。

（二）禁忌证

1. 恶性肿瘤晚期。

2. 非容量依赖性高血压。

3. 严重心肌病变而不能耐受血液透析。

4. 精神病患者和拒绝接受透析治疗者。

5. 颅内出血及其所致的颅内压增高。

6. 严重休克和心肌病变所致的顽固性心力衰竭、低血压。

（三）操作方法

1. 患者准备 查对床号、姓名，测体重。检查血管通路的建立（一般建立动 - 静脉内瘘及动 - 静脉外瘘）。

2. 用物准备　准备血管穿刺用品。

3. 操作步骤

（1）开机，连接 A、B 透析液，调试机器至准备状态。

（2）连接透析器及管路，用生理盐水预冲透析管路每个环节，排尽空气；连接空气、静脉压等监测器。

（3）患者仰卧位，选择内瘘及静脉穿刺点，铺治疗巾，常规消毒，穿刺，固定，静脉推注首剂肝素。

（4）连接动脉穿刺针，固定。

（5）打开夹子，开泵，将血引至静脉壶时，关泵。以止血钳夹住静脉管，排尽空气，并接静脉穿刺针，打开夹子、巾钳固定，打开静脉压监测夹子，开泵，将血流速由小到大逐渐调至 100～200ml/min。

4. 注意事项

（1）监测、记录患者体温、呼吸、脉搏、血压

（2）密切观察血流量、静脉压、有无血液分层、血液及透析液颜色。

（3）透析时间通常为 3～5 小时。

（四）并发症

1. 失衡综合征　常见于尿素氮和肌酐水平很高，尿毒症症状很明显的患者，尤其多见于初次透析及透析诱导期。表现为透中及透后头痛、乏力、倦怠、恶心呕吐、血压升高、睡眠障碍，重症者可有精神异常、癫痫样发作、昏迷甚至死亡。

2. 低血压　血透最常见的并发症。表现为头晕、胸闷、面色苍白、出汗、黑蒙、恶心呕吐、肌肉痉挛甚至意识丧失。

3. 低氧血症　多见于醋酸盐透析，临床表现多不明显，原有心肺疾病的患者或老年人可能出现缺氧症状，甚至诱发心绞痛及心肌梗死。

4. 心律失常　常由低钾血症引起。

5. 心脏压塞　血透中及透后短时间内发生的心脏压塞多为出血性，常在原有尿毒症性心包炎基础上由于应用肝素引起心包出血。临床表现为：①血压进行性下降，伴休克征象；②颈静脉怒张、肝大、奇脉、中心静脉压升高；③心界扩大，心音遥远；④B 超见心包大量积液等。

6. 溶血　多由透析液失常及透析机故障引起，急性溶血时患者出现回血静脉疼痛、胸闷、心悸、气促、烦躁，可伴严重腰痛及腹部疼挛，严重者有发冷、寒战、血压下降、心律失常、血红蛋白尿甚至昏迷。透析液低渗引起者还可同时出现水中毒或脑水肿。少而缓慢的溶血则仅表现为贫血加重。

7. 空气栓塞　由于透析机有完善的监控措施，空气栓塞很少发生。

8. 脑出血　维持性血透患者的主要死亡原因之一。

9. 硬膜下血肿　常见原因有：头部外伤、抗凝、过度超滤、高血压等。临床表现与失衡综合征类似。

（宋振举）

笔记

第九节 导 尿 术

一、导尿术

(一)适应证

1. 尿潴留导尿减压。

2. 膀胱注水试验,了解是否有膀胱破裂存在。

3. 留尿做细菌培养(包括普通培养和膀胱灭菌尿培养)。

4. 不明原因的少尿及无尿可疑尿路狭窄或者梗阻者。

5. 膀胱病变,神经源性膀胱,检查膀胱功能,测膀胱容量、压力及残余尿量,注入造影剂,膀胱冲洗,膀胱内肿瘤化疗等。

6. 产科手术前的常规导尿。

(二)相对禁忌证

急性尿道炎、急性前列腺炎、急性附睾炎、妇女月经期、骨盆骨折、尿道损伤或插尿管失败者。

(三)操作方法

1. 患者准备　遮挡、核对患者。能自理者,嘱其用肥皂液清洗外阴,不能起床者,协助其用肥皂液清洗外阴,男性患者要翻开包皮清洗。

2. 物品准备

(1)治疗车及手部消毒液。

(2)用物准备:适当型号的一次无菌导尿包(内包括消毒用具、导尿管、无菌石蜡油、洞巾、集尿袋等)、20ml 针筒、无菌注射液 20ml、试管及培养皿。

3. 操作步骤

(1)女性导尿法:女尿道长约 3～5cm,具有短、宽、直的特点,尿道外口与阴道口均开口于阴道前庭,尿道外口在阴道口的前方,导尿时,需注意避免进入阴道。

1)体位:患者取仰卧位,两腿屈膝自然分开。

2)术者立于患者右侧,将盖被扇形折叠盖于患者胸腹部。脱近侧裤腿,盖于对侧腿上,近侧下肢用大毛巾遮盖,暴露外阴,臀下垫油布或塑料布。

3)消毒:女性其原则是由上至下、由外向内,具体顺序为阴阜、大阴唇、小阴唇、尿道口及肛门。左手拇、食指分开大阴唇,最后一棉球消毒尿道口至会阴、肛门,每一个棉球只用一次。

4)打开导尿包,给予会阴部铺盖无菌洞巾,分开小阴唇露出尿道口,用黏膜消毒剂棉球,自上而下消毒尿道口和小阴唇。

5)分开小阴唇后,分清尿道口和阴道口,从尿道口缓慢插入涂有无菌润滑油的导尿管,深度 5～6cm 松开夹子,见尿液流出再往里送 2cm 左右。

6)如需做中段尿培养,用培养皿或试管接取并及时送检。

7)治疗碗内尿液盛满后,关闭夹子,交于左手中指间,将尿液倒入便盆内。

8)导尿完毕,用纱布包裹导尿管,拔出,放入治疗碗内。擦净外阴,脱去手套,撤去洞巾,清理用物,协助患者穿裤,整理床单位,测量尿量并记录。

（2）男性导尿术：男性尿道长 18～20cm，具有细、长、弯曲的特点，有前列腺部、膜部和海绵体部三个分部；有尿道前列腺部、尿道球部和尿道舟状部三个扩大；有尿道内口、膜部和尿道外口三个狭窄；有耻骨下弯和耻骨前弯两个弯曲。临床上插导尿管时，需注意狭窄部位、插入深度以及插前将阴茎上提以改变耻骨前弯。

1）患者取仰卧位，两腿屈膝自然分开。

2）术者立于患者右侧，将盖被扇形折叠盖于患者胸腹部。脱近侧裤腿，盖于对侧腿上，近侧下肢用大毛巾遮盖，暴露外阴，臀下垫油布或塑料布。

3）消毒：用消毒液棉球清洗阴茎 2 次。左手持无菌纱布包住阴茎，后推包皮，充分暴露尿道口及冠状沟，严格消毒尿道口、龟头，螺旋形向上至冠状沟，最后消毒阴茎背侧及阴囊，每个棉球限用一次。

4）打开导尿包，以左手拇指、食指挟持阴茎，用黏膜消毒剂自尿道口向外旋转擦拭消毒数次，然用无菌巾裹住阴茎，露出尿道口。

5）将男性阴茎提起使其与腹壁成钝角（大约 120°左右），右手将涂有无菌润滑油的导尿管徐徐插入尿道，导尿管外端用夹闭置于无菌弯盘内，进入 15～20cm 后，松开夹子，见尿液流出再往里送 2cm 左右。

6）若插导尿管时，遇有阻力，可稍待片刻，嘱患者张口做深呼吸，再徐徐插入。

7）根据需要留取尿培养标本，拔管同女性导尿术。

8）导尿完毕，清理用物，整理床单位。

4．注意事项

（1）严格无菌操作，预防泌尿系感染。

（2）插入导尿管动作要轻柔，以免损伤尿道黏膜，如果插入时遇到阻力，稍退导尿管改变方向后再插入，见尿液时在深入 2cm，勿过深或过浅，尤忌反复大幅度抽动尿管。

（3）对膀胱高度膨胀且又极度虚弱的患者，第一次导尿量不可超过 1 000ml，以防大量放尿，导致腹腔内压突然降低，大量血液滞留于腹腔血管内，造成血压下降，产生虚脱；亦可因膀胱突然减压，导致膀胱黏膜急剧充血，引起尿血。

（4）根据不同患者选择不同型号，粗细适宜的导尿管，对于小儿或疑有尿道狭窄者，宜用细导尿管。

二、留置导尿管术

留置导尿管术是将导尿管经尿道插入进膀胱引流尿液同时将导尿管保留于膀胱内的方法。

（一）适应证

1．用于截瘫所致尿潴留或尿失禁患者。

2．盆腔器官术前准备，以排空膀胱，避免手术中误伤。

3．尿道、会阴术后定时放尿。可保护创面及切口清洁不受污染。

4．用于某些大手术后或大面积烧伤，以及抢救休克或垂危病员，正确记录尿量、尿比重，以观察肾功能。

5．泌尿系手术前后，以及用于膀胱冲洗等。

6．急性肾衰竭记录尿量。

（二）操作方法

1. 用物准备　双腔或者三腔气囊留置导尿管，导尿管选择大小应适当。

2. 操作步骤　用双腔或者三腔气囊留置导尿按导尿术插入导尿管，见尿后再插入 1～2cm，向气囊注入生理盐水 15～20ml，轻拉导尿管有阻力感，即证实导尿管已固定于膀胱内。将导尿管尾端与集尿袋的引流管接头连接，开放导尿管，将集尿袋妥善地固定在低于膀胱的高度。

3. 注意事项

（1）必须严格按无菌技术操作原则进行，防止尿路感染。

（2）导尿过程中，嘱患者勿移动肢体，以保持原有的体位，避免污染无菌区。

（3）女患者导尿时，操作者要仔细辨认尿道外口的位置。导尿管一旦误入阴道，应立即更换导尿管后再重新插入。

（4）男性尿道较长，有三个狭窄两个弯曲，因此，插管时动作要轻、稳、准。如在插管过程中受阻，稍停片刻，嘱患者做深呼吸，减轻尿道括约肌的紧张，再缓缓插入导尿管，切忌用力过猛过快而损伤尿道黏膜。

（5）若膀胱高度膨胀，第一次放尿不应超过 1 000ml，以免导致虚脱和血尿。

（6）留置导尿术常选择双腔气囊导尿管，根据气囊尿管的特殊结构，一般将尿管插入膀胱见尿后需再插入 6cm 以上，注入无菌生理盐水 15～20ml，并下拉尿管至有轻微阻力感即可，避免对尿道的损伤。留置导尿如超过 3～4 周以上，为保持膀胱容量，应采用间断引流的方法，可将引流橡皮管夹住，每 3～4 小时开放 1 次。

（7）因病情需要留置导尿，应经常检查导尿管固定情况；每隔 5～7 日更换一次，更换时应让尿道松弛数小时再重新插入。

（8）留置导尿患者要做好会阴护理防止感染，尿袋固定的高度要低于大腿根部或者床边缘，防止尿液逆流导致逆行尿路感染。

　知识链接

　　导尿术有悠久的历史，唐代孙思邈的《备急千金要方》记载："凡尿不在胞中，为胞屈僻，津液不通，以葱叶除尖头，纳阴茎孔中深三寸，微用口吹之，胞胀，津液大通便愈。"这段文字对导尿的适应证、方法、操作过程进行了详细描述。

（吴　英）

第十节　清　创　术

　　清创术是清除开放伤口内的异物，切除坏死、失活或严重污染的组织、缝合伤口，使之尽量减少污染，甚至变成清洁伤口，达到一期愈合，有利受伤部位的功能和形态的恢复。清创术是一种外科基本手术操作。伤口初期处理的好坏，对伤口愈合、受伤部位组织的功能和形态的恢复起决定性作用。

　　开放性伤口一般分为清洁、污染和感染三类。严格地讲，清洁伤口是很少的，意外创伤的伤口难免有程度不同的污染，如污染严重、细菌量多且毒力强，8 小时后即可变为感染伤口。头面部伤口局部血运良好,伤后 12 小时仍可按污染伤口行清创术。

（一）适应证

各种类型开放性损伤视为新鲜伤口,具备以下条件者:

1. 伤后 8 小时以内者。

2. 伤口污染较轻,不超过伤后 24 小时者。

3. 头面部伤口,一般在伤后 24～48 小时以内,争取清创后一期缝合。

4. 若不能满足以上条件,则只清创不缝合。

（二）术前准备

1. 清创前须对伤员进行全面评估,如有休克,应先抢救,待休克好转后争取时间进行清创。

2. 如颅脑、胸、腹部有严重损伤,应先予处理。如四肢有开放性损伤,应注意是否同时合并骨折,摄 X 线片协助诊断。

3. 应用止痛和术前镇痛药物。

4. 如伤口较大,污染严重,应预防性应用抗生素,在术前 1 小时,手术毕分别用一定量的抗生素。

5. 注射破伤风抗毒素轻者用 1 500U,重者用 3 000U。

（三）麻醉

上肢清创可用臂丛神经或腕部神经阻滞麻醉;下肢可用硬膜外麻醉。较小较浅的伤口可使用局麻;复杂严重的则可选用全麻。

（四）手术步骤

1. 清洗去污 分清洗皮肤和清洗伤口两步。

（1）清洗皮肤:先用无菌小纱布覆盖伤口,剪去伤口周围的毛发。术者常规洗手,戴无菌手套。用消毒肥皂水和软毛刷洗刷伤口周围皮肤,除去污垢和油腻。再用无菌等渗盐水冲洗干净。换毛刷重复刷洗 2～3 遍,直至清洁为止。用无菌小纱布轻轻吸干创面。脱去手套。

（2）清洗伤口:参加手术者重新洗手,穿无菌手术衣、戴无菌手套。用 3% 碘酊消毒伤口周围皮肤,待碘酊干后,以 70% 酒精将碘酊擦净两次。注意勿使消毒液流入伤口。铺上无菌手术巾,进行伤口处理。仔细检查伤口,了解伤口部位、大小、污染程度及有无合并伤。清除表面的血凝块和异物,然后由浅及深有序地处理。用生理盐水冲洗伤口每一个盲角或死腔,直至洗净。为方便处理伤口深部及探查伤口,可适当延长伤口和切开筋膜。

2. 清理伤口 对浅层伤口,可将伤口周围不整皮肤缘切除 0.2～0.5cm,切面止血,消除血凝块和异物,切除失活组织和明显挫伤的创缘组织,并随时用无菌盐水冲洗。

对深层伤口,应彻底切除失活的筋膜和肌肉,但不应将有活力的肌肉切除,以免切除过多影响功能。为了处理较深部伤口,有时可适当扩大伤口和切开筋膜,清理伤口,直至比较清洁并显露血循环较好的组织。

如同时有粉碎性骨折,应尽量保留骨折片;已与骨膜游离的小骨片则应予清除。

浅部贯通伤的出入口较接近者,可将伤道间的组织桥切开,变两个伤口为一个。如伤道过深,不应从入口处清理深部,而应从侧面切开处清理伤道。

伤口如有活动性出血,在清创前可先用止血钳钳夹,或临时结扎止血。待清理伤

笔记

427

口时重新结扎，除去污染线头。渗血可用温盐水纱布压迫止血，或用凝血酶等局部止血剂止血。

3．修复伤口　清创后再次用生理盐水清洗伤口。再根据污染程度、伤口大小和深度等具体情况，决定伤口是开放还是缝合，是一期缝合还是延期缝合。未超过 12 小时的清洁伤口可一期缝合；大而深的伤口，在一期缝合时应放置引流条；污染重的或特殊部位不能彻底清创的伤口，应延期缝合，即在清创后先于伤口内放置凡士林纱布条引流，待 4～7 日后，如伤口组织红润，无感染或水肿时，再做缝合。头、面部血运丰富，愈合力强，损伤时间虽长，只要无明显感染，仍应争取一期缝合。

缝合伤口时，不应留有死腔，张力不能太大。对重要的血管损伤应修补或吻合；对断裂的肌腱和神经干应修整缝合。显露的神经和肌腱应以皮肤覆盖；开放性关节腔损伤应彻底清洗后缝合；胸腹腔的开放性损伤应彻底清创后，放置引流管或引流条。

（五）术中注意事项

1．伤口清洗是清创术的重要步骤，必须反复用大量生理盐水冲洗，务必使伤口清洁后再做清创术。选用局麻者，只能在清洗伤口后麻醉。

2．清创时既要彻底切除已失去活力的组织，又要尽量爱护和保留存活的组织，这样才能避免伤口感染，促进愈合，保存功能。

3．组织缝合必须避免张力太大，以免造成缺血或坏死。

（六）术后处理

1．根据全身情况输液或输血。

2．合理应用抗生素，防止伤口感染，促使炎症消退。

3．注射破伤风抗毒素；如伤口深、污染重，应同时肌内注射气性坏疽抗毒血清。

4．抬高伤肢，促使血液回流。

5．注意伤肢血运、伤口包扎松紧是否合适、伤口有无出血等。

6．伤口引流条一般应根据引流物情况，在术后 24～48 小时内拔除。

7．伤口出血或发生感染时，应即拆除缝线，检查原因，进行处理。

（宁文龙）

第十一节　镇静镇痛疗法

一、镇静

通过使用药物来消除患者的紧张情绪和恐惧感，有利于配合治疗的方法称为镇静。患者意识存在，能够服从各种指令，生理反射基本正常。镇痛作用很小，但是能够加强镇痛药的镇痛效果。

（一）适应证

1．患者紧张、焦虑，夜间无法入睡。

2．气管插管或气管切开。

3．机械通气。

4．纤支镜检查、气道吸引。

5．其他可能引起不良刺激和不快感的急救操作。

（二）禁忌证

1. 对镇静药物过敏。

2. 缺乏有效气道保护，可能引起窒息。

（三）操作方法

1. 患者准备　核对患者信息，测血压、脉搏和氧饱和度，吸氧。

2. 用物准备　吸氧装置、镇静药物、静脉推注泵等。

3. 具体方法

（1）口服给药常用药物为地西泮 10mg。

（2）肌内注射给药常用药物为地西泮 10mg 或盐酸异丙嗪 50mg。

（3）直肠给药常用药物为水合氯醛 25～100mg/kg。

（4）静脉给药常用药物：①咪达唑仑：0.075～0.1mg/kg；②异丙酚：2～4mg/（kg·h）；③右旋美托咪定：0.1～0.5μg/kg。

（5）镇静深度评估：① Ramsay 镇静评分（表 23-1）；②（Observe Alert Assessment/Sedation，OAA/S）镇静觉醒评分（表 23-2）。

表 23-1　Ramsay 镇静评分

临床表现	评分
不安静、烦躁	1 分
安静合作	2 分
嗜睡，能听从指令	3 分
睡眠状态，但可唤醒	4 分
呼吸反应迟钝	5 分
深睡状态，呼唤不醒	6 分

1 分无镇静，2～4 分镇静满意，5～6 分镇静过度

4. 注意事项

（1）口服、肌内注射效果一般。直肠给药主要应用于小儿术前镇静，效果良好。静脉给药是现代麻醉中应用最为广泛的镇静给药方法，起效快，效果好，恢复迅速。

（2）有个体差异，镇静药输注不宜过快、过多，及时评估镇静深度并进行调整。

（3）注意观察患者的呼吸和唇色。

表 23-2　镇静觉醒（OAA/S）评分

反应性	语音	面部表情	眼睛	评分
对正常语调反应快	正常	正常	无眼睑下垂	5
对正常语调反应冷淡	稍慢或含糊	稍微放松	眼睑轻度下垂	4
仅对大声呼名有反应	不清或明显变慢	明显放松	眼睑明显下垂	3
仅对轻推有反应	吐字不清	—	—	2
对推动无反应	—	—	—	1

5 分无镇静，2～4 分镇静满意，1 分镇静过度

（四）并发症

1．呼吸抑制。

2．药物过敏。

3．低血压。

二、镇痛

镇痛指通过使用药物来阻断痛觉传导通路，激发体内痛觉调制系统，使疼痛降低到机体能承受的范围内。

（一）适应证

1．可能引起较强疼痛刺激的急救操作。

2．各种急性或慢性疼痛。

（二）禁忌证

1．对镇痛药物过敏。

2．缺乏有效气道保护，可能引起窒息。

（三）操作方法

1．患者准备　核对患者信息，测血压、脉搏和氧饱和度，吸氧。

2．用物准备　吸氧装置、镇痛药物、静脉推注泵、患者自控镇痛泵等。

3．具体方法

（1）口服给药：常用药物为非甾体抗炎药、曲马多。简单易行，但是起效慢。

（2）肌内注射：常用药物为吗啡或哌替啶。起效迅速，使用方便，其缺点在于注射部位疼痛，血药浓度的波动影响镇痛效果。

（3）静脉注射：可供选择药物很广，非甾体抗炎药、曲马多、阿片类药物都可。单次间断静脉内注射麻醉性镇痛药时，血药浓度难以维持恒定，需反复给药。

（4）患者自控镇痛：先给一个负荷量，再给持续维持剂量的药物，患者感觉疼痛时再按压 Bolus 自行给药，可维持血药浓度相对恒定。

（5）镇痛评估：①视觉模拟评分法。通常是采用 10cm 长的直尺，上有滑标，可以在 0 到 10cm 间自由滑动，一面的两端两分别标有"无疼痛"和"最严重的疼痛"，并绘有相应的表情。让患者根据自己感受的疼痛程度，滑动滑标到其认为能反映其疼痛程度的位置，医师可以直接在另一面读到相应的读数。②数字评分法。此方法要求患者用 0～10 这 11 个点来描述疼痛的程度，0 表示无痛，并随着疼痛程度的加强增加点数，10 表示最剧烈的疼痛。③ Wong-Baker 面部表情量表法（图 23-1）。用 6 种面部表情从微笑，悲伤到痛苦得哭泣的图画来表达疼痛程度。特别适用于急性疼痛者、老人、小儿、文化程度较低者、表达能力丧失者及认知功能障碍者。

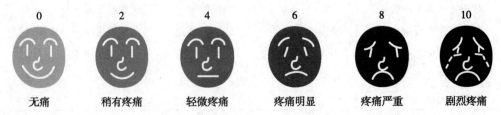

0	2	4	6	8	10
无痛	稍有疼痛	轻微疼痛	疼痛明显	疼痛严重	剧烈疼痛

图 23-1　Wong-Baker 面部表情疼痛评分表

4. 注意事项

（1）需应用镇痛药的患者，应首先采用非麻醉性镇痛药和镇静药联合应用，尽量避免或少用麻醉性镇痛药。

（2）应从最小有效剂量开始，然后根据患者的反应逐渐增加药量。

（3）应用镇痛药物的同时，应观察和检查手术局部情况，避免因疼痛消失而掩饰了某些并发症。

（4）应用镇痛药，用药时间应短，通常镇痛药的应用不应超过 48 小时。

（四）并发症

1. 呼吸抑制。

2. 恶心、呕吐。

3. 尿潴留。

4. 低血压。

（姜 虹）

第十二节 营养支持与技术

在临床疾病治疗过程中，因疾病影响或治疗要求，患者减少摄取食物或不能经口正常摄取食物，通过消化道置管或静脉将特殊制备的营养物质送入体内，以满足机体营养需要，这些营养物质主要包括氨基酸、脂肪、糖类、维生素及微量元素等，由中小分子营养素组成。这种治疗方法称为营养支持（nutrition support）。如今，临床营养支持已超越了以往提供能量，恢复"正氮平衡"的范畴，并通过代谢调理和免疫功能调节从结构支持向功能支持发展，"营养支持"这一名词也已逐渐被"营养支持治疗"所替代，即应用人工制剂提供营养底物，以满足不同患者的营养和代谢需求，并进行代谢调理。营养支持治疗已成为临床治疗的重要部分，甚至成为某些疾病的重要治疗方法。

一、营养支持的目的

供给细胞代谢所需的能量与营养底物，维持组织器官结构与功能；通过营养素的药理作用调理代谢紊乱，调节免疫功能，增强机体抗病能力，从而影响疾病的发展与转归，这是实现重症患者营养支持的总目标。应该指出，营养支持并不能完全阻止和逆转重症患者严重应激的分解代谢状态和人体组成改变。患者对于补充的蛋白质的保存能力很差。但合理的营养支持，可减少净蛋白的分解及增加合成，改善潜在和已发生的营养不良状态，防治其并发症以及改善患者预后。

二、能量和蛋白质需求量补充原则

在营养治疗之前要先对住院患者的能量需求量进行评估，以确定营养方案的目标剂量。能量需求的评估可以采用以下三种方法之一：间接能量测定法、根据公斤体重计算法、通用的能量预测公式法。蛋白质需求量的评估应当独立于能量评估之外，并且在营养治疗的过程中应当对蛋白质供给进行持续评估。

危重患者能量补充有其特殊性，合理的热量供给是实现患者有效的营养支持的保障。有关应激后能量消耗测定的临床研究发现：合并全身感染患者以及大手术后的患者，能量消耗较基础能量需要明显增加，但这并非是急性应激状态的重症患者的能量供给目标。不同疾病状态、时期以及不同个体，其能量需求也是不同的。应激早期，合并有全身炎症反应的急性重症患者，能量供给在 20～25kcal/（kg·d），被认为是大多数重症患者能够接受并可实现的能量供给目标。即所谓"允许性"低热卡喂养。其目的在于：避免营养支持相关的并发症，如高血糖、高碳酸血症、胆汁淤积与脂肪沉积等。对危重患者来说，营养供给时应考虑到危重机体的器官功能、代谢状态及其对补充营养底物的代谢、利用能力。在肝肾功能受损情况下，营养底物的代谢与排泄均受到限制，供给量超过机体代谢负荷，将加重代谢紊乱与脏器功能损害。肥胖的重症患者应根据其理想体重计算所需能量。但对于病程较长、合并感染和创伤的重症患者，病情稳定后的能量补充需要适当的增加，目标喂养可达 30～35kcal/（kg·day），否则将难以纠正患者的低蛋白血症。

三、营养支持的时机及途径的选择原则

及时、合理的营养支持能够降低重症营养不良的发生以及改善预后。严重应激后机体代谢率明显增高，出现一系列代谢紊乱，体重丢失平均 0.5～1.0kg/d，机体营养状况迅速下降及发生营养不良（体重丢失≥10%）是重症患者普遍存在的现象。并成为独立因素影响危重症预后。此外，营养摄入不足和蛋白质能量负平衡与发生营养不良及血源性感染相关，并直接影响重症患者的预后。临床研究表明，延迟的营养支持将导致重症患者迅速出现营养不良，并难以为后期的营养治疗所纠正。但需要注意的是，不适当的营养支持也会增加感染性并发症以及器官功能衰竭的发生率，延长机械通气时间以及住院时间。何时开始营养支持以及选择何种营养支持路径可参考以下内容。

在进行营养风险评估后（可采用 NRS2002 评分和 NUTRIC 评分等进行），对于有高营养风险的以及口服饮食无法满足正常需求的住院患者，可考虑尽早开始实施营养支持治疗。但对于营养风险低、营养状况好、以及预期在入院 5～7 天内能够恢复正常饮食的患者，无需进行特殊的营养治疗。需要注意的是，在营养评估时，应该避免采用"传统的"营养指标（白蛋白、前白蛋白、转铁蛋白和人体测量学等）。

对于重症患者营养支持时机而言，在经过早期有效的复苏，尤其是容量复苏，以及血流动力学基本稳定，水、电解质与酸碱失衡得到初步纠正后及早开始营养支持，可在有效的复苏与初期治疗 24～48 小时候可考虑开始。但需要注意的是，危重症患者的支持治疗，维持机体水、电解质平衡为第一需要。在复苏早期、血流动力学尚未稳定或存在严重的代谢性酸中毒阶段，均不是开始营养支持的安全时机。此外还需考虑不同原发疾病、不同阶段的代谢改变与器官功能的特点。存在严重肝功能障碍，肝性脑病，严重氮质血症，严重高血糖未得到有效控制等情况下，营养支持很难有效实施。

根据营养素补充途径，临床营养支持分为肠外营养支持（parenteral nutrition，PN）与肠内营养营养支持（enteral nutrition，EN）两种方法。随着临床营养支持的发展，营养支持方式已由 PN 为主要的营养供给方式，转变为通过鼻胃/鼻空肠导管或胃/肠造口途径为主的 EN。这种转换是基于临床研究对营养及其供给方面的深入了解和

认识。设计较好的随机对照试验（randomized controlled trial，RCT）及有荟萃分析结果显示，PN 与感染性并发症的增加有关，而接受 EN 患者感染的风险比要接受 PN 者为低。有关营养支持时机的临床研究也提示，早期 EN 能够使感染性并发症的发生率降低，住院时间缩短等。但需要注意的是，并非所有重症患者均能获得同样效果，而且对于 EN 与 PN 对预后改善、降低住院时间与机械通气时间等方面，尚缺乏高级别的证据。基于目前较低级别证据，自主进食显著减少并且没有 EN 禁忌证的住院患者，EN 优于 PN，经胃肠道途径供给营养应是重症患者首先考虑的营养支持途径，但对于 EN 无法实施或难以满足热量与蛋白质需求的住院患者，应当考虑进行 PN 或联合 EN。

四、肠内营养支持（enteral nutrition，EN）

（一）适应证

对有高营养风险、胃肠道功能存在（或部分存在），但不能维持自主进食的患者，在入院 24～48 小时内应该启动 EN。

（二）禁忌证

当重症患者出现肠梗阻、肠道缺血时，EN 往往造成肠管过度扩张，肠道血运恶化，甚至肠坏死、肠穿孔；严重腹胀或腹腔间室综合征时，EN 增加腹腔内压力，高腹压将增加胃食管反流及吸入性肺炎的发生率，并使呼吸循环等功能进一步恶化，因此，在这些情况下避免使用 EN。

（三）选择时机

尽管早期 EN 应该在入院 24～48 小时之内开始，但达到目标剂量的时机仍不确定。一般认为：当患者耐受时，喂养量应该在 48～72 小时内达到目标量，当患者耐受性较差时，喂养量可适当延缓至 5～7 天内谨慎地达到目标剂量。允许性喂养不足（如低热量喂养）是过渡到全量喂养的一种选择，以下 2 种情形可以考虑：（1）急性肺损伤/急性呼吸窘迫综合征（ALI/ARDS）；（2）肥胖 BMI＞30kg/m^2。

（四）肠内途径

EN 的途径根据患者的情况可采用鼻胃管、鼻空肠、经皮内镜下胃造口、经皮内镜下空肠造口术、术中胃/空肠造口，或经肠瘘口等途径进行 EN。

1. 经鼻-胃管或口-胃管进行喂养应当作为住院患者早期开始实施 EN 的选择途径。其优点是简单、易行；缺点是反流、误吸、鼻窦炎、上呼吸道感染的发生率增加。

2. 肠内喂养启动之前有条件者可先在影像学下确认胃管放置无误（不包括在电磁导航引导下放置的喂养管），但无需反复在影像学下确定胃管位置，除非患者因为恶心、呕吐、呛咳、反流或明显移位等可能导致喂养管位置发生变化。

3. 当患者对于胃管喂养难以耐受或有误吸的高风险时，应当由经胃管喂养及时改为经幽门后喂养。导管通过幽门进入十二指肠或空肠，可使返流与误吸的发生率降低，患者对 EN 的耐受性增加。但注意在喂养的开始阶段，营养液的渗透压不宜过高。

4. 当患者存在较高误吸风险时，可考虑纤维胃镜引导下行经皮胃造口术（percutaneous endoscopic gastrostomy，PEG）或经皮内镜下空肠造口术（percutaneous endoscopic jejunostomy，PEJ）。PEG 的优点是去除了鼻管，减少了鼻咽与上呼吸道的感染并发症，可长期留置营养管。适用于昏迷、食管梗阻等长时间不能进食，但胃排空良好的重症患者。PEJ 其优点除减少了鼻咽与上呼吸道的感染并发症外，减少了反流与误吸风险,并在喂养的同时可行胃十二指肠减压。尤其适合于有误吸风险、胃动力障碍、十二指肠郁滞等需要胃十二指肠减压的重症患者。必要时可考虑联合放置胃造口和空肠造口管,达到同时经空肠营养和经胃减压、防止误吸的双重作用。需要注意的是,经皮胃造口术应优先考虑在胃窦部放置,便于经胃喂养不耐受患者转换到胃空肠喂养管。

5. 当胃轻瘫或慢性胰腺炎患者需要长期 EN 时,应当考虑放置空肠造口管。如果 EN 治疗预期时间超过 4 周,必须经胃或空肠途径放置经皮 EN。另外,对于有营养管移位高风险的患者,应该主动采取措施确保放管时的安全。

（五）监测 EN 的耐受性、充足性和安全性

使用 EN 治疗的住院患者应该每日进行体格检查,监测 EN 治疗的充分性和耐受性。监测 EN 的供给是否充分,主要通过 EN 治疗给予剂量占目标剂量的百分数、累积的能量缺失量和不恰当的 EN 治疗中止等来评价。胃残余量以往常作为常规的检测指标,但最新低级别证据提示其并不一定具有较高的反应及预测效能。但使用 EN 治疗的患者,应该评估其误吸风险,对于误吸高风险的患者,应主动采取以下措施来减少这种风险:①使用促动力药物;②放置喂养管至胃肠道更远端部位;③采用持续输注的方式给予 EN;④重症患者往往合并胃肠动力障碍,头高位可以减少误吸,及其相关肺部感染的可能性。

另外,EN 开始营养液浓度应由稀到浓;使用动力泵控制速度,输注速度逐渐递增;在喂养管末端夹加温器,有助于患者 EN 的耐受。对发生腹泻的 EN 患者,应该先查找和评估腹泻的病因以使用明确的治疗方案。

五、肠外营养支持（parenteral nutrition，PN）

（一）适应证

胃肠道仅能接受部分的营养物质的补充的高营养风险患者,可采用部分肠内与部分肠外营养（partial parenteral nutrition，PPN）相结合的联合营养支持方式,目的在于支持肠功能。一旦患者胃肠道可以安全使用时,则逐渐减少及至停止 PN,联合肠道喂养或开始经口摄食。

（二）禁忌证

不能耐受 EN 和 EN 禁忌的重症患者,包括:胃肠道功能障碍的重症患者、由于手术或解剖问题胃肠道禁止使用的重症患者、存在有尚未控制的腹部情况,如腹腔感染、肠梗阻、肠瘘等,应选择完全肠外营养支持（total parenteral nutrition，TPN）的途径。

（三）选择时机

患者使用 EN 管饲超过 7 到 10 天仍不能满足 60% 的能量和或蛋白质需求时,应考虑给予补充性 PN。但在 7 到 10 天之内对此类患者使用补充性的 PN 并不能改善其预后甚至可能产生危害。

（四）PN 的主要营养素及其应用原则

1. 碳水化合物　碳水化合物（葡萄糖）是非蛋白质热量的主要部分,临床常用的是葡萄糖。葡萄糖能够在所有组织中代谢,提供所需要的能量,是蛋白质合成代谢所必需的物质,是脑神经系统、红细胞等所必需的能量物质,每天需要量 >100g。其他乳果糖、山梨醇、木糖醇等亦可作为能量的来源,其代谢过程不需要胰岛素的参与,代

谢后产生乳酸、尿酸，输注量过大将发生乳酸（果糖、山梨醇）或尿酸（木糖醇）血症。

严重应激时胰岛素受体与葡萄糖载体的作用受到抑制，导致其氧化代谢障碍和利用受限。胰岛素抵抗和糖异生增强导致高血糖是应激后糖代谢紊乱的特点。PN时大量的补充葡萄糖加重血糖升高、糖代谢紊乱及脏器功能损害的危险。过多热量与葡萄糖的补充，增加 CO_2 的产生，增加呼吸肌做功、肝脏代谢负担和胆汁淤积发生等。特别是对合并有呼吸系统损害重症患者，且葡萄糖供给量对于 CO_2 产生量的影响胜于葡萄糖、脂肪比例。总之，葡萄糖的供给应参考机体糖代谢状态与肝、肺等脏器功能。随着对严重应激后体内代谢状态的认识，降低非蛋白质热量中的葡萄糖补充，葡萄糖∶脂肪保持在 60∶40～50∶50，以及联合强化胰岛素治疗控制血糖水平，已成为重症患者营养支持的重要策略之一。

2. 脂肪乳剂　脂肪乳剂是 PN 支持的重要营养物质和能量来源，提供必需脂肪酸并携带脂溶性维生素，参与细胞膜磷脂的构成。脂肪可供给较高的非蛋白质热量。其中亚油酸（ω-6PUFA，必需脂肪酸）和 α-亚麻酸（ω-3FA）提供能量分别占总能量的 1%～2% 和 0.5% 时，即可满足人体的需要。

长链脂肪乳剂（LCT）和中长链混合脂肪乳剂（MCT/LCT）是目前临床上常选择的静脉脂肪乳剂类型（ω-6PUFA）。其浓度有：10%，20%，30%。LCT 提供必需脂肪酸（EFA），由于 MCT 不依赖肉毒碱转运进入线粒体，有较高氧化利用率，更有助于改善应激与感染状态下的蛋白质合成。

危重成年患者脂肪乳剂的用量一般可占非蛋白质热量的 40%～50%，1～1.5g/(kg·d)，高龄及合并脂肪代谢障碍的患者，脂肪乳剂补充量应减少。脂肪乳剂须与葡萄糖同时使用，才有进一步的节氮作用。此外，脂肪乳剂单位时间输注量对其生理作用亦产生影响，研究表明，脂肪乳剂输注速度 >0.12g/(kg·h) 时，将导致血管收缩的前列腺素（$PGF_2\alpha$、TXA_2）水平增加。关于脂肪乳剂静脉输注要求，美国 CDC 推荐指南指出：含脂肪的全营养混合液（total nutrients admixture，TNA）应 24 小时内匀速输注，如脂肪乳剂单瓶输注时，输注时间应 >12 小时。

3. 氨基酸/蛋白质　一般以氨基酸液作为 PN 蛋白质补充的来源，静脉输注的氨基酸液，含有各种必需氨基酸（EAA）及非必需氨基酸（NEAA）。EAA 与 NEAA 的比例为 1∶1～1∶3。鉴于疾病的特点，氨基酸的需要（量与种类）也有差异。临床常用剂型为平衡型氨基酸溶液，它不但含有各种必需氨基酸，也含有各种非必需氨基酸，且各种氨基酸间的比例适当，具有较好的蛋白质合成效应。

存在全身严重感染患者的研究显示：尽管给予充分的营养支持，仍然不能阻止大量的、持续性的蛋白质丢失。在前 10 天，2/3 丢失的蛋白来自于骨骼肌，以后则更多的来自于内脏蛋白。瘦体组织（无脂组织群 lean body mass，LBM）的丢失速度为每天 0.5%～1.0%。不同组织器官蛋白质合成与降解的反应是不同的，并在疾病时发生变化。稳定持续的蛋白质补充是营养支持的重要策略。重症患者人体测量结果提示蛋白质（氨基酸）的需要量供给至少应达到 1.2～1.5g/(kg·d)。高龄及肾功能异常者可参照血尿素氮及肌酐变化。重症患者营养支持时的热氮比可降至 150～100kcal∶1gN。

临床研究表明，支链氨基酸强化的复方氨基酸液有助于肝功能障碍患者调整血浆氨基酸谱和防治肝性脑病。有关手术创伤患者的研究显示，应用强化支链氨基酸（36% BCAA）的复方氨基酸液的 TPN 支持，在节氮和促进蛋白质合成方面，均未显示出特殊优势。

4. 水、电解质的补充　营养液的容量应根据病情及每个患者具体需要，综合考虑每日液体平衡与前负荷状态确定，并根据需要予以调整。持续血液净化时水、电解质等丢失量较大，应注意监测血电解质。每日常规所需要的电解质主要包括钾、钠、氯、钙、镁、磷。营养支持时应经常监测。

5. 维生素与微量元素　重症患者血清抗氧化剂含量降低，肠外和肠内营养时可添加维生素 C、维生素 E 和 β- 胡萝卜素等抗氧化物质。只有少数几个有关于重症患者维生素与微量元素需要的研究报道，腹主动脉瘤术前连续 8 天口服维生素 E 600IU（400mg）/ 日，骨骼肌活检显示可降低缺血再灌注损伤。连续 9 天硒的补充，使合并 SIRS 和感染的重症患者肾衰发生率较对照组明显降低，（$P=0.035$），病死率亦有下降趋势。急性呼吸窘迫综合征（acute respiratory distresssyndrome，ARDS）患者血清维生素 E、维生素 C 和硒的含量低于正常对照组，脂质过氧化物浓度升高。由此提示应增加 ARDS 患者抗氧化物的补充量，以满足恢复其机体抗氧化能力的需要。一项涉及 595 例创伤患者的 RCT 研究显示，补充维生素 E、维生素 C，使肺部并发症有下降趋势，但目前对于微营养素在重症患者的需要量、生物利用度及补充后的效果尚无更明确的报道。

（五）PN 途径与选择原则

PN 途径可选择经中心静脉和经外周静脉营养支持，如提供完整充分营养供给，重症患者多选择经中心静脉途径。营养液容量、浓度不高，和接受部分 PN 的患者，可采取经外周静脉途径。

经中心静脉途径包括经锁骨下静脉、经颈内静脉、经股静脉和经外周中心静脉导管（peripherally inserted central venous catheter，PICC）途径。锁骨下静脉感染及血栓性并发症均低于股静脉和颈内静脉途径，随着穿刺技术和管材的提高，机械性损伤的发生并不比经股静脉高。PICC 并不能减少中心静脉导管相关性感染（catheter related blood infection，CRBI）的发生。对于全身脏器功能状态趋于稳定，但由于疾病难以脱离或完全脱离 PN 的重症患者，可选则此途径给予 PN 支持。

六、中医固护胃气在现在临床营养支持中的作用

胃气学说与现代营养支持的摄入、吸收、转化利用等环节在内涵及其思想上具有统一性。营养支持根据营养供给方式分为肠内营养支持和肠外营养支持。氨基酸、脂肪、糖类、维生素及微量元素等通过静脉或胃肠道进入体内，经血液运行或胃肠蠕动输布到全身各组织器官，经转化、利用，营养全身。这一过程同《素问•经脉别论》中提到的"食气入胃，散精于肝，淫气于筋。食气入胃，浊气归心，淫精于脉。脉气流经，经气归于肺，肺朝百脉，输精于皮毛。毛脉合精，行气于腑，腑精神明，留于四脏"具有统一性。《素问•六节藏象论》曰："五味入口，藏于肠胃，胃有所藏，以养五气，气和相生，津液相成，神乃自生"。危重症患者在严重应激后发生代谢紊乱，内稳态失衡，机体代谢率增高，分解代谢明显高于合成代谢，导致能量与营养负平衡，各器官功能异常，免疫功能低下，极易引起感染、胃肠功能衰竭、多器官功能障碍，甚至危及生命。《中藏经•论胃虚实寒热生死逆顺》曰："胃者，人之根本也，胃气壮则五脏六腑皆壮"；胃气盛衰直接关乎人体正气，尤其是危重症治疗应谨记固护胃气。固护胃气

就是恢复胃肠道正常的运化输布功能,去除气滞、血瘀、痰浊等病理因素。

现代医学把营养支持作为危重病患者最基本、最重要的治疗措施之一,营养支持最终需要逐渐过渡到胃肠道的消化和吸收,而"胃气"的健存是保证营养支持在治疗中取得最佳疗效的基础。

(卢健棋)

第十三节 亚低温疗法

亚低温疗法是将患者的体温降到预期水平而达到治疗疾病目的的方法。

（一）适应证

目前国内外亚低温治疗的临床适应证如下:

1. 重型（GCS 6~8 分）和特重型（GCS 3~5 分）颅脑损伤、广泛脑挫裂伤、脑水肿。

2. 原发性和继发性脑干伤。

3. 难以控制的颅内高压。

4. 中枢性高热。

5. 各种原因引起的脑缺血及低氧患者,如电击伤、溺水、一氧化碳中毒等。

（二）禁忌证

1. 患者有严重复合伤。

2. 患者处于全身多脏器功能衰竭期。

3. 合并低血压、休克。

4. 严重出血倾向者。

5. 严重心功能衰竭者。

（三）操作方法

1. 患者准备 所有患者均应进行头颅 CT 或 MRI 检查,必要时手术清除颅内大的血肿,或去骨瓣减压术后,及时处理复合伤后才能进行亚低温治疗。

2. 用品准备 呼吸机、控温毯、肌松剂、镇静剂。

3. 操作步骤

（1）患者进行气管插管,呼吸机机械辅助通气作为呼吸保障;打开控温毯,监测直肠温度。

（2）目标直肠温度是 32~35℃。

（3）适量使用肌松剂和镇静剂防治寒战,常用剂量:先静脉推注阿曲库铵 25mg 或地西泮 10~20mg,然后 500ml 生理盐水 + 阿曲库铵 200~400mg + 氯丙嗪 100mg 静脉滴注,20-40ml/h。

（4）观察患者的体温、血压、脉搏、肌松程度,若患者的体温已降至亚低温水平,血压和脉搏平稳,肌松情况良好,则肌松剂和镇静剂用量可适量减少;若患者的体温难以降至亚低温水平,或患者躁动不安,则应加大用量和速度。

（5）亚低温治疗时程一般是 3~7 天,若脑水肿和脑挫裂伤严重,颅内高压持续时间长,下丘脑损伤严重,亚低温治疗时间可适当延长。

（6）复温时先停用控温毯,再停用肌松和镇静药物,然后将患者处于 25~26℃ 的室温中,以每 4 小时复温体温 1℃ 的速度复温。

4. 注意事项

（1）亚低温治疗必须严格掌握适应证，操作规范，监测严密。

（2）监测项目包括基础生命体征、颈内静脉血氧饱和度、颅内压、脑灌注压、平均动脉压、脑温、肛温、脑电图、动脉血气分析、血电解质、血糖。

（3）复温过程中，由于血管扩张，回心血量减少，容易引起复温型休克。因此复温速度宜缓慢，一旦发生休克，可补充晶体液和胶体液扩容，必要时用血管活性药物抗休克治疗。

（4）有报道亚低温疗法可引起心率减慢，严重者导致心律失常，一旦发现应及时处理。

（邓扬嘉）

第十四节　中医常用急诊诊疗技术

一、毫针技术

毫针技术，又称"体针技术"，是以毫针为针刺工具，刺入人体十四经脉的腧穴等并施行一定的操作，以通调营卫气血，调整经络、脏腑功能，以达到治疗相关疾病的一种技术。毫针技术是我国传统针刺医术中最主要、最常用的一种技术，是针刺技术的基础和主体。

（一）适应证

使用范围广泛，临床各科具有广泛的适应证。对高热、昏迷、晕厥、中风、痛证、抽搐、内脏绞痛、中暑等内科急症，常有急救之功。

（二）禁忌证

自发性出血、损伤后出血不止、皮肤感染、溃疡、瘢痕、肿瘤的部位；小儿囟门未闭时，头顶部腧穴不宜针刺；及孕妇的小腹部、腰骶部均禁针。

（三）操作方法

1. 针具选择　根据患者病情、年龄、胖瘦、体质、施术部位等因素选择适宜的针具。一般而言，年轻、体壮、肥胖、病位较深、肌肉丰厚的腧穴，宜选较粗较长的毫针；老幼、体弱、形瘦、病位较浅、肌肉浅薄部位的腧穴，宜选较细、较短的毫针。

2. 体位选择　临床上选择体位，应以医生取穴准确、操作方便，患者自然舒适、能够持久留针为原则。同时还要注意对初诊、精神紧张或年老、体弱。病重者，最好选择仰卧位，以防晕针；选穴处方时尽可能采用一种体位进行取穴针刺。

3. 消毒　针刺治疗前必须严格消毒，消毒的范围包括针具器械、医者手指、患者施术部位、治疗室等。

4. 针刺方法

（1）毫针操作时，一般将医者持针施术的手称为"刺手"，按压穴位局部的手称为"押手"。持针姿势主要是以拇、食、中三指夹持针柄，拇指指腹与食、中指指腹之间相对，其状如握毛笔。刺手与押手应协同操作，紧密配合。进针方式可采用单手进针法、双手进针法、针管进针法。

（2）针刺方向、角度与深度的选择：直刺（针身与皮肤表面呈90°左右），适用于肌

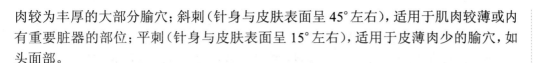

肉较为丰厚的大部分腧穴；斜刺（针身与皮肤表面呈 45°左右），适用于肌肉较薄或内有重要脏器的部位；平刺（针身与皮肤表面呈 15°左右），适用于皮薄肉少的腧穴，如头面部。

（3）进针至一定深度后，使用行针手法使患者有酸、麻、胀、重或触电样感觉，称"得气"。最基本的行针手法有提插法和捻转法，辅助手法有循法、弹法、刮法、摇法、飞法、震颤法等。得气后根据病情选择强刺激、中刺激和弱刺激等强弱程度不同的扶正祛邪方法。留针时间根据病情而定，一般情况留针 20～30 分钟，期间每 10 分钟行针 1 次，实证留针时间可适当延长，虚证留针时间宜短，对于意识不清患者，可反复行针直到促醒。

（4）在行针施术或留针后即可出针。出针时一般先以左手拇、食指按住针孔周围皮肤，右手持针作轻微捻转，慢慢将针提至皮下，然后将针起出，用消毒干棉球揉按针孔，以防出血。出针后患者应休息片刻方可活动，医者应检查针数，以防遗漏，还应注意有无晕针延迟反应征象。

（四）临床应用

1. 高热　取督脉、手阳明经穴、十二井穴为主。

主穴：曲池、合谷、大椎、十二井或十宣。

配穴：兼见风寒表证配风池；风热表证配风门；暑湿遏表配风门、心俞；热郁卫气配外关、阳陵泉；热入营血配心俞、膈俞。

2. 抽搐　取督脉、足厥阴经穴为主。

主穴：印堂、内关、太冲、合谷、水沟、百会。

配穴：热极生风者配中冲、曲池、大椎；肝阳化风配肝俞；风痰闭阻证加中脘、丰隆；虚风内动配太溪、三阴交；癔症性抽搐配涌泉；破伤风引起者配八风、八邪；中毒性抽搐者加十宣、曲泽、委中。

3. 昏迷　开窍醒神，以督脉、手厥阴经穴为主。

主穴：百会、印堂、水沟、中冲、涌泉。

配穴：疫毒炽盛证加曲泽、委中、尺泽、十宣或十二井穴；湿浊蒙蔽证加阴陵泉、中脘；阴竭阳脱证加神阙、气海、关元。

4. 晕厥　取督脉经穴为主。

主穴：水沟、百会、印堂、中冲、涌泉。

配穴：虚证者，配气海、足三里；气厥实证者，配膻中、太冲；痰厥证配中脘、丰隆、隐白。

5. 虚脱　以督脉、任脉、足少阴肾经穴为主。

主穴：素髎、神阙、内关、涌泉。

配穴：气脱证配气海；阴脱证配关元；大汗淋漓配少商、合谷；阳脱证配关元。神阙、关元、足三里、气海、三阴交、膻中、少商、合谷重用灸法。其他穴位毫针刺，行平补平泻或补法。

6. 心绞痛　取手厥阴、任脉、督脉经穴为主。

主穴：内关、郄门、至阳、太冲、膻中。

配穴：气滞血瘀者，配合谷、巨阙；寒邪凝滞配关元、心俞；阳气虚衰配心俞、关元、神阙；痰湿闭阻加中脘、丰隆。

7. 胆绞痛　取足少阳经穴及相应俞募穴为主。

主穴：胆囊穴、阳陵泉、胆俞、日月、人迎。

配穴：肝胆气滞者，配太冲、合谷；肝胆湿热者，配行间、阴陵泉；呕吐者，加内关、公孙；黄疸者，加阳陵泉；发热者，加曲池、大椎。

8. 肾绞痛　取肾和膀胱的募穴、背俞穴为主。

主穴：肾俞、膀胱俞、京门、中极、三阴交、中渚。

配穴：下焦湿热者，配委阳、阴陵泉；气滞血瘀者，配血海、太冲；肾气不足者，配气海、关元；尿血者，配地机、太冲。

9. 鼻衄　取手太阴经、手足阳明经、足厥阴经为主。

主穴：孔最、足三里、太冲、合谷。

配穴：肺经郁热证配鱼际、阴谷；胃火炽盛证配内庭、经渠；肝火上炎证配行间、劳宫、百会；阴虚火旺证配太溪、鱼际；气虚不摄证配肺俞、脾俞、中脘；出血量多色鲜红者加百会、色淡红者加隐白、至阴；发热者加大椎、大杼；血液病者加膈俞、悬钟、脾俞、肺俞；中毒者加十宣、十二井穴。

10. 咯血　取手太阴经穴为主。

主穴：孔最、肺俞、鱼际、中府。

配穴：燥热伤肺证配尺泽、大椎、少商；肝火犯肺证配肝俞、行间、心俞；阴虚肺热证配百劳、太溪；烦躁易怒者配太冲；精神紧张者配百会、印堂；支气管扩张者加郄门、公孙；肺结核者加百虫窝；肺癌者加承山、照海；咯血量多者加涌泉。

11. 便血　以足太阳经穴、背俞穴、下合穴为主。

主穴：大肠俞、上巨虚、长强、承山。

配穴：大肠湿热证配阴陵泉、曲池；气虚不摄证配脾俞、地机；脾胃虚寒证配脾俞、胃俞、隐白；腹痛者加公孙、足三里；便血色鲜红量多者配肝俞、心俞；大便暗红血量多者配隐白、商阳、脾俞；上消化道出血加胃俞、足三里；下消化道出血者加孔最、肺俞。

12. 呕血　以胃的募穴、下合穴及胃经郄穴为主。

主穴：中脘、足三里、梁丘、太冲。

配穴：胃热壅盛证配内庭、劳宫；肝火犯胃证配行间、肝俞；脾不统血证配隐白、脾俞；呕血明显者配公孙、内关；吐血色鲜红量多者配中冲、厉兑、大敦；吐血色暗红量多者配隐白、太白、地机；头晕、心悸者配气海、关元、涌泉；胃十二指肠溃疡者加孔最、少泽；胃食管恶性肿瘤者加膏肓俞、承山、痞根。

13. 崩漏　以任脉、足太阴经穴为主。

主穴：关元、三阴交、公孙、隐白、太冲。

配穴：血热妄行证加行间、劳宫；瘀血内阻证加血海、膈俞；脾虚失摄证加足三里、脾俞；肾虚不固证加太溪、肾俞、肺俞；出血量多者加太冲、至阴；腰酸痛者加气海、关元；贫血者加足三里、脾俞。

14. 中暑　取督脉、手少阴经、手厥阴经穴为主。

主穴：大椎、百会、曲泽、内关、合谷。

配穴：头晕头痛加太阳、印堂；呕吐者加中脘、天枢；手足抽搐加太冲、阳陵泉；神志昏迷者加水沟、十宣。

（五）注意事项

1. 患者在过于饥饿、疲劳、精神过度紧张时，不宜立即针刺。对体弱、气血亏虚患者进行针刺时手法不宜过强，并应尽量选择卧位，避免晕针。

2. 孕妇不宜针刺小腹部、腰骶部的腧穴，对于三阴交、合谷、昆仑、至阴等一些活血通络的腧穴，在怀孕期间也应避免针刺。如妇女行经时，如非为了调经，也不应针刺。

3. 小儿囟门未闭时，头顶部腧穴不宜针刺。

4. 体表有感染、溃疡、瘢痕、肿瘤及出血倾向者，不宜针刺。

5. 针刺胸背部穴位不能过深，避免刺伤肺组织而引起气胸或血气胸。

6. 有自发性出血，或损伤后出血不止的患者，不宜针刺。

7. 尿潴留等患者在针刺小腹部腧穴时，应把握好针刺的方向、角度、深度等，以免误伤膀胱等脏器而出现意外事故。

二、平衡针技术

平衡针技术是在传统针灸学基础上，以中医阴阳学说、整体观为基石，以中医的心神调控学说和西医的神经调控学说为理论基础而发展起来的针刺技术。是通过针刺体表的特定反应点，间接地依靠患者自身的调节机制达到自我修复、自我完善、自我平衡的目的，从而达到治疗疾病的一种针刺技术。

（一）适应证

平衡针技术适应证广，包括以下几类。

1. 运动系统　扭伤、挫伤、伤损、落枕。

2. 神经系统　眩晕、头痛、脑出血、癔症、癫痫、脑血管痉挛。

3. 心血管系统　心绞痛、高血压、冠心病。

4. 消化系统　膈肌痉挛、胃痉挛、急性胃肠炎、胆囊炎。

5. 过敏性疾病　支气管哮喘、急性荨麻疹、风疹、皮肤瘙痒。

6. 其他　感冒、牙痛、急性乳腺炎、原发性痛经等。

（二）禁忌证

有自发性出血倾向的患者，精神过于紧张、不能配合治疗的患者，具有严重内脏疾病的患者，婴儿颅骨囟门未闭，局部病灶不宜针刺。

（三）操作方法

1. 针具选择　一般可选择 0.35mm×（40～50）mm 不锈钢一次性针灸针。可根据患者不同病情、针刺部位和手法不同选择不同规格的针具。

2. 穴位、体位选择　根据不同病情选穴。体位一般不受限制，以医生取穴准确、操作方便，患者自然舒适为原则，为防止晕针最好选择坐位或卧位。

3. 消毒　针刺治疗前必须严格消毒，穴位定位后，以消毒液消毒穴位局部皮肤，以及医者手指。

4. 进针　①直刺法：适用于局限性、定位性和深部疾病的治疗。②斜刺法：较直刺法应用广泛，灵活度大，刺激穴位较多，有利于埋针固定针体，加强刺激量。

5. 行针、留针　快进快出，3 秒之内完成治疗，一般不留针，以刺激相关神经束为主。

6. 出针 左手把消毒干棉球压在针尖旁,右手快速地将针拔出,待针尖将要完全拔出时,急以干棉球按压针孔以防止出血。

(四)常用穴位及主治

1. 头痛穴

定位:位于足背第1、2趾骨结合之前凹陷中。

主治:偏头痛、神经性头痛、血管性头痛、颈性头痛(颈椎病)、鼻窦炎等。

2. 肩痛穴

定位:位于腓骨小头与外踝最高点连线的上1/3处。

主治:肩关节软组织损伤、颈椎病、颈肩肌筋膜炎等。

3. 胸痛穴

定位:位于前臂背侧尺、桡骨之间,腕关节与肘关节连线的下1/3处。

主治:胸部软组织损伤、肋间神经痛、胸膜炎、心绞痛、心律不齐、带状疱疹、膈肌痉挛等。

4. 颈痛穴

定位:半握拳,第4、5掌骨之间,即指掌关节前凹陷处。

主治:颈部软组织损伤、颈肩综合征、颈椎病、肋间神经痛、三叉神经痛等。

5. 感冒穴

定位:半握拳时,第三掌骨与第四掌骨间及指掌关节前凹陷中。

主治:感冒、过敏性鼻炎、头痛、腰肌劳损等。

6. 咽痛穴

定位:位于第二掌骨桡侧缘中点。

主治:咽痛、咽痒等。

7. 急救穴

定位:位于人中沟与鼻中隔连线的中点。

主治:休克、晕车、晕船、晕机等。

8. 胃痛穴

定位:位于口角下1寸,或下颌的中点旁开3cm处。

主治:急慢性胃炎、消化道溃疡、急性胃溃疡、膈肌痉挛等。

9. 升提穴

定位:头顶正中,前发际直上10cm,发际直上16cm,双耳尖连线中点前2cm处。

主治:脱肛、子宫下垂、胃下垂等中气下陷性疾病。

10. 腹痛穴

定位:位于腓骨小头前下方凹陷中。

主治:急性胃炎、急性肠炎、急性阑尾炎、急性胰腺炎、急性胆囊炎、急性肠梗阻等。

11. 降压穴

定位:位于足弓画"十字","十字"交点即为此穴。

主治:高血压、休克、昏迷、高热、精神分裂、癫痫、神经性头痛、偏瘫等。

12. 醒脑穴

定位:胸锁乳突肌与斜方肌上端之间的凹陷处。

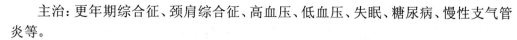

主治：更年期综合征、颈肩综合征、高血压、低血压、失眠、糖尿病、慢性支气管炎等。

13．过敏穴

定位：位于屈膝位的髌骨上角上 2 寸处，股四头肌内侧隆起处。

主治：支气管哮喘、急性荨麻疹、湿疹、皮肤瘙痒、神经性皮炎、月经不调、痛经、闭经、功能性子宫出血。

（五）临床应用

1．头痛

主穴：头痛穴。

配穴：头颈痛配颈痛穴，恶心呕吐配胃痛穴，耳鸣配耳聋穴，心慌配胸痛穴。

2．高热

主穴：大椎穴。

配穴：耳尖穴。

3．昏迷

主穴：急救穴。

配穴：胸痛穴、升提穴。

4．胸痛

主穴：胸痛穴。

配穴：高血压配降压穴，呕吐配胃痛穴。

5．腹痛

主穴：腹痛穴。

配穴：呕吐配胃痛穴。

6．头痛

主穴：头痛穴。

配穴：肩颈疼痛配肩痛穴。

7．咽痛

主穴：咽痛穴。

配穴：流涕配感冒穴，肩僵痛配肩痛穴。

8．痛经

主穴：痛经穴、腹痛穴。

配穴：体虚者加升提穴，腰骶痛者加腰痛穴。

（六）注意事项

1．当针刺及血管时，患者会有烧灼样痛感，出针时要用干棉球轻压揉按针眼。

2．个别患者惧怕针刺，或体质虚弱，若针刺手法过强，也有晕针现象。对于晕针患者，一般予以平卧位，休息片刻便可好转。

三、艾灸技术

艾灸技术是指采用以艾绒为主的施灸材料，烧灼、熏煨体表的一定部位或腧穴，借灸火的热力给人体以温热性刺激，通过经络腧穴的作用，达到防治疾病目的的一种方法。艾灸分为艾炷灸、艾条灸、温针灸、温灸器灸，其中艾炷灸包括直接灸、间接灸，直接灸可分为瘢痕灸和非瘢痕灸，间接灸有隔姜灸、隔蒜灸等。艾条灸包括悬起灸、实按灸，悬起灸包括温和灸和雀啄灸；实按灸包括太乙针灸、雷火针灸。以下主要介绍艾条灸。

（一）适应证

风寒湿痹，寒邪为患之胃脘痛、腹痛、泄泻、痢疾，各种虚寒证、寒厥证、虚脱证、中气不足、阳气下陷所致的遗尿、脱肛、阴挺、崩漏、带下病证等，气血凝滞疾病如乳痈初起、瘰疬、瘿瘤等，半身不遂、口眼歪斜、哮喘等虚证、寒证。无病施灸，可激发人体正气，增强抗病能力。

（二）禁忌证

对实热证、阴虚发热者，一般均不适宜艾灸；对颜面、五官和有大血管的部位，不宜采用瘢痕灸；孕妇的腹部和腰骶部不宜施灸。一般空腹、过饱、极度疲劳和对灸法恐惧者，均应慎用灸法。

（三）操作方法

艾条灸是将艾绒制作成艾条，将其一端点燃，对准穴位或患处施灸的一种方法。艾条灸可分为悬起灸和实按灸两种方式。

1. 悬起灸　施灸时将艾条悬放在距离穴位一定高度上进行熏烤，不使艾条点燃端直接接触皮肤，成为悬起灸。悬起灸根据实际操作方法不同，分为温和灸、雀啄灸和回旋灸。

（1）温和灸：施灸时将艾条一端点燃，对准应灸的腧穴或患处，距皮肤 2～3cm，进行熏烤，使患者局部有温热感而无灼痛为宜，一般每处灸 10～15 分钟，至皮肤红晕为度。对于晕厥、局部感觉迟钝的患者，医者可将中、食指分开，置于施灸部位的两侧，这样可以通过医者手指的感觉来测知患者局部的受热程度，以便随时调节施灸的距离，防止烫伤。

（2）雀啄灸：施灸时，将艾条点燃的一端与施灸部位的皮肤不固定在一定距离，而是像鸟雀啄食一样，上下活动施灸。

（3）回旋灸：艾条点燃的一端与施灸部位的皮肤保持一定的距离，但不固定，而是向左右方向移动或反复旋转地施灸。

各种不同的悬起灸对一般适用灸法的病证均可采用，但温和灸多用于灸治慢性病，雀啄灸、回旋灸多用于灸治急性病。

2. 实按灸　将点燃的艾条隔布或隔绵纸数层实按在穴位上，使热气透入皮肉深部，火灭热减后重新点火按灸，称为实按灸。常用的实按灸有太乙针灸和雷火针灸。

（1）太乙针灸：取纯净细软的艾绒 150g 平铺在 40cm^2 的桑皮纸上，将硫黄 2 钱、麝香、乳香、没药、丁香、松香、雄黄、穿山甲、桂枝、杜仲、枳壳、皂角、细辛、川芎、独活、全蝎、白芷各 1 钱共为细末，和匀，取药末 24g 掺入艾绒内，紧卷呈爆竹状，外用鸡蛋清封固，阴干后备用。施灸时，将太乙针的一端烧着，用布七层包裹其烧着的一端，立即紧按于应灸的腧穴或患处，进行灸熨，针冷则再燃再熨。如此反复灸熨 7～10 次为度。

（2）雷火针灸：其制作方法与"太乙针"相同，惟药物处方有异。方用纯净细软的艾绒 125g，沉香、木香、乳香、羌活、干姜、穿山甲各 9g，共为细末，麝香少许。施灸方法与太乙针灸相同。

（四）临床应用

根据不同病情，辨证论治选择不同穴位进行艾灸治疗。

1. 胃脘痛

穴位：中脘。

适宜证型：脾胃虚寒证。

2. 恶心呕吐

穴位：中脘。

适宜证型：虚证、寒湿证。

3. 顽固性呃逆

穴位：天突。

适宜证型：虚证。

4. 眩晕

穴位：百会。

适宜证型：气血亏虚、风痰上扰证。

适宜证型：虚证、寒湿证。

5. 崩漏

穴位：隐白、大敦（灸隐白醒脾益气，统摄血行；灸大敦疏肝达木，调节血量）。

适宜证型：所有中医证型，尤其以脾虚型为显效。

6. 膀胱痉挛（膀胱刺激征）

穴位：关元、气海。

适宜证型：一般适用于所有中医证型，尤其以肾阳虚衰、中气不足更为显效。

7. 癃闭

穴位：中极、关元、气海。

适宜证型：风寒湿阻证、气虚血瘀证。

（五）注意事项

1. 施灸过程中注意保暖，随时询问患者有无灼痛感，及时调整艾火与皮肤的距离，对温热不敏感者如糖尿病患者、老年人等尤应注意局部皮肤情况。

2. 施灸中及时将艾灰弹入弯盘内，防止烧伤皮肤及烧坏衣物。

3. 熄灭后的艾条，应装入小口玻璃瓶或筒内，以防复燃发生火灾。

4. 艾灸后局部皮肤出现微红灼热，属于正常现象，无需处理。若因施灸过量，时间过长，局部出现小水疱，只要注意不擦破，无需处理可任其自行吸收。如出现大水疱，可用消毒的毫针刺破水疱，放出水液，或用无菌注射器抽去泡内液体，再涂以烫伤油等，并以无菌纱布覆盖，保持干燥，防止感染，待其自然愈合。

5. 施灸时间　每处5～15分钟。

6. 凡实证、热证，阳虚发热以及大血管处禁用，孕妇慎用。

四、贴敷技术

贴敷技术也称贴敷疗法、外敷疗法，是以中医基本理论为指导，应用中草药制剂，施于皮肤、孔窍、腧穴及病变局部等部位的治病方法，属于中药外治法。如天灸疗法、中药膏剂或散剂贴敷等。以下介绍具有代表性的天灸技术、四黄水密贴敷疗法以及吴茱萸热敷疗法。

天 灸 技 术

（一）适应证

1. 肺系相关病证　过敏性鼻炎、慢性咳嗽、哮喘、虚人感冒等。

2. 痛证　颈肩腰腿痛、膝骨性关节炎、风湿性关节炎、胃痛、痛经等。

3. 其他类疾病　失眠、慢性肠炎、消化不良、夜尿症等。

（二）禁忌证

1. 畏惧天灸者。

2. 孕妇、哺乳妇女。

3. 容易皮肤过敏者，皮肤病患者或皮肤破损者。

4. 合并严重心脑血管、肝、肾、造血系统等疾病者。严重精神心理疾患者。

5. 对天灸药物过敏者。

（三）操作方法

1. 取岭南传统天灸的药末适量，以生姜汁（生姜去皮绞汁过滤）调和成约 1cm×1cm×1cm 大小的膏状药饼）。

2. 将天灸膏置于医用胶布上（直径 5cm 圆形或方形胶布），贴于穴位上，到达贴药程度后去除胶布，擦干净药膏即可。

3. 贴药时间：成人一般以 30～60 分钟为宜，小孩时间酌减一般以 15～30 分钟。贴药后皮肤一般均会有局部灼热感，如自觉明显不适时可提前自行将药物除去。

（四）临床应用

1. 支气管炎　肺俞、脾俞、肾俞、大椎。

2. 变应性鼻炎　中脘、建里、滑肉门、肺俞、心俞、胆俞、肾俞。

3. 支气管哮喘　肺俞、脾俞、肾俞、定喘。

4. 小便失禁　中极、关元、脾俞、肾俞。

5. 胃脘痛　天枢、中脘、脾俞、气海。

6. 腰痛　厥阴俞、脾俞、膀胱俞、腰阳关、命门、水分、天枢、阴交。

7. 颈痛　百劳、肩中俞、肩井、心俞、胆俞、肾俞。

（五）注意事项

1. 敷药穴位的皮肤不能有破溃或疔疮，颜面部不宜敷药。

2. 敷药时间以患者自觉皮肤灼热，皮肤潮红或起小水疱为度，每次 4～6 个穴位为宜。

3. 全身皮肤过敏者，可自服抗过敏药物，全身过敏症状严重或伴有发热，建议来医院诊治。

4. 如皮肤起水疱应着柔软衣物防治破损，外涂宝肤灵、氧化锌油等烫伤软膏。水疱较大者，可自行取用消毒针刺破，并外涂甲紫溶液，可适当予以珍珠层粉、云南白药涂抹促使创口愈合。

5. 天灸期间清淡饮食，戒辛辣、生冷，不宜食用鸡肉、鸭肉、鹅肉、牛肉、虾、蟹等发物。

6. 天气炎热时注意保持皮肤干燥,防止药膏脱落。

四黄水蜜贴敷疗法

四黄散主要由大黄、黄芩、黄柏、黄连组成,四药混合加蜂蜜调敷成四黄水蜜贴敷治疗,具有清热祛湿、泻火解毒、活血止痛之功效。

（一）适应证

用于阳证疮疡,具有红肿热痛等症状均可选用外敷。

（二）禁忌证

虚寒体质及局部阴寒内盛者不宜使用,皮肤破损处禁用。

（三）操作方法

四黄水蜜由大黄 30g、黄连 30g、黄柏 30g、黄芩 30g 组成,加蜂蜜拌匀成糊状、置透明塑料纸上摊成饼状,厚度约 2cm,置于冰箱冷藏约 30 分钟后取出,贴敷于患处。

（四）临床应用

1. 静脉炎　沿患肢静脉走行处外敷,保鲜膜覆盖,胶布固定,每 24 小时更换一次。

2. 实热证腹痛　将调好的四黄水蜜膏敷于神阙穴,每天 2 次,每次 4 小时。

3. 急性痛风性关节炎　将药膏外敷与疼痛处,每天 2 次,每次 4 小时。

（五）注意事项

1. 药量摊制约 2cm 厚,太薄则药力不够,效果差。

2. 注意敷药后的情况,如有瘙痒、红疹、水疱等皮肤反应,应停止敷药,可以使用皮炎平或皮康霜等涂抹。

3. 每贴药敷置时间不宜过长,一般为 4～6 小时,红、肿、痛症状明显者每日 3 次效果更明显。

吴茱萸加粗盐热熨疗法

利用吴茱萸与粗盐混合加热后药物与热的作用,达到行气活血、散寒止痛、祛瘀消肿、温经通络的作用。

（一）适应证

各种原因引起的腹胀、腹痛,关节冷痛、麻木,脾胃虚弱型胃痛、寒性呕吐等。

（二）禁忌证

1. 机械性肠梗阻及实热证腹痛患者。

2. 局部皮肤有破损、溃疡及水疱者;不明肿块及出血倾向患者。

3. 各种湿热证或麻醉未清醒者禁用。

4. 孕妇、腹痛性质不明禁用,身体大血管处忌用。

5. 严重的糖尿病、偏瘫等感觉神经功能障碍患者忌用。

（三）操作方法

1. 将吴茱萸 250g 与粗盐 250g 放置于锅中炒热至 65～70℃或用小布袋装好放入微波炉加温。

2. 将药熨袋放在热熨部位顺时针旋转推熨,力量均匀开始用力要轻,速度稍快;随着药袋温度的降低,力量可增大,速度减慢。

3. 药物温度过低时可换药袋,每次 20～30 分钟,每日 1～2 次。

笔记

（四）临床应用

中焦虚寒、虚寒气滞型腹痛、腹胀，选择胃脘部、腹部疼痛处，或神阙、中脘、关元、中极穴。

（五）注意事项

1. 药熨前嘱患者排空小便，注意保暖、体位舒适。

2. 药熨温度不宜超过 70℃，以 50～60℃为宜。操作前先让患者试温，以能耐受为宜。

3. 药熨过程中注意保暖、适当补充水分。药熨后擦净局部皮肤，观察皮肤有无烫伤或起小水疱，及时处理。

4. 药物冷却后应及时更换或加热，中药可连续使用 1 周。

五、直肠给药技术

直肠给药技术又称灌肠技术，是在继承中医传统的直肠给药方法的基础上，结合现代灌肠技术和中医辨证论治发展起来的一项独特的疗法。将制剂注入直肠或乙状结肠内，药物经肠壁周围丰富的血管、淋巴管进入体循环，从而发挥局部或全身治疗的作用。临床常用方法有中药煎剂保留灌肠、直肠点滴、直肠透析及中药栓剂或原药塞肛等，中药煎剂灌肠是最常用的方法。

（一）适应证

中风急性期（痰热腑实证），各种肝炎、黄疸，急性肾衰竭，急性胰腺炎、急性阑尾炎等多种急腹症，流行性出血热，痢疾，急性便秘，外感高热，急性药物中毒。

（二）禁忌证

肛门、直肠、结肠等手术后的患者，排便失禁的患者均不宜灌肠治疗。

（三）操作方法

1. 拟好灌肠方剂，将药物煎煮成灌肠液，量约 100ml，温度控制在 35～40℃。

2. 将药物导入灌肠袋内，并将灌肠袋挂在床旁的输液架上备用（灌肠袋高于患者肛门 40～60cm）。

3. 协助患者取左侧卧位，双膝屈曲，臀部移至床边，垫一次性单于臀下。

4. 戴手套，用石蜡油润滑灌肠管前端，排尽管内气体，夹管。左手分开肛门，暴露肛门口，右手持灌肠管自肛门轻轻插入约 15cm，缓慢注入药液。药物注入完毕，拔出肛管，用卫生纸在肛门处轻轻按揉，嘱患者尽量忍耐。

5. 成人与儿童每天使用次数均为 2 次。灌肠管插入的深度一般成人为 10～20cm，儿童为 5～10cm。

6. 体位，成人一般取左侧卧位，儿童一般取卧位或俯卧位。

（四）临床应用

1. 急性重症胰腺炎　大柴胡汤煎液保留灌肠。

2. 中风急性期（痰热腑实证）　大承气汤合导痰汤煎液灌肠。

3. 肠梗阻　加味大承气汤煎液灌肠。

4. 多器官功能障碍综合征　大承气汤煎液灌肠。

5. 中毒性菌痢　白头翁汤合三黄汤煎液灌肠。

6. 急性病高热　清瘟败毒饮、紫雪丹或清开灵灌肠。

（五）注意事项

1. 注入药物前，嘱咐患者先行排便，推注药物时要缓慢，不要用力过大。

2. 在操作时，药物流而不畅时，可将灌肠管向外抽动或向里轻轻插入即可。

3. 空中药液温度在 35～40℃，温度过高或过低，患者均可出现便意。

4. 药物要过滤，防止堵塞灌肠管。

5. 药液的量应视病种及患者的忍受能力而定，初次宜少，逐渐适应后可增大到可以忍受的量度。

（张忠德　李　芳）

学习小结

1. 学习内容

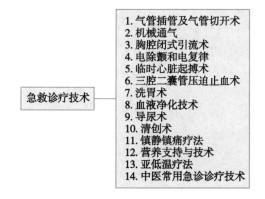

急救诊疗技术
1. 气管插管及气管切开术
2. 机械通气
3. 胸腔闭式引流术
4. 电除颤和电复律
5. 临时心脏起搏术
6. 三腔二囊管压迫止血术
7. 洗胃术
8. 血液净化技术
9. 导尿术
10. 清创术
11. 镇静镇痛疗法
12. 营养支持与技术
13. 亚低温疗法
14. 中医常用急诊诊疗技术

2. 学习方法

通过理论学习，掌握 14 项常用基本急救诊疗技术的适应证、禁忌证及注意事项，通过实践课的临床观摩、相关操作视频，结合临床实际加深对操作流程的理解和掌握。

复习思考题

1. 试述气管插管的适应证。

2. 呼吸机使用的适应证包括哪些？

3. 男性患者，18 岁，感胸闷、胸痛，咳嗽或深呼吸时胸痛加重，经体检及 X 线透视提示为右侧胸膜腔积液，需做哪种急救诊断性操作检查？（要求：口述还需要哪些病史，体格检查判断有无适应证、禁忌证，在医学模拟教学模型上操作。注意操作的术前准备及术后处理）

4. 电除颤电极板的标准位置及除颤能量选择如何？

5. 运送急救病员途中出现呼吸停止应如何处理？请口述并操作。

6. 试述腹膜腔穿刺术的操作穿刺点。

7. 急诊血液透析的适应证有哪些？

8. 试述肠内营养与肠外营养的适应证及禁忌证。

9. 中医常用急诊诊疗技术有哪些？

笔记

方剂汇编

二画

二至丸（《医方集解》） 女贞子 旱莲草

二陈汤（《太平惠民和剂局方》） 半夏 陈皮 茯苓 炙甘草

十灰散（《十药神书》） 大蓟 小蓟 荷叶 侧柏叶 茅根 茜根 栀子 大黄 牡丹皮 棕榈皮

八正散（《太平惠民和剂局方》） 车前子 瞿麦 萹蓄 滑石 山栀子仁 炙甘草 木通 大黄

人参汤（《金匮要略》） 人参 甘草 干姜 白术

人参养荣汤（《三因极一病证方论》） 白芍 当归 陈皮 黄芪 桂心（去粗皮） 人参 白术（煨） 甘草（炙） 熟地黄（制） 五味子 茯苓 远志（炒，去心）

三画

三仁汤（《温病条辨》） 杏仁 飞滑石 白通草 白蔻仁 竹叶 厚朴 生薏仁 半夏

三甲复脉汤（《温病条辨》） 炙甘草 干地黄 生白芍 麦冬（不去心） 阿胶 麻仁 生牡蛎（先煎） 生鳖甲（先煎） 生龟板（先煎）

三圣散（《儒门事亲》） 藜芦 防风 瓜蒂

大承气汤（《伤寒论》） 大黄 芒硝 厚朴 枳实

川朴热罨包 川朴250g 粗盐250g（混合炒热，布包外敷痛处）

小青龙汤（《伤寒论》） 麻黄 芍药 细辛 干姜 炙甘草 桂枝 五味子 半夏

四画

天王补心丹（《校注妇人良方》） 生地黄 五味子 当归 麦冬 天冬 柏子仁 酸枣仁 人参 玄参 丹参 茯苓 桔梗 远志 朱砂

天麻钩藤饮（《杂病证治新义》） 天麻 钩藤 生决明 栀子 黄芩 川牛膝 杜仲 益母草 桑寄生 夜交藤 朱茯神

五汁饮（《温病条辨》） 梨汁 荸荠汁 藕汁 麦冬汁 鲜芦根汁

五皮散（《华氏中藏经》） 生姜皮 桑白皮 陈橘皮 大腹皮 茯苓皮

五虎追风散（《中医杂志》） 蝉蜕 天南星 明天麻 全蝎 僵蚕 朱砂

五味消毒饮（《医宗金鉴》） 金银花 野菊花 蒲公英 紫花地丁 紫背天葵子

五磨饮子（《医方考》） 木香 沉香 槟榔 枳实 台乌药

少腹逐瘀汤（《医林改错》） 小茴香（炒） 干姜（炒） 延胡索 没药（研） 当归 川芎 官桂 赤芍 蒲黄 五灵脂（炒）

六味地黄丸（《小儿药证直诀》） 熟地黄 山萸肉 干山药 泽泻 牡丹皮 白茯苓

六磨汤（《世医得效方》） 大槟榔 沉香 木香 乌药 大黄 枳壳

五画

玉真散(《外科正宗》)　天南星　防风　白芷　天麻　羌活　白附子

正气天香散(《医学纲目》)　乌药　陈皮　苏叶　香附　干姜

甘草泻心汤(《奇效良方》)　炙甘草　黄芩　干姜　半夏　人参　黄连　大枣

甘姜苓术汤(《金匮要略》)　甘草　白术　干姜　茯苓

左归丸(《景岳全书》)　熟地黄　山药　枸杞子　山茱萸肉　川牛膝　菟丝子　鹿胶　龟胶

右归丸(《景岳全书》)　熟地黄　山药　山茱萸　枸杞子　鹿角胶　菟丝子　杜仲　当归　肉桂　制附子

龙胆泻肝汤(《医方集解》)　龙胆　栀子　黄芩　木通　泽泻　车前子　柴胡　甘草　当归　生地黄

归脾汤(《正体类要》)　白术　当归　白茯苓　黄芪　龙眼肉　远志　酸枣仁　木香　炙甘草　人参　生姜　大枣

四君子汤(《太平惠民和剂局方》)　人参　白术　茯苓　炙甘草

四妙丸(《成方便读》)　苍术　黄柏　薏苡仁　川牛膝

四妙散(《成方便读》)　苍术　黄柏　薏苡仁　川牛膝

四味回阳饮(《景岳全书》)　人参　制附子　炙甘草　炮干姜

四逆加人参汤(《伤寒论》)　附子　干姜　人参　炙甘草

四逆汤(《伤寒论》)　炙甘草　干姜　附子

四逆散(《伤寒论》)　柴胡　枳实　赤芍　炙甘草

四黄水蜜　大黄　黄芩　黄柏　黄连　蜂蜜

四黄散(《女病外治良方妙法》)　大黄　黄芩　黄柏　黄连

生脉饮(《医学启源》)　人参　麦冬　五味子

生脉散(《丹溪心法》)　人参　麦冬　五味子

失笑散(《太平惠民和剂局方》)　五灵脂　蒲黄

代抵当丸(《证治准绳·类方》)　大黄　芒硝　桃仁　当归尾　生地黄　穿山甲　肉桂

白虎汤(《伤寒论》)　石膏　知母　粳米　甘草

白通加猪胆汁汤(《伤寒论》)　干姜　生附子　人尿　猪胆汁　葱白

瓜蒌薤白半夏汤(《金匮要略》)　瓜蒌实　薤白　半夏　白酒

半夏白术天麻汤(《医学心悟》)　半夏　白术　天麻　陈皮　茯苓　炙甘草　生姜　大枣　蔓荆子

六画

地榆散(《太平圣惠方》)　地榆(锉)　黄连(去须,微炒)　犀角屑(现以水牛角代)　茜根　黄芩　栀子仁

百合固金汤(《慎斋遗书》)　熟地黄　生地黄　当归　白芍　甘草　桔梗　玄参　贝母　麦冬　百合

夺命散(《妇人大全良方》)　没药　血竭末

至宝丹(《太平惠民和剂局方》)　生乌犀(现以水牛角代)　生玳瑁　琥珀　朱砂　雄黄　牛黄　龙脑　麝香　安息香　金箔　银箔

当归四逆汤(《伤寒论》)　当归　桂枝　芍药　细辛　通草　大枣　炙甘草

回阳救急汤(《伤寒六书》)　人参　茯苓　白术　甘草　陈皮　半夏　肉桂　熟附子　干姜　麝香　五味子　生姜

回阳救逆汤(《医学衷中参西录》)　党参　山药　白芍　山萸肉　炙甘草　赭石　朱砂

朱砂安神丸(《内外伤辨惑论》)　朱砂　黄连　地黄　当归　甘草

血府逐瘀汤(《医林改错》)　当归　生地黄　桃仁　红花　枳壳　赤芍　柴胡　甘草　桔梗　川芎　牛膝

安宫牛黄丸(《温病条辨》)　牛黄　郁金　犀角(现以水牛角代)　黄芩　黄连　雄黄　栀子　朱砂　冰片
　麝香　珍珠　金箔为衣

导痰汤(《校注妇人良方》)　制半夏　橘红　茯苓　枳实　天南星　甘草

七画

苍附导痰丸(《叶天士女科诊治秘方》)　白茯苓　半夏　陈皮(去白)　苍术(制)　香附　胆南星(炮,另制)
　枳壳(麸炒)　神曲(炒)　川芎　滑石(飞)

苏子降气汤(《太平惠民和剂局方》)　紫苏子　半夏　前胡　厚朴　陈皮　甘草　当归　生姜　大枣　肉桂

苏合香丸(《太平惠民和剂局方》)　白术　青木香　乌犀屑(现以水牛角代)　香附　朱砂　诃子　白檀香
　安息香　沉香　麝香　丁香　荜茇　龙脑　苏合香油　熏陆香

吴茱萸热罨包　吴茱萸250g　粗盐250g(混合炒热,布包外敷痛处)

身痛逐瘀汤(《医林改错》)　秦艽　川芎　桃仁　红花　甘草　羌活　没药　当归　五灵脂(炒)　香附
　牛膝　地龙

沙参麦冬汤(《温病条辨》)　沙参　玉竹　麦冬　桑叶　扁豆　天花粉　生甘草

良附丸(《良方集腋》)　高良姜　香附

补中益气汤(《内外伤辨惑论》)　黄芪　甘草　人参　当归　橘皮　升麻　柴胡　白术

陈氏四虎饮(《重订广温热论》)　白犀角(现以水牛角代)　生锦纹　生石膏　黄连　鲜生地黄　知母　青黛
　玄参　苏马勃　先用西藏橄榄一钱,生萝卜四两,煎汤代水

八画

苓桂术甘汤(《金匮要略》)　茯苓　桂枝　白术　甘草

固冲汤(《医学衷中参西录》)　白术　黄芪　煅龙骨　煅牡蛎　山萸肉　白芍　乌贼骨　茜草根　棕榈炭
　五倍子

固阴煎(《景岳全书》)　人参　熟地黄　山药(炒)　山茱萸　远志　炙甘草　五味子　菟丝子

金铃子散(《素问病机气宜保命集》)　川楝子　延胡索

金匮肾气丸(《金匮要略》)　地黄　山药　山茱萸(酒灸)　茯苓　牡丹皮　泽泻　桂枝　附子(制)

炙甘草汤(《伤寒论》)　炙甘草　生姜　人参　生地黄　桂枝　阿胶　麦冬　麻仁　大枣

泻心汤(《金匮要略》)　大黄　黄连　黄芩

泻白散(《小儿药证直诀》)　地骨皮　桑白皮　炙甘草　粳米

定喘汤(《摄生众妙方》)　白果仁　麻黄　款冬花　桑白皮　苏子　甘草　杏仁　黄芩　法半夏

定痫丸(《医学心悟》)　天麻　川贝母　半夏　茯苓　茯神　胆南星　石菖蒲　全蝎(去尾)　僵蚕　琥珀
　陈皮　远志　丹参　麦冬　辰砂　灯心草　竹沥　姜汁　甘草

参芪地黄汤(《沈氏尊生书》)　人参　黄芪　熟地黄　山药　山萸肉　茯苓　牡丹皮　泽泻

参附龙牡救逆汤(《中医儿科学》)　人参　附子　白芍　炙甘草　龙骨　牡蛎

参附汤(《重订严氏济生方》)　人参　附子

参蛤散(《普济方》)　人参　蛤蚧

九画

春泽汤(《奇效良方》)　泽泻　猪苓　茯苓　白术　桂心　人参　柴胡　麦冬

荆防败毒散(《摄生众妙方》)　荆芥　防风　羌活　独活　柴胡　川芎　枳壳　茯苓　甘草　桔梗　前胡

茵陈蒿汤（《伤寒论》）　茵陈蒿　栀子　大黄

枳实导滞丸（《内外伤辨惑论》）　大黄　神曲（炒）　枳实（麸炒）　黄芩（酒炒）　黄连（酒炒）　白术（土炒）　茯苓　泽泻

胃苓汤（《丹溪心法》）　苍术　厚朴　陈皮　甘草　白术　桂枝　猪苓　泽泻　生姜　红枣

复方红藤汤（《新编妇科秘方大全》）　红藤　败酱草　蒲公英　丹参　金银花　连翘　鸭跖草　紫花地丁

保阴煎（《景岳全书》）　生地黄　熟地黄　白芍　黄芩　黄柏　川断　山药　甘草

保和丸（《丹溪心法》）　山楂　神曲　半夏　茯苓　陈皮　连翘　莱菔子

独参汤（《景岳全书·妇人规》）　人参

宫外孕Ⅰ号方（山西医学院第一附属医院）　丹参　赤芍　桃仁

宫外孕Ⅱ号方（山西医学院第一附属医院）　丹参　赤芍　桃仁　三棱　莪术

神术散（《医学心悟》）　苍术　陈皮　厚朴　甘草　藿香　砂仁

十画

真武汤（《伤寒论》）　茯苓　芍药　生姜　白术　附子

桂枝甘草龙骨牡蛎汤（《伤寒论》）　桂枝　甘草　龙骨　牡蛎

桃红四物汤（《医宗金鉴》）　熟地黄　当归　白芍　川芎　桃仁　红花

桃核承气汤（《伤寒论》）　桃仁　大黄　桂枝　芒硝　甘草

柴胡疏肝散（《医学统旨》）　陈皮（醋炒）　柴胡　川芎　枳壳（麸炒）　芍药　甘草（炙）　香附

逍遥散（《太平惠民和剂局方》）　甘草　当归　茯苓　芍药　白术　柴胡　生姜　薄荷

射干麻黄汤（《金匮要略》）　射干　麻黄　生姜　细辛　紫菀　款冬花　大枣　半夏　五味子

凉膈散（《太平惠民和剂局方》）　大黄　芒硝　连翘　栀子　石膏　薄荷　黄芩　桔梗　玄参　生地黄　丹参　竹叶　甘草

涤痰汤（《奇效良方》）　茯苓　人参　甘草　橘红　胆星　半夏　竹茹　枳实　菖蒲

通关散（《奇效良方》）　猪牙皂　鹅不食草　细辛

通脉四逆汤（《伤寒论》）　附子　干姜　炙甘草

通窍活血汤（《医林改错》）　赤芍　川芎　桃仁　红枣　红花　老葱　鲜姜　麝香

桑杏汤（《温病条辨》）　桑叶　杏仁　沙参　象贝　香豉　栀皮　梨皮

桑菊饮（《温病条辨》）　杏仁　连翘　薄荷　桑叶　菊花　苦桔梗　甘草　苇根

十一画

黄土汤（《金匮要略》）　甘草　干地黄　白术　附子（炮）　阿胶　黄芩　灶心黄土

黄连温胆汤（《六因条辨》）　川连　竹茹　枳实　半夏　橘红　甘草　生姜　茯苓

黄连解毒汤（《外台秘要》）　黄连　黄芩　黄柏　栀子

菖蒲郁金汤（《温病全书》）　石菖蒲　炒栀子　鲜竹叶　牡丹皮　郁金　连翘　灯心草　木通　淡竹沥　紫金片

银花三豆饮（《经验各种秘方辑要》）　金银花　绿豆　黑豆　赤小豆　甘草

银翘红酱解毒汤（《中医妇科临床手册》）　金银花　连翘　红藤　败酱草　牡丹皮　生栀子　赤芍　桃仁　薏苡仁　延胡索　炒川楝子　乳香　没药

银翘散（《温病条辨》）　连翘　金银花　苦桔梗　薄荷　竹叶　生甘草　荆芥穗　淡豆豉　牛蒡子

麻杏石甘汤（《伤寒论》）　麻黄　杏仁　生石膏　甘草

麻黄汤（《伤寒论》）　麻黄　桂枝　杏仁　甘草

麻黄连翘赤小豆汤(《伤寒论》)　麻黄　连翘　杏仁　赤小豆　大枣　桑白皮　生姜　甘草

羚羊角汤(《圣济总录》)　羚羊角　桑根白皮　木通　旋覆花　葳蕤　升麻　茯神

羚角钩藤汤(《重订通俗伤寒论》)　羚羊角　钩藤　霜桑叶　菊花　鲜生地黄　生白芍　川贝母　淡竹茹　茯神　甘草

清气化痰丸(《医方考》)　陈皮　瓜蒌仁　黄芩　茯苓　枳实　杏仁　胆南星　制半夏　生姜

清金化痰丸(《活人方》)　紫菀　茯苓　杏仁　陈皮　苏子　黄芩　天花粉　桑皮　黄连　瓜蒌仁　半夏　桔梗　甘草

清肺饮(《症因脉治》)　石膏　桔梗　栀子　知母　连翘　川黄连　甘草　麦冬　杏仁　枇杷叶

清热固经汤(《简明中医妇科学》)　黄芩　栀子　生地黄　地骨皮　地榆　阿胶　藕节　棕榈炭　龟板　牡蛎　甘草

清营汤(《温病条辨》)　犀角(现以水牛角代)　生地黄　玄参　竹叶心　麦冬　丹参　黄连　金银花　连翘

清暑益气汤(《温热经纬》)　西洋参　石斛　麦冬　黄连　竹叶　荷梗　知母　甘草　粳米　西瓜翠衣

清瘟败毒饮(《疫疹一得》)　生石膏　生地黄　犀角(现以水牛角代)　生栀子　桔梗　黄芩　知母　赤芍　玄参　连翘　竹叶　甘草　牡丹皮

十二画

琥珀抱龙丸(《活幼新书》)　琥珀　天竺黄　檀香　人参　茯苓　山药(炒)　朱砂　甘草　枳壳(炒)　枳实(炒)　胆南星　金箔

葛根芩连汤(《伤寒论》)　葛根　黄芩　黄连　甘草

葶苈大枣泻肺汤(《金匮要略》)　葶苈子　大枣

紫雪丹(《太平惠民和剂局方》)　石膏　寒水石　磁石　滑石　犀角(现以水牛角代)　羚羊角　木香　沉香　玄参　升麻　甘草　丁香　朴硝　硝石　麝香　朱砂

普济消毒饮(《东垣试效方》)　黄芩　白僵蚕　马勃　牛蒡子　板蓝根　薄荷　升麻　柴胡　连翘　玄参

温胆汤(《三因极一病证方论》)　半夏　竹茹　枳实　陈皮　炙甘草　茯苓　生姜　大枣

犀角地黄汤(《备急千金要方》)　犀角(现以水牛角代)　生地黄　芍药　牡丹皮

槐角丸(《太平惠民和剂局方》)　槐角(炒)　地榆(炭)　黄芩　枳壳(炒)　当归　防风

十三画及以上

解毒四物汤(《沈氏尊生书》)　连翘　葛根　柴胡　当归　生地黄　赤芍　桃仁　红花　枳壳　甘草

膈下逐瘀汤(《医林改错》)　五灵脂　当归　川芎　桃仁　牡丹皮　赤芍　乌药　玄胡索　甘草　香附　红花　枳壳

增液承气汤(《温病条辨》)　玄参　麦冬　细生地黄　大黄　芒硝

镇肝熄风汤(《医学衷中参西录》)　怀牛膝　生赭石　生龙骨　生牡蛎　生龟板　生杭芍　玄参　天冬　川楝子　生麦芽　茵陈　甘草

黛蛤散(《中国药典》)　青黛　海蛤壳

主要参考文献

1. 梅广源，邹旭，罗翌. 中西医结合急诊内科学 [M]. 北京：科学出版社，2008.

2. 于学忠，黄子通. 急救医学 [M]. 北京：人民卫生出版社，2015.

3. 姜良铎. 中医急诊临床研究 [M]. 北京：人民卫生出版社，2009.

4. 李春盛. 急诊医学高级教程 [M]. 北京：人民军医出版社，2010.

5. 方邦江. 中医急诊内科学 [M]. 北京：科学出版社，2010.

6. 王一镗. 急诊医学 [M]. 北京：学苑出版社，2006.

7. 张在其. 临床急症诊断思路与治疗 [M]. 武汉：湖北科学技术出版社，2005.

8. 杨兴易. 危重病急救医学 [M]. 上海：第二军医大学出版社，2007.

9. 姚咏明. 脓毒症防治学 [M]. 北京：科学技术文献出版社，2008.

10. 孙怡，杨任民，韩景献. 实用中西医结合神经病学 [M]. 2 版. 北京：人民卫生出版社，2011.

11. 张文武. 急诊内科学 [M]. 2 版. 北京：人民卫生出版社，2010.

12. 周仲瑛. 中医内科学 [M]. 2 版. 北京：中国中医药出版社，2007.

13. 魏广和，李清贤，张金国. 胸痛鉴别诊断学 [M]. 北京：军事医学科学出版社，2009.

14. 陈灏珠，林果为. 实用内科学 [M]. 13 版. 北京：人民卫生出版社，2010.

15. 俞森洋，蔡柏蔷. 呼吸内科主治医生 660 问 [M]. 北京：中国协和医科大学出版社，2009.

16. 陈镜合. 中西医结合急症诊治 [M]. 北京：人民卫生出版社，2003.

17. 王维治. 神经病学 [M]. 北京：人民卫生出版社，2010.

18. 张雪松. 最新急危重症诊断流程与治疗策略及评分标准实用手册 [M]. 北京：人民军医出版社，2008.

19. 粟秀初，黄如训. 眩晕 [M]. 2 版. 西安：第四军医大学出版社，2008.

20. 沈洪. 急诊医学 [M]. 北京：人民卫生出版社，2008.

21. 陈香美. 急性肾损伤 [M]. 北京：清华同方光盘电子出版社，2010.

22. 乐杰. 妇产科学 [M]. 6 版. 北京：人民卫生出版社，2005.

23. 王正国. 灾难和事故的创伤救治 [M]. 北京：人民卫生出版社，2005.

24. 熊旭东. 中西医结合急救医学 [M]. 2 版. 北京：中国中医药出版社，2012.

25. 高学敏. 中药学 [M]. 北京：中国中医药出版社，2007.

26. 张文武. 急诊内科学 [M]. 北京：人民卫生出版社，2016.

全国中医药高等教育教学辅导用书推荐书目

一、中医经典白话解系列

黄帝内经素问白话解（第2版）	王洪图　贺娟
黄帝内经灵枢白话解（第2版）	王洪图　贺娟
汤头歌诀白话解（第6版）	李庆业　高琳等
药性歌括四百味白话解（第7版）	高学敏等
药性赋白话解（第4版）	高学敏等
长沙方歌括白话解（第3版）	聂惠民　傅延龄等
医学三字经白话解（第4版）	高学敏等
濒湖脉学白话解（第5版）	刘文龙等
金匮方歌括白话解（第3版）	尉中民等
针灸经络腧穴歌诀白话解（第3版）	谷世喆等
温病条辨白话解	浙江中医药大学
医宗金鉴·外科心法要诀白话解	陈培丰
医宗金鉴·杂病心法要诀白话解	史亦谦
医宗金鉴·妇科心法要诀白话解	钱俊华
医宗金鉴·四诊心法要诀白话解	何任等
医宗金鉴·幼科心法要诀白话解	刘弼臣
医宗金鉴·伤寒心法要诀白话解	郝万山

二、中医基础临床学科图表解丛书

中医基础理论图表解（第3版）	周学胜
中医诊断学图表解（第2版）	陈家旭
中药学图表解（第2版）	钟赣生
方剂学图表解（第2版）	李庆业等
针灸学图表解（第2版）	赵吉平
伤寒论图表解（第2版）	李心机
温病学图表解（第2版）	杨进
内经选读图表解（第2版）	孙桐等
中医儿科学图表解	郁晓微
中医伤科学图表解	周临东
中医妇科学图表解	谈勇
中医内科学图表解	汪悦

三、中医名家名师讲稿系列

张伯讷中医学基础讲稿	李其忠
印会河中医学基础讲稿	印会河
李德新中医基础理论讲稿	李德新
程士德中医基础学讲稿	郭霞珍
刘燕池中医基础理论讲稿	刘燕池
任应秋《内经》研习拓导讲稿	任廷革
王洪图内经讲稿	王洪图
凌耀星内经讲稿	凌耀星
孟景春内经讲稿	吴颢昕
王庆其内经讲稿	王庆其
刘渡舟伤寒论讲稿	王庆国
陈亦人伤寒论讲稿	王兴华等
李培生伤寒论讲稿	李家庚
郝万山伤寒论讲稿	郝万山
张家礼金匮要略讲稿	张家礼
连建伟金匮要略方论讲稿	连建伟

李今庸金匮要略讲稿	李今庸
金寿山温病学讲稿	李其忠
孟澍江温病学讲稿	杨进
张之文温病学讲稿	张之文
王灿晖温病学讲稿	王灿晖
刘景源温病学讲稿	刘景源
颜正华中药学讲稿	颜正华　张济中
张廷模临床中药学讲稿	张廷模
常章富临床中药学讲稿	常章富
邓中甲方剂学讲稿	邓中甲
费兆馥中医诊断学讲稿	费兆馥
杨长森针灸学讲稿	杨长森
罗元恺妇科学讲稿	罗颂平
任应秋中医各家学说讲稿	任廷革

四、中医药学高级丛书

中医药学高级丛书——中药学（上下）（第2版）	高学敏　钟赣生
中医药学高级丛书——中医急诊学	姜良铎
中医药学高级丛书——金匮要略（第2版）	陈纪藩
中医药学高级丛书——医古文（第2版）	段逸山
中医药学高级丛书——针灸治疗学（第2版）	石学敏
中医药学高级丛书——温病学（第2版）	彭胜权等
中医药学高级丛书——中医妇产科学（上下）（第2版）	刘敏如等
中医药学高级丛书——伤寒论（第2版）	熊曼琪
中医药学高级丛书——针灸学（第2版）	孙国杰
中医药学高级丛书——中医外科学（第2版）	谭新华
中医药学高级丛书——内经（第2版）	王洪图
中医药学高级丛书——方剂学（上下）（第2版）	李飞
中医药学高级丛书——中医基础理论（第2版）	李德新　刘燕池
中医药学高级丛书——中医眼科学（第2版）	李传课
中医药学高级丛书——中医诊断学（第2版）	朱文锋等
中医药学高级丛书——中医儿科学（第2版）	汪受传
中医药学高级丛书——中药炮制学（第2版）	叶定江等
中医药学高级丛书——中药药理学（第2版）	沈映君
中医药学高级丛书——中医耳鼻咽喉口腔科学（第2版）	王永钦
中医药学高级丛书——中医内科学（第2版）	王永炎等